卫生部“十一五”规划教材

全国高等医药教材建设研究会规划教材

全国高等学校教材

供预防、临床医学专业用

预防医学导论

主　审　俞守义

主　编　邹　飞　凌文华

副主编　王家骥　陈　清

学术秘书　邓　红

编　者（以姓氏笔画为序）

卫秦芝（南方医科大学公共卫生学院）
王家骥（广州医学院公共卫生学与全科医学院）
安胜利（南方医科大学公共卫生学院）
李文军（南方医科大学公共卫生学院）
邹　飞（南方医科大学公共卫生学院）
邹宇华（广东药学院公共卫生学院）
陈青山（暨南大学医学院预防医学系）
陈　清（南方医科大学公共卫生学院）
罗炳德（南方医科大学公共卫生学院）
罗海吉（南方医科大学公共卫生学院）
周美娟（南方医科大学公共卫生学院）
赵　卫（南方医科大学公共卫生学院）
唐焕文（广东医学院公共卫生学院）
凌文华（中山大学公共卫生学院）
雷毅雄（广州医学院公共卫生学与全科医学院）

人民卫生出版社

图书在版编目（CIP）数据

预防医学导论/邹飞等主编. —北京：人民卫生出版社，2010. 9

ISBN 978-7-117-13303-6

Ⅰ. ①预… Ⅱ. ①邹… Ⅲ. ①预防医学-医学院校-教材 Ⅳ. ①R1

中国版本图书馆 CIP 数据核字（2010）第 156325 号

预防医学导论

主　　编： 邹　飞　凌文华
出版发行： 人民卫生出版社（中继线 010-59780011）
地　　址： 北京市朝阳区潘家园南里 19 号
邮　　编： 100021
E - mail： pmph @ pmph. com
购书热线： 010-59787592　010-59787584　010-65264830
印　　刷： 北京虎彩文化传播有限公司
经　　销： 新华书店
开　　本： 787×1092　1/16　**印张：** 20
字　　数： 492 千字
版　　次： 2010 年 9 月第 1 版　2020 年 2 月第 1 版第 2 次印刷
标准书号： ISBN 978-7-117-13303-6
定　　价： 36. 00 元
打击盗版举报电话：010-59787491　E-mail：WQ @ pmph. com
质量问题联系电话：010-59787234　E-mail：zhiliang @ pmph. com

前　言

《预防医学导论》是卫生部"十一五"规划教材。根据全国高等医药教材建设研究会的有关要求，为适应我国医药学教学改革和课程建设的发展，以"三基"（基本理论、基本知识、基本技能），"五性"（思想性、科学性、先进性、启发性、适用性），"三特定"（特定目标、特定对象、特定限制）为原则进行编写。

预防医学专业的培养方向和课程设置使得学生入学后前期接触本专业相关理论和研究内容的机会较少，学生从入学一直到第四学年不了解预防医学究竟学什么。本书从人类社会和医学发展出发，阐述预防医学发展的历史和现状，揭示预防医学发展的规律和未来发展的趋势，纠正学生偏重临床医学而轻视预防医学的倾向，着力早期培养和塑造预防医学生的专业思想和敬业精神。此外，随着我国高等教育规模的扩大，许多新的专业和专业方向应运而生，与医学相关专业，如：生物医学工程、制药工程、医学检验、卫生法学、生物技术、应用心理学、医学英语等，由于课程设置的需要和学时的限制，不需要讲解过多的预防医学理论，仅需要学生对预防医学有个概括性的了解，目前国内尚无相关或类似的教材。《预防医学导论》可满足此类专业学生对预防医学初步学习的目的。

本书共分三篇十五章。绪论主要阐述了预防医学的概念、研究内容和研究方法、预防医学的学科定位及与公共卫生的关系、预防医学的发展与挑战、三级预防策略等；第一篇预防医学学科与方法，介绍了目前预防医学主干学科研究概况，包括流行病学、卫生统计学、环境卫生学、劳动卫生学与职业病学、营养与食品卫生学、儿童少年卫生学、卫生毒理学等，主要介绍各个学科的形成与发展、研究内容和方法、学科性质和特征、学科的现状和展望等。第二篇疾病预防与健康促进，介绍了疾病及伤害的预防与控制、突发公共卫生事件的预防与控制，健康教育与社会医学以及卫生法规与监督等内容。第三篇公共卫生组织与人才培养，介绍了预防医学发展简史、公共卫生组织、预防医学与基础医学、临床医学的比较，以及预防医学人才培养。

本书在编写过程中得到了卫生部教材办公室、人民卫生出版社的关心和支持，特别感谢南方医科大学丁振华教授、孙素霞讲师等人对稿件多次认真的校对，向所有支持帮助本书编写和出版的领导、专业同行和编者们致谢！

由于时间和水平有限，本书难免存在缺点和不当之处，恳切希望各院校同行、使用本教材的师生和其他读者提出宝贵意见。

邹　飞

2010.05.26

目　录

第二篇 疾病预防与健康促进

第三篇　公共卫生组织与人才培养

绪　论

一、预防医学的概念

预防医学是在人类为生存和发展与危害健康的各种因素斗争的过程中产生和发展起来的，它是以环境-人群-健康为模式，针对人群中疾病的发生发展规律，运用基础医学、临床医学、环境医学和社会医学等科学理论、知识和技能，研究社会和自然环境中影响健康和造成疾病的主要因素；并应用卫生统计学方法和流行病学的原理和方法，探求病因和分析这些致病因素的作用规律，给予定量评价；通过公共卫生措施实施预防，以达到促进健康和预防疾病的目标。现代医学包括三大组成部分，即临床医学（clinical medicine）、基础医学（basic medicine）和预防医学（preventive medicine）。

世界卫生组织（World Health Organization，WHO）在《公共卫生的新挑战》一书中举了一个非常生动的"想想上游情景"的例子：医务工作者相当于站在急流边上的救护人。当看到沿河而下的落水者（患者）时，他们就跳下水去把他们救上来。接着，又有另一名落水者沿河出现了。所以，他们整天在忙于救护落水者，而没有时间走到上游去看看，为什么有那么多的人掉到河里去？这些落水者是自愿掉下河里（责任在他们本身），还是被推下了水，或由于偶然的事故所致？针对这些原因，应该做些什么？本书就此类问题展开讨论，介绍预防医学学科与内容、疾病预防与健康促进、公共卫生组织与人才培养等方面的知识。

早在公元前预防医学就有了萌芽，作为一门独立的学科，仅有一百余年历史。预防医学的形成和发展是医学进步的重要标志，也是医学发展的必然方向，它是最积极、最经济的医学服务。预防医学的内涵和外延在不断充实和扩大，它在医学总体中所占的比重逐渐增长。在预防医学的推动下，现代医院已逐渐从生理服务扩大到心理服务，从治疗服务转变到防治服务，从技术服务发展到社会服务，从院内服务扩大到院外服务，从单纯为患者服务发展到同时为健康人服务的新阶段。因此，在一定程度上可以说，医学的未来属于预防医学。

二、预防医学的学科定位

《辞海》中"医学"这一词条下有这样的说明："医学按照研究内容、对象和方法，分为基础医学、临床医学和预防医学三部分，各包括专门的学科"。

从我国权威的学科分类目录中也可看出预防医学所处的学科位置。1997 年 6 月国务院学位委员会与原国家教委联合颁布了《授予博士、硕士学位和培养研究生的学科、专业目录》，该目录是国务院学位委员会学科评议组审核授予学位的学科、专业范围划分的依据，是对知识的一种合理划分。目录采用:学科门类、一级学科、二级学科的分类方法。将我国现有学科专业分为12个学科门类,即包括哲学、经济学、法学、教育学、文学、历史学、理学、工学、农学、医学、军事学、管理学,各门类之下又细分了88个一级学科和381种二级学科。在医学门类下设置了8个一级学科,即基础医学、临床医学、口腔医学、公共卫生与预防医学、中医学、中西医结合学、药学、中药学。在公共卫生与预防医学一级学科下又设置了6个二级学科,即流行病与卫生统计学、劳动卫生与环境卫生学、营养与食品卫生学、儿童少年卫生与妇幼保健学、卫生毒理学、军事预防医学。

三、预防医学的主要研究内容

预防医学的基本目的是:①预防疾病(包括各种新老疾病);②改善环境(包括生产和生活环境);③健康促进。

研究内容可大致归纳为以下几个方面:①生活环境与健康:探讨空气、水、土壤、食物等环境对人体健康的影响及其卫生防护措施;②生产环境与健康:分析职业性有害因素对人体健康的影响及预防职业病的措施;③社会环境与健康:研究医学模式的发展及转变,社会因素,社会心理因素、不良生活习惯及行为方式等对人体健康的影响,我国卫生保健事业的方针政策和目标;④流行病学与医学统计学:确定人群健康的流行病学和医学统计学的原理及方法。

预防医学与临床医学不同,主要表现在:研究对象既包括个体又包括群体;主要着眼于健康和亚健康者;研究重点为影响健康的因素与人群健康的关系;采用的对策更具积极的预防作用,具有较临床医学更大的人群健康效益;研究方法上更注重微观与宏观的结合。

预防医学的研究内容涉及众多学科领域,包括流行病学、卫生统计学、职业卫生学、环境卫生学、食品卫生学、少儿卫生学、毒理学、军事预防医学、健康教育学、卫生事业管理学、社会医学、心理学、妇幼卫生学、优生学、传染病学、寄生虫学、媒介生物学、卫生微生物学、营养学、消毒学、地方病学、卫生化学、放射卫生学、卫生工程学、卫生经济学等等。

(一)研究环境因素对人群健康影响的规律

研究人类与环境的对立统一关系,阐明生活环境因素、职业有害因素、社会心理因素以及行为生活方式对人群健康和疾病的作用规律。改善利用环境因素有益的方面,而控制消除有害的方面,维持与促进人群健康。

无病就是健康是个错误的概念。健康意味着"结实的体格和完善的功能,并充分地发挥其作用"。WHO宪章中,对健康的定义为"健康不仅是疾病和体弱的匿迹,而且是身心健全社会幸福的总体状态。"要达到这一总体状态,其基本要求是一个人的体魄、精神和智能都应与其年龄、性别和所处的社会环境以及地域情况相称,这些功能都在正常范围内,并且彼此之间处于平衡或自稳状态。

健康是动态的概念。可以说影响一个人健康的因素是随时随地存在的。健康的人,从最完善的体魄逐步受到损害,以致得轻病到重病,是一个连续谱,其间并没有明确的界限。一个人在躯体上的疾病容易引起人们的重视,而精神(心理)上的疾病,特别是尚处于疾病发生前的生理失衡状态,往往被人忽视。健康的内涵包括:①一般的安宁状态,可以过正常生活和参加生产劳动;②自我感觉良好,发自内心的良好感觉是健康的基准,比之本人所处环境对健康影响更为重要。一个残疾者外表上虽然异于正常人,但能够按自己的身体特点克服种种困难,做些工作,而与一个体格上健康,却终日郁郁寡欢者相比,在某种意义上讲,前者是健康人，而后者是患者；③个体对环境中各种因素有调节和适应能力；④从事各项工作的效率高。

影响健康的主要因素有：①环境因素：除了生物因素外，还有物理、化学、社会、经济、教育、文化等因素；②行为生活方式：包括营养、风俗习惯、嗜好（吸烟、饮酒）、交通工具（如车祸）、体育锻炼、精神紧张、性生活；③医疗卫生服务：社会上医疗卫生设施的分配、医疗卫生制度及其利用；④生物遗传因素：造成先天性缺陷或伤残。这四个因素相互依存，其中环境对健康起主要影响，其次是行为生活方式、医疗卫生服务；生物遗传因素占较小地位。这四个因素受到国家的经济水平和卫生事业发展的影响，同时还取决于社会群体的文化教育素质、精神文明程度、生态平衡的保持、自然资源的利用以及人口数量频率等。它们相互影响和相互制约，影响到群体的健康水平。

因此，预防影响健康的四个因素的不良作用已远非单纯应用生物医学方法所能解决。例如，对糖尿病患者不能只依靠生物化学的治疗方法，疾病发现的早晚，改变不良生活方式的措施、患者与医生合作的程度、以及有无知识执行自我保健等方面都会对病情起着十分重要的作用。

（二）分析人群疾病分布与健康水平动态变化趋势

采用人群健康研究的统计学和流行病学方法分析人群中疾病谱、死亡谱的变化，了解疾病分布规律、发生条件，阐明并评价健康危险因素，制定和评价疾病防治措施。

疾病的分布是指通过疾病在人群中的发生、发展和消退的表现，描述疾病在什么时间发病，在什么地区发病及在哪些人群中发病的现象，即疾病的人群现象。它可通过了解疾病在不同人群、地区和时间的分布特征来探索疾病的病因及预防疾病。研究疾病分布是研究疾病的流行规律和探索疾病病因的基础；通过对疾病分布的描述，认识疾病流行的基本特征，是临床诊断很有价值的重要信息。此外，对疾病分布规律和决定因素的分析有助于为合理地制定疾病的防治、保健对策及措施提供科学依据。

（三）制定预防疾病与促进健康的策略和措施

依据存在的重要人群健康问题，提出有效的个体和群体预防措施以及控制危险因素的具体卫生要求。除一般人群外，特别要研究脆弱人群，如妇女，儿童和老年人的保健问题。人生的不同阶段的生理特点和接触环境的危险因素是不同的，因此应根据个体预防服务对象的特点提出不同的干预策略。WHO根据从人一生，以“生命的准备、生命的保护和晚年的生命质量”三个阶段，提出了连续性预防服务的策略。

1. **生命准备阶段**　重点放在母婴和儿童保健。包括做好产前保健、保证哺乳期的母乳喂养、按时进行免疫接种、教育和培养儿童及青少年养成良好的生活行为与习惯，使儿童拥有良好的健康素质。

2. **生命保护阶段**　重点放在青壮年。通过提倡健康的生活行为方式，改善城市、家庭、学校、工作场所以及各类公共场所的环境卫生，避免接触有害因素，保护他们的健康。

3. **晚年的生活质量阶段**　通过各种方式，使老年人的预期寿命得到延长，最大可能地保证他们的生活质量，即在愉悦、安全、卫生、备受鼓舞和多添快乐的气氛中健康和活泼地度过他们的晚年生活。

（四）探讨卫生保健与疾病防治的组织和管理方法及措施

预防医学是公共卫生措施的理论和实践基础，但公共卫生范围更广泛，没有公共卫生实践，预防医学将成为空中楼阁。为了有效预防疾病、增进健康，研究如何充分利用卫生资源的合理配置和科学管理卫生服务系统，发展初级卫生保健和社区卫生服务，为卫生工作决策提供科学依据和咨询建议。国际上常将公共卫生和预防医学连在一起，用"大卫生"一词来概括这些工作。

国家的公共卫生措施，应考虑人的一生五个生命阶段：胎儿及婴儿、幼儿及儿童、青少年（15～24岁）、成人（25～59岁）及老年人（60岁及以上，国外为65岁及以上）。不同年龄阶段各有重点，一般分为四大类措施。

1. 预防性卫生服务　①计划生育；②妇幼卫生；③免疫接种；④老年卫生，如高血压、心、脑血管病及其他慢性病预防；⑤改进医疗卫生服务，如提倡全科医学服务、预防医源性疾病等。

2. 预防疾病（保护健康）　①传染病和地方病的控制及监测；②环境中有害因素（空气、水、食物的污染及噪声）的控制；③职业安全与卫生；④意外伤害预防及急诊服务。

3. 健康促进　通过健康教育，改变个人不良卫生行为，人人实行自我保健，达到：①控制吸烟；②控制酗酒；③杜绝吸毒和药物滥用；④合理营养；⑤体育锻炼和体力适应；⑥合理的生活规律；⑦减少精神紧张。

4. 卫生服务研究　①卫生统计资料的收集和分析；②卫生机构管理研究；③医学教育改革和人员培训。

四、预防医学的研究方法

为了更好的实现预防医学的学科任务及其研究任务，必须采取相应的研究策略与原则。在充分运用医学生物学和有关学科的各种研究策略、原则与方法的基础上，预防医学的研究方法应注重如下几条原则：

（一）理论与实践相结合

理论与实践相结合是一切科学工作的基本原则。经过实践上升成为理论，理论又指导以后的实践。例如预防医学研究总结出了卫生要求和卫生标准，指导着实际工作中的卫生检测、监督等工作；反之，卫生监测实际工作的数据和结果，又为修订卫生标准，改善生活质量和环境质量提供科学依据。

（二）预防医学技术与公共卫生管理相结合

预防医学的学科任务，决定着技术研究必须以公共卫生管理的实际要求为指导，技术只有在符合公共卫生管理需求的条件下，才能更好地发挥作用。同时，公共卫生管理也要以技术作为决策和指挥的重要基础和依据。例如研究物理因素的伤害时，随着生产发展和技术进步，在特定的条件下劳动者接触的物理因素有何变化、新设备有何生物效应、对人体健康有何特殊的伤害，以及在什么环境、什么劳动条件下使用这些设备？公共卫生管理与服务上有了这些需求，技术研究就有了方向和动力。同时公共卫生管理上要做出决策，必须要有技术数据支持，如特定的物理因素的参数、来源、强度、传播形式、以及损害效应与物理参数之间的相关性等，否则公共卫生管理的防护原则和措施就成了无本之木、无源之水。

（三）宏观研究与微观研究相结合

宏观与微观是对立的统一体，宏观是全局、整体和方向。就宏观而言，首先预防医学研究任务的确定和计划的制定，必须从国家的方针政策，预防工作的任务和需要考虑。其次，环境与人体应作为一整体，要从宏观的环境与人群出发，研究疾病的地区分布、时间分布和人群分布的规律性，确定环境因素与机体反应体为主要研究和服务对象。其三，就一个个体来看，也有个宏观的问题，人体是一个极其复杂的开放性的系统，在复杂多变的自然和社会环境中受到多层次因素的影响，人体也在多层次上发生变化。因此，只有从人群、个体、器官、组织细胞、分子和基因等不同层次进行研究，才能综合地解决多方面的问题。

就微观而言，现代技术给预防医学研究增添了新的活力，如现代分子生物学、DNA芯片技术、环境基因组、基因多态性、生物计算机信息等技术的迅速发展，为预防医学从分子基因层次上探索疾病的发生发展和防治，开辟了新的科研思路、技术途径和实施手段。预防医学是以探索疾病预防控制相关的新理论、新途径和新方法为目标，强调科学价值和源头创新，在研究中强调合理选用新技术和新方法，注重学科交叉渗透或多学科的途径，而其最终目的是为我国人群健康与疾病预防工作的宏观需要服务的。如果不围绕解决宏观问题选择合理技术，而是过分依赖高新技术，研究将陷入技术、指标的单纯堆砌中。

现代预防医学的一个重要发展趋势是研究宏观的问题需从微观的系统、细胞、分子水平入手，但更为重要的是应将微观的细胞和分子水平的研究成果进行归纳和总结，力图为阐明宏观的问题服务。不同层次的研究是相互结合、互为补充的关系，而不是相互排斥、不可替代的关系。一方面，微观研究已进入细胞、分子、量子层次，向着生命活动内在机制的“微观世界”深入；另一方面，宏观研究向着机体、人群、生态环境的“宏观世界”进军，形成了微观和宏观日益结合、相互推动、相互交融的新局面。两者结合决定着预防医学研究的广度和深度。要努力做到，注重从宏观发现和提出问题，侧重从微观研究解决其发生机制，并为诊、防、治提供理论依据，再回到宏观解决问题。

（四）定性研究与定量研究相结合

定性研究有两个不同的层次，一是没有或缺乏数量分析的纯定性研究，结论往往具有概括性和较浓的思辨色彩；二是建立在定量分析的基础上的、更高层次的定性研究。定量研究主要用观察、实验、调查、统计等方法研究现象，对研究的严密性、客观性、价值中立都提出了严格的要求，以求得到客观事实。定量研究通常采用数据的形式，对现象进行说明，通过演绎的方法来预见理论，然后通过收集资料和证据来评估或验证在研究之前预想的模型、假设或理论。在预防医学研究实际工作中，定性研究与定量研究常配合使用。在进行定量研究之前，须借助定性研究确定所要研究的现象的性质；在进行定量研究过程中，又须借助定性研究确定现象发生质变的数量界限和引起质变的原因。

定性与定量研究有一些不同点：①着眼点不同：定性研究着重事物质的方面；定量研究着重事物量的方面。②所处的层次不同：定量研究是为了更准确地定性。③依据不同：定量研究依据的主要是调查得到的现实资料数据，定性研究的依据则是大量以往事实和历史经验材料。④手段不同：定量研究主要运用经验测量、统计分析和建立模型等方法；定性研究则主要运用逻辑推理、历史比较等方法。⑤学科基础不同：定量研究是以概率论、卫生统计学等为基础，而定性研究则多以逻辑学为基础。⑥结论表述形式不同：定量研究主要以数据、模式、图形等来表达；定性研究结论多以定性符号和文字描述为主。

预防医学的研究，除了注重质的区分（定性）外，必须有量的概念、量的要求和量的分析。例如“健康”这一概念就是质与量相互依存、相互转化关系在生命过程中的反映。反映健康水平的一些“指标”，在一定数量范围内表现为健康，超过一定范围就转化为疾病，即发生质的变化。在坚持定性与定量中，特别要强调统计学的重要性。在研究环境因素与健康的关系时，这两方面都是复杂的，多因素的，不断变化着的，这就更需要通过统计分析，找出规律。定性研究是定量研究的基础，是它的指南，但只有同时运用定量研究，才能在精确定量的根据下准确定性。这是二者的辩证关系。

预防医学研究中还必须重视量效关系，即致伤、致病因素的参数量（作用量）与伤害效应程度（不同效应的伤情分度等）的相关关系。研究这种量效关系，有助于阐明发病机制，提出伤害阈值，分析预计伤害程度，并相应地进行预防防护、卫生保障和诊断治疗；还可由此进行计算机模拟，提高研究的水平和效益。

（五）现场研究与实验室研究相结合

现场主要包括发生伤害的各类事故和灾害的现场，疾病发生、流行的现场，特殊环境和特殊作业的现场等。从某种意义上看，医院临床也可以当作现场。在现场可以直接观察发生伤害的当时当地环境状况，发生在当时的伤病表现（早期表现）；可以直接取得大量珍贵的第一手现场资料；可以验证预防、救治和防护措施，以及一些装备在现场使用的实际效果；可以发现和确定进行实验室深入研究的问题。研究要想取得成绩和有所发现，研究者就必须要深入到现场，进行艰苦细致的现场调研，收集有关资料、采集有关标本等工作。但现场研究受到很多因素的限制，必须由实验室研究予以补充和深化。实验室应注重研究现场和其他实践中所提出的重大课题，进行周密设计，充分运用设备条件，进行单因素或多因素的研究和不同层次的研究。现场观察到的现象，要设法在实验室里再现出来，进而分析、掌握其内在规律，不断发展、解决各种新出现的问题。现场研究和实验室研究的良好结合，可大大提高预防医学研究的水平和效益。

（六）动物实验研究与人体研究相结合

预防医学的研究是以客观的生命现象和影响因素作为研究客体，运用科学的手段和方式，认识和揭示其本质，以及疾病与健康的发生、发展和转化客观规律的探索性实践活动。动物实验研究是以实验动物为受试对象，而人体研究是以人为受试对象，这两类研究是预防医学存在和发展的必要条件。

动物实验研究与人体研究两者相比较有以下特点：①动物实验可把许多人体上非常复杂的问题简单化，可以进行各种因素的细微探讨。例如，要研究某一特定因素的影响，就希望能使其他的因素保持一致，包括严格控制的试验条件，温湿度、光线、声音、动物的饮食、活动等。又如试验对象的选择，动物实验完全可以选择相同的动物，在品种、品系、性别、年龄、体重、身长、活动性、健康状态、甚至遗传和微生物等方面也可严加限制，但人体试验中的年龄、性别、体质、遗传等方面是难以选择的。②许多影响因素或疾病潜伏期很长，研究周期也很长，采用动物或复制动物疾病模型可以大大缩短其潜伏期，尤其是那些在人体上不便进行的研究。从而有力地推动了病因学和防治方法的研究。③人体研究时平常不易遇到的疾病，应用动物实验可以随时进行研究，使人们得以对这些疾病有深入的认识，例如放射病、毒气中毒、烈性传染病等。④疾病预防措施和健康促进的长期疗效和远期效应，利用动物实验方法来观察，易于控制和掌握。⑤预防医学上有些重要概念的确立只有通过动物实验才能做到。如，观察环境因素对机体的危害作用，研究分析各种有毒物质进入机体的各种途径，急、慢性中毒及远期致癌、致畸、致突变等作用，阐明病因及作用原理，探索有效的防治措施等。

然而，一切动物实验研究的目的最终是为了解决人的问题。所有一切实验室和各种动物实验研究，其成果应用到人体之前，必须经过人体试验，必须要有临床的依据；任何成果在首次应用到人体上时，又必然面临着风险和不确定性。因此，动物实验研究与人体研究相结合是预防医学研究的重要策略和原则。

五、预防医学与公共卫生的关系

预防医学的概念自20世纪50年代，从前苏联引入我国。当时众多的学者将其和公共卫生(public health)完全视同一体。美国公共卫生先导者、耶鲁大学教授温斯洛(Winslow C. E. A.)早在1923年即指明："公共卫生是通过有组织的社会努力，达成预防疾病、延长寿命、增进健康和效能的一门科学和艺术"。

公共卫生常作为同义词，与预防医学伴随出现、交叉使用。目前不少学者对两者的概念和内容进行了深思和讨论：有的学者认为公共卫生是预防医学的一个组成部分；有的则认为预防医学是公共卫生的一个组成部分；还有的仍坚持认为两者是一回事。目前多数学者认为公共卫生与预防医学并非同一概念，尽管两者的目标是保证人民健康，两者的工作对象都是群体，在工作内容上有难以分割的部分，但两者的本质、角度和主体工作内容有很大的不同。

公共卫生是以预防医学的观念、理论和技能为基础，针对疾病预防、健康促进而采取的社会实践的总称。公共卫生包含着一些固有的特征，如公共卫生的社会公益性；广泛的而且日益扩大的范畴；公共卫生的政府职责；源于科学的基础；强调预防的策略；特有的跨学科、跨部门、跨文化等。公共卫生已超出传统医学范畴，往往融合了各种人文社会科学(伦理学、管理学、政治学、经济学、法学、社会学)及工程技术其他学科的知识和技能。其工作内容更侧重于宏观，除了疾病控制、环境污染对人体健康影响的控制等与预防医学相重合的部分外，主要是以卫生政策、卫生规划、卫生管理、卫生监督、卫生法规、卫生经济、卫生统计、卫生工程等宏观调控为主。由于需要动员社会各部门的力量，并由政府直接采取行动，因而它带有明显的行政管理特色。

预防医学更侧重于探究群体疾病病因，防治疾病流行，研究预防疾病的对策，提出具体的保健措施，它既包括群体预防也包括个体预防，外延虽然很大却都属于医学范畴。预防医学是公共卫生措施的理论和实践基础，没有预防医学的理论指导，公共卫生就成为无源之水。因此可以说，预防医学是一门专门的学科，而公共卫生则是在这个学科基础上的社会实践；预防医学是公共卫生事业发展的催化剂，公共卫生则是沟通科学与民众的改造世界行为的桥梁。

公共卫生是随着社会经济的发展而变化的，对公共卫生的认识随着时间的发展、科技的进步以及国家政治经济和人们意识形态的改变而改变。不同时代对公共卫生内涵和外延界定不同，不同群体对于公共卫生的理解也不一样。关于公共卫生的定义很多，每一个定义对于我们认识公共卫生是什么、研究什么提供了重要的视角，他们分别从不同角度描述了公共卫生这一社会事业的重要性和独特性。2003年原国务院副总理吴仪明确地提出："公共卫生就是社会共同努力，改善环境卫生条件，预防控制传染病和其他疾病流行，培养良好卫生习惯和文明生活方式，提供医疗服务，达到预防疾病，促进人民身体健康的目的。"这从根本上解决了我国公共卫生体系建设与国际接轨的问题，对我国公共卫生体系建设和完善的影响不可低估。

六、预防医学的发展与挑战

随着经济社会的高速发展，卫生资源的有限性和公众卫生需求的无限性是无法避免的矛盾。疾病防控相关研究和技术水平、突发公共卫生事件的应急能力以及疾病信息合成、分析与利用等又出现了许多新的需求，当前面临的主要挑战有以下几个方面：

1. 传染病仍然是当前严重威胁人民群众生命健康的主要疾病　目前传染性疾病仍然是发病率高、病死率高的疾病。一些被认为早已得到控制的传染病又卷土重来；发病率明显上升；而且新发现的数十种传染病危害严重。

2. 非传染性慢性病对人民健康的危害加剧　随着经济和生活水平的变化，慢病发病的疾病谱、死因谱正在发生变化。高血压、心脑血管疾病、肿瘤、糖尿病、慢性阻塞性肺疾患（COPD）等慢性病引起的死亡比例不断增加，已成为重要的死因。我国卫生部第四次国民健康调查显示，目前中国有2.6亿人患慢性病，且以每年1000万的高速增加。同时，慢病发病呈现年轻化趋势。另外，吸烟、不合理膳食、体力活动不足、肥胖等危险因素水平持续上升，加上老龄化、城市化、环境污染以及职业危害等因素的影响，一些肿瘤发病率在局部地区呈现快速上升。

3. 职业病将长期存在，危害严重　随着工农业的迅速发展，职业病也必将随之增加。同时随着新技术、新材料的推广应用，还可能会出现一些新的职业病。

4. 精神卫生和心理健康问题日益突出　随着经济的发展，社会竞争的加剧，劳动力的重新组合，人口和家庭结构的变化，原有社会支持网络的削弱，导致了各种心理应激因素急剧增加，精神卫生问题日益突出。精神疾病已经成为全球性重大公共卫生问题，开展相关研究工作已迫在眉睫。

5. 意外伤害发生率不断上升，意外伤害跃居儿童致死原因首位　意外损伤已是西方一些发达国家和中等收入发展中国家儿童致死的第一杀手。中国近年统计表明，感染性疾病和营养不良性疾病也已不再是中国0岁到14岁儿童死亡的主要原因，意外伤害已经占据了第一的位置。中国每年有40万～50万儿童因意外受伤，有2万儿童非正常死亡，即每天有50位少年儿童因意外事故失去生命，且中国中小学在校生意外伤害的发生率正以每年14％的速度递增。儿童意外伤害包括交通意外、烧伤烫伤、溺水，也包括跌伤和暴力损伤等意外伤害，是一组需要从事内科、外科、眼科、口腔科、耳鼻喉科、新生儿科、急救科的儿科医师和社会学、心理学、行为科学的学者及有关管理部门密切协作、共同积极干预的，涉及生物-心理-行为-社会四方面的疾病。

6. 人口老龄化带来的问题日趋严重　我国于2000年进入老龄化社会，老年人的健康问题比任何年龄段的人都多，而且解决难度也大。如何提高老年人群的无残疾预期寿命，将是预防医学面临的新课题。

7. 妇女儿童健康备受关注　在经济、文化条件相对落后地区，一些疾病仍然严重威胁着妇女和儿童的健康，妇女儿童健康状况堪忧。根据WHO发表的《2005年世界卫生报告》，每年约有53万妇女死于妊娠或分娩，有300多万婴儿为死产，400多万新生儿在生命的最初几天或几周内死亡，并且每年共有1060万儿童在5岁之前夭亡。WHO估计，全球每年共计1.36亿次生育中，在较不发达国家中只有不足2/3的妇女，在最不发达国家只有1/3的妇女在婴儿出生时是由产科医生接生的，其他则在家由非专业人员帮助分娩。报告呼吁，应该更广泛地利用干预措施，显著减少由此造成的死亡人数。

8. 食品安全仍面临严峻的考验　食品安全卫生标准体系的建设，主动、连续、系统的食品污染物和食源性疾病监测和评价数据的积累，农药、兽药、食品添加剂等暴露评估的数据和覆盖面，暴露后生物学标志物检测技术的研究，对未知和新发食品污染物的检测技术以及对新技术、新产品安全性的评价技术等都是关注的热点。

9. **人类健康状况与其生存环境的关系** 环境-健康-发展是医学与地理学的边缘领域，随着传统的传染病，如天花、霍乱、鼠疫在全球的有效控制，人类的发展面临一系列的新的全球性危机，如人口剧增、环境污染、气候变暖、臭氧损耗、生态破坏、能源耗竭等问题的出现。因此，随着全球环境变化和经济全球化的进程，环境-健康-发展研究将面临前所未有的挑战。

七、预防医学是现代医学发展的方向

(一) 从健康问题的本质分析，预防是根本性的对策

预防医学采用的对策和措施所起的作用多数是在疾病发生与流行之前，预防是治本的措施，是从源头上消除疾病产生的原因。顾名思义预防医学工作是寻找线索、追根溯源的"上游思考"，它务求探明导致疾病的根源，从而采取有效的干预措施，防止疾病发生。

(二) 从医学的目的来看，预防是最需优先考虑的因素

医学上存在一个误区，错误地认为，只要科技进步，大量投入就能消灭一切疾病。因此在临床实践上，不惜一切代价地通过个体治疗延长患者的生命，包括那些早已衰退、生命质量极差者。其结果是造成医疗费用高昂，出现"医疗保健危机"。研究表明：全世界80%的医疗支出，都用在了那些可以预防的疾病上；人在60岁以上，消耗的医疗费占一生总医疗费的40%以上，其中大部分是最后一个月的抢救费；虽然延迟了患者的死亡进程，但给家庭和社会带来沉重的经济负担，甚至引发全球的医疗危机。美国人均年医疗费支出达8000美元，居全球之冠，但仍有8000万人没有医保，国民主要健康指标仍处较低水平。这说明，健康水平与医疗费用并非成正比。现代医学并不能根治所有疾病，更无法使生命摆脱衰老和死亡的规律，但所有的疾病、伤害都是可以全部或部分预防的。

医学的目的应该如何定位？《GOM国际研究小组总报告》指出，医学的目的应该有四个：预防疾病和损伤，促进和维持健康；解除由病灾引起的精神上和肉体上的痛苦；照料和治愈患者，照料和帮助那些患有不能治愈的疾病的人；避免早死，寻找安详的死亡。按照上述医学的目的，解决全球性的医疗危机，指导医学的未来发展的原则应当是：医学发展的"优先战略，应从旨在治愈疾病的高科技发展"，转移到"预防疾病和损伤，促进和维持健康"上来。未来的"医学应该努力使其目的适应经济现实"，也就是说，应当发展"供得起的和可持续的医学"。

(三) 从经济学的角度衡量，预防是效益最高的措施

预防为主是降低发病率、死亡率，提高生命质量最有效、最经济的卫生措施。从成本效益的角度来看预防是卫生工作少投入、高产出、低费用、高效益的关键。世界卫生组织2008年10月《健康与发展高层论坛》显示："中国因慢性病住院一次要花掉城镇居民人均年收入一半以上，费用是农村居民人均年收入的1.5倍。到2015年，中国因慢性病造成的直接医疗费用将高达5000多亿美元。疾病造成的负担连美国都难以承受，何况中国这样一个发展中国家"。

预防医学虽需要一定的资源保证，但总体来说它所需的投入与高昂的医疗费用形成鲜明的对照。美国疾病预防控制中心(CDC)研究指出，如果男性公民不吸烟，不酗酒，坚持合理膳食和身体锻炼，其寿命可望延长10年；而每年数以亿万计的钱用于临床医疗技术投资，却难以使全美国人口平均期望寿命增加一年。WHO调查显示，达到同样健康标准所需的预防投入与治疗费、抢救费比例为1∶8.5∶100，即预防上多投入1元钱，治疗就可减支8.5

元,并节约100元抢救费。通过改进生活方式,80%的心脏病、脑卒中、Ⅱ型糖尿病及40%以上的癌症都能得到有效预防。因此,确定预防医学在整个医学乃至发展国民经济中的优先地位,集中有限卫生资源,突出预防重点,对发展中国家来说尤为重要。

(四)从卫生工作的成就来看,预防是健康最主要的保障

我国以全球卫生总经费的1%较好地解决了全球22%人口的卫生问题;人口死亡率由建国前25‰降低到7‰左右,婴儿死亡率由200‰下降为31.4‰,人的平均寿命不断延长;我国消灭天花比世界范围的天花灭绝提前10年;人间鼠疫、古典型霍乱、黑热病、斑疹伤寒等严重危害健康的传染病也基本消灭;这些成就是多年来贯彻预防为主的卫生工作方针的结果,特别是采取公共卫生措施,如重视营养与食品卫生、饮水卫生、改善生态与居住环境条件,加强妇幼卫生,推广预防接种的结果。

八、三级预防策略

三级预防(three level prevention)是预防医学工作的基本原则与核心策略。随着现代医学的发展,预防医学与临床医学也在相互渗透和相互促进。现代预防的概念已融入疾病发生、发展、转归的全过程。在疾病的病前(易感期)、病中(发病前期)和病后(发病期和转归期)各个阶段采取相应预防措施称为三级预防。

(一)第一级预防

又称病因预防。是在临床易感期,针对健康人采取的控制和消除健康危险因素,减少有害因素接触的预防,是根本性预防(primordial prevention)。

首先,从全球性预防的战略和各国政府策略角度考虑,建立和健全社会、经济、文化等方面的措施。如为降低肺癌发病率,需要政府制定规章和进行财政干预,如以法律形式制定禁烟规定、限制卷烟中焦油量、提高卷烟税收率。其次是针对环境的措施,即根据保护环境方针,颁发环境质量规程和环境中的有害因素卫生标准及管理办法,采取具体的保护大气、土壤、作物、水源、食品等的措施,以减少因环境污染而造成的危害。第三是针对机体的措施。如:①健康教育,养成讲卫生、锻炼身体的良好习惯,增强体质,提高机体抗病能力;②预防接种,提高人群免疫水平;③婚前检查,禁止近亲结婚,预防遗传性疾病;④妊娠期和儿童的卫生保健工作;⑤化学预防,对某些疾病的高危个体服用药物来预防疾病的发生。

(二)第二级预防

又称疾病前期预防。是针对早期可疑、临床表现不明显的患者,采取的“三早”(早期发现、早期诊断、早期治疗)预防,以控制减缓病情发展,促使病变逆转,缩短病程。普查、筛检、定期健康检查以及高危人群重点项目检查、职业健康监护都有助于早期发现疾病。例如宫颈涂片、乳房X线摄影和乙状结肠镜检都是常见的肿瘤筛检方法。

(三)第三级预防

又称发病期预防。是针对已明确诊断的患者,采取的适时、有效的处置,以防止病情恶化、预防并发症和伤残,并促使功能恢复。实际上,也是一种“疾病的管理”措施。例如,消除哮喘患者的变应原物质;服用抗凝血药,防止心脏病发作;糖尿病患者的肾、眼与足部的常规检查护理;以及脑卒中患者通过物理疗法促使功能恢复等。

对不同类型的疾病,有不同的三级预防策略。对病因明确的某些疾病,只要措施落实,就可以达到预防疾病的效果,这就是第一级预防。对病因需进一步明确的疾病,根据其特点不同,分别采用第二和第三级预防。对那些病因不清又难以察觉和预料的疾病,只能采用第三级预防。预防接种作为控制一些传染病的措施，已成为第一级预防的典范。对于某些病因明确而且是人为的疾病，如职业因素所致疾病、医源性疾病，则控制其发生更具主动性，只要措施落实，应当较易见效。有些疾病的病因是多因素的，则要按其特点，通过筛检及早诊断和治疗会使预后较好，如心、脑血管病、代谢性疾病，除了解其危险因素，致力于第一级预防外，还应兼顾第二和第三级预防。

不论哪一个国家，从事医疗工作的人员总是在卫生队伍中占到多数，在贯彻三级预防中是主体。我国除了卫生防疫和妇幼保健系统的力量外，不能忽视在医疗系统这一庞大队伍中贯彻预防这一环节。尤其现在各地正在以社区为单位进行居民保健工作，因而初级卫生保健是一个重要的基础。

九、学习预防医学的意义

我国现代化建设和公共卫生服务发展对预防医学高等教育人才培养提出了新的、更高的要求。要求培养复合型的公共卫生人才，从而教育模式、内容都会有较大的调整和改变。主要有以下方面的改变：

1. 预防医学向社会预防为主的方向发展。

2. 预防医学朝着防治结合、促进健康、提高生活质量和人口素质的方向发展。预防医学和临床医学的结合是医学发展的必然趋势。

3. 环境与健康问题将成为预防医学的热点，也是预防医学发展的一个方向。

4. 重视心理、精神和行为因素对健康的影响可能成为预防医学发展的一个新趋势。

5. 预防医学的研究范围将更加广泛，学科渗透将更加密切，研究手段将更加丰富，理论与实践结合将更加紧密，与现代科学技术的结合将更加紧密。

随着社会发展和科学进步，社会分工日趋多样化，医学分科亦越来越精细，预防医学与临床医学不可避免地出现了分离。近年来，这两大学科的有识之士不断呼吁，人们认识到预防医学与临床医学的裂痕有碍于提高人群的整体健康水平，应该将这两大学科有机地结合，为弥合裂痕共同努力，学习预防医学就是在此裂痕上建筑桥梁。

在生物-心理-社会医学模式下，医学生在学好基础医学和临床医学课程的同时，学习预防医学的基本观念、基本知识和基本技能是极为必要的。学习预防医学的目的在于：①完整地认识现代医学，对生物-心理-社会医学模式有透彻理解和掌握；②初步认识和掌握预防医学观念，知识和技能；③学习预防医学思维方法；④树立预防为主思想，培养良好医德，使成为合格的医生；⑤为进一步接受继续教育打下基础。通过学习预防医学，医学生能够认识到现代医学是以健康为目标的，具有促进健康、预防疾病、治疗和康复的重要意义，要以适应社会进步和卫生事业发展的需要而培养医药卫生工作者应有的思想、道德、文化、职业和身心各种优良素质。

（邹　飞　邓　红）

六、学习护理学概论的意义

第一篇

预防医学学科与方法

第一章

流 行 病 学

流行病学(epidemiology)是预防医学的一门核心课程(core course)。预防医学各学科中,凡涉及专业问题的调查设计、资料的获取和数据的分析及其解释,都要以流行病学方法为基础。公共卫生实践也需要流行病学的知识与技能。此外,流行病学还以其群体的、重视现场的观点及具有严密逻辑思维的学科特色,广泛地应用于医学各学科的研究设计和分析。因此,它又被认为是现代医学的一门基础学科。

目前,流行病学已成为预防医学、临床医学、卫生事业管理学、护理医学、口腔医学、妇幼保健、药物学等专业的必修课程,是公共卫生专业人员、医疗保健和各级政府卫生部门专业人员必须掌握的一门方法学。

此外,流行病学还是一门应用性学科,它诊断社区是否"健康",提出预防人群疾病、促进健康的策略和措施。

第一节 流行病学的定义和基本原理

一、定 义

1. **流行病学的定义** 流行病学一词译自"epidemiology"。"epidemic"源于希腊文,在希波克拉底时代,该词的意思是到人群中或去人群中访问。18世纪的欧洲,传染病是危害人民的主要疾病,有些医学学者意识到通过人群和现场调查可以了解疾病的发生、死亡状况并能分析原因,并且通过实践证明了这种方法对于疾病的控制有重要作用,于是出现了"流行病学"。但是,直到19世纪中叶流行病学才成为一个独立的学科,因此相对于其他一些医学学科,流行病学是一个年轻的学科。100多年来,流行病学随医学发展而发展,它的定义和内涵都已发生了很大的演变,不再局限于传染病的研究,而是研究人群中的一切疾病和健康,甚至更广泛地延伸到所有与卫生和健康相关事件,它的原理和方法也成为一种方法学。

关于流行病学的定义,虽然目前国内外不同的流行病学专著的表述并非完全相同,但基本的含义没有大的差别。国内外比较一致认可的流行病学定义是:流行病学是研究特定人群(specified populations)中疾病(diseases)、健康(health)和健康相关事件(health-related events)的分布(distribution)及其决定因素(determinants),通过研究提出合理的预防保健对策和措施(strategies and measures),并评价(evaluating)这些对策和措施的效果。

2. 流行病学定义的进一步诠释

(1)研究对象:流行病学的研究对象是人群(包括健康人、患者)。因此流行病学是一门从群体角度去研究医学问题的科学,而临床医学的研究对象主要是个体(患者),属于个体医学,基础医学主要研究器官、细胞等,属于微观医学。只有结合宏观、个体和微观医学三个部分,才能全面和深入地认识和解决医学问题。

(2)研究范围:流行病学学科成立之初曾经是一门主要与疾病死亡率统计有关的学科,在传染病肆虐的19世纪至第二次世界大战期间,流行病学的主要研究范围是传染病的发生发展规律、原因和预防控制方法,随着社会的发展和人类疾病谱的改变,流行病学的研究范围又进一步扩大到非传染性疾病。目前,流行病学的研究范围已经从疾病扩大、引申到所有卫生和健康相关状态或事件,如健康、环境、行为、伤害等问题。

(3)研究内容:流行病学的研究内容主要包括4个方面:①揭示疾病(或健康)在人群中的表现(分布),即发生了什么事件?在什么人群中发生?发生于何时?何地?频率有多高?②探讨造成疾病(或健康)人群现象的原因是什么?有哪些影响因素?③流行病学不仅仅是一门用于研究的学科,它还是一门应用学科,流行病学针对疾病现象、规律和影响因素,提出预防和控制的对策与措施;④对预防对策和措施的效果、效率和效益进行科学评价。

(4)研究目的:促进健康、预防和控制疾病、提高健康和卫生水平。

二、基本原理

流行病学的研究基于以下基本原理:

1. 疾病分布的原理 疾病(健康或其他健康相关事件)在人群中的表现不是随机的,不同的疾病,在不同特征的人群、不同时间和不同地区的分布特点不同。分布特点是疾病发生发展内在规律的外在反映,受宿主、环境因素以及它们之间的相互作用的影响。流行病学研究从人群的各种分布现象入手,将分布作为研究一切流行病学的起点,在研究中,不仅测量疾病事件(或健康相关事件),也同时测量自然环境因素、社会环境因素、心理或行为因素以及与事件的关系。

因为要反映人群的分布特征以及人群有关健康事件与环境的关系,流行病学研究强调群体的、概率论的、生态学的观点。

2. 病因和病因推断的原理 疾病的发生和发展是宿主、环境多种因素相互作用的结果,这些导致疾病发生发展的各种因素在流行病学上统称为病因(causes of disease)或决定因素(determinants)。流行病学认为疾病是多病因的,使人群发病频率增加的因素就是病因或危险因素(risk factors),而使人群疾病发病频率下降的因素是保护因素(protective factors)。

流行病学利用病因模型反映其疾病病因观点,病因模型有流行病学三角、轮状模型和病因网络模型等,这些模型反映了流行病学病因观的发展过程。

在病因推断过程中,流行病学从宏观现象入手,充分运用辩证学和逻辑学方法,对疾病的分布特征进行比较、演绎、归纳、类比,抽丝剥茧,逐步深入,通过提出病因假设、验证病因假设和病因论证等几个阶段进行病因推断。

流行病学方法的发展与病因研究紧密相连,在流行病学病因研究以探讨传染病病因为主的阶段,主要采用的是描述性研究方法,随着流行病学在慢性病和非传染病病因探讨中的广泛应用,产生了和发展了分析性研究方法,为了更好控制研究中的非处理因素,实验性研究方法也逐步应用于病因研究，其理论和方法在研究中不断成熟。

3. **疾病预防和控制的原理**　流行病学研究的最终目的是预防和控制疾病、促进健康，保障人民的健康。因此，流行病学根据不同类型的疾病或健康相关事件的自身规律和影响因素，提出对疾病的预防和控制对策及措施，例如，对传染病，流行病学根据其流行的环节提出针对传染源、传播途径和易感人群的措施，对慢性非传染病，流行病学根据其自然史提出三级预防措施等。在疾病预防和控制研究中，流行病学强调的是促进健康和预防疾病，即强调预防为主的观点。

第二节　流行病学对医学发展的影响

一、流行病学思维对医学发展的影响

医学实践和研究过程也是一个思维过程。对于医学来说，辩证的和逻辑的思维是最重要的思维。流行病学这门学科最大的特点是在其实践和研究的各个环节中都离不开辩证的和逻辑的思维，因为它工作的核心就是通过对事件进行比较分析去揭示事件的本质，它的分析过程采用分类、比较、类比、归纳和演绎、分析和综合等自然学科中的一些基本的逻辑思维方法，例如 Snow 对霍乱病因的推论就是采用演绎推理法。而且这种逻辑思维和分析不是机械的，它同时重视事物发生的概率，从群体的、对比的、生态学的和动态的观点看问题，因而流行病学思维是一种结合了哲学和医学的思维。

重视事物发生的概率，从群体的观点看问题，是因为个别现象无法反映一般规律，某人吃了药有效，并不等于该药对于人群就是有效的，因为有可能该药给 100 个人吃了后，有效的仅 1 人而已。流行病学思维同时也是生态学的和动态的，这点与中国传统医学的辩证思想有相似之处。例如，流行病学关于病因学说，认为病因不是绝对的，也不是单一的，病因来自环境与宿主之间相互关系的不协调。而且病因与保护因素不是一成不变的，在不同的时期同一种疾病的病因或保护因素可能不同，两者甚至可以转换。流行病学认为疾病与健康是一个动态的连续过程，而在一般的医学思维上，常常认为病因和疾病之间的关系是“一对一”的关系或“全或无”的关系，疾病与健康是两个过程。流行病学所提倡严格对比的思想，对于医学实践和研究中排除虚假联系及偏倚更是必不可少的。可以毫不夸张地说，在所有的医学学科中，流行病学是把辩证思维和逻辑思维结合得最好的一门学科，是自然辩证法和科学逻辑思想在医学中的具体应用。有人因而还把流行病学称为医学中的哲学。

与纯哲学思想不同，流行病学本身也是一门医学学科，通过流行病学方法所体现的辩证的和逻辑的哲学思想较易为医学界人士所接受。自从 20 世纪 60 年代开始，流行病学的思维开始被重视，预防医学的各学科逐渐吸收流行病学的思维方法，并确立了流行病学作为预防医学核心学科的地位。有了流行病学思维的指导，预防医学发展迅速，并以其严谨的研究思路和具有科学性的研究成果确立了其在医学中的地位。从 20 世纪 80 年代流行病学被一些有识之士引入临床医学中，对所有教师进行流行病学理论培训，在学生中开设流行病学课，流行病学已经成为医学院校的一门基础课。

随着流行病学在医学各学科中的渗透，它的思维已明显带动其他学科思维的发展，例如对临床科研思维的影响。目前在临床医学研究上，无论是病因探讨、诊断方法评价、疗效评价或是预后评价，都离不开流行病学思维。流行病学已使得临床治疗及科研水平大为提高，

同时它也开拓了医学基础研究的思路。

二、流行病学与医学研究方法

19世纪以前，医学研究几乎仅局限于实验室及临床患者范围内，流行病学的诞生为医学提供了从人群及现场进行研究的方法和手段。例如，1846年，丹麦的Panum医生对丹麦法罗群岛所发生的麻疹大流行进行了人群调查，查出了传染源，认识到麻疹的潜伏期、传染期，并对以后认识麻疹有终生免疫及制定对麻疹的控制策略起了积极的作用。又例如John Snow于1854年通过现场调查，确定了霍乱的传播途径是由粪到口经水传播，而在这以前尚未认识霍乱弧菌，并且一直认为霍乱的流行与“瘴气”有关，John Snow的流行病学研究为尚未认识病原微生物的时代提供了传染病病因研究的重要方法。Semmelweis医生在1861年通过对比分析两个产房产妇产褥热的死亡率，提出医生的“脏手”是造成产褥热发病率高的原因，从而采用了漂白粉洗手的措施而降低了产褥热的发病率。这些医学实践成就，使人们认识到利用流行病学进行医学研究的重要性。特别是在20世纪以后，流行病学的理论和方法经过进一步的发展和完善，更是逐渐成为医学研究中的一门方法学，带动了医学研究从实验室和个体患者扩展到现场及人群。例如，在病因研究方面，关于吸烟与肺癌、胆固醇和冠心病、病毒性肝炎与肝癌、人类免疫缺陷病毒与艾滋病、幽门螺杆菌与胃溃疡等关系的阐明，在很大程度上得益于现场和人群研究的结果。在病因研究中，流行病学方法不仅可以提供病因线索，而且在临床或实验室发现的可疑病因还有赖于用流行病学方法去进一步证实。总之，流行病学的研究方法推动现代医学研究是从单纯的微观研究向微观与宏观相结合的方向发展。

目前，不仅现代医学研究本身离不开流行病学内容，流行病学的原理和方法业已广泛地被其他医学学科所利用，例如预防医学、临床医学、医学心理学、社会医学、卫生经济学等都是以流行病学作为其基本的方法学之一。

三、流行病学与医学模式的发展

医学模式即医学观，它勾画出医学工作总的特征，说明医学工作的指导思想及理论框架，指导人们进行医疗实践活动和医学科学研究。

自15世纪下半叶开始到19世纪，近代自然科学进入飞速发展时期，由于采用了近代生物科学相继所取得的伟大成就，采用了自然科学的方法和实验手段，医学有了很大的发展。这时期医学科学的发展立足于生物科学的成就上，把人作为生物学上的人去研究其医学及健康保健问题，并创造了生物医学这个名词。因此，在近代医学，生物医学模式便成为占统治地位的模式。生物医学模式在近代几百年中，极大地促进了医学学科的发展。但人既是自然的人又是社会的人，疾病不仅是一种生物状态，也是一种社会状态，特别是随着医学和社会的发展，生物性病因占主导地位的现象已经发生改变，不少疾病和健康问题与社会环境及心理因素有关。而且，健康的标准也发生了改变，生命质量和保健已受到重视。在这种情况下，用传统的生物医学模式显然难以解决面临的医学问题。因此，生物医学模式转变为生物-心理-社会医学模式是目前和未来医学发展的需要。

流行病学在医学模式的转变中发挥举足轻重的作用。一方面，现代流行病学扎根于生物学、心理学、社会学、人口统计学、经济学和数理统计学这些基础学科中，它观察和分析事物的思路强调其整体性，重视自然环境、社会环境、机体内外环境（心理、生理、遗传及病理环境)与人健康的关系,它的研究结果往往在一定的程度上已经体现了疾病的生理-心理-社会关系。另一方面,在强调新的医学模式的当前,流行病学更加重视心理、社会因素与疾病和健康关系的研究。随着流行病学方法向其他医学学科的浸透,就自然地促使其他学科按照新的医学模式去发展,例如,随着临床流行病学在临床学科科研和实践中的应用,临床研究已经走出,走向社区,重视社区人群心理和行为对疾病的影响。因此,在促进生物医学模式向生物-心理-社会医学模式转变中,流行病学起着领头学科的作用。

四、流行病学与医学目标的实现

医学的目的是应用医学科学知识保护和增进人群的健康,很显然,医学应该包括预防、治疗、健康促进及健康维持。1978 年在阿拉木图宣言中提出了“2000 年人人享有卫生保健”的目标,这个目标需要基础医学、临床医学、预防医学以及卫生、决策部门共同努力才能实现。但是在 20 世纪 80 年代,这几个学科和部门之间存在严重的裂痕(schism),“公共卫生”和“医学”似乎是两个名词,前者只研究自然与社会环境对疾病和健康的影响,后者的重点则是仅研究疾病的机制、从单个患者中研究疾病的过程。这种结果导致了长期以来在医学中难以建立起一种使政府卫生部门、医学院校、医院、卫生防疫机构共同具有的目标。医学院校的专业越分越多,越分越细,所教育出的学生的这种分裂意识也越严重。这个观念还导致了卫生资源的分配不公。

要实现医学目标,必须同等重视保健与医疗,必须把健康科学教育、研究、卫生服务及社区中的卫生问题有机地结合起来,把医学教育与其他卫生事业、社会卫生人员及卫生服务相结合。流行病学在其中发挥举足轻重的作用。著名的流行病学家卡尔・L. 怀特博士曾经说过“流行病学是一种能使卫生保健制度重点转移的学科。即从原先固有的医生与患者个体间的交流,转变为所有卫生工作者对全社会的大众群体的健康的更广泛的交流”。

从 1850 年伦敦流行病学学会成立起,经历了一个多世纪,流行病学的概念和方法已得到逐渐推广,并向其他学科渗透。特别重要的是流行病学在临床医学、卫生部门及公共卫生之间日益扩大的鸿沟上建立起了一座桥梁。在 20 世纪 70 年代后期,随着临床流行病学这门新的学科的产生和发展,更是使得医学以医院为基础的观点扩大到整个社会,从单纯的治疗意识扩大到重视保健。流行病学的教学和培训将帮助各类卫生人员树立起人群的观点,各类管理部门也必须引入流行病学的概念和技巧,这对于弥合临床医学与公共卫生间的裂痕、实现医学的最终目的无疑是非常重要的。

第三节　流行病学的主要用途

流行病学是预防医学和公共卫生的核心学科,是促进和评价国家和地区公共卫生水平的重要工具,同时流行病学也是医学研究方法学,因此流行病学在公共卫生、预防医学、临床医学和社会学等领域均有广泛用途。

一、主要用途

(一) 疾病在人群中发生发展规律

流行病学研究描述疾病(或健康相关事件)在人群中的表现和发生发展规律,即流行病学能提供一种“社区诊断”(community diagnosis)作用。如通过流行病学研究,能了解人群中某疾病自然史、发病率、患病率、死亡率、生存率等。

(二) 病因和危险因素研究

探讨疾病病因，阐明与疾病(或健康状况、健康事件等)发生与流行有关的因素，是控制疾病，促进人类健康的关键所在。流行病学的研究方法类型具备了解决此类问题的逻辑需要，流行病学对事件的定量测量方法、对研究中偏倚的控制和因果推论技术等，使其对研究疾病病因或危险因素有明显的学科优势。

应用流行病学方法探讨疾病病因的范例有许多。如19世纪中叶John Snow关于霍乱致病因子及传播途径的研究；20世纪40年代Topping等对Q热传染源及其传播途径的研究；20世纪50年代日本水俣病的病因研究；20世纪60年代海豹样畸形与母亲孕期服用沙立度胺(thalidomide)的关系研究；20世纪80年代美国疾病预防控制中心(CDC)等对月经棉条(tampon)与中毒性休克综合征关系的研究；以及众所周知的吸烟及被动吸烟与肺癌，HBV感染与肝癌，幽门螺杆菌与胃癌，心脑血管病与高脂血症的关系，职业暴露与一些恶性肿瘤的关系等。

以流行病学方法探讨疾病的病因及其危险因素在我国亦有许多典型的例子。如20世纪50年代对新疆“察布查尔病”(肉毒中毒)病因的研究；1965年以后我国许多地区的产棉区，先后出现原因不明的“烧热病”，后经调查证明系食用棉籽油所致，生棉籽油中的棉籽酚是其病因。1972年上海地区发生了大规模皮炎流行，研究发现是由桑毛虫的毒毛所致。20世纪80年代，为研究流行于全国各地的“不明原因脑炎”的病因，我国学者综合运用多种流行病学方法，历时数年，最终发现是由“驱虫药”引起的药害事件。

(三) 筛检

为实现二级预防的目的，常须通过流行病学调查，发现疾病的高危人群(population at risk)、病原携带者、早期患者等等。

(四) 突发公共卫生事件的应对

当发生突发公共卫生事件时，如疾病暴发，需要运用流行病学的方法深入现场查明原因和影响事件发生的因素，分析事件的趋势，并提出处理措施，以及评价措施的效果。

(五) 疾病和公共卫生的监测

疾病的监测(survcillancc)是疾病预防的一项重要内容，它是长期地、连续地在一个地区范围内收集并分析疾病及其影响因素的动态，以判断疾病及其影响因素的发展趋势，并评价预防对策的效果或决定是否修改已制定的预防对策。监测地区可大可小，可以是一个地区或是全国，可以是长期也可以是短期，疾病可以是一种或多种，可以是传染病也可以是非传染病或其他(伤残或健康状态)，既监测发生的疾病又监测已执行的措施。

公共卫生监测是疾病监测内容的扩大，监测的内容除疾病外，还可包括出生缺陷、环境卫生、职业病相关事件、伤害、行为等等。

疾病或公共卫生监测点的合理设置、监测过程和资料分析都需要运用流行病学的方法。

(六) 疾病预防与健康促进

流行病学研究既可为国家和地区疾病控制的对策与措施的制定提供科学依据，也提出具体的预防或控制对策与措施和相应的卫生政策建议。WHO在其“2000年人人享有卫生保健”战略中，非常注重流行病学的作用，认为流行病学不仅对研究病因和防病手段具有重要作用，也是卫生管理和制定合理的卫生政策的一个重要手段。1984年第41届世界卫生大会曾形成决议，要求各会员国“更好的发挥流行病学的作用”。

健康促进(health promotion)是为导致健康行为和健康生活条件所采取的健康教育与环境(社会、政治、经济、政策、法规、组织等)支持相结合的策略,即是把个人选择和社会对健康的责任综合起来,以创造更健康的未来的一种人和环境之间的调节策略。健康促进的目的是促进积极的健康行为,提高人民的卫生知识,创造有利于健康的环境,提高人群或个人应对环境和心理压力的能力,从而保持健康的平衡,减少疾病,提高生活质量。流行病学为描述人群行为、心理特征以及分析它们与健康的关系提供了重要的方法,因此健康促进的各个阶段流行病学的作用都是必不可少。第11届国际流行病学学术大会曾以"流行病学与健康促进"(epidemiology and health promotion)为主题,对流行病学在"健康促进"中的作用进行了较为深入、细致的探讨。

(七) 疾病预防和控制措施、策略的评价

对某种预防疾病的措施或策略的效果和效益,须采用流行病学的方法予以评价。如对一种新的预防接种制剂预防传染病的效果,须采用现场实验流行病学的方法进行评价;对一项公共卫生策略是否科学和合理,如卫生服务人力的资源设置,也须采用流行病学的方法进行评价。

(八) 临床科研

随着相关学科及科学技术的不断发展,新的诊断技术或方法,新的治疗药物或措施层出不穷。某种新的诊断方法的诊断价值如何?某种新的治疗药物、治疗措施的疗效如何?是否值得推广应用?是否有不良反应以及预后分析等。流行病学为解决这些问题提供了设计、测量和评价方法。

(九) 正常值标准的建立

流行病学方法还应用于与人群健康相关的正常值的建立,如人群生理特征的正常值、合理的膳食供应标准、生产环境有害有毒物的允许浓度、水质卫生标准等等。

(十) 现场调查团队的联结

美国CDC认为,流行病学的一项主要作用是在现场调查中起到联结作用(linkage)。一项现场调查工作中,例如疾病暴发调查,往往牵涉多个部门(如疾病预防控制、医院、研究机构、政府行政部门)和多学科人员(如临床医师、护士、实验室人员、卫生官员、地方行政人员、司法人员等等),流行病学专家是这个团队中不能缺少的成员甚至往往起到领队的作用。

二、流行病学几个经典成就简介

(一) John Snow 关于霍乱病因的研究

John Snow 对伦敦霍乱流行原因的分析是流行病学发展史中重要的一页,有人将其工作认为是经典流行病学的开始。1854年,伦敦暴发霍乱,10天内夺去了500多人的生命。当时的观点认为霍乱是经空气(瘴气)传播的。但是John Snow医师并不认同这种说法,根据他的一些调查分析他认为霍乱有可能经水传播。Snow研究分析了伦敦不同地区霍乱死亡人数,发现两个不同的供水公司供水区霍乱死亡率相差悬殊,死亡率高的公司供应的水质不如另外的公司。他还用标点地图的方法分析了当地水井分布和霍乱死者分布之间的关系,发现在宽街(Broad Street)的一口水井供水范围内霍乱死亡人数明显较高,最终凭此线索提出"霍乱是经水传播"的著名科学论断,提出霍乱病原是一种活的生物,存在于肠道,并随粪便排出污染饮水,人喝被污染的水而被感染发病,因此,他向当地政府提出应关闭该水源,该水源关闭后伦敦霍乱流行快速平息。29年以后的1883年,霍乱弧菌才由德国的

Kock 从霍乱患者粪便中分离到，这说明流行病学研究可以在病原不明的情况下获得疾病流行因素的正确线索，可指导实施有效的控制措施。

（二）Doll 和 Hill 关于吸烟与肺癌关系的研究

20 世纪头 10 年，英国、德国和美国的男性人群中肺癌的发病率开始上升。当时，人们提出了各种各样的理由，包括柏油马路上的尘埃、工厂的污染气体、燃煤导致的烟雾等等，因为当时也发现肺癌发病率与烟草的消耗量有平行关系，这种分布状况使卫生工作者考虑到肺癌与吸烟之间是否存在联系，实验室中也已经提出了一些证据证实吸烟会导致肺癌，但是这种危害究竟有多大，人们并不十分清楚。

1951 年英国流行病学家 Doll 与 Hill 在大不列颠医学杂志上发表了一篇论文《吸烟与肺癌》，报告了他们于 1948～1950 年进行了一项病例对照研究。他们从伦敦 20 所医院及其他几个地区选取确诊的肺癌病例 1465 例。每一病例按性别、年龄组、种族、职业、社会阶层等条件匹配一个对照，对照为胃癌、肠癌及其他非癌症住院患者，也是 1465 例。由调查员根据调查表询问调查有关吸烟史。经分析数据，得到的主要结果有：①肺癌患者中不吸烟者的比例远小于对照组：男性占 0.3%，女性占 31.7%；而对照组中男性不吸烟者占 4.2%，女性占 53.3%，差别均很显著；②肺癌患者在病前 10 年内大量吸烟者（≥25 支/日）显著多于对照组；③随着每日吸烟量的增加，肺癌的预期死亡率也升高，例如男性 45～64 岁组每日吸烟 25～49 支者与不吸烟者死亡率之比为 2.94∶0.14，即前者为后者的 21 倍；④肺癌患者与对照组比较，开始吸烟的年龄较早，持续的年数较多，而病例中已戒烟者的停吸年数也少于对照组中已戒烟者。根据研究结果，他们认为吸烟与肺癌有关。

随后，他们又开展了前瞻性队列研究，他们随访了 40 000 名英国医生，将他们分为 4 个队列（非吸烟者、轻度吸烟者、中度吸烟者及重度吸烟者），应用全病因死亡率（任何死亡）和特异病因死亡率（某一种疾病导致的死亡）作为观察结果。在 1964 年发表的 10 年初步报告中，显示吸烟者无论肺癌死亡率还是全病因死亡率都大幅度增加，35 岁及以上年龄组，每年不吸烟者肺癌死亡率为 0.07‰，而每日吸烟 1～14 支者肺癌死亡率为 0.57‰，为不吸烟者的 8.1 倍；15～24 支者为 1.39‰，为不吸烟者的 19.9 倍；25 支及以上者为 2.27‰，为不吸烟者的 32.4 倍。可见吸烟者患肺癌的危险性远远高于不吸烟者，且呈明显的剂量效应关系（吸烟越多，患肺癌的几率越大）。在追踪了 40 年后（随访率达到 94%），吸烟者的总死亡率是不吸烟者的 2 倍，而肺癌的死亡率是不吸烟者的 20 倍（表 1-1）。

表 1-1　35 岁以上人群每年每 1000 人口肺癌死亡率与吸烟量的关系

年龄组（岁）	不吸烟者肺癌死亡率（‰）	吸烟者肺癌死亡率（‰）		
		1～14 支/日	15～24 支/日	25 支以上/日
35～44	0.05(1)*	0.07(1)	0.00	0.11(1)
45～54	0.00	0.31(3)	0.62(9)	0.75(8)
55～64	0.00	0.48(3)	2.31(20)	3.88(26)
65～74	0.00	2.69(9)	5.16(17)	6.48(14)
75～	1.11(2)	2.68(6)	7.27(8)	16.33(8)
	0.07(3)	0.57(22)	1.39(54)	2.27(57)

*：括号内为肺癌死亡人数（Doll 和 Hill，1964）

这个研究证明了吸烟与肺癌之间的病因关系。Doll 与 Hill 应用分析流行病学方法，在人类历史上第一次科学地证明了吸烟是肺癌的病因，从而为预防肺癌提供了确切的依据。他们的结论已为其他许多研究所证实，成为许多国家提倡不吸烟、限制吸烟及限制卷烟销售政策的科学基础。

（三）美国 Framingham 心血管病研究

第二次世界大战后，欧美国家疾病谱逐渐发生改变，传染病得到了显著的控制，而一些慢性非传染病，如冠心病、高血压、脑卒中、糖尿病等的发病率逐年升高，成为主要的公共卫生问题。针对这种情况，欧美等国家开始重视慢性病的防治研究。

美国于 1948 年创立了心脏病研究所（National Heart Institute）即现在的心肺血研究所（National Heart，Lung，and Blood Institute），在一个名为 Framingham 的小镇组织实施了著名的心脏病研究（Framingham Heart Study），目的是认识心血管病的特征和影响因素。这是世界上第一个大规模的流行病学队列研究，迄今已经持续 50 多年，成为心血管病流行病学的重要基石，目前世界上很多国家在制定心脑血管病预防控制方案、防治效果和危险因素评估标准时，都参考该研究结果。

1948 年，科研人员首次招募了 5 209 名 30～62 岁的 Framingham 镇居民，参与这项长远的研究计划，成为第一代参与者。自这一年起，参与者每 2 年都要接受详细的医学检测，专家们不仅测量参与者的生理健康指标，还详细地记录了他们的起居饮食习惯，以便日后分析居民后来患上或没有患上心脏病的原因。1971 年，又再次招募了 5 124 名第一代参与者的子女及其配偶，成为了第二代的监测对象。2002 年，这项计划又进入了新的里程，招募了 4 095 名第一代参与者的孙、孙女及其配偶，成为了第三代的参与者。

经过数十年监测这群参与者的健康状况和生活习惯，已经让专家们识别出不少与心脏病有关的危险因素，如高血压、高胆固醇、吸烟、肥胖、糖尿病及缺乏运动等。虽然这项研究看似只局限于 Framingham 镇市民，而且大多数均为白种人，但这研究所得的成果，与世界各地很多专家的研究结果有很多共通的地方。在过去的大半个世纪，有过千份的研究报告是根据这项计划做出的。随着科技的发展，不少新的医学检测技术，都被陆续加入到原来的检测项目之中。除了对心脏病的研究外，这项研究计划还扩展至其他的医学领域，如遗传对心血管疾病的影响、脑卒中与痴呆、骨质疏松与关节炎、营养、糖尿病、眼疾、听障、肺病和一些常见疾病的遗传规律等。

在 Framingham 心脏研究开始以前，很多医生都认为动脉硬化是衰老过程中无可避免的事实；高血压亦会随着年龄而升高，因为心脏要用更大力去迫使血液通过老年人收窄了的动脉。因此，Framingham 心脏研究的重要性不仅在于识别出种种与心脏病有关的危险因素，它还使专家和一般人有机会认识到可以透过行为（生活习惯）改变来预防或减轻各种心血管疾病带来的损害；而且，这也是第一次把妇女作为观察对象的大型研究计划（表 1-2）。

表 1-2　Framingham 心脏病研究的一些重要发现

时间	发现
1960 年	吸烟会增加心脏病的风险
1961 年	高胆固醇、高血压和心电图异常都会增加心脏病的风险
1965 年	首次对脑卒中做出研究报告

续表

时间	发现
1967年	体力活动可以降低心脏病的风险，肥胖却会增加心脏病的风险
1970年	高血压会增加脑卒中的机会
1974年	对糖尿病的概况与发展至心脏病的情况进行描述
1976年	更年期会增加心脏病的风险
1977年	对甘油三酯、LDL及HDL进行了描述
1978年	①心理因素会引起心脏病；②心房纤维性颤动，以致心跳不规律会增加脑卒中的机会
1981年	①过滤嘴香烟不减少对心脏病的危害；②发表了膳食及心脏病的主要报告
1987年	①发现高胆固醇与早死有直接相关；②纤维蛋白原会增加心脏病的风险；③雌激素的补充能降低更年期后妇女髋关节骨折的风险
1988年	①高HDL水平能降低死亡的风险；②报告了A型行为与心脏病的关系；③单独的收缩压增加会增加心脏病的风险；④吸烟会增加脑卒中的机会
1990年	同型半胱氨酸可能会增加心脏病的风险
1993年	①轻微的单独收缩压升高会增加心脏病的风险；②对出现心力衰竭后的生还做出了主要的预测报告
1994年	①左心室增大会增加脑卒中的机会；②脂蛋白(a)可能会增加心脏病的风险；③描述了心房纤维性颤动的风险因素；④载脂蛋白E可能是心脏病的危险因素
1996年	对从高血压进展至心力衰竭做出了描述
1997年	①做出了吸烟与高胆固醇对动脉硬化的风险报告；②在无症状患者中，左心室增大与心力衰竭风险的研究
1998年	①发表预测未来10年出现冠心病机会的公式；②发表了有关男性的一种遗传因子(gene)与高血压的报告
2002年	①New England Journal of Medicine 发表了肥胖会增加心力衰竭的风险，身体质量指数(body mass index，BMI)是一个独立的风险因素；②展开了第三代 Framingham 心脏研究
2003年	某种雌激素受体(estrogen receptor)的遗传变异可以令心脏病发病的机会增加3倍
2004年	父母其中一人患有心血管疾病，子女患上心血管疾病的机会增加1倍
2005年	如果兄弟姊妹中曾有人出现心脏病、脑卒中或动脉性疾病，中年人出现同样情况的风险可以增加45%

根据 Framingham 的研究结果，在人群中进行了干预，尤其是在美国开展的国家胆固醇教育计划和防治高血压的宣传活动等，使美国冠心病患者的死亡率自1968年后开始下降，1976～1985年下降48%。

(四) 证实脊髓灰质炎疫苗的效果

脊髓灰质炎(俗称小儿麻痹症)是一种非常古老而危害严重的疾病，主要感染5岁以下的儿童，发病后，患者出现发热、颈部僵硬、呕吐等症状。大约有1/200的患者最终肢体残疾，严重的会因为呼吸肌肉麻痹而死亡。在1954年以前对该病没有有效的预防方法。

美国的索尔克医生(Jonas Salk)在小儿麻痹症全国基金会的支持下，在实验室里成功地培育出了全部三种脊髓灰质炎毒株。索尔克把病毒杀死制成疫苗，并于1952年在患脊髓灰质炎康复的儿童身上进行了实验，结果接种者血液中脊髓灰质炎病毒抗体增加了。接着，索尔克在自己、妻子和孩子身上进行了接种实验，结果他们体内出现了相应的抗体，并且没有患上脊髓灰质炎。但当时该疫苗是否能预防脊髓灰质炎以及安全性尚不能肯定，因此得不到应用的许可。为此，由美国密歇根大学公共卫生学院的Thomas Francis博士主持进行了一项大规模双盲、安慰剂现场流行病学试验，以评价该疫苗的效果。

1954年，美国、加拿大和芬兰共有400万儿童接受了实验，其中200万接受疫苗，200万接受安慰剂。一年以后，经过严密的统计分析，Francis博士宣布了研究结果，表明这种疫苗保护儿童免受脊髓灰质炎病毒侵害的有效率在60%～90%，而且是安全的。这次试验轰动了世界，标志着脊髓灰质炎这种威胁了人类儿童数千年的疾病有了预防方法。该次流行病学实验也被认为是流行病学史上具有里程碑意义的研究之一。

随后，美国辛辛那提大学的萨宾（Albert Sabin）进一步把疫苗改进为口服活疫苗，活疫苗不仅能预防发病，还能有效阻断病毒的传播。此后，脊髓灰质炎口服活疫苗成为了预防脊髓灰质炎的主要手段，因为有了这种有效手段，美国1994年已经宣布消灭该病，WHO也已经将该病列为天花后第二个将被消灭的传染病。

第四节　流行病学的研究方法

一、类　型

流行病学研究方法一般可以分为以下几种

1. **观察法（observational study）**　或称流行病学调查与分析，它是不加任何干预因素，在人群中开展调查研究工作，揭示疾病、健康相关事件的人群现象或有关影响因素的一种方法。

具体又分为描述性研究和分析性研究两种：

（1）描述性研究（descriptive study）：是最基本的流行病学研究方法，如患病率调查等。

（2）分析性研究（analytical study）：要先人为地把研究对象分组，再进行调查分析，主要有病例对照研究和队列研究两种。主要用于病因和危险因素研究。

2. **实验法（experimental study）**　在人群中进行的实验研究。主要用于考核某项治疗和预防措施、验证病因假设等。

3. **理论法（theoretical study）**　或称为数学流行病学研究或流行病学数学模型，即用数学语言代表有关病因、宿主、环境、发病等各项因素，用数学公式去揭示各种因素间的数量关系。简单地说，就是抽象地用数学公式来研究疾病流行的规律性，用于预测可能发生的疾病流行、筛选和考核各种防制措施。

数学模型是流行现象这一生物过程社会现象的数学概括，是反映疾病生态学量变关系的数学关系式。但这方面的工作还不成熟，还在探索中。

二、描述性研究

描述性研究是流行病学研究的基本方法，也是预防医学领域最常用的方法之一。它是通过对已有的资料或对专门调查的资料，按不同地区、不同时间及不同人群特征分组，把疾病或健康状态(或其他健康相关事件)的分布情况真实地描绘、叙述出来。除了分布的描述,描述性研究还是病因研究和公共卫生措施评价的基本方法。描述性研究中,最常用的有横断面研究,此外还有个例或群组调查、纵向随访研究、生态学研究等方法。这里介绍横断面研究和生态学研究。

(一) 横断面研究

横断面研究(cross-sectional study)指在特定时间对特定范围人群中疾病或健康状况或其他健康相关事件的分布以及有关因素与这些事件的关系。之所以称为横断面调查,是因为调查在某一时点或在短时间内完成,这个时间点犹如一个断面。因为反映的是调查时段的状况,也有人把该研究称为现况研究。

1. 主要用途

(1)事件(如疾病、健康状况、生理特征、卫生水平等)分布特征的描述:通过横断面研究来揭示目标人群中疾病或健康相关事件的现患率(prevalence rate),以及在不同人群特征上的分布状态是这类研究最常见的用途。例如,了解某地区人群乙型病毒性肝炎病毒的感染情况、高血压患病率、营养水平、该地区的饮用水水质等。对此经常采用抽样调查,即抽取一个样本进行调查,以样本的数据推断总体的情况。例如,若要掌握某个地区目前居民的酒精性肝病的患病情况和分布特征,可从这个地区的人群中,随机地选取足够数量的合格的研究对象(样本),对此逐个进行酒精性肝病的调查和检测,并同时收集调查对象有关的人口特征因素,如性别、年龄、民族、职业等,可以了解酒精性肝病的总患病率,以及该病在不同的地区、不同年龄、性别、民族和职业人群中的分布。很多社会学资料的获得也采用横断面研究方法,例如人口普查。

(2)探索与疾病或健康有关因素的线索:描述性研究通常可以显示与疾病或健康相关因素的线索。例如,某地区老年人慢性病的患病率较高,该地区卫生部门为了解有关患病的危险因素,有目的地开展干预,开展了一项横断面研究对该地区≥65岁的老年人进行有关项目调查。通过调查发现,吸烟、饮酒、不锻炼、超体重、嗜盐、不良婚姻关系以及不参加社会活动等因素与慢性病患病率存在显著统计学联系,表明这些因素可能是该地区老年人慢性病的危险因素。

(3)发现早期患者或具有某类型特征者:横断面研究在疾病的二级预防发挥重要作用。通过普查或筛检等手段,可实现“早发现,早诊断,早治疗”的目的。例如1972~1974年我国江苏省进行的三次麻风全民普查,发现了大量早期麻风患者,并及时进行了早期治疗,对控制麻风的流行、降低麻风畸残发生率有很大的促进作用。横断面研究也常用于职业人群的健康体检。

对于一些具有某些生理类型的人,也可以采用本研究去调查发现,例如,发现具有特殊的血型或代谢型者。

(4)评价防治疾病措施的效果:可通过比较采取措施前后不同时期人群的疾病情况,来评价措施的效果。例如,通过横断面研究发现某地区高校学生心理健康状况不良,于是在该地区高校学生中大力开展心理教育措施,一段时间后,对该人群再开展一个横断面调查研究,如果发现心理健康状况得到明显改善,提示措施有效,反之提示效果不佳。

(5)为疾病监测和其他流行病学提供基础数据:开展疾病监测前,一般先进行横断面调查以了解人群的疾病、健康或其他影响因素的本底资料。在开展其他一些流行病学研究前,例如某疫苗的应用效果评价,常常需先通过横断面调查获得研究人群相关抗体水平的本底资料。

(6)其他:横断面研究还可用于衡量一个国家或地区的卫生水平和健康状况;用于卫生服务需求的研究;用于了解卫生资源的配置;用于疾病负担的评估;用于社区卫生规划的制定与评估;用于有关卫生或检验标准的制定等等。

2. 类型

(1)普查(census):普查是指为了了解人群某病的患病状况或健康状态,于特定时间内对特定范围内的人群(或其他调查对象)中每一成员所作的调查或检查。特定时间应该较短,甚至指某时点,一般为1~2天或1~2周,最长不宜超过2~3个月,特定范围可指某一地区或某种特征的人群(或其他调查对象)。

普查的优点是设计简单,所获得的资料全面,可以知道全部调查对象的相关情况。缺点是工作量大,花费大,组织工作复杂,调查质量不易控制。

(2)抽样调查(sampling survey):抽样调查是指从全体被研究对象中,按照一定的方法抽取一部分对象作为代表进行调查分析,以此推论全体被研究对象状况的一种调查,简称抽查。抽样调查的目的是根据调查所得的样本资料估计和推断被调查现象的总体特征,根据抽取样本所调查出的结果可以估计出该人群某病的患病率,或某些特征的情况。它是以少窥多、以小测大、以局部估计全体的调查方法。

抽样调查的优点是节省人力,物力和时间,调查的精确度高。缺点是设计和实施较复杂,存在抽样误差等。

3. 应用实例 为了解和分析广东省肥胖的流行现况及其特征,1998年,广东省糖尿病流行病学调查协作组开展了广东省肥胖流行病学现况调查分析。调查对象为在广东省居住5年及5年以上的20~74岁居民。采用分层整群随机抽样方法,共抽取6层14个市县,即第1层省会市,第2层中小城市,第3层富裕县的城镇,第4层富裕县的农村,第5层贫困县的城镇,第6层贫困县的农村;抽样地区为广州、江门、韶关、茂名、台山、广宁、揭阳、普宁、高州、乐昌、揭西、始兴、乳源。每层以社区为抽样群各抽取600例,基本抽样单位城市为居委会,农村为自然村庄;按随机原则抽取调查户。计划抽检12 000例,实际调查12 091例,应答率为97.11%,实际分析11 758例[平均年龄(43.8±13.6)岁],其中男5 455例[平均年龄(44.5±13.8)岁],女6 303例[平均年龄(43.3 ±13.4)岁]。

所有抽查对象均在调查当天早晨空腹接受体格检查。主要测量腰围和腰臀围比(WHR)、血压、脉搏。测量员均为专职医务人员,经由省技术指导小组予正规测量技术培训,测量仪器(具)每天测量前均校正。流行病学调查采用直接询问法,调查人员为经培训的专职医务人员。内容包括一般情况调查和膳食调查。其中,一般情况调查包括健康状况、经济情况、糖尿病知识、糖尿病家族史、吸烟、饮酒、体力活动、妇女月经生育史等。

肥胖诊断采用1998年WHO及亚太区推荐的诊断标准,标化率计算用全国1990年标准人口。

调查数据分析表明,广东省人群的平均BMI为22.35kg/m^2,男女分别为22.43kg/m^{2}和22.29kg/m^2;平均腰围75.96cm,男女分别为78.31cm和73.92cm;平均WHR为0.84,男女分别为0.86和0.83。其中BMI和WHR均低于1994年全国糖尿病协作组分析的全国人群平均值(BMI男女均为24.3,WHR男0.89,女0.86)。按WHO及亚太区推荐的诊断标准,全省肥胖(BMI≥25)率为18.93%(标化率为16.22%),明显低于1994年全国数据中北方地区的50.20%和南方地区的31.30%,但全省最高的广州市为30.42%(标化率为

25.63%)，与全国南方人群平均水平接近。本省肥胖的流行病学特征表现为：①全省肥胖(BMI≥25)人群中，Ⅰ度肥胖(BMI 25～29.9)占绝大多数(91.55%)，Ⅱ度以上肥胖比率女性为10.03%，明显高于男性的6.64%。②地区间肥胖率及3项指标均值，省会市＞中小城市＞县镇＞农村，富裕农村高于贫困农村，但富裕县镇和贫困县镇却没有明显的差别。反映了城市化和劳动性质差异对肥胖发生的重要影响。③男女人群肥胖率及3项指标均值均在30～39岁年龄段出现跳跃性增加，至50～59岁年龄段达最高。④不同职业间，男性行政干部、女性离退休干部肥胖率最高(27.46%和40.00%)，腰围及WHR也最大。⑤文化水平越高，男性肥胖率及腰围、WHR越高，女性则相反。

根据调查结果，作者认为，加强肥胖的健康教育，控制肥胖发生率，可优先考虑县镇以上的地区、年龄30岁以上的高教育程度的男性(尤其是男性行政干部)或低教育程度的女性人群。

(二) 生态学研究

生态学研究(ecological study)是以群体为观察和分析单位，通过描述不同人群某(些)因素的暴露与疾病频率，从而分析因素与疾病的关系。它的特点是不对个体进行测量。

1. 主要用途

(1)提供病因线索：例如，有人采用了生态学研究对城市儿童龋齿病的危险因素进行探讨。研究者观察了不同群组人群中儿童龋齿率与当地各种儿童喜爱的饮料和食品销售量的关系，结果发现碳酸饮料销售量大的地区儿童龋齿病患病率呈正相关，提示大量饮用碳酸饮料与儿童龋齿病有关。

(2)评价干预实验或现场实验的效果：例如，在某人群中推广低钠盐，然后比较推广低钠盐前后人群平均钠摄入水平的变化与人群平均血压值的变化趋势，以评价低钠盐干预的效果。

(3)估计某疾病的趋势。

2. 类型

(1)生态比较研究(ecological comparison study)：指比较不同人群中疾病的发病率或死亡率(或其他健康相关事件)，同时了解这些人群中某些因素的出现率与疾病的发病率或死亡率的高低是否一致，通过这种比较研究提供病因线索。

例如，通过一项生态比较研究发现，某地区不同的县的食管癌发病率与这些县的盐的销售量高低一致，提示盐是该地区的食管癌发病的一个危险因素。

(2)生态趋势研究(ecological trend study)：指连续观察一个或多个人群中某病的发病或健康状况的变化规律与某些因素暴露的变化规律之间是否有相关关系。例如，通过生态趋势研究发现，某地区因为逐年加强了对驾车者酒精测试的措施，结果该地区的车祸发生率逐年下降，提示该措施对控制车祸发生有效。

3. 应用实例 温州医学院第一附属医院对“散发性脑炎”病因的探讨的起点属于生态趋势研究。他们的研究表明，1976年四咪唑(TMS)上市不久，年销售量15kg，当年病例数11例；次年销售量增至52.5kg，病例数增至40例；随后几年，两者几乎呈“并行”关系，呈正相关关系($r=0.994, P<0.01$)。1982年下半年，卫生部发文淘汰包括TMS在内的127种药品，1983年病例数即由1982年的37例降为11例，1984年仅8例(见图1-1)。病例数下降的时间比药品淘汰时间延迟的原因，作者推测可能与基层单位及民间江湖游医仍在应用TMS有关。1985年“散发性脑炎”病例数有所回升，则可能与左旋咪唑(LMS)上市及大量

应用有关。LMS与TMS的化学结构、药理作用相似，用法用量相同，基于上述分析得出结论，TMS在温州市的应用与淘汰是造成该市“散发性脑炎”发病数骤升与骤降的直接原因。1983年和1984年“散发性脑炎”病例数减少是TMS被淘汰带来的干预作用。LMS取代TMS上市，又使“散发性脑炎”发病数回升。因此，咪唑类药物的应用与散发性脑炎的发病存在因果关系的可能性很大。

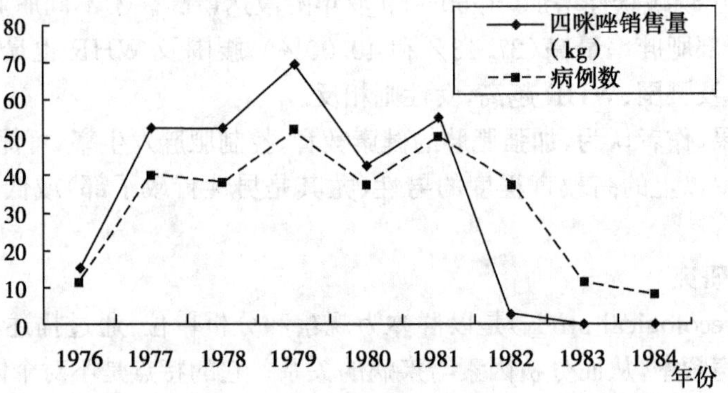

图1-1　温州市四咪唑年销售量与“散发性脑炎”病例数的关系（1976.1～1984.12）

三、分析性研究

分析性研究分为病例对照和队列研究两类。

（一）病例对照研究

病例对照研究（case-control study）是一种很常用的流行病学调查研究方法，既可以用于疾病病因和危险因素的研究，也可以用于预后因素等的研究。

1. 定义　病例对照研究是在疾病发生后，调查其发生是否与过去暴露于某种或某些因素有关的一种流行病学研究方法。所谓暴露是指曾经接触过危险因素（如曾经接触过某种工业毒物）或具备某种特征（如高血脂）。病例对照研究是在患有某种疾病的病例（组）与不患该病的对照（组）中进行的，用同样的方法调查病例与对照有无暴露过某因素，暴露的程度如何，然后进行统计分析，比较两组的暴露情况，从而分析发病是否与暴露有关。

病例对照研究的特点是：①病例对照研究在人群分为两组，一组为病例组，另一组为对照组，然后分析人群中已经存在的暴露及已经发生的疾病间的联系，研究者不给人群施加任何干预性措施，属于分析性研究；②必须有不患所要研究的疾病的人群作比较；③对已经发病的人追溯可能与发病有关的因素，在时间上是回顾性的，是由果推因的研究（图1-2）。

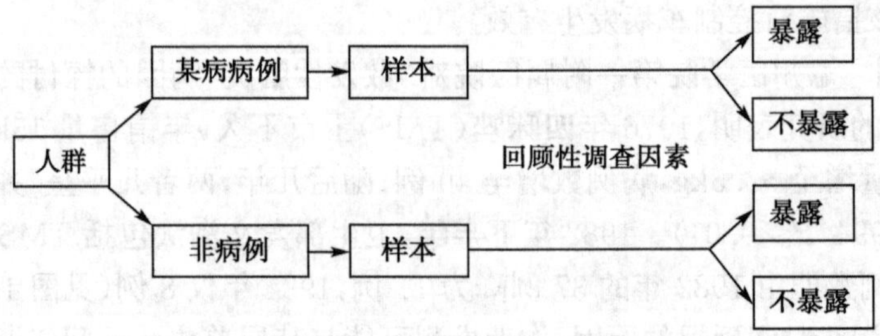

图1-2　一项进行病因探讨的病例对照研究的示意图

2. 主要用途

(1)病因研究:病例对照研究是病因研究的主要方法,可以进行多因素探索,而且省时、省力和省费用。

(2)健康或健康相关事件的影响因素研究:病例对照研究除了可以进行病因探讨,其基本方法已经开始在公共卫生或其他领域应用,特别是在健康或公共健康相关事件影响因素的分析方面起重要作用。例如,对儿童身高的影响因素分析、健康与水质的关系等等。此外还可在教育学、社会学、管理学、心理学等领域应用。

3. 应用实例 英国的Herbst医师1970年报道1966～1969年之间Vincent纪念医院有7个15～22岁的女青年患阴道腺癌。引起注意的原因是阴道癌仅占所有女性生殖系统癌的2%,一般发生在50岁以后,经常是属于鳞状上皮细胞型的。而腺癌又只占阴道癌的5%～10%。1930～1965年间Massachusetts总医院和Pondville州立肿瘤医院的68例阴道癌中只有2例为阴道腺癌,患者年龄都大于25岁。这种罕见的腺癌病例明显的具有时间和地区的聚集性,以及较年轻的发病年龄,使Herbst这位妇产科医师,怀着很大的兴趣去探索其病因。

Herbst首先注意是否是有局部的刺激物起致癌作用。初步调查结果表明这7个患者不曾用任何阴道内刺激物、阴道冲洗或阴道塞等局部刺激物。只有1个患者在发病后结婚,其他人都否认有性交史。在腺癌发生之前没有任何人服用过避孕丸。

Herbst认为应进一步了解这些患者自胚胎期起至发病前的详细情况,也即包括她们在母亲妊娠期的情况,以及她们的母亲的情况,如怀孕时出血史、流产史等。考虑到用前瞻性调查时,由于阴道腺癌极罕见,需要观察数量太大,需要观察时间太长,以及病因线索没有把握,因而Herbst决定作回顾性调查研究。此外,1969年另一个Boston医院中也有一个20岁女子患阴道腺癌,Herbst将这例一并包括在调查中。

他将每个阴道腺癌患者配以4个对照,对照是检查患者出生的医院保存的出生记录而取得的。在这8个患者出生所在的公共病房或个人病房中挑选与这8个患者出生不超过5天的女婴,并首先考虑与患者出生时间最近的。家庭访问员是受过训练的,用标准调查表访问这8个患者,对照及她们的母亲。

表1-3是部分调查结果。由表可见病例及对照出生时的母亲年龄、母亲吸烟情况(婴儿出生前每天至少10支香烟)、此次怀孕时出血,使用雌激素及照射X线情况,以往流产史及母亲哺乳史。

表1-3 患者与配对对照一部分资料摘要

病例号	母亲年龄		母亲吸烟		此次怀孕出血		以往流产史		此次怀孕时使用过雌激素		母亲哺乳		此次怀孕时照射过X线	
	病例	对照	病例	对照	病例	对照	病例	对照	病例	对照	病例	对照	病例	对照
1	25	32	有	2/4	否	0/4	有	1/4	有	0/4	否	0/4	否	1/4
2	30	30	有	3/4	否	0/4	有	1/4	有	0/4	否	1/4	否	0/4
3	22	31	有	1/4	有	0/4	否	1/4	有	0/4	有	0/4	否	0/4
4	33	30	有	3/4	有	0/4	有	0/4	有	0/4	有	2/4	否	0/4
5	22	27	有	3/4	否	1/4	否	1/4	否	0/4	否	0/4	否	0/4

续表

病例号	母亲年龄		母亲吸烟		此次怀孕出血		以往流产史		此次怀孕时使用过雌激素		母亲哺乳		此次怀孕时照射过X线	
	病例	对照	病例	对照	病例	对照	病例	对照	病例	对照	病例	对照	病例	对照
6	21	29	有	3/4	有	0/4	有	0/4	有	0/4	否	0/4	否	1/4
7	30	27	否	3/4	否	0/4	有	1/4	有	0/4	有	0/4	否	1/4
8	26	28	有	3/4	否	0/4	有	0/4	有	0/4	否	0/4	有	1/4
合计			7/8	21/32	3/8	1/32	6/8	5/32	7/8	0/32	3/8	3/32	1/8	4/32
平均	26.1	29.3												
χ^2			0.53		4.52		7.16		23.22		2.35		0	
P 值			0.50		<0.05		<0.01		<0.00001		0.20			

(转引自:流行病学研究实例,钱宇平主编,1984 年)

资料经统计方法处理后可见怀孕期中己烯雌酚治疗与以后她们的女儿发生阴道腺癌的联系强度是很显著的($P<0.00001$)。其他因素的联系强度有显著性的是母亲怀孕时出血($P<0.05$)及以前流产史($P<0.01$)。病人及对照出生时的母亲年龄,母亲吸烟,怀孕时照射X线及母亲哺乳史均无统计学联系。调查表资料中无显著性的项目还有:出生重量,初潮年龄,此次母亲怀孕时的合并症,怀孕时服用其他药物、病例及对照和她们的母亲在儿童期的疾病,饮食情况、使用化妆品情况,切除扁桃体史,病例及对照和她们的双亲值得注意的疾病,双亲饮酒、职业及受教育年限,患者及对照吸烟情况。

所有服用过已烯雌酚的母亲都是在妊娠头三个月治疗时开始服用的。她们或以一恒定剂量在妊娠全程中服用,或逐渐增加剂量差不多到足月。7 个服用过已烯雌酚的母亲中,其中 6 个自己提供服用过该药的确定资料,第 7 个母亲自己不能确定,但她的医师确认是给服过已烯雌酚的。由于怀孕时出血或以前的流产史,这 7 个病例都给服了已烯雌酚。这种情况下,有时还给服了多种维生素、铁剂或钙剂。

根据上述调查结果可以认为母亲在妊娠早期服用已烯雌酚增大了她们的女儿出生多年后发生阴道腺癌的风险。

Herbst 关于女青年阴道腺癌病因的研究说明了病例对照研究在罕见病病因探索中的作用。

(二) 队列研究

1. 定义 队列研究(cohort study)又称定群研究,也是探索病因的常用方法。它是将未病(或未有要观察的结局事件发生)的特定人群按暴露与不暴露某因素分为暴露组与非暴露组,追踪观察一段时间,比较两组某(些)病的发病率或死亡率(或其他特定的结局事件),从而分析因素与疾病(事件)的联系。

队列研究在临床医学研究也有广泛的应用。例如,预后因素的研究(图 1-3)。

队列研究的特点:①研究对象是未病(或未有要观察的结局事件)的人群;②是由"因"(暴露)到"果"(发病或死亡等结局事件)的研究方法;③暴露与否是人群中自然存在的,不是研究者施加的也不是由研究者选择的,先分组后调查。

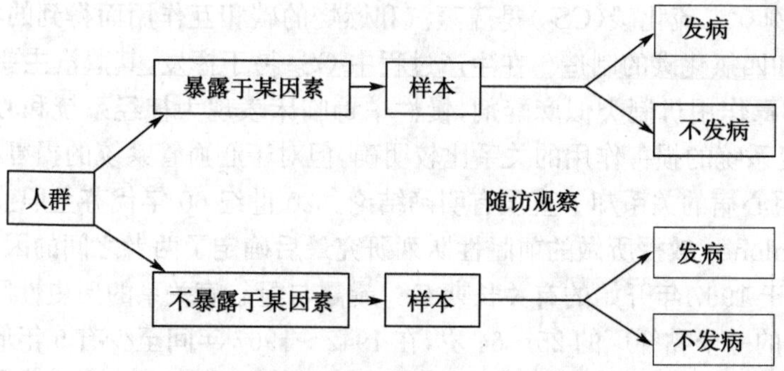

图 1-3　一项进行病因研究的队列研究的示意图

因为研究的结果是要获得暴露与非暴露组的结局事件(如发病率或死亡率),因此需要观察的样本较大或追踪观察时间较长,特别是对于发病率较低或潜伏期较长的疾病,完成研究需要花费较大的人力、物力和时间。在实际工作中,当研究对象有关暴露、发病及生死情况有记录时,可以以过去的某个时间为起点,根据记录的历史资料把人群分为暴露组和非暴露组,并查出暴露后到目前两组的发病或死亡情况。这是队列研究的一个变通类型,称为回顾性队列研究。回顾性队列研究的可行性及研究结果的可靠性完全依赖于历史资料的完整性和真实性。回顾性队列研究无需长期观察以获得疾病发生的结果,花费少,可以迅速获得结果,适宜于潜伏期长的疾病或有特殊职业暴露的人群,食物中毒等极短潜伏期的疾病,暴露和疾病的关系较清楚,也可以用回顾性队列研究。但是回顾性队列研究常常难以获得符合要求的资料,有些混杂因素较难控制,偏倚较大。如果在回顾性队列研究的基础上对疾病的发生情况还需进一步观察,可以在其基础上继续对暴露组和非暴露组继续追踪观察一段时间,这种特殊的队列研究称为双向性队列研究。

2. 主要用途

(1)病因研究:病因研究是队列研究的主要用途。一次队列研究一般只检验一种暴露与疾病之间的因果关联,可以是与一种疾病的关联(如吸烟与肺癌),也可同时分析与多种结果之间的关联(如可同时检验吸烟与肺癌、心脏病、慢性支气管炎等的关联)。

(2)评价预防效果:有些暴露有预防某结局发生的效应,即出现预防效果。如大量的蔬菜摄入可预防肠癌的发生,戒烟可减少吸烟者肺癌发生的危险等,这里的预防措施(如蔬菜摄入和戒烟)不是研究者人为给予的,而是研究对象的自发行为。这种现象又被称为“人群的自然实验”。

(3)研究疾病自然史:队列研究可以观察人群从暴露于某致病因素后,疾病逐渐发生、发展,直至结局的全过程,包括亚临床阶段的变化与表现,这个过程多数伴有各种自然和社会因素的影响,队列研究不但可了解个体疾病的全部自然史,而且可了解全部人群疾病的发展过程。

(4)疾病预后研究:疾病的预后是对某一个体在患有某种疾病后,其可能发生的各种转归的概率的预测。有关预后的研究就是要阐明预后的规律和特点,有哪些可能影响预后的因素,其中有哪些是有利的因素,哪些是不利的因素。如何扬长避短,发挥、利用其有利因素;排除、预防其不利因素,以达到改善其预后的目的。疾病发生后,患者的机体状况、疾病的型别、治疗因素、社会和心理因素等对疾病的转归都有不同程度的影响。队列研究是疾病预后因素研究的主要方法。

3. 应用实例　二硫化碳(CS_2)是硫蒸汽和燃烧的碳相互作用而得到的液体，在工业上用于黏胶纤维和四氯化碳的制造。在生产过程中 CS_2 易于挥发，其蒸汽主要经呼吸道进入体内，其急性中毒作用机制类似麻醉剂，慢性中毒临床表现为神经系统和心血管系统的损害。CS_2 对神经系统的损害作用的关系比较明确，但对于心血管系统的损害，特别是长期低剂量的暴露与冠心病的关系却一直没有明确结论。20 世纪 60 年代芬兰职业卫生研究所的 Hernberg 和 Tolonen 教授所做的前瞻性队列研究最后确定了两者之间的因果关系。

Hernberg 于 1967 年开始的有关长期 CS_2 暴露与冠心病关系的历史性队列研究选择的是 1942 年建立的一个黏纤厂的 25～64 岁，在 1942～1967 年间至少有 5 年低剂量 CS_2 暴露史的所有工人作为暴露组，以芬兰城市普遍男性人群(由于暴露组对象全为男性)为对照组。结果 CS_2 暴露组的冠心病 SMR＝1.64，$P<0.002$，表明暴露 CS_2 是冠心病的危险因素。

在此基础上，Tolonen 以上述 Hernberg 选出的所有存活的暴露组成员(343 人)为暴露组，以年龄相差不超过 3 岁，出生地区相同，工种的体力消耗相当为配比条件，在同一城市的造纸厂随机选择 343 名男性工人为对照组，开始了为期 5 年的前瞻性队列研究，研究结果如表 1-4 和表 1-5。

表 1-4　CS_2 暴露组和非暴露组心肌梗死发生率的相对危险度(RR)

组别	临床类型	发病数	5 年累积发病率(%)	RR(95%CI)
暴露组(343 人)	致死性	14	4.08	4.69(1.34～16.47)
	非致死性	11	3.21	2.74(0.86～8.69)
	合计	25	7.29	3.57(1.52～8.37)
非暴露组(343 人)	致死性	3	0.87	
	非致死性	4	1.17	
	合计	7	2.04	

(转引自：流行病学，李立明主编，2007 年)

表 1-5　CS_2 暴露与不同临床型冠心病的相对危险度(RR)和特异危险度(AR)

临床型	RR	AR(%)
致死性心肌梗死	4.69	3.21
非致死性心肌梗死	2.74	2.04
总心肌梗死	3.57	5.25
心绞痛	1.9	11.6
心电异常	1.4	6.1

(转引自：流行病学，李立明主编，2007 年)

研究结果证实长期低剂量($20\sim30\times10^{-6}$)CS_2 暴露与冠心病的关系，据此，芬兰当局于 1972 年将 CS_2 的车间容许浓度降至 10×10^{-6}。

四、实验性研究

(一) 定义

这里所说的实验性研究是指流行病学实验研究(experimental epidemiology)，即以人群为研究对象、以医院、社区、工厂、学校等为"实验室"的实验研究。因为在研究中施加了人为的干预因素,这类型研究也常被称之为干预性研究(intervention studies),见图 1-4。

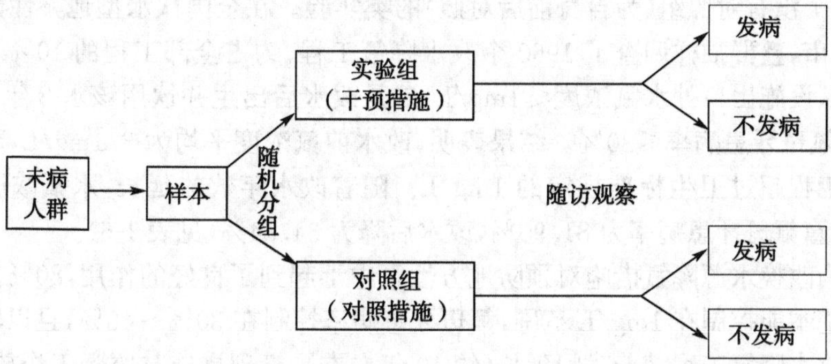

图 1-4 一项评价预防疾病措施的实验性研究示意图

(二) 特点

在实验流行病学研究中,研究对象被分为两组或多组,分别接受不同的干预(处理或对照)措施,随访观察一段时间,然后比较各组的某(些)结局或效应。因此,实验流行病学研究具有以下基本特点。

1. **属于前瞻性研究** 实验流行病学必须是干预在前,效应在后,所以是前瞻性研究。

2. **随机分组** 严格的实验流行病学研究应采用随机方法把研究对象分配到实验组或对照组,以控制研究中的偏倚和混杂。如果条件受限不能采用随机分组方法,实验组和对照组的基本特征应该均衡可比。

3. **具有均衡可比的对照组** 实验流行病学研究中的对象均来自同一总体的样本人群,其基本特征、自然暴露因素和预后因素应相似,这点与观察性研究不同。

在一些研究中,因为受实际条件所限不能随机分组或不能设立同期的对照组,这种研究称为"类实验"或"准实验"(quasi-experiment)。

4. **有干预措施** 这是与观察性研究的一个根本不同点。由于实验流行病学研究的干预措施是研究者为了实现研究目的而施加于被研究者,因此实验流行病学研究容易产生医学伦理学问题。

(三) 种类

1. **临床试验**(clinical trials) 临床试验是以患者为研究对象的实验研究。常用于评价对药物或治疗方法的效果。

2. **现场试验**(field trials) 现场试验是在实地环境下进行、以自然人群作为研究对象的实验研究。常用于评价预防疾病措施的效果,例如评价疫苗预防传染病的效果。

临床试验和现场试验的干预单位都是个体,即干预措施是具体分配到每个个体的。

3. **社区试验**(community trials) 也有人称为社区干预试验(community intervention trials),是以社区人群整体作为干预单位的实验研究,常用于对某种预防措施效果的评价。如评价食盐加碘预防地方性甲状腺肿的效果,将碘统一加入到当地食盐中,使整个研究地区的人群食用,而不是分别给予每一个体。如果某种疾病的危险因子分布广泛,不易确定高危人群时,须采用社区试验,例如,评价戒烟对降低心血管病发病率和死亡率的效果。社区试验难以贯彻随机分组的原则,因此常属于类试验。

(四) 应用实例

中国改水降氟措施效果评价科研组，于1998年报道中国改水降氟措施效果评价和标准研究，就是一个没有对照组(为自身前后对照)的类实验。在全国饮水型地方性氟中毒流行严重的10省市，整群抽样调查了1960个改水降氟工程，约占全部工程的10%。评价指标一是改水降氟设施出口处水氟浓度≤1mg/L，二是改水后出生并饮用该水8年以上的8～12岁儿童其氟斑牙患病率≤30%。结果表明，改水前氟浓度平均为3.1mg/L，改水后尚有20%以上的工程超过卫生标准规定的1mg/L。随着改水年数的延长，水氟浓度有增加趋势；改水前儿童氟斑牙患病率为81.90%，改水后降为34.84%(见表1-6)。

评价认为改换水源降氟措施对预防地方性氟中毒起到了良好的作用，80%左右的工程使水氟浓度基本能控制在1mg/L范围，氟斑牙患病率控制在30%～40%，且以轻度氟斑牙为主。一些改水降氟工程随着时间延长(约10年左右)、管理措施与监督工作放松，降氟效果会下降，加之水氟自然回升等原因，使饮水氟浓度与氟斑牙患病率均出现上升趋势。通过实验提出，在改水措施中，主要为改换水源，以打井为主。理化降氟只宜在少数无低氟水源地区实行，因其费用昂贵，管理技术要求高，水量小，在农村不易坚持。今后改水降氟措施的主要方向应推广改用低氟水源，加强管理；地方病防治与卫生防疫部门要坚持水氟浓度与儿童氟斑牙的监测工作，建立计算机监测档案，以保证改水降氟措施更好地发挥作用。

表1-6 改换水源工程后8～12岁人群氟斑牙分级患病率变化情况

	工程数	检查人数	氟斑牙患病率(%)				
			极轻	轻度	中度	重度	合计
改水前	47	7240	27.51	29.75	16.82	7.82	81.90
改水后	108	5504	13.90	13.39	5.67	1.88	34.84

(χ^2 检验，$P<0.01$) (引自中国改水降氟措施效果评价科研协作组．1998)

第五节 循证医学与流行病学

循证医学(evidence based medicine，EBM)是近十多年来迅速发展起来的一门新兴学科，循证医学的核心是证据，即医务人员在临床诊疗实践中，要以最新的科学研究证据为基础来确定医疗决策。最新的科学研究证据来源于经过严格评价的临床流行病学研究或基于临床流行病学的原理和方法所作的系统综述。可见，掌握临床流行病学的原理和方法是学习和实践循证医学的基础和前提。

一、循证医学的定义及其内涵

著名的临床流行病学家，循证医学的创始人之一 David L. Sackett 在2000年将循证医学定义为：慎重、准确而明智地应用当前所能获得的最佳的研究依据，同时结合临床医生的专业技能和多年的临床经验，考虑患者的权利、价值和期望，将三者完美地结合以制定出患者的治疗措施。

可见，循证医学是一种新的医疗实践活动，需要研究证据、医护人员和患者三个要素有机的结合。

1. **研究证据** 研究证据是三要素的核心，它不同于一般的临床经验，而是在一个甚至多个患者群体中，通过科学的研究和试验得出的科学结果，因此对临床实践具有一定的指导意义。随着当前信息和网络技术的迅速发展，国际上最新研究证据的获得也更为迅速，使得收集、交流科学研究证据也更为方便，这为实践循证医学提供了较好的基础。

2. 医护人员 作为实践循证医学的主体，临床医生必须具备两个条件：一是必须掌握临床流行病学的理论和方法。从事循证医学实践活动的每一步骤，均需应用临床流行病学的知识和理论。二是必须具备和善于应用临床经验。循证医学实践中，进行个体化诊疗时，要针对每一个患者的具体情况，并结合医护人员的临床经验，制定科学的决策。

3. 患者 是实践循证医学的基础。作为诊治的对象，患者是诊疗决策所需信息的提供者，又是诊疗决策效果的体现者。因此，实施循证医学也要充分考虑患者的实际情况和需求，尊重患者的正当权益，这样才能获得真实、有效的信息，产生最佳效果。

二、循证医学的目的

循证医学以一种新的理念来指导临床实践，可以促进临床决策的科学性，避免资源浪费。其最终目的是解决临床医疗实践中的难题。

1. 探索病因，为疾病的预防提供科学的依据。
2. 提供可靠的诊断依据。
3. 帮助医生为患者选择当前最科学、合理的治疗方案。
4. 改善患者预后，提高生活质量。
5. 提供可用于卫生管理决策的最佳研究证据，促进管理决策科学化。

三、循证医学的特点和方法

（一）循证医学与经验医学的区别

在循证医学出现以前，医学实践一直以传统的经验医学为指导。传统医学以个人的经验为主，医生根据自已或高年资医生的经验、教科书和医学期刊上零散的研究报告等非系统观察的证据为依据来处理患者，因此，这些证据可靠性较差，质量也较低。与传统的经验医学相比较，循证医学具有以下特点：

1. 证据的来源 经验医学的证据来自于动物实验、实验室研究、零散的临床研究或者过时的教科书；循证医学的证据来源于符合临床科研方法学的临床研究。

2. 证据的收集 经验医学对证据的收集比较零散，循证医学要求全面系统地收集证据。

3. 证据的评价 循证医学要求所收集的证据是当前经过严格评价的最佳证据，经验医学对证据评价的要求不高。

4. 结局评价的指标 循证医学以结局终点指标（outcome，end-point）为主要观察指标，如病死率、致残率、生存质量和卫生经济学指标等，弥补了经验医学以替代疗效指标（surrogate end-point），如症状的改善、仪器或影像学结果为主进行评价的缺陷。

（二）循证医学实践的基础

循证医学的基础包括：临床医护人员、最佳研究证据、患者和临床流行病学的基本方法和知识。

临床流行病学的基本理论和临床研究的方法学是实践循证医学的基础。要想去筛选最佳证据，就必须评价所检索到的研究是否具有科学的设计，是否运用了科学的临床流行病学的方法，是否控制了有关偏倚和混杂因素的影响，以及是否具有重要的临床意义。这些正是临床流行病学所研究的核心内容。因此，掌握和应用临床流行病学研究的方法学是实践循证医学的关键之一。

（三）循证医学的类别

循证医学包括两个类别，即最佳证据的提供者（doer）和最佳证据的应用者（user）。

1. **最佳证据的提供者**　是由一批颇具学术造诣的临床流行病学家和统计学家、各专业的临床学家、卫生经济学家和社会医学家以及医学科学信息工作者，根据临床实践中存在的问题，从全球医学文献中，收集、分析、评价以及综合最佳的研究成果（证据），为临床医生实践循证医学而提供证据。

2. **最佳证据的应用者**　是指从事于临床医学的医务人员，包括临床医生、医疗管理和卫生政策的决策者。为了使诊治决策、卫生管理和政策决策科学化，他们联系各自的实际问题，寻找、认识、理解和应用最佳最新的科学证据，做到理论联系实践，以取得最好的结果。

最佳证据的提供者和应用者并不是孤立存在的，而是相互联系，彼此转化的。证据的提供者本身也可以是应用者；而应用者本身的发展和提升，有可以成为最佳证据的提供者。

（四）循证医学实践的方法

循证医学实践的方法，可以归纳为“五步曲”，即提出问题—检索证据—评价证据—应用证据—后效评价。每一步骤都有丰富的内涵和科学的方法，形成互相联系的完整的研究环节。

1. **提出问题**　结合临床上碰到的各种疾病病因、诊断、防治、预后、不良反应上的问题，以一个可以回答的问题形式提出来。

2. **检索证据**　确立了临床问题之后，应当通过有效的文献检索方法系统全面地检索文献资料即研究证据。这些证据可以来源于原始研究资料（如专著、期刊论著、电子出版物等），也可以来自于二次研究资料，如系统综述和 Meta 分析。

3. **评价证据**　对检索到的研究证据要采用临床流行病学和循证医学质量评价的标准，严格地对其真实性、临床意义和临床适用性进行评价。

4. **应用证据**　将通过严格评价筛选到的证据，结合临床实际，用于指导临床实践，决定是否将此证据用于自己患者。

5. **后效评价**　将证据应用于实践后，应严密观察疗效，并进行评价。从中总结出经验教训，找出提高临床技能的经验和方法。对于后效评价中再出现的新的临床问题，应该重复第一步骤，在进行循证医学实践的“五步曲”。通过这样不断的循证医学实践，可以逐步提高学术水平和医疗质量，推动医学实践不断发展。

四、系统评价和 Meta 分析

（一）系统评价的定义和分类

系统评价又称为系统综述（systematic review，SR）是一种综合原始研究结果的研究方法，即按照特定的问题，系统、全面地收集已有的相关的和可靠的研究结果，采用临床流行病学严格评价文献的原则和方法，筛选出符合质量标准的文献并进行科学的定性和定量合并，最终得出综合可靠的结论。

系统评价属于二次文献研究，是在复习、分析、整理和综合原始文献的基础上进行。

系统评价包括两种类型：定性系统评价（non-quantitative SR），用描述的方法，对单个原始研究的结果进行综合总结的过程；定量系统评价（quantitative SR），指用定量合成的方法对原始研究进行统计学处理，分析评价其合并效应量的过程。

（二）Meta 分析

Meta 分析一词最早由 G. Glass 于 1976 年定义和命名。Meta 分析本义是对具有相同目的且相互独立的多个研究结果进行系统的综合评价和定量分析的一种统计学方法，由于是定量系统分析的关键步骤，因此，循证医学所提出的 Meta 分析即是等同于定量的系统评价。包括以下步骤：

1. 提出问题，制定计划　根据临床研究或流行病学研究中不确定或有争议的问题，拟定详细的研究计划书。计划书应阐明研究的目的、意义、方法、评价标准、统计步骤和质量控制方法等。

2. 检索文献　系统、全面地收集与研究问题相关的所有文献。

3. 评价文献　采用临床流行病学方法对选用文献的真实性、临床价值和临床适用性的评价。

4. 合并文献　提取纳入文献的信息，并进行分析合并，包括：

（1）异质性检验：指在合并各个独立研究的结果之前，对各个原始研究之间结果的变异程度进行检验。当研究结果的差异过大，超过了抽样误差所能解释的范围，应考虑异质性的存在。

（2）Meta 分析：通过异质性检验，如果各个独立研究结果具有异质性，采用固定效应模型计算合并后的综合效应；如果各个研究结果不同质，但有必要计算合并后的统计量，则可采用随机效应模型。Meta 分析的结果常采用森林图表示。

（3）敏感性分析：改变某些影响结果的重要因素如纳入标准、研究质量的差异、失访情况和统计方法等，同质性和合成结果是否会发生变化，以判断结果的稳定性和强度。

5. 评价与更新 Meta 分析　对所做的 Meta 分析要从科学性、临床意义、临床适用性三个方面进行评价。Meta 分析的结果不是一成不变的，当一个分析完成之后，应定期收集新的原始研究，并按前述步骤重新进行分析和评价，以更新、补充和完善 Meta 分析。

第六节　流行病学的展望

一、研究范围不断扩大、应用领域越来越广

一方面，随着对疾病和健康观念认识发展以及医学模式转变，流行病学研究范围日益扩大。目前流行病学的研究领域已经从疾病扩大到与健康相关事件，甚至向非医学事件扩大。另一方面，由于学科间的交叉和渗透，其他学科的方法被引入流行病学以解决流行病学问题，流行病学方法也越来越多应用于其他医学学科和医学以外的领域以解决其特定的问题。

许多分支学科的形成充分说明这种发展趋势。如临床流行病学（clinical epidemiology）、医院流行病学（hospital epidemiology）、肿瘤流行病学（cancer epidemiology）、分子流行病学（molecular epidemiology）、药物流行病学（pharmacological epidemiology）、代谢流行病学（metabolic epidemiology）、遗传流行病学（genetic epidemiology）、移民流行病学（migrant epidemiology）、心理社会流行病学（psychosocial epidemiology）、环境流行病学（environmental epidemiology）、营养流行病学（nutritional epidemiology）、职业流行病学（occupational epidemiology)、行为流行病学(behavioural epidemiology)、伤害流行病学(injury epidemiology)、气候流行病学(climatological epidemiology)、地理流行病学(geographical epidemiology)。随着流行病学研究领域的扩大,以及随着流行病学方法在其他学科中的应用,还将不断出现新的分支。

二、发展研究方法

随着流行病学研究范围的不断扩大,目前一些传统的调查和分析方法已经不能满足流行病学研究发展的需要,研究方法和技术也需不断发展和完善。例如,疾病和健康监测、人群调查技术、统计分析、偏倚和混杂的控制、病因研究中弱关联问题、多因素研究和因素之间的交互作用、分子流行病学和遗传流行病学的研究、信息和资源的共享等等方面,还需要方法学的发展。

三、重视宏观和微观研究的结合

随着分子生物学等技术的发展,流行病学研究向更精细、纵深的方向探索。流行病学应充分利用分子生物学、人类基因组学的研究成果发展"微观"流行病学,从生物学机制上解读疾病的发生和发展。同时,流行病学也更重视学科的社会学和生态学特性,认识到无论疾病和健康都与复杂的社会、经济、文化和生态环境有关,重视"宏观"流行病学的发展。流行病学的发展方向,是宏观和微观更加紧密和有机地结合。

四、重视在突发公共卫生事件中的应用

近年来,突发公共卫生事件越来越受到关注,人们已经逐渐意识到其对社会稳定、经济发展和人群健康的严重危害。鉴于流行病学的任务是阐明事件现象、查明原因并提出预防和控制措施,因此,流行病学不仅对于疾病突发事件,对于其他突发公共卫生事件的预警和应对,也将发挥越来越重要甚至是不可替代的作用。

五、重视研究中的伦理学问题

流行病学研究以人为研究对象,容易涉及伦理学(ethic)问题。例如,流行病学研究常常需收集个人或家庭的人口学、心理学、行为学和其他社会信息,也会收集团体或机构的有关非公开信息。此外,越来越多的流行病学研究会涉及个体的遗传信息。因此,流行病学工作者会越来越重视实践中涉及的伦理学问题。

六、继续发挥在循证医学中的作用

循证医学是在临床流行病学的基础上发展起来的,临床流行病学是循证医学实践的基础,所以,循证医学的发展也需依赖临床流行病学的发展。循证医学的观念和方法用于预防医学就是循证预防(evidence-based prevention)。目前,循证医学在预防医学中的应用远不如临床医学,因此,须加强流行病学对循证预防实践的推动作用。

(陈 清 江晓玲)

第二章

卫生统计学

第一节　统计学发展简史

统计作为一种社会实践活动已有漫长的历史。通过对统计学发展史的学习，可以了解统计学的发生发展过程及其对人类生产活动、社会活动和科学研究作用的影响；另一方面，还有助于启发我们的统计学思维模式。

统计是伴随着人类生产活动产生的，作为文明古国，我国是最早有统计活动文字记载的国家之一。西周时期（约公元前1100～771年）已经发现有统计分组和平均数的应用，据《礼记・王制》记载："视年之丰耗，以三十年之通制国用，量入以为出。"，这里的"三十年之通"意指三十年收成的平均数。在其他一些文明大国，例如罗马帝国的恺撒大帝曾下过一道命令，要全世界都向他纳税，为此，他要求每个人都向就近的统计师（即当时的收税人）登记；英国的威廉大帝为了征税和征兵，下令测量英国的土地，测量记录称为"Domesday Book"。如此种种，都已成为历史的陈迹。此后经过了若干世纪，在殖民主义开始向外扩张的年代，经验概率在船运业中得以应用，并逐渐发展成为以船运保险为开端的保险统计。

统计学作为一门学科，在欧美的发展大致分为三个阶段：即"古典统计学"、"近代统计学"和"现代统计学"三个阶段。它的诞生和发展，是建立在科学方法和实验研究基础之上的。

17世纪中叶，Pascal和Fermat基于对Chevalier de Me're' 的赌博经验的兴趣，创始了概率论；后来，法国的Laplace（1749～1827年）和德国的Gauss（1777～1855年）又相继分别独自发现正态分布（normal distribution）函数，由于Gauss首先成功地将正态分布理论用于描述观察误差的分布，并用于行星轨迹的预测，正态分布故又称为Gauss分布（Gaussian distribution）；1830～1833年间，地质学家Charles Lyell与贝类学家Deshayes合作，把各地层中各类化石的品种加以记录，并确定其中迄今在海洋中还活着的品种的百分率，根据这些百分率制定了地层的名称，出版了《地质学原理》，这是数理统计方法首次在地质学中的成功应用；生物学家Darwin（1809～1882年）在他搭乘Beagle号赴南美洲考察的旅程中阅读了Lyell的《地质学原理》，可能由此得到启发而提出了进化论，实际上，他的研究工作属于生物统计与数理统计的范畴；生物学家Mondel（1822～1884年）在1866年所发表的关于豌豆杂种的研究也属于同一范畴；此后，人类学家F. Galton（1822～1891年）将正态分布理论用于社会学方面的研究，他发明了大样本资料的"百分位数"法，由父亲身高与儿子身高的关系的观察分析中，提出了著名的"相关"（correlation）与"回归"（regression）理论。在医学研究领域，1835年法国医生P. C. A. Louis（1787～1872年）提出医学观察中的“混杂”（confounding）问题和疗效比较的“数量化”方法，被尊称为“临床统计之父”；1837年英国成立了出生、死亡登记中心，为描述流行病学发展提供了广阔的舞台；1840年，法国数学家S. D. Poisson（1781～1840年）的学生J. Gavarret在巴黎出版了《医学统计学》，是世界上第一部医学统计教科书；1834年英国统计学家成立了伦敦统计学会（1887年改名为现在的皇家统计学会），1885年成立了全球性的统计学术组织——国际统计学会。

英国统计学家K. Pearson（1857～1936年）是一位数学物理学家，也许是Darwin的进化论激起了他将数学方法用之于生物学研究的热衷，他几乎花费半个世纪的时间从事生物统计与数理统计研究，并作出了卓越贡献。1893年他提出了描述生物变异的指标“标准差”（standard deviation）；1900年他提出了最早的假设检验方法——χ^2检验；他创始了世界上最权威的生物统计杂志《Biometrika》；创办了世界上第一所统计学校。K. Pearson为20世纪数理统计学与生物统计学的发展奠定了基础。其关于分布函数和参数的思想统治了20世纪的科学，并在21世纪初仍保持着优势。

正当K. Pearson热衷于他的大样本研究时，他的一个学生W. S. Gosset（1876～1937年）却在关心小样本时标准差的分布、样本平均数与标准差比值的分布以及相关系数的分布等，他通过卡片抽样试验得到有关统计量的经验分布（t分布），于1908年以“Student”为笔名将论文发表在《Biometrika》上。后经R. A. Fisher等人完善，形成了当今广为使用的假设检验方法——t检验，开创了小样本统计推断的新纪元。

曾经是K. Pearson同事的另一名英国统计学家R. A. Fisher，1919年来到伦敦附近的Rothamsted农业试验站，开始对田间试验统计方法进行深入研究，创立了用于随机化实验设计和方差分析的理论和方法，发现了许多小样本统计量的精确分布，对小样本统计方法作出了重要贡献，被誉为现代统计学的奠基人之一。Rothamsted农业试验站也因此被誉为“生物统计的圣地”，培养造就了许多世界著名的统计学家，如曾担任英国计算机学会主席、提出χ^2检验连续性校正的F. Yates（1902～1994年），1928年提出多元分析理论基础——广义乘积矩分布的J. Wishart（1898～1956年），对美国统计教育和抽样理论作出重要贡献的W. Cochran（1909～1980年）等。

美国统计学家J. Neyman（1894～1981年）和K. Pearson的儿子E. Pearson（1895～1980年）合作，进一步完善了Gosset和Fisher的小样本统计方法，创立了Neyman～Pearson统计检验假设理论，在数学上完备了“假设检验”和“区间估计”的理论体系。

如果说Fisher的主要贡献在生物统计、实验统计范畴，美国的统计学家则使统计学的内容得到进一步扩展。A. Wald（1902～1950年）将Fisher的固定样本的实验设计发展成为决策论。H. Scheffé（1907～1977年）用非参数方法对Fisher的方差分析方法做了重要补充。S. Wilks（1906～1964年）将Fisher的一元方差分析推广到多元方差分析，创立了复相关系数、多项式分布、多变量容许区间等一系列多元分析方法。后来，序贯试验设计、决策论、非参数统计和多元分析都成为统计学十分活跃的研究领域。

第二节 统计学的基本内容及其与其他学科的关系

一、统计与统计学

统计学和统计数字在英语中共用一个单词（statistics），作为复数名词，指统计数字，作为单数名词，表示统计学。该词来源于 state，可见早期的统计数字指官方所要求的信息。现在已不限于此，各行各业都有大量的统计数字，其中蕴含着丰富的信息。权威词典上这样定义统计学，统计学是“A science dealing with the collection，analysis，interpretation，and presentation of masses of numerical data”（Webster's International Dictionary）。还有的这样定义统计学“The science and art of dealing with variation in data through collection，classification，and analysis in such a way as to obtain reliable results”（John M. Last，A dictionary of Epidemiology）。由此看来，首先，统计学是从统计数字中挖掘提取信息，特别是处理资料中变异性的科学和艺术。将“科学”和“艺术”同时授予一门学问，并不多见，可能缘于资料中变异性是普遍存在并且是难以处理的；第二，统计学的目的在于取得可靠的结果，其求实性毫不含糊，既不为装点门面，也不为自欺欺人；第三，统计学是在收集、归类、分析和解释这一系列过程中完成其使命的。到了数据分析阶段才想起统计学，无异于请统计学家为该研究进行“尸体解剖”，统计学家或许只能告诉你失败的原因（Ronald A. Fisher，1938）。

统计数据的收集是取得统计数据的过程，它是进行统计分析的基础。离开了统计数据，统计方法就是“巧妇难为无米之炊”。如何取得所需的统计数据是统计学的研究内容之一。

统计数据的整理是对原始的统计数据的加工处理过程，目的是使统计数据系统化、条理化，符合统计分析的需要。数据整理是介于数据收集与数据分析之间的一个必要环节。

统计数据的分析是统计学的核心内容，它是通过选择合适的统计描述和统计推断的方法探索数据内在规律的过程。

统计学是由一套收集、整理和处理统计数据的方法所组成，这些方法来源于对统计数据的研究，目的也在于对统计数据的研究。统计数据若不用统计分析方法去探索，则仅仅是一堆数据而已，无法得出任何有益的结论。统计数据不是指单个的数字，而是由多个数据构成的数据集。单个的数据显然用不着统计方法进行分析，但是仅凭一个数据点，我们也不可能得到事物背后隐藏着的规律，只有经过对同一事物或现象进行多次观察或测量得到的大量数据（一定的样本量），才能利用统计分析方法探索出其内在的规律性。

二、统计数据的规律与统计方法

统计学提供了探索数据内在规律的一套方法。那么，什么是统计数据的内在数量规律性？为什么统计方法能通过对数据的分析找出其内在的数量规律性？我们用下面的几个例子来说明。

就单独的一个家庭来观察，每个家庭新生婴儿的性别可能是男性，也可能是女性。如果不对生育人口进行任何限制，有的家庭的几个孩子可能都是男孩，而有的家庭的几个孩子也可能都是女孩。从表面上看，新生婴儿的性别比例似乎没有什么规律可循。但如果对大量的家庭新生婴儿进行观察，就会发现新生婴儿中男孩略多于女孩，大致为每出生 100 个女孩，相应地就有 107 个男孩出生。这个性别比例 107∶100 就是新生婴儿性别比的数量规律，而且古今中外这一比例都大致相同，这是由人类自然发展的内在规律所决定的。人类社会要发展，就要保持男女人数上的大致相同。尽管从新生婴儿来看，男性婴儿略多于女性，似乎并不平衡，但由于男性婴儿的死亡率高于女性，到了中年时，男女人数就大体相同了。进入中老年后，男性的死亡率仍然高于女性，导致男性的平均预期寿命比女性短，老年男性反而少于女性。生育人口在性别上保持大体平衡，保证了人类社会的进化和发展。对人口性别比例的研究是统计学的起源之一，也是统计方法所探索的数量规律性之一。

我们都知道投掷硬币和掷骰子的游戏，随机地投掷一次硬币或骰子出现正面、反面或某个点数是不确定的，完全是偶然的。但我们进行多次的重复投掷，就会发现投一枚匀质硬币出现正面次数或反面次数占总投掷次数的比例大体相同，均接近于1/2。投掷的次数越多，就越接近于1/2这一稳定的数值。同样，在掷骰子时，出现1～6点的各自的比例也逐渐接近于1/6。这里的1/2和1/6就是掷硬币和掷骰子出现某一特定结果的概率，也就是投掷硬币或骰子时所呈现的数量规律性。在进行农作物试验时，如果其他试验条件相同，我们会发现某种粮食作物的产量会随着某种肥料施肥量的增加而增加。当最初增加施肥量时，产量增加较快，以后增加同样的施肥量，粮食产量的增加逐渐减少。当施肥量增加到一定数值时，产量不再增加。这时如果再增加施肥量，产量反而会减少。粮食产量与施肥量之间的这种数量关系，就是我们所要探索的数量规律性。如果我们能从大量的试验数据中，用统计方法找出产量与施肥量之间的数量关系，就可以确定出最佳的施肥量，以求得最大的效益。

上述例子说明，通过多次观察或试验得到大量的统计数据，利用统计方法是可以探索出其内在的数量规律性的。因为客观事物本身是必然性与偶然性的对立统一，必然性反映了事物的本质特征，偶然性反映了事物表现形式上的差异。如果客观事物只有必然性一个方面的特征，它的表现形式就会比较简单，我们可以很容易地把握它的规律性。正是由于偶然性的存在，才使得事物的表现形式与必然的规律性之间产生偏移，从而形成了表面形式上的千差万别，使得必然性的数量规律性被掩盖在表面的差异之中了。统计数据作为客观事物的一种数量表现，是事物必然性与偶然性共同作用的结果。偶然性使得对同一事物的多次观察得到的统计数据是有差异的，而必然性则隐含在统计数据本身，这正是我们要利用统计方法去寻找的。在上面的几个例子中，尽管每个新生婴儿的性别、每次投掷硬币或骰子的结果、每次施肥量带来的粮食产量增加等都是不同的、有差异的，但它们本身都存在必然的数量规律。通过统计方法可以尽可能去掉数据所呈现的偶然性，找出统计数据中所隐含的内在规律性。

三、统计学的分科

统计方法已被应用到自然科学和社会科学的众多领域，统计学也已发展成为由若干分支学科组成的学科体系。从统计方法的构成来看，统计学可以分为统计描述和统计推断；从统计方法研究和统计方法的应用角度来看，统计学可以分为理论统计学和应用统计学。

（一）统计描述和统计推断

统计描述（descriptive statistics）研究如何取得反映客观现象的数据，并通过图表形式对所收集的数据进行加工处理和显示，进而通过综合、概括与分析得出反映客观现象的规律性数量特征。内容包括统计数据的收集方法、数据的加工处理方法、数据的显示方法、数据分布特征的概括与分析方法等。统计推断（inferential statistics）则是研究如何根据样本数据（统计量）去推断总体数量特征（参数）的方法，它是在对样本数据进行描述的基础上，对统计总体的未知数量特征作出以概率形式表述的推断。统计描述和统计推断的划分，一方面反映了统计方法发展的前后两个阶段，同时也反映了应用统计方法探索客观事物数量规律性的不同过程。统计研究过程的起点是统计数据的收集，终点是探索出客观现象内在的数量规律性。在这一过程中，如果搜集到的是总体数据（如普查数据），则经过统计描述之后就可以达到认识总体数量规律性的目的了；如果所获得的只是研究总体中随机抽取的一部分数据(样本数据),要找到总体的数量规律性,则必须应用概率论的理论并根据样本信息对总体进行科学的推断。

显然,统计描述和统计推断是统计方法的两个组成部分。统计描述是整个统计学的基础,是统计推断的必经之路,统计推断则是现代统计学的核心内容。由于在对现实问题的研究中,所获得的数据主要是样本数据,因此,统计推断在现代统计学中地位和作用越来越重要,已成为统计学的核心内容。当然,这并不等于统计描述不重要,如果没有统计描述收集可靠的统计数据并提供有效的样本信息,即使再科学的统计推断方法也难以得出切合实际的结论。从统计描述发展到统计推断,既反映了统计学发展的巨大成就,也是统计学发展成熟的重要标志。

(二) 理论统计学和应用统计学

理论统计学(theoretical statistics)是指统计学的数学原理,它主要研究统计学的一般理论和统计方法的数学理论。由于现代统计学用到了几乎所有方面的数学知识,从事统计理论和方法研究的人员需要有坚实的数学基础。此外,由于概率论是统计推断的数学和理论基础,因而广义地讲统计学也是应该包括概率论在内的。理论统计学是统计方法的理论基础,没有理论统计学的发展,统计学也不可能发展成为像今天这样一个完善的科学知识体系。在统计研究领域,从事理论统计学研究的人相对是很少的一部分,而大部分则是从事应用统计学(applied statistics)的研究。应用统计学是研究如何应用统计方法去解决实际问题的。统计学是一门收集、整理和分析数据的科学。由于在自然科学及社会科学研究领域中,都需要通过数据分析来解决实际问题,因而,统计方法的应用几乎扩展到了所有的科学研究领域。例如,统计方法在生物学中的应用形成了生物统计学,在医学中的应用形成了医学/卫生/遗传统计学,在农业试验、育种等方面的应用形成了农业统计学。统计方法在经济和社会科学研究领域的应用也形成了若干分支学科。例如,统计方法在经济领域的应用形成了经济统计学、商务统计学等,在管理领域的应用形成了管理统计学,在社会学研究和社会管理中的应用形成了社会统计学,在人口学中的应用形成了人口统计学,等等。以上这些应用统计学的不同分支所应用的基本统计方法都是一样的,即都是统计描述和统计推断的主要方法。但由于各应用领域都有其特殊性,统计方法在具体应用中又形成了一些不同的特点。

四、统计学与其他学科的关系

(一) 统计学与数学的关系

统计学与数学有密切的关系,但又有本质的区别。由于现代统计学用了大量的数学知识,研究理论统计学的学者需要有较深的数学知识,应用统计分析方法的学者也要具备良好的数学基础。由此给人感觉,似乎统计学只是数学的一个分支,这种理解是不妥当的。实际上,数学只是为统计理论和统计方法的发展提供了理论基础,而统计学的主要特征是研究具体的数据;另一方面,统计方法与数学方法一样,并不能独立地直接研究和探索客观现象的规律,而是给各学科提供了一种研究和探索客观规律的数量统计方法。虽然表面上看统计学与数学都是研究数量规律的,都是与数字打交道的,但实际上却有着明显的差别。首先,数学研究的是抽象的数量规律,而统计学则是研究具体的、实际现象的数量规律;数学研究的是没有量纲或单位的抽象的数,而统计学研究的是有具体实物或计量单位的数据。其次,统计学与数学研究中所使用的逻辑方法也是不同的,数学研究所使用的是纯粹的演绎,而统计学则是演绎与归纳相结合，占主导地位的是归纳。数学家可以坐在书房里，凭借敏捷的思维从假设命题出发而推导出漂亮的结果，而统计学家则要通过实际收集数据，并与具体的各专业实际问题相结合，经过大量的归纳才能得出相应的结论。

（二）统计学与其他学科的关系

统计学是一门应用性很强的学科，同时由于几乎所有的学科都要研究和分析数据，因而，统计学与几乎所有的学科领域都有着或多或少的联系。这种联系表现为，统计方法可以帮助其他学科探索学科内在的数量规律性，而对这种数量规律性的解释并进而研究各学科内在的规律，只能由各学科的研究来完成。比如，大量的观察已经发现了新生婴儿男、女的性别比是107∶100，但为什么会是这样的比例？形成这一比例的原因应由人类遗传学或医学来研究和解释，而非统计方法所能解决的了。再如，利用统计方法对吸烟和不吸烟者患肺癌的数据进行分析，发现吸烟是导致肺癌的原因之一，但为什么吸烟能导致肺癌，这就需要医学进行解释了。由此我们可以看出，统计学能做什么和不能做什么。可以这样说，统计方法仅仅是一种有用的、定量分析的工具，它不是万能的，不能解决你想要解决的所有问题。能否用统计方法解决各学科的具体问题，首先要看使用统计工具的人是否能正确选择统计方法，其次还要在定量分析的同时进行必要的定性分析，也就是要在定性分析的基础上进行定量分析，然后再应用各学科的专业知识对统计分析的结果作出合理的解释和分析，才能得出令人满意的结论。尽管各学科所需要的统计知识不同，使用统计方法的复杂程度也大不相同，统计学也不能解决各学科的所有问题，但统计方法在各学科的研究中正在发挥着越来越重要的作用。

五、卫生统计学的定义与研究对象

现在，生物医学实验、临床试验、公共卫生管理和流行病学调查都要寻求统计学家的合作。医学科研基金申请要求有统计学家的参与合作，计划书必须包含详尽的统计设计与分析；新药开发和报批必须依法执行统计学准则、递交统计分析报告；医学杂志的稿约均含有统计学方面的要求，并邀请统计学家审稿，严控论文中统计学缺陷。总之，统计学的思维和应用已经渗透到医学研究和卫生决策之中。

根据所研究的生物学范畴不同，统计学派生出生物统计学（biostatistics）、医学统计学（medical statistics）和卫生统计学（health statistics）等等。它们的共同点是运用统计学的原理和方法，研究生物、医学领域有关数据的收集、整理、分析的应用学科；不同点在于生物统计学关注整个生物界，范围大，医学统计学侧重医学，主要是指临床医学，而卫生统计学还涉及卫生学、社会医学领域，后两者范围相对较小。事实上，尽管统计学派生有不同的学科，但其基本原理和方法是相同的，在学习过程中可以通过学好其中的一门课程，触类旁通。

生物/医学/卫生统计学自形成以来就一直显示出了强大的生命力。医学科研设计（medical research design）、设计-测量-评价（design-measure-evaluation，DME）、遗传统计学（genetical statistics）、循证医学（evidenced based medicine，EBM）均是统计学基本原理与医学中的特定亚领域相结合而形成的子学科。生物/医学/卫生统计学是预防医学、医学信息、临床、口腔、法医、影像、护理等专业本科生的一门专业基础课。其主要目的是通过科学的设计、资料搜集、整理和分析对医疗卫生领域中的现象进行概括和分析，进而揭示现象背后隐藏的客观规律，指导预防医学、临床医学、卫生事业管理及医疗保险等领域的实践。现代统计学已不仅仅是对观察、测定和记录情况做一些简单的整理归纳，更重要的是提取信息，做出科学的推断与决策。怎样从这些资料中获取所需信息，帮助医学研究者对表现各自特征的数据进行分析，并对分析结果作出恰如其分的评价与解释，正是生物/医学/卫生统计学所要解决的问题，也是医学工作者客观、准确地评价研究管理工作所必备的技术。

就预防医学学生而言，卫生统计学是统计学与医学，特别是预防医学相结合的一门应用学科。学习卫生统计学的原理和方法，有助于正确地进行医学研究设计，合理地选择统计方法，恰当地解释研究结果，以独特的统计思维方式，不断地调整我们对生物医学现象的认识，科学地揭示大量数据中所蕴藏的内在规律。通过学习卫生统计学这门课程主要为其带来四个方面的培训：①严谨的科研工作作风和科研精神；②卫生统计学基础知识，包括统计描述（统计指标、统计图和统计表）和统计推断（置信区间与假设检验）；③常用统计学检验方法，如 t 检验、方差分析、χ^2 检验、相关分析、回归分析、非参数检验、多重线性回归、logistic 回归等及其在医疗卫生领域中的应用；④国际权威统计分析软件中常用统计方法的培训，如 SAS、SPSS、STATA 等。不管是哪个层次、方向的预防医学学生，卫生统计学都是一门必须学习的工具性学科，在其接受医学教育期间，都要求必须掌握这门科学。

第三节 统计学与公共卫生

一、统计学是公共卫生专业人员的得力工具

与临床医生治疗个体患者不同，公共卫生考虑的是群体的变化规律。这就决定了公共卫生对统计学天然的亲和，也决定了公共卫生专业人员视统计学为必备素养。人们采用各种抽样的统计技术精心设计群体调查，掌握人群的卫生状况和需求；采用统计描述手段反映疾病和卫生资源的分布特征；采用统计推断技术在偶然性的表象下识别危险因素、评价卫生措施、进行科学决策。

John Grant（1620～1674 年）搜集死亡方面的数据，编制了寿命表，从而创造了人口统计这一学科。William Farr（1807～1883 年）进一步改进寿命表方法，在英国创造了世界上最好的官方生命统计系统。

1848 年 John Snow（1813～1858 年）首次详细研究了伦敦霍乱流行。细菌学的发展导致了对流行病的研究；感染流行数据的建模和分析应用了数学和统计学。

下面 2 个实例可进一步帮助读者感受在公共卫生事件中统计学是如何发挥作用的。

（一）麻醉剂氟烷的一场风波

美国于 1958 年开始在外科手术中采用麻醉剂氟烷（halothane）。以其不易燃、不易爆、副作用小等优点，到 1962 年时大约普及了一半手术。不料，突然有报告，数例患者术后恢复的同时突然病情恶化、发烧、死亡，尸解显示肝脏大片坏死，一时间疑云四起。氟烷是否损害肝脏？是否应禁止用于手术？为回答这些问题，自然需要与其他常用麻醉剂比较。其他麻醉剂对肝脏损害如何？是否氟烷有其特殊的副作用？查书、专家咨询均不得要领。急性动物实验随时可做，但与患者的外科手术相去甚远。为此，卫生当局决定进行回顾性调查（retrospective survey）。

当时使用氟烷的手术病例已逾千万，不可能也不必全数调查。于是，决定在有较完整病案资料的 34 家医院中抽取 1960～1964 年间的 85 万例手术病例，采集个体资料，如性别、年龄、使用何种麻醉剂，是否死于术后 6 周内、术前状况、手术方式等等。用简单的描述性统计

方法，不分死因，其中共有17 000例死于术后6周内，粗死亡率为2%。按所用麻醉剂区分，氟烷、硫喷妥钠(pentothal)、环丙烷(cyclopropane)、乙醚(ether)和其他麻醉剂各自的粗死亡率分别为1.7%、1.7%、3.4%、1.9%和3.0%。是否由此可以认为氟烷的死亡威胁小于其他麻醉剂的死亡威胁呢？

显然，死亡威胁与术前状况有关，病情轻者死亡率仅0.25%，重者达30%；也与手术本身的危险性有关，各种手术死亡率低者仅0.25%，高者达14%；还与年龄有关，病情和手术相同时青少年死亡率低，老年死亡率高；此外，死亡危险还与性别、医院等有关。各种麻醉剂使用对象不同，直接比较上述粗死亡率便毫无意义。这时，必须借助多种统计方法加以校正、探索。假定各种麻醉剂的使用对象具有相同的术前状况、采用相同的手术、同年龄、同性别和同一所医院，相应的死亡率会如何？

经过校正，氟烷、硫喷妥钠、环丙烷、乙醚和其他麻醉剂相应的死亡率分别为2.1%、2.0%、2.6%、2.0%和2.5%。从而说明：所有的麻醉剂都可能导致一部分患者术后6周内死亡，不同麻醉剂相应的死亡率水平不甚悬殊，氟烷的死亡威胁并无特殊。统计学对这场风波的平息是有贡献的，其中抽样调查(sampling survey)、粗死亡率(crude death rate)概念和统计学校正(statistical adjustment)等使得不确定的印象得到科学的澄清，也使人们对各种麻醉剂的死亡威胁增进了认识。

(二) 吸烟危害健康的争论

吸烟危害健康，如今已成国际共识。回顾历史，从科学角度论证这一命题浸透了统计学家的心血。人们不可能像实验室研究那样，随机地安排一部分人去吸烟，安排另一部分人不吸烟，追踪观察其结局。因此需要特殊的统计学设计和分析。Muller(1939年)采用病例-对照设计(case control design)搜集一组肺癌患者，并配置一组其他特点与之相仿的非肺癌患者作为对照组，逐一询问吸烟否、吸烟量和时间，发现肺癌组吸烟者比例高，对照组吸烟者比例低。Pearl(1938年)调查了数百个家庭，形成了吸烟多、吸烟少和不吸烟三个组，根据各个人的寿命，编制了三份寿命表(life table)，相应地绘制了三条生存曲线(survival curve)，反映各组随年龄增长而减员的过程。发现吸烟多的一组几乎以直线下降的趋势减员，不吸烟的一组以先凸后凹的曲线趋势缓慢减员，而吸烟少的一组减员趋势则介于以上两组之间。

较之这类回顾性研究(retrospective study)更进一步的是Doll和Hill(1964年)的一项出色的前瞻性研究(prospective study)。他们向60 000名英国医师发出了关于吸烟的问卷，其中40 000名应答，据此将他们分成吸烟组和不吸烟组。借助英国良好的死亡登记系统追踪他们的结局，发现吸烟组肺癌的年发病率为0.166%，心脏病年发作率为0.599%，而不吸烟组肺癌的年发病率为0.007%，心脏病年发作率为0.422%。

类似于以上的研究还有很多，但相反的意见仍很强盛。烟草公司和相关的行业以及政府财税部门反对禁烟，不足为怪。岂料，有两位在别的问题上常有分歧的统计学权威Sir Ronald Fisher和Prof. Joseph Berkson却一致向吸烟有害的研究提出挑战。Berkson认为，据称吸烟能提高许多种死因下的死亡率，这一点不可理解。除非有证据说明吸烟对整体健康有害或加速老化，不然，可怀疑这类研究中对照组的选择、吸烟资料的搜集等可能存在偏倚，从而导致吸烟提高多种死亡率的假象。

Fisher认为，已有的大量研究不能排除遗传因素。也许具有某种遗传因素者既爱吸烟，又易得癌，而无此遗传因素者既讨厌吸烟，又难以得癌。若果真如此，戒烟并不能摆脱癌症。两位统计学权威的挑战促进了吸烟有害研究的深入。瑞典国家双生子研究即为一例。他们调查了一个吸烟、另一个不吸烟的双生对，其中，同卵双生男 274 对，女 264 对，异卵双生男 733 对，女 653 对；发现在同卵双生子的吸烟者中，慢性支气管炎患病率男女分别为 14.6% 和 13.6%，而不吸烟者中，男女分别为 7.7%和 7.6%；在异卵双生对的吸烟者中，男女分别为 12.3%和 14.5%，而不吸烟者中，男女分别为 5.5%和 5.7%。吸烟与不吸烟相比，慢性支气管炎患病的相对危险度为 1.8～2.5 倍。

此外，还有更多的间接证据。例如，狗的模拟吸烟导致与人类肺癌相似的结局、吸烟有损动脉血管、吸烟与死亡率有剂量-反应关系(dose-response relationship)、戒烟时间长短对死亡率有不同影响等等。鉴于吸烟与禁烟已非单纯的生物医学问题，有的统计学家建议当局利用统计决策(statistical decision)理论权衡公众行动起来禁烟的代价和由此给社会带来的得与失，从而作出合理的决策。

目前，许多发达国家已经断然采取了种种限制吸烟的措施，此中融有统计学家的贡献。他们在吸烟有害问题的研究中所创造的方法学也可为其他公害的研究所借鉴。

二、现代公共卫生领域对统计学的挑战

公共卫生领域不但充分应用现成的统计学知识，而且还不断向统计学家提出新要求和新问题。

20 世纪后半叶，为了研究非感染性疾病的流行，人们发展了一系列现代统计方法，包括众多危险因素的分析、生存时间的分析、疾病自然史的模型等。这些方法不但大大提高了分析流行病学的水平，而且也扩充了现代统计学和卫生统计学的研究范围，出现了许多新的理论、技术和分支。

在评价化学毒物或药物时，动物毒理学和人群流行病学是两个主要的科学信息来源。长期致癌试验和生殖系统试验等动物实验数据的统计分析有定性检验和危险度定量评价两类。定性检验通过处理组和对照组之间的比较来确定化学物是否对人体引起有害健康的效应；危险度定量评价更需借助复杂的统计模型。一个值得注意的方向是人群药物代谢动力学与现代统计学几个分支的交叉结合，包括广义线性混合效应模型、非线性混合效应模型、等级和经验 Bayes 方法等。

横断面研究、病例-对照研究和队列研究等传统的设计模式难以显示疾病的遗传规律。遗传流行病学注重家系资料的搜集，进而就父母向子女的传递、同胞对内部的异同等进行统计分析。然而，同一家系内的成员并非互相独立的个体，且往往缺失甚多，这就大大推动了多水平模型和缺失数据等分支的研究。

艾滋病研究中，由于总体成员及其规模往往未知，个体感染和发病的起点也未知，原有的随机抽样或整群抽样技术难以施展，发病率、患病率以及潜伏期的常规估计方法不再适用。这一切促使人们不断发展逆向估计和捕获-再捕获等新的抽样与估计方法。由于控制卫生保健费用的问题越来越突出，近几十年来，成本-效果分析(cost-effectiveness analysis，CEA)日益普及。成本-效果比(cost-effectiveness ratio)的分母是通过干预获得的卫生服务收益(如增加的生存年数、避免早产人次数、重见光明年数、无症状天数)，分子是获得这些收益所花费的成本。例如，为了提高人口素质、减少先天性残疾，卫生管理机构想知道通过出生前社区宣传教育，少出生一个低体重儿所需的成本，以及多赢得一个残疾调整生存年(disability-adjusted life year，DALY)所需的成本。又如，为了控制人群血铅水平，卫生部门想在一个固定人群中开展周期性筛检。假定有关专家提出了两套不同的方案：仅在高血铅

居住地的特殊危险人群中筛检或在所有儿童中筛检。卫生部门必须通过比较这两套方案的成本效果进行科学决策。成本效果分析并非轻而易举，成本和效果的测定每每需要专项调查与研究。

总之，公共卫生不仅是统计学应用的一个重要领域，而且始终是现代统计学研究和发展的巨大动力。

第四节　统计学中的若干基本概念

一、总体与样本

总体(population)是根据研究目的所确定的同质观察单位的全体，更确切地说，是同质的所有观察单位某种变量值的集合。例如调查某地2008年正常成年男子的身高，则该地2008年全部正常成年男子的身高值构成一个总体。

根据总体所含有观察单位的个数是否可以清点数目，分为有限总体(finite population)和无限总体(infinite population)。有限总体是指由有限个观察单位组成的总体，上例中总体就可以看作是一个有限总体。无限总体没有确定的时间和空间范围的限制，观察单位的个数不可数或难于计数，如研究某种药物对冠心病的治疗效果，总体应包括接受这种药物治疗的所有冠心病患者，但在研究开始之前，具体有多少患者接受治疗，是一个不能确定的数目，所以称为无限总体。

在实际工作中，对于无限总体或有限总体多采用随机化抽样进行研究，目的是通过样本信息推断总体特征。

按照随机化抽样原则，从总体中抽取部分观察单位的某变量值的集合称为样本(sample)，这时的样本对总体具有较好的代表性。

样本所包含的个体数量，称为样本含量(sample size)，用符号n表示。如上例，在2008年某地正常成年男子中随机抽取120人，这120人的身高值即为一份样本。120为样本含量(即$n=120$)。

二、变量与资料

确定总体之后，研究者应对每个观察单位的某项特征进行观察或测量，这种特征能表现观察单位的变异性，称为变量(variable)。对变量的观测值称为变量值(value of variable)或观察值(observed value)，由变量值构成资料(data)。例如，以人为观察单位调查某地某年7岁正常儿童的生长发育状况，性别、身高、体重等都可视为变量，性别有男有女，身高可高可矮，体重可轻可重，不同个体不尽相同，这种个体间的差异称为变异。这些变异来源于一些已知的或未知的，甚至是某些不可控制的因素所导致的随机误差。变量的观察结果也可以是定量的，例如身高的厘米数；也可以是定性的，例如新生儿是男是女。按变量是定量或定性，可将资料分为以下几种类型：

(一) 计量资料(measurement data)

又称定量资料(quantitative data)或数值变量(numerical variable)资料。为观测每个观察单位某项指标的大小，而获得的资料。其变量值是定量的，表现为数值大小，一般有度量衡单位。根据其观测值取值是否连续，又可分为连续型(continuous)或离散型(discrete)两类。前者可在实数范周内任意取值，如身高、体重、血压等；后者只取整数值，如某医院每年的病死人数等。

（二）计数资料（enumeration data）

又称定性资料（qualitative data）或无序分类变量（unordered categorical variable）资料，亦称名义变量（norminal variable）资料，是将观察单位按某种属性或类别分组计数，分组汇总各组观察单位数后而得到的资料。其变量值是定性的，表现为互不相容的属性或类别，如试验结果的阳性阴性、家族史的有无等等。分两种情形：

1. **二分类**　如检查某小学学生大便中的蛔虫，以每个学生为观察单位，结果可报告为蛔虫卵阴性与阳性两类；如观察某药治疗某病患者的疗效，以每个患者为观察单位，结果可归纳为治愈与未愈两类。两类间相互对立，互不相容。

2. **多分类**　如观察某人群的血型分布，以人为观察单位，结果可分为A型、B型、AB型与O型，为互不相容的四个类别。

（三）等级资料（ranked data）

又称半定量资料（semi-quantitative data）或有序分类变量（ordinal categorical variable）资料，是将观察单位按某种属性的不同程度分成等级后分组计数，分类汇总各组观察单位数后而得到的资料。其变量值具有半定量性质，表现为等级大小或属性程度。如观察某人群某血清反应，以人为观察单位，根据反应强度，结果可分－、±、＋、＋＋、＋＋＋、＋＋＋＋六级；又如观察用某药治疗某病患者的疗效，以每名患者为观察单位，结果可分为治愈、显效、好转、无效四级等。

统计分析方法的选用，是与资料类型密切联系的。在资料分析过程中，根据需要在有关专业理论指导下，各类资料间可以互相转化，以满足不同统计分析方法的要求。例如，以人为观察单位观察某人群脉搏数（次/分钟），属计量资料；若根据医学专业理论，定义脉搏数在60～100次/分钟为正常，小于60次/分钟或大于100次/分钟为异常，按"正常"与"异常"两种属性分别清点人数，汇总后可转化为计数资料；若进一步定义脉搏数小于60次/分钟为缓脉，大于100次/分钟为速脉，按"缓脉"、"正常"与"速脉"三个等级分别清点人数，汇总后可转化为等级资料。以上的例子是先获取计量资料后向计数资料或等级资料的转化，只要能在专业理论的支持下，确定不同属性或不同等级的数量界限，这种转化是不难实现的。这提示我们在研究设计中，对于能测量的指标，尽可能收集定量指标，这将为分析中的资料转化带来方便；另一方面，对于那些原本为计数或等级的资料，在资料分析过程中，为满足某些统计分析方法的要求（如各类回归分析的要求），有时要在有关理论和实践的指导下设法转化为计量资料，称为资料或指标的量化。

三、同质与变异

同质（homogeneity）是指研究事物具有相同或相近的性质、条件或影响因素。客观上，完全同质是做不到或难以做到的，所以统计学中的同质是指对观察指标影响较大的、且可以控制的主要因素的相同，如研究某药物对肺结核病的治疗效果，要求结核患者被确诊，其病情、病程、年龄、性别相同或相似等。

变异（variation）是指同质基础上的个体间的差异。个体差异主要来源于一些已知的或未知的，甚至是某些不可控制的因素所导致的随机误差。如将对身高影响较大的因素控制在相同条件下，测试一批大学生身高，每个人的测得值并不完全相同，这种差异称为身高的变异。统计研究的任务就是在同质分组的基础上，通过对个体变异的研究，透过偶然现象，反映同质事物的本质特征与规律。

四、参数与统计量

同一总体的个体彼此之间的差异具有一定的规律性。通常用变量取值的分布(distribution)来全面反映这种规律性。为了便于处理实际问题，统计学中常用若干典型的分布模式来近似地描写实际资料，例如，正态分布(normal distribution)、二项分布(binomial distribution)和 Poisson 分布(Poisson distribution)等，常称为统计模型(statistical model)。

以服装为例，通常有西服、裙子和大衣等不同的款式，款式就相当于"模型"；以西服这一"模型"为例，衣长、袖长和胸围等尺寸就相当于该模型的"参数"(parameter)。有的变量取值适中的机会较多，偏高和偏低的机会都较少而且基本相等。这类变量取值的分布可以用正态分布来近似地描述；理论上，正态分布有两个参数：总体均数(mean)和总体方差(variance)，一旦知道这两个参数的数值，我们就完全了解相应的正态分布；这两个参数的大小是客观存在的，然而往往是未知的，我们需要通过样本资料来估计这两个参数。观察样本中的个体，我们获得一批数据，计算它们的均数，得到样本均数。这种由观察资料计算出来的量称为统计量(statistic)。我们用样本均数这个统计量来近似地反映总体均数这个参数。总之，统计学关心的常常是总体参数的大小，其依据却是统计量及其性质。

五、随　机　化

随机化(randomization)指从总体中抽取观察单位时，每个观察单位都有同等被抽取的机会。各个观察单位都有同等机会被抽取的抽样称为随机抽样。随机不同于我们通常意义的"随意"、"随便"两词，例如一个笼子里有 10 只小老鼠，要求均分到对照和试验组中去，如果研究者规定"短尾巴老鼠分到对照组、长尾巴老鼠分到实验组"就属于"随意"分组，包含有主观选择；如果研究者规定"闭上眼睛捉老鼠，先捉住的作为对照组，后捉住的作为实验组"则属于"随便"分组，包含有客观选择。因此随机抽样，可以理解为既没有主观选择、也没有客观选择的一种抽样方法。

从研究对象的总体中随机抽取样本进行研究，是为了使样本对总体有较好的代表性，并使其抽样误差大小可用统计学方法来估计，只有这样，才能避免人为的因素所造成的偏差。随机化的具体方法有抽签法和随机数字表法，也可利用计算机产生的随机数进行随机化。

六、误　　差

误差(error)泛指测量值与真实值之差，根据其产生的原因和性质，可以分为随机误差(random error)和非随机误差(nonrandom error)。

随机误差是由许多无法控制的因素引起的一类不恒定的误差。包括随机测量误差(random error of measurement)和抽样误差(sampling error)。前者指在同一条件下对同一对象进行测量，虽极力控制或消除系统误差，测量结果之间仍然存在差别，呈随机的变化；后者是指由于随机抽样的原因引起的样本指标(统计量)与总体指标(参数)之间差别，或从同一总体抽取的不同样本指标之间的差别。它产生的根本原因是由于总体中的个体间存在变异，又因为生物个体之间的差异总是客观存在，所以抽样误差也不可避免，但它的大小是有规律可循的。一般认为个体间的变异程度越大，抽样误差越大；样本例数越多，抽样误差越小，此时以样本推断总体的精确度越高，越能说明事物的客观规律性由于抽样而使获得的样本统计量与总体参数之间存在差别。

随机误差是不可避免的，因为无法控制引起随机误差的因素。但随机误差呈正态分布，可以用统计学的方法加以分析。

非随机误差又可以分为系统误差（systematic error）和非系统误差（nonsystematic error）。系统误差是一类恒定，由可知或可控制的因素引起的误差。如测量仪器未经校准就进行测量，使测量结果一致的偏大或偏小。系统误差可以通过周密的设计和严格的技术措施加以消除或控制。非系统误差又称过失误差（gross error），是由于研究者的偶然过失而造成的误差。如抄错数字，点错小数点等。这类误差应通过认真核查加以消除。

七、频率与概率

频率（relative frequency）一个随机试验有几种可能结果，在重复进行试验时，个别结果看来是偶然发生的，但当重复试验次数相当大时，总有某种规律出现。例如，投掷一枚硬币，结果不外乎出现“正面”与“反面”两种，历史上有些人对此作过试验并得到如下结果，见表 2-1。

表 2-1 频率试验

实验者	投掷次数	出现“正面”次数	频率
Buffon	4040	2048	0.506 9
K. Pearson	12 000	6019	0.501 6
K. Pearson	24 000	12 012	0.500 5

可见，在相同条件下重复试验，试验结果为“正面”或“反面”虽不能事先断定，但我们知道试验的所有可能结果只有两种。在重复多次后，出现“正面”（或“反面”）这个结果的比例称之为频率。

概率（probability）概率是描述随机事件发生可能性大小的一个度量。设在相同条件下，独立地重复 n 次试验，随机事件 A 出现 f 次，则称 f/n 为随机事件 A 出现的频率。当 n 逐渐增大时，频率 f/n 始终在一个常数左右作微小摆动，则称该常数为随机事件 A 的概率，可记为 $P(\mathrm{A})$，简记为 P。在实际工作中，当概率不易求得时，只要观察次数足够多，可将频率作为概率的估计值。但在观察次数较少时，频率的波动性很大，用于估计概率是不可靠的。随机事件概率的大小介于 0 与 1 之间，即 $O \leqslant P \leqslant 1$，常用小数或百分数表示。$P$ 越接近 1，表示事件发生的可能性越大，P 越接近 0，表示事件发生的可能性越小。$P=1$ 表示事件必然发生，称为必然事件；$P=0$ 表示事件不可能发生，称为不可能事件。这两类事件具有确定性，不是随机事件，但可视为随机事件的特例。统计分析中的很多结论都基于一定可信程度下的概率推断，习惯上将 $P \leqslant 0.05$ 称为小概率事件，表示在一次试验或观察中该事件发生的可能性很小，可视为可能不发生。

八、设计与分析

最简单的研究是收集一些有关卫生业务报表的常规统计资料，进行分析后写出报告。常规资料的好处是容易得到，并有一定的权威性。缺点是常常不适合特定研究的目的、危险因素记录不全、不同地区和时间统计的“口径”不一致。更重要的是，常规资料往往是合计数据(aggregated data),诸如一个地区的百分数、平均数或总和。每当使用合计资料时,必须警惕,在合计资料中观察到的关系,在个体水平往往不存在。和盖高楼、建大桥一样,任何科学研究必须精心设计在前。统计学方面的设计(design)是医药卫生科研设计不可或缺的部分。医药卫生科研主要有两大类:干预性研究(intervention study)和观察性研究(observational study)。化学、物理学和生物学方面的干预性实验中,我们可以人为地控制实验条件,令许多混杂变量(confounder)的数值保持在实验者希望的水平,以致实验者得以集中观察干预的作用。医学临床干预试验就困难一些,但人们还可以通过规定对象的准入条件(entry criteria)、随机化、重复、匹配(match)以及盲法(blinding)等措施来控制主要的混杂因素。这些都属于设计的范畴。

公共卫生方面的研究大多属于观察性研究。这类研究不可能人为地控制许多混杂变量的数值,人们能做的主要是观察已经或将要发生的事情。对付混杂变量的办法是精心设计抽样方法,确保全面、无误地记录可能有用的信息。这也属于设计的范畴。设计不仅要符合统计学原则,运用统计学方法和技术,而且,在设计的时候要明确日后用什么统计方法处理数据。只有明确了设计的样式和分析的方法才得以进一步考虑数据应当如何收集、样本量应当多大。

一定的设计样式决定了一定的数据分析方法;不同设计下获得的资料常常要用不同的方法来分析。例如,“方差分析”(analysis of variance,ANOVA)是一大类统计方法,随机化区组设计(randomized block design)的资料的方差分析不同于析因设计(factorial design)的资料的方差分析,更不同于回归分析(regession analysis)中的方差分析。又如,同是流行病学中的病例-对照研究(case-control study),成组对照的资料和配对设计对照的资料形式上都是一个 2×2 表,但分析方法却必须不同。

由上可见,统计设计和统计分析是不可分割的两项内容。在学习和应用统计学时需要将两者结合起来。

九、因果与联系

公共卫生领域常常要探究危险因素(risk factor)与疾病之间的因果关系(causality)。例如,吸烟是不是肺癌的原因之一?探究因果关系的第一步应当问存在不存在联系(association)。然而,存在联系未必有因果关系。

如果两个变量与其他变量毫无关系,那么这两个变量之间的联系与因果关系相去不远。然而,事实上,每一个变量和其他无数变量都有关系。后者常常扮演混杂因素的角色。对混杂因素的存在视而不见,孤零零地考察两个变量之间的关系常常得出荒谬的结论。仅举一例:某君而立之年喜得贵子,栽一小树留作纪念,每月测量子高和树高,发现两者密切联系,奉为神树。

正因为不可能完全控制所有的、重要的混杂因素,单靠人群调查和数据的统计学处理大多只能考察变量之间的联系。证明因果关系是十分困难的,我们在解释统计分析时的结果以及下结论时务必对“因果”二字慎之又慎。

十、统计工作的基本步骤

医学统计工作按工作程序分为:设计、搜集资料、整理资料、分析资料四个基本步骤:

(一) 设计(design)

在进行医学研究工作之前,首先要制定一个完整全面的设计。一个完整的医学研究设计除了应当包括根据医学专业知识进行周密的考虑和设计以外，还必须根据统计学的基本原理和方法结合研究课题的特点进行周密的统计研究设计，二者的有机结合才是一个完整的医学研究设计。

统计研究设计可按照在研究过程中是否对研究对象进行干预分作调查研究设计和实验研究设计。

若研究者旨在客观地描述研究总体，未加任何干预措施，例如调查了解某地的学龄儿童的缺铁性贫血的患病率、某地新生儿畸形的发生率、某地高血压的患病率、某地性病、艾滋病的传播特点等，其目的在于了解某一事物的实际情况，如疾病的危害程度，以便为防治和研究这些疾病提供依据，这属于调查研究设计。

试验研究是研究者根据研究目的主动加以干预措施，控制非试验因素的干扰，并观察总结其结果，回答研究假设所提出的问题。例如研究苦瓜提取液是否具有降低大白鼠血糖浓度作用，首先可将若干条件相近的大白鼠随机地分配入两组，分别用苦瓜提取液和生理盐水进行喂养，在试验过程中控制其他因素对试验结果的影响。经过观察总结和分析，得出苦瓜提取液是否具有降低血糖浓度作用的结论。可见，实验研究与调查研究不同之处在于：试验研究中研究者主动加入了干预措施，并根据研究目的加以必要的控制条件。实验研究需要详细阐明研究目的、研究假说、观察对象和观察单位，需要交待收集哪些方面的原始资料以及收集资料的方法、列出拟分析的统计指标以及控制误差和偏倚的措施等等。

（二）搜集资料(collection of data)

医学研究资料的来源很多，主要有病历、研究记录表、调查表或问卷、专题调查与实验资料、实验室各种化验资料、统计报表、年鉴或其他信息来源资料等。

搜集资料时首先按照研究目的，明确目标人群与框架人群，估计样本含量，确定研究对象的基本单位，如基本单位可以是一个患者、一个病例或一个家庭；其次根据研究内容与主要测量指标等，设计调查条目与备查条目，这些条目有些与研究密切相关，有些则作为核查项目，用于质量控制。在科研实践中，可适当多设置一些备选条目，应尽可能多的收集信息。最后根据条目数量，选择合适的填写方式。若需要填写的项目或回答的问题较多，可以采用单一表方式，每表只填写一个研究对象的所有信息；若使用项目较少时，可以采用一览表的形式，一张表格内可以同时填写多个研究对象的信息。

搜集原始资料主要有直接观测与访谈等方式。直接观测是指研究人员直接到现场对观察对象进行观察或测量，收集的数据比较客观真实，如临床研究中体检及实验室资料的收集等；访谈法通过研究对象自己回答问题来收集资料，常见的方式有：①面对面访谈法(face to face)：研究人员在现场，通过研究对象自己填写或口头问答完成数据的收集；②电话访问：研究人员通过电话问答的方式收集信息，但有时会由于电话普及率低、调查内容过多，依从性差，出现较高的失访率；③信访法：以普通邮件或电子邮件的方式，将表格寄给研究对象，填好后寄回。

搜集资料要做到完整、准确、及时。

（三）整理资料(sorting data)

收集的原始数据，需整理归纳后才能用于统计分析。传统的数据整理方法较多，如打孔法、卡片法等。随着计算机的普及，现在大部分的临床研究资料，通过建立数据库，实现了无纸化整理与计算机管理。

收集资料整埋的重要一步就是赋值与定量化过程，对于数值变量资料，如血脂、血糖的含量，本身就已被准确测量，不存在赋值和定量化问题。对于分类变量资料则不然，需要重新赋值，特别是多分类变量资料，如果是有序多分类资料，可根据实际尺度采用等间距赋值（例如，无效为 0，有效为 1，显效为 2，痊愈为 3）；若是无序多分类资料，则不能直接赋值，而采用哑变量方法赋值，例如种族，就不能直接将黄种人定义为 1，黑人为 2，白人为 3。这是因为原来三个种族没有等级之分，而在赋值后却人为地造成级别。

数据的录入与数据库的建立：对收集到的临床研究数据，为方便管理常借助现成的数据库管理软件，如 SAS、SPSS、ACCESS、EXCEL 以及 Visual Foxpro 等建立数据库。

数据库的建立首先是建立二维结构：字段与记录，其中字段又被称为变量，实际反映了研究对象的某种共同属性，需定义字段名，字段属性（如字符型或数字型等）与字段的大小等；而一个记录则覆盖了一个研究对象的所有属性信息（例如患者的年龄、性别、身高、体重、血压等）。

录入数据时，应采取相应的质量控制措施，例如制定录入规范说明，双人双份独立录入等，确保数据录入的准确可靠。

（四）分析资料（analysis of data）

根据研究目的计算有关指标，反映数据的综合特征（又称为综合指标），阐明事物的内在联系和规律。统计分析包括：①统计描述（descriptive statistics）指用统计指标、统计表、统计图等方法对资料的数量特征及其分布规律进行测定和描述。②统计推断（inferential statistics）指如何抽样，以及如何由样本信息推断总体特征问题。

虽然人为地将统计工作分为以上四个步骤，但它们是紧密联系、不可分割的整体，缺少任何一步，都会影响整个研究的结果。科学、周密、严谨的设计是搜集准确可靠资料的保证，准确、完整、及时地搜集资料、恰当地整理资料是统计分析的基础，在此基础上选择正确的方法分析资料才能得出科学的结论。

第五节　统计学的现状与展望

一、当代学者的不同观点

20 世纪 90 年代中期，我国统计学界开始出现“大统计”的提法，主张建立一门包括数理统计学和经济统计学等各类应用统计学在内的大统计学科。这一主张得到不少统计学者的赞同，认为这对于促进各类统计学的共同繁荣和共同发展是有益的。但对于“大统计”的认识，学者们仍存在不同的看法。一种观点认为：“大统计学”就是要将各类统计学完全结合起来，建立统一的学科。另一种观点认为：“大统计学”只是承认不同类型的统计学具有一定的共性，并不是完全否定各类统计学的差异，按照统一的标准去建设大一统的统计学科。世界上确实存在不是以数理统计方法为主要内容的应用统计学。应用统计学与各不同领域的实质性学科有着非常密切的联系，是有具体对象的方法论，因而具有复合性学科和边缘学科的性质。对统计学今后的发展方向，学者们也存在不同认识。一些学者认为：不同类型的统计学最终将完全融合，形成统一的学科，将统计学统一划为理学“是与国际接轨的”，“可使统计学真正成为以概率论和数理统计为基础、多领域应用、多学科交叉的横向学科”。另外一些学者则认为“只有数理统计才是统计”已不是目前国际统计学界的主流观点。当今统计学发展趋势是“统计学与数学的关系越来越远，与计算机科学的关系越来越近，与经济学及其他实质性学科的结合越来越密切。”理论统计学和应用统计学都是统计科学大家族的成员，可以相互借鉴、相互促进、相互渗透、共同发展，但两类统计学特别是其中的经济社会统计学与数理统计学的研究对象不同，理论基础不同，知识体系也有相当大的差异，不能互相取代，不可能也没有必要归并成统一的学科。有趣的是并不只是经济统计学家持有上述观点。已故的我国著名数理统计学家陈希孺院士在就“统计学发展前景展望”答记者问时曾提到：“统计学研究应努力与其他实用学科结合而形成交叉或边缘学科。这一点目前已有一定的表现，如生物统计、医药统计、卫生统计、工业统计、金融统计等，都是当前发展很快的热点”。国际知名的统计学家 C. R. Rao 也提出“统计学基本上是寄生的，靠研究其他领域内的工作而生存。”主张统计学必须与另一门专门的学问相结合，才有可能做出有重要意义的成果。另一位国际知名的统计学家 Huber 甚至认为，统一的统计学将会因为与其他学科结合发展而分裂成许多并行的学科，好比一个大国分裂成一些小国，并把这称为统计学的巴尔干化。对这种趋势，不少统计学家持肯定的态度，并不认为这将导致一般统计学的消亡。统计学与各实质性学科更紧密地结合，并根据各自领域的特点和问题，开发和研究新的统计方法，将推动整个统计学科的发展。一般应寓于特殊应用领域之中，那种抽象地不与实际领域相结合去研究统计的路将越走越窄。

二、不同的学科分类

国内外的权威分类目录对统计学有着不同的分类。原国家技术监督局制定的 GB/T14745-1992《学科分类与代码》中，统计学被作为社会科学下的一级学科。国家教育部现行的大学本科专业目录将统计学作为理学门类下的一级学科（但可授经济学学位或理学学位）。现行研究生专业目录中，统计学被分为若干二级学科，分别列在其他有关的一级学科之下。如经济统计划归应用经济学、概率统计划归数学、流行病与卫生统计划归医学。

从国外一些主要学科分类目录看，如联合国教科文组织制定的国际文献联合会分类体系、美国科研基金会科学和工程研究资助大纲、日本大学学科分类目录、日本文部省学术国际局研究课题分类等，也是采用分设的形式，数理统计归入数学、社会经济领域的应用统计列为社会科学。

由以上可见，统计学确实是一门十分独特的学科。恐怕没有一门学科像统计学这样，在诞生和形成数百年之后，人们仍然在为该学科的性质、内容、发展方向乃至学科分类而争论不休。

三、统计学的发展前景

随着人类社会各种体系的日益庞大、复杂、精密，计算机的广泛使用，统计学的重要性显得越来越大。统计学曾被评为 20 世纪给人类生活带来重大影响的二十项新技术之一，它的应用遍及所有科学技术领域、工农业生产和国民经济的各个部门，是工农业生产和科学技术深层次、高层次管理的重要工具。正因为应用广、成本低的特点，近年来统计学的发展越来越快。

（一）统计理论与方法的创新

统计学的生命力就在于应用，应用为统计学的发展赋予活力。异方差性时间序列问题研究、离散多元统计分析研究、数据挖掘理论研究、异常数据诊断的研究、非参数理论与方法的研究、抽样与非抽样误差理论的研究等依然是统计理论研究的热点。新经济对统计理论与方法提出更高要求，如何适应网络时代统计数据的收集，空间遥感技术的运用等都为统计理论提出新挑战，统计工作者必须创新出适合各种复杂类型数据的统计方法，才能适应实践的需求。

（二）空间统计学理论与应用

空间统计学是统计学发展的一个新领域，主要指运用遥感技术进行国土资源的测定，农业和林业、海洋生物、环境生态的观测。这种观测数据通常表现为网络形式，而且这些数据受到大气效应、观测工具等诸多因素的影响。空间统计学的应用在于针对这种特殊的数据，研究误差控制、数据处理、模型建立、统计推断。

（三）统计学与计算机技术的紧密结合

信息技术与计算机技术的发展是推动新经济发展的主要动力。没有计算机的发展就没有统计方法的普遍有效应用。计算机技术的飞速发展为统计学方法的应用带来挑战和发展的机遇。统计数据的收集如何有效借助网络技术，统计调查方法如何适应现代信息技术，统计数据处理如何深入都将成为研究的热点问题。

（四）生命科学与生物技术中统计方法的应用

21 世纪生命科学中将有大量与生命科学相关的研究要借助统计方法与技术，这个领域的学者将大有作为。21 世纪医学领域的科技创新，将使许多不治之症得到解决，生物制药将在医学领域大放异彩，统计学方法在生物制药技术中的广泛应用将是不争的事实。在应对生化恐怖袭击的安全措施决策中，统计学也将发挥重要作用。

（五）统计学在国家经济安全与金融、保险领域的应用

国家的经济安全及其金融危机的防范问题是中国改革开放中必须高度重视的问题。国家经济安全、金融危机的预警系统的研究是与统计学方法紧密联系的研究热点，投资项目的风险管理研究也将依赖统计学者去研究解决。

（六）统计学在社会、人口、教育、环境等领域的应用

社会的发展、人口的控制、教育结构的调整与发展、环境的保护等领域存在着大量亟待研究的问题，统计学方法是定性与定量研究的有力工具。统计学方法在这些领域将会有广阔的应用前景。

可以认为，未来统计学专业将与其他学科交互发展，让统计学专业更具广阔发展前景。现代科学发展已经出现了整体化趋势，各门学科不断分化又不断综合，已经形成一个相互联系的统一整体。各学科之间研究方法的渗透和转移已成为现代科学发展的一大趋势。统计学将与经济学、医学、管理学、金融学等学科更紧密地结合。模糊论、突变论及其他新的边缘学科的出现，为统计学的进一步发展提供了新的科学方法和思想。将一些尖端科学成果引入统计学，使统计学与其交互发展，将成为未来统计学发展的趋势。统计学一定会有一个令人振奋的发展前景。

第六节 统计学的学习目标与方法

一、基本概念、方法与技能

统计学基本概念已经频繁地出现在医学文献中。例如，为了说明人群中某个参数的大小，一般应报告一个置信区间（confidence interval）及其置信水平（confidence level）；为了说明两种药物的疗效不同,应进行统计检验(statistical tests)、并报告检验统计量及其相应的 P 值(P value),否则,文章就不得发表;为了说明两种药物的疗效差别不大,应说明等效性界值,并进行等效性检验(equivalence test),否则,"等效"就没有根据;为了申请科研基金,应报告所需样本量(sample size)及其估算依据,否则申请书便属不合格。统计学的许多基本概念已经成为医药卫生专业人员基本素质的标志,读者必须正确理解。常用的设计方法和经典的统计方法,诸如 t 检验(t test)、χ^2 检验(chi square test)、非参数检验(nonparametric test)、简单回归(regression)与相关(correlation)、流行病学常用统计分析方法等等,都是分析医学数据的基本方法。单纯知道它们为何物还不够,必须了解这些方法所需的设计、适用的条件和结果的解释。尤其是应知道当经典方法适用条件不满足时怎么办。

关于与概念有关的简单计算,读者需要具体实践一番,有助于体验精神实质,加深基本概念的理解。但各计算公式并不用死记硬背,能够通过查阅课本或文献解决实际问题即可。至于复杂一些的统计方法,对读者的要求是:通过计算机和统计软件完成所学统计方法的计算;命令计算机输出所需结果;并结合专业背景解释、表达结果。

二、教与学的方法

前面提到,统计学不是数学,不能像数学教学那样着重证明和推导,也不能像数学学习那样单纯钻理论、做习题;应用是学习卫生统计学的根本目的,学了不会应用是最大的失败。另外,卫生统计学也不是医学,不能像医学教育那样要求记忆许多细节,也不能像医学学习那样事事眼见为实。卫生统计学没有太多的内容需要背诵,理解基本概念并能够具体应用才是根本。

统计学概念与原理并非神秘莫测,它来源于现实生活,要结合生活经验、医学实践来教与学。例如,摸球实验就是二项分布生动的背景,把黑球和白球看作有病和没病;在同一个口袋里摸球,有人摸到黑球,有人摸到白球,就好像在相同的条件下,有人得病,有人不得病;摸到黑球的总数和得病的总人数是不确定的,但其分布却是有规律的,即二项分布。对于每一个重要的概念和原理,教师和学生都要尽力与一两个实例联系起来,借助实例来理解一般规律。

与物理、化学、生物学实验在教学中的作用一样,统计学实验也是帮助医药卫生专业人士学习统计学的好办法。例如,从正态分布的总体抽样,得到 100 份样本、100 个样本均数、100 个 95%置信区间,学生自然会发现,有 5 个左右的区间没有覆盖真正的总体均数,从而理解 95%置信水平的含义。利用软件模拟,在教师的指导下,学生主动地观察一些现象,必能感受到统计学也是生动有趣的,其理论是看得见、摸得着的。

近几十年,国内外经常有人调查公开发表的医药卫生论文中的统计学错误。有趣的是,出现错误的频繁程度并不随时间下降。粗略地估计,70%左右的文章有统计学错误;其中,70%的错误出在初等的、基本的统计学方法,30%的错误出在高等的、复杂的统计方法。论文中的统计学错误是学习统计学极好的反面教材。教师应利用实际案例帮助学生了解容易出错的内容,鼓励和组织学生到公开发表的医学论文中寻找统计学方面的缺陷与错误,自行点评,从正反两个方面学习和运用所学的统计学理论与知识。

学习卫生统计学课程并不要求医药卫生专业人士都成为统计学专家,而是希望他们了解统计学的重要性,既懂得运用统计学和咨询统计学家为各自的工作服务,又能看懂、理解和正确解释统计分析的结果。相信,如果我们有恰如其分的目标、有适宜的方法去教和学,大家将来一定能学好卫生统计学。

(陈青山　安胜利)

第三章

环境卫生学

第一节 环境卫生学的形成与发展

公元前五世纪，希腊希波克拉底曾写了“论空气、水和土壤”，涉及到外界环境因素对人类健康的影响和有关疾病预防等方面的论点。在中世纪，欧洲进入了黑暗的封建统治时代，连卫生学最初的一些萌芽，也随之衰败，留下了很高的患病率和死亡率的记载。到产业资本主义发展时期，资本家为了发展工业和城市交通，拆除了许多住宅，使贫民区更拥挤，生活卫生条件非常恶劣，以至成了很多传染病（如霍乱、伤寒以及其他严重危害人民生命的疾病）的发源地。到 19 世纪后半期，这些疾病随着空气和水源的污染，逐渐地传播开来，加上当时日益发展的工人运动，迫使统治阶级不得不采取一些必要的和急需的卫生措施。如建设上下水道，进行住宅调查，重新规划住宅街坊等。随着物理学、化学、细菌学等的发展，促使了当时的卫生学家如 Parks、Pettenkofer、Rubner 等，运用自然科学理论的成就，研究并阐明了空气、土壤、水、住宅对人民健康的影响。提出了新的迫切需要解决的关于外界环境对机体影响的问题。在这些自然科学和社会科学论点的基础上，卫生学比以前各个时期是有了一些发展，但它的发展是非常有限的。特别是为广大群众服务的环境卫生学受到更大的限制。当时，环境卫生学还没有成为一门独立的学科。自 20 世纪 70 年代开始，前苏联医学科学院一般卫生和环境卫生研究所在 1980 年曾召开专门的会议讨论“环境保护的医学——生物学问题”，环境卫生学问题在全苏的“环境卫生学科学基础”委员会上也得到充分反映，形成了新的环境卫生学。强调加强机体与环境相互关系的基础研究，使环境卫生学得到了进一步的发展。20 世纪末期，环境卫生学成为独立的学科，在内容上、工作上和观点上都有了新的贡献，增加了城市规划卫生、大气卫生防护以及预防性卫生监督等。在方法上，越来越多地应用生理学、卫生毒理学的实验，并特别重视外界环境因素对人体高级神经活动的影响。

在祖国医学和其他有关学科的宝库中，我国古代的科学家们在环境卫生学方面已有很多贡献。我们的祖先早就认识到人类的疾病和健康与环境因素有密切的联系，并在实践中创造了许多保护和改善环境因素、保障人体健康的卫生措施。《诸病源候论》对内外环境致病因素及其危害的分析极为系统和精辟；散在于其他古医籍中关于住宅卫生、饮水消毒及水源卫生防护及粪便垃圾处理等方面知识的记载也很丰富。人类对人与环境因素相互作用的对立统一关系的认识，以及基于这种认识为保护和促进人体健康而采取的改善环境卫生条件的措施，就是环境卫生学的萌芽。

很久以前，人们就已认识到水源清洁与否、水质好坏与人体健康关系十分密切。在4000多年前，我国即开始凿井而饮，并建立浚井、修井和澄清井水的制度，订立护井公约，建立定期改水(即浚井)的制度。明代在北京修建的大明豪(下水道)至今已有五六百年，仍能使用。河南淮阳发掘4000多年前的古城遗址，发现有陶质排水管道。《后汉书·礼仪志》载有"夏至日浚改水，…可以去温病"。《吕氏春秋》中对水质成分与健康的关系有更深刻的阐述，"轻水所，多秃与瘿人；重水所，多尰与躄人；甘水所，多好与美人；辛水所，多疽与痤人；苦水所，多尪与伛人。"我国人民早就知道饮用开水的好处，宋代庄绰特别强调"纵细民在道路，亦必饮煎水"。3000年前商代已使用扫帚，城市垃圾已经采用挖穴掩埋的方法处理；汉代已利用垃圾、粪便堆肥，用于农业生产。《礼记》有"鸡初鸣……洒扫室堂及庭"的记载，说明我国古代人民对住宅清扫及废弃物清扫，很早就已重视了。后汉书《张让传》记载："灵帝三年，毕岚创造翻车和渴鸟"(即洒水车等)，这是古人防止空气污染影响健康的具体措施。我国古代人民对城市规划布局、住宅与健康的关系也有较深刻的认识。从很早的穴居、巢居演进为土石砖木结构，居住条件有了极大的改进，同时对建筑基地的选择也很注意。周代已有城市规划的初步概念，采用了前朝后市，左宗右社的制度，按功能划分行政区、商业区、宗庙区和住宅区，并注意选择地形、建筑方位、寻求水源、引水灌溉等卫生问题。汉代刘熙《释名》载："宅，择也，择吉处而营之也。"《左传》载有："薄水浅，其恶易觏，……土厚水深，居之不疫"。晋代张华《博物志》载："居无近绝溪、群家、狐蛊之所，近此则死气阴匿之处也"。这些说明住宅建筑必须选择合适的地点，住宅要远离积水和墓地等不合卫生的地点。在住宅布局上古人还注意到日照、空气流通、绿化以及防寒、防暑等卫生保健措施。在2000年前已认识到人体与环境之间的辩证统一关系。《黄帝内经》中提出："人与天地相参，与日月相应"的观点。这里的"天地和日月"就是泛指自然环境，"相参和相应"就是指相互关系，说明了人与自然环境之间的对立统一关系，有着密不可分的联系。由此可见，我国古代在环境卫生理论和实践上积累了很多经验，但受当时低水平科学技术的限制和社会制度的障碍，环境卫生学方面的许多知识和经验根本无法得到进一步发展和提高。

社会条件对环境卫生科学发展起决定性作用。新中国成立以前，由于长期的封建统治，限制了环境卫生学的发展，环境卫生事业相当落后，城乡卫生状况极差。我国自1879年建设首座自来水厂到1949年新中国成立，70年间全国仅72个大城市建有自来水厂，日供水量240万吨，管网总长6589km，只供给外国租界和大的工商业区约962万人饮用，而广大劳苦大众饮用水状况异常恶劣。特别是在鸦片战争以后，城乡环境卫生条件和工厂矿山的劳动条件极为恶劣，传染病、寄生虫病、地方病和职业病等严重地威胁着人民的健康，环境卫生科学根本不可能受到应有的重视，环境卫生工作进展十分缓慢。自18世纪以来，资本主义大工业和私有制给人民带来了恶劣的劳动和生活条件，车间里、矿井下的毒气弥漫和粉尘飞扬，居住拥挤和饮食质量低劣，造成了职业病及传染病的流行。城乡环境卫生条件也极为恶劣，特别是小城镇和农村的住房矮小、阴暗、潮湿，居住拥挤，采光通风不良，有的甚至人畜共居，没有自来水和下水道，水源大都遭到严重污染；当时居民住宅与工厂犬牙交错，完全不符合卫生要求，更谈不上城乡建设规划；致使各种传染病和寄生虫病广泛流行。当时，虽然少数医学院校也开设有公共卫生课程，但环境卫生只占其中小部分内容；同时，由于环境卫生工作得不到政府的重视和支持，战争频繁，难以开展环境卫生工作。根本不可能形成完整的环境卫生学体系，环境卫生工作也根本不可能得到发展。

解放以来，我国部分医学院校设立了预防医学专业，环境卫生学开始成为一门独立的学科，并成为预防医学专业学生学习的一门专业课程。早在20世纪50年代初，我国各医学院校普遍建立了卫生学教研室，在总结自己的丰富实践经验的基础上，积极学习国外的先进经验，于1955年在全国第一次开设环境卫生学课程。从1952年起，在全国范围内开展了群众性爱国卫生运动，有效地改善了我国城乡环境卫生面貌。1953年以来，我国又建立了各级卫生防疫站等专业机构，大力开展"改水"、"管粪"及大气、水体等的监测、监督工作；这些工作实践和经验充实了环境卫生学的内容。同时，引进并采用国外的环境卫生标准。卫生工作者从预防疾病、增进人群健康出发，采取了一系列的措施，开展了各种卫生工作，促使环境卫生学的理论、内容和研究方法不断充实和完善，逐步形成了有我国特色的环境卫生学。随着环境卫生工作的开展，通过大量的调查研究和科学实验，我国现已制定切合国情的环境卫生标准，并已成为环境卫生学的重点研究内容。19～20世纪，现代化学工业和原子能工业有了迅速的发展，增加了废水、废气和废渣的排放，造成环境污染，影响人类健康。这些新的问题推动了人类对环境因素与健康关系的研究；科学技术的发展，也增加了人类与环境中各种有害因素进行斗争的能力和手段。适应这种工农业生产发展的新形势，环境卫生学研究的领域无论在广度上和深度上都有了极大的发展。政府和卫生部门发布了一系列有关环境卫生的法规、条例及办法，使环境卫生工作更加科学化、规范化和法制化，对推动环境卫生事业和环境卫生学的发展，保护和增进人民健康，促进社会主义现代化建设起到重要作用。

通过50多年的学科建设，特别是近10多年来的建设与发展，为环境卫生学课程的建设奠定了较好的基础。目前，我国的环境卫生学从科研、教学到实践已形成了一个较完善的体系。全国绝大多数医学院校的公共卫生学院（或预防医学系）和中等卫校的预防医学专业设有环境卫生学教研室（组）；中国疾病预防控制中心设有环境与健康相关产品安全所和农村改水技术指导中心。在我国环境卫生学发展过程中，通过召开多次全国环境卫生学学术会议，对推动我国环境卫生学和环境卫生事业的发展起了一定的作用。主要表现在研究对象和范围的扩大。如从单纯的研究生物因素扩大到对化学和物理因素的研究，从单一的宏观流行病学调查扩展到宏观调查结合实验室微观研究，以及应用现代毒理学的研究方法和技术开展污染物的远期危害研究和多种环境因素的联合作用研究。近年来，环境污染问题已引起重视，随着生命科学和环境科学的发展及分子生物学技术在环境卫生学中的应用，人们得以从分子水平上深入探讨环境与健康的关系。特别是生物标志的建立和应用以及分子流行病学的研究进展，为评价人群罹患环境相关疾病如环境肿瘤的危险性提供了新的方法。在探讨污染物的毒作用机制中，从过去的整体、器官和系统水平逐步深入到当前的细胞、蛋白质水平乃至基因水平。随着人类基因组计划的顺利实施和环境基因组计划（environment genome project）的启动，从环境因素易感性的基因和人群易感性着手，对深入认识环境暴露与健康危害的关系，开展高危人群的筛查、更经济有效地进行预防工作具有十分重要的意义，是环境卫生学极其重要而又非常前沿的课题。环境基因组计划的实施有效推动了环境应答基因（environmental response gene）的多态性研究及环境-基因交互作用对疾病发生影响的流行病学研究。这不仅是环境卫生学研究方法的更新，更是学术思想上的飞跃，必将为环境卫生学的发展提供新的机遇。1992年联合国在巴西里约热内卢召开的国际环境发展会议上"可持续发展"战略以及"清洁生产"和"生态系统健康"新概念的提出和实施是减少环境污染、保护人类健康的明智之举。清洁生产是指能够节约能源、减少资源消耗，有效预防和控制污染物和其他废弃物生成的工艺技术过程，包括清洁的能源、清洁的生产过程和清洁的产品；可持续发展是指国家的社会和经济发展不仅应满足当代人的需要，而且不应损害子孙后代的发展需要，使自然资源与生态环境持续发展，达到经济与环境的协调发展。可持续发展的策略强调充分利用不可再生作用（包括清洁的环境）。生态系统健康（ecosystem health）是指具有活力、结构稳定和自调节能力的生态系统，是生态系统的综合特性。生态系统健康是实现可持续发展的重要前提，只有健康的生态系统才能为人类持续提供良好的生态系统服务功能。健康的生态系统是人类生存和发展的物质基础，也是人类健康的基础。保持和维护生态系统的结构、功能的可持续性，修复生态系统的创伤，重建已破坏的地球生命支持系统，实现生态系统健康是环境工作者和环境管理部门今后的重要任务。随着全国环境卫生工作蓬勃发展，环境卫生学的理论、内容和研究方法将得到不断充实、深化和完善。

第二节　环境卫生学的范围和内容

一、环境卫生学的定义

环境卫生学（environmental hygiene/environmental health）是预防医学与环境科学相互结合的学科，并与许多学科有着密切的联系，涵盖领域比较广阔。它与环境医学、环境科学、环境管理学、环境毒理学及环境流行病学等学科互补渗透。近年来，环境医学模式的转变对环境卫生学的发展产生了深远影响，使环境卫生学研究向更高层次发展。环境卫生学是研究自然环境（nutural environment）和生活环境（living environment）与人体健康的关系，阐明环境对人群健康影响的发生和发展规律，为制定环境卫生标准提供卫生学依据，并研究利用有利于健康的环境因素，控制或消除有害因素，提出卫生要求和对策，并积极创造良好的生活环境，预防疾病，增进人体健康，提高整体人群健康水平的科学，是预防医学的一个重要分支学科、也是环境科学的重要组成部分，是预防医学专业的必修课程。环境卫生学应用医学科学的基本理论、技术和环境科学及有关分支科学的新成就、新方法来系统地研究环境因素对人群健康的影响，特别是由于社会生产、人类集居所形成的环境污染与健康的关系，阐明其发生发展规律，以及如何消除和控制这些影响，在保护环境、保障人民健康和促进经济可持续发展中起着重要作用。

二、环境卫生学的研究对象和范围

环境卫生学是一门具有广泛理论基础和实践性很强的学科，研究领域比较广阔，且与许多学科联系密切。在"预防为主"的卫生工作方针指导下，它从人体与环境辩证统一的观点出发，应用生物学、物理学、化学、微生物学等学科的基本理论和技术，了解、监测外界环境中有害因素的性质与数量；应用生理学、生物化学、病理学、毒理学、临床医学和环境医学等学科的有关知识和手段，阐明机体在外界环境影响下所发生的各种生物学效应；运用流行病学、社会医学、卫生统计学的知识和方法，了解和评价有关因素对人群健康的影响；熟悉人口学、气象学、水文地质学、建筑工程、给排水工程等方面的知识有助于了解环境因素的变化及其与环境科学的联系。

环境卫生学的研究对象是人群及其与人群生存、健康密切相关的环境，包括自然环境（大气、水、土壤等）和生活环境。阐明机体与环境间的相互作用是环境卫生学的基本任务。环境（environment）是一个很大的范畴，它包括了一切客观存在与人类生存有关的自然的以及社会的条件。WHO给"环境"的定义是"在特定时刻由物理、化学、生物及社会的各种因素构成的整体状态，这些因素可能对生命机体或人类活动直接地或间接地产生现时的或远期的作用。”对于人类而言，环境一般是指围绕人群的空间及其中可以直接或间接影响人类生存和发展的各种因素的总体。这个系统由多种环境介质（environmental media）和环境因素（environmental factors）所组成。环境介质是不依赖于人们的主观感觉而客观存在的实体，一般以气态、液态和固态三种常见的物质形态存在，是指大气、水体、土壤（岩石）及包括人体在内的一切生物体，具有能维持自身稳定状态的特性，对外来的干扰具有一定的缓冲能力，但当外来干扰的强度与频率超过环境介质的承受能力时，其结构、组成乃至功能就会发生难以恢复的改变；环境因素依赖于环境介质的运载作用，或参与前者的组成，直接或间接与人体发生关系，是介质中的被转运体或介质中各种无机和有机的组成成分。

作为以人类为主体的客观物质体系，环境具有整体性、区域性、变动性等最基本的特性，是一个复杂的体系。人类通过自己的行为可以促进环境的良性发展，也可能导致环境的恶化。认识和把握环境的这些基本特性是正确处理人与环境相互关系的前提。环境的概念随着分类方法不同而异。按环境是否受过人类活动的影响，可分为原生环境（primary environment）和次生环境（secondary environment）；按环境要素的属性，可分为自然环境（natural environment）和社会环境（social environment）；在我国1982年颁布的《中华人民共和国宪法》中，以人类与环境相互作用的性质和特点把环境分为生活环境（living environment）和生态环境（ecological environment）。在环境卫生学的范畴内，一般把环境狭义地限定为自然环境和生活环境。社会环境由政治、经济和文化等社会因素构成。自然环境是指围绕着人群的空间及其中可以直接或间接影响到人类生活、生产的一切自然形成的物质、能量的总体。环境卫生学应更关注人类的自然环境，着重研究自然环境与人体健康的关系。生活环境是与人类生活关系密切的各种自然的和人工的环境条件，如居住、工作、娱乐环境和社会活动环境以及有关的生活环境因素（如家用化学品）等。生态环境是与人类生存和发展有关的生态系统所构成的自然环境。生活环境与生态环境难于截然划分，从广义上讲，生态环境可包括生活环境。相对于生活环境而言，生态环境对健康的影响可能更间接、更宏观、更复杂、更深远。

（一）自然环境

在地球形成的过程中，重力把不同密度的物质分开，密度最小者在顶部，密度最大者在底部，使空气、液态水和岩石以同心的层状排列，构成了大气圈（atmospheric sphere）、水圈（hydrosphere）和土壤岩石圈（lithosphere）三个基本圈带。随后，在大气和海洋，以及大气和固体陆地表面之间的交接面上产生了生物，生物的长期繁衍形成了生物圈（biosphere），这些共同组成了人类的自然环境。大气圈主要指围绕地球周围的大气层，可划分为对流层、平流层、中间层、逸散层。在平流层中，形成了特有的臭氧层，它能吸收太阳辐射中具有对生物强烈杀伤力的短波紫外线，保护地球表面的生物得以生存。大气水、海水、陆地水共同构成了水圈。当某种水体（如河流）受到污染，污染物将会通过水循环而进入大气、土壤、食物和人体。水圈中淡水仅占水圈总量的0.2%左右，其中一部分已遭到较严重的污染而不能供人饮用。水环境污染已成为世界上重要的环境问题，饮水短缺已成为世界某些地区的严重危机。地壳主要由岩浆岩和沉积岩层构成。不同地区岩石类型不同，其组成和溶解度的差异很大，它对不同地区成土母质、生物生长和水圈水质（特别是地下水）有很大的影响。例如当某地区地下水流经含高氟矿床或氟基岩时，地下水含氟量会明显增加，而成为地方性氟病的病因。土壤是岩石经过风化作用和生物作用而形成的地表疏松层，是联系有机界和无机界的重要环节。当土壤受到污染时，可能通过生物富集(bioconcentration)、水分蒸发和渗透使污染物向植物、大气及水体转移。生物圈是指地球上所有生命物质及其生存环境的整体。生物圈的形成是生物界与大气圈、水圈和土壤岩石圈长期相互作用的结果。在不同的环境下，环境对生物的繁衍和发展产生不同的影响，形成不同的生物群落类型。同时，生物活动又以各种方式对所生存的环境产生重要影响。研究自然环境与人类健康的关系是环境卫生学科主要关注的内容。

(二) 生态环境

生态环境以人为主体，由其他生物和非生物所构成的生态系统组成。人体与其环境中的物质进行着正常的交换，以维持人体生理、生化和代谢功能，得以正常生长发育和从事各种生产、生活活动并繁衍后代。人类以开发自然资源和生产产品的形式，从生态环境获得物质和能量，又以消费活动的形式将废弃物释放到环境中。从而构建成了一个庞大的、结构复杂、功能多样、因素众多并具有高度协调和适应能力的人类生态系统。

生态系统(ecosystem)是指生物群落与非生物环境所组成的自然系统。是生物圈内能量和物质循环的一个功能单位，任何一个生物群落与其环境都可以组成一个生态系统。例如池塘、森林、湖泊等自然生态系统和城市、矿区等人工生态系统，无数小生态系统组成了地球上最大的生态系统即生物圈。生态系统的生物，可根据其发挥的作用和地位分为生产者(producer)、消费者(consumer)和分解者(decomposer)。食物链(food chain)是一种生物以另一种生物作为食物，后者再被第三种生物作为食物，彼此以食物连接起来的锁链关系。它是生态系统中维系生物种群间物质和能量流通的渠道和纽带，也揭示了环境中有毒污染物转移、积累的原理和规律。环境污染物可通过食物链产生生物放大作用(biomagnification)，使某些食物中的污染物浓度比环境介质高达千倍、万倍，甚至几十万倍。例如水体中有机氯农药DDT，经过水体内各级水生生物的食物链，在肉食鱼脂肪中的含量比水体中浓度增大了8.5万倍。水俣病、痛痛病等世界上已经确认的环境公害病，都与食物链的生物放大作用有关。

(三) 环境因素

无论自然环境还是生活环境，它们都是由各种环境因素组成的综合体。环境因素按其属性可分为物理性、化学性和生物性三类。人类的自然环境是人类生存的必要条件，与人类的健康密切相关。自然环境不断赐予人类维持生命的必需物质，同时为人类提供保持健康的诸多自然条件。在人类的自然环境中存在着大量对健康有利的因素，如清新的空气、洁净的水源、适宜的日光照射、微小气候、土壤、绿化等，都有益于健康。但是，自然环境不是专为人类设计的“伊甸园”，在自然环境中，存在不少对健康不利的因素，如各种地质和气象灾害，不良的气候和天气条件，有毒有害的动物、植物，天然有害化学物质，地表化学元素分布不均，天然放射性物质和致病微生物等等。生活在一个清洁、卫生、安静、舒适的环境中，有利于健康。如果城镇缺乏合理规划和布局，人口密度过高、居住拥挤、日光照射不足、阴暗潮湿、空气污浊、通风不良、水源污染、噪声喧闹等不良环境条件，则有害于健康，这是造成某些疾病的重要原因。深入研究这些因素与健康的关系，是环境卫生学的基本任务之一，也同样是环境卫生学长期关注的问题和研究的课题。

1. **生物因素**(biological factor) 生物因素主要指环境中的细菌、真菌、病毒、寄生虫和变应原等。生物圈中各种生物在相互依存、相互制约之中生存。某些生物可以成为人类疾病的致病因素或传播媒介。在人类历史上，病原微生物引起的霍乱、伤寒、鼠疫等传染病曾经严重威胁着人类的健康。许多昆虫和动物在传播某些人类传染病方面也有重要作用。有些生物可产生毒素，通过一定方式和人类接触也能造成危害，如毒蛇、毒蜂咬伤，误食河豚，接触某些有毒植物等。当环境中的生物种群发生异常变化或有生物性污染时，对人体健康将造成直接、间接或潜在危害。近年来发现的由隐孢子虫（cryptosporidium）囊污染水引起的一种介水传染病，临床症状主要为腹泻，1987 年在美国佐治亚州某地曾发生过流行，在 64 900人中有 13 000 余人发病；1993 年在美国威斯康辛州暴发流行，发病 40.3 万人，4000 余人住院，112 人死亡。2002 年起源于我国，流行于 32 个国家或地区的严重急性呼吸综合征（severe acute respiratory syndrome，SARS）有 8422 人患病，死亡 919 人。不论是发达国家还是发展中国家，生物性水污染引起的健康危害时有发生，因此，研究生物性污染引起的疾病（特别是介水传染病）及其防治措施，仍将是环境卫生学研究的重要内容之一。

2. **化学因素**（chemical factor） 生物圈中空气、水、土壤等自然条件都是由比较稳定的化学组分构成的，这种相对稳定的环境是保证人类正常活动所必要的条件。由于人为的或自然灾害等原因，特别是人类生产和生活活动排入环境中数量繁多的各种化学污染物，可使空气、土壤、水及食物的化学组成在一定范围内发生变化。如用含镉废水灌溉农田，水稻吸收水中的镉，可使米中含镉量显著增多。洪水、地震等自然灾害，也可使局部地区的空气、水、土壤的化学组成发生很大变化。

人类环境中的化学因素成分十分复杂、种类繁多、数量巨大。仅有机化学物就有 10 万种以上可持续进入环境，其重量每年达 3 亿吨。全世界在水中检测出的有机化学污染物共约 2221 种，美国环保局从自来水中检出约 765 种。其中 20 种为确证致癌物（recognized carcinogens），26 种为可疑致癌物（suspected carcinogens），18 种为促癌物和辅癌物（tumors promoters and concarcinogens）、48 种为 Ames 试验致突变物。此外，饮水加氯消毒产生的氯化副产物如三卤代甲烷等具有明显的致突变性，使得人们对加氯消毒后的饮水致突变/致癌性的危害忧虑有所增加。环境中如此多的有害物质可通过多种途径在环境中迁移转化，进入人体影响健康。由于不同环境污染物的理化特性、生物学效应、进入途径、接触时间和强度以及人体本身状况等的不同，可对人体健康产生各种各样的危害，包括急性中毒、慢性危害、远期效应等，甚至造成公害病。近年来，研究发现的一些环境内分泌干扰物（environmental endocrine disruptors）如二噁英等，可对人体的内分泌功能造成严重的影响，目前已成为环境卫生学研究领域的一个热点。由于受人群易感性（susceptibility）如年龄、性别、营养状况、遗传特征、健康情况等多方面的影响，即使在相同的暴露条件下，不同个体受环境污染物的影响差别较大。例如婴幼儿和老人对环境有害因素的作用往往有更高的易感性。1952 年伦敦烟雾事件期间，年龄在 45 岁以上的居民死亡人数为平时的 3 倍，1 岁以下婴儿死亡数比平时也增加了 1 倍。

根据环境化学污染物进入环境后其理化性质是否改变，可将污染物分为一次污染物（primary pollutant，亦称原生污染物）和二次污染物（secondary pollutant，亦称次生污染物）。一次污染物是指由污染源直接排入环境，其理化性状未发生改变的污染物，如二氧化硫，一氧化碳等；二次污染物是指有些一次污染物进入环境后，由于物理、化学或生物学作用，或与其他物质发生反应而形成的与原来污染物的理化性状和毒性完全不同的新的污染物。如汽车废气中的氮氧化物（NO_x）和碳氢化物（HC），在强烈的日光紫外线照射下所形成的光化学烟雾，其成分包括臭氧、过氧酰基硝酸酯（PANs）和醛类等多种复杂化合物。工业废气中的 SO_2 经氧化可变成 SO_3。人们发现，许多环境污染事件的污染物常包含一次污染物和二次污染物。2000 年 1 月 30 日，罗马尼亚境内一处金矿污水沉淀池，因积水暴涨发生漫坝，10 多万升含有大量氰化物、铜和铅等重金属的污水冲泄到多瑙河支流蒂萨河，造成河鱼大量死亡，河水不能饮用。2005 年 11 月 13 日，中石油吉林石化公司双苯厂发生爆炸，苯类污染物流入第二松花江，造成松花江发生重大水污染事件。

3. **物理因素**(physical factor) 物理因素主要包括小气候、噪声、非电离辐射和电离辐射等。小气候(microclimate)是指生活环境中空气的一些因素，包括温度、湿度、气压、风速和热辐射等多种要素间的变化，阳光中的电磁辐射线以及天然放射性元素产生的电离辐射线等物理因素均与人类生活和健康有密切关系，可对机体热平衡产生明显影响。

不同时间尺度的气象变化可能产生不同的健康效应。多日的恶劣天气可使人体组织或器官的功能发生障碍，如高温引起中暑、寒冷诱发心肌梗死等疾病，或降低人的免疫力。较长期的季节变化对健康会发生重大影响，慢性病病情加重，甚至导致死亡。世界上大多数地区冬季死亡率均高于夏季。广州冬季死亡数相当于夏季的 118%。老人死亡高峰都在冬季，英国和日本 1 岁以下婴儿的死亡高峰在 9 月。气候异常往往为病原体及其传媒提供了孳生和蔓延的条件。疟疾、黄热病、登革热、流感和流脑等的流行均与其天气或气候背景有关，呈现出明显的季节性。例如：呼吸道感染、麻疹等冬春季多见；伤寒与副伤寒在 5～9 月(华南)或 8～11 月(华北)多见；枯草热病在 4～5 月和 9～10 月多发。

随着工农业生产的发展，环境的某些物理状态同样可能因污染而发生异常改变。电离辐射(ionization radiation)如放射性物质的人为污染，某些建筑材料中含有较高的放射性物质，可使室外或室内环境中电离辐射强度增大，引起神经系统及消化系统症状，远期效应如诱发肿瘤等。非电离辐射(nonionizing radiation)包括射频辐射、微波、红外线、可见光及紫外线。强度大时，射频辐射引起机体神经系统、心血管系统等变化。紫外线具有极强的杀菌作用，对机体有抗佝偻病作用和红斑作用，并能提高机体免疫水平；照射过度可引起日光性皮炎、眼炎、甚至皮肤癌等疾病。红外辐射(infrared radiation)扩张皮肤毛细血管，形成永久性色素沉着；强烈照射可致灼伤、角膜损伤、白内障。微波和激光可对眼、皮肤、神经、生殖、免疫功能等多个系统产生影响。机器运转和交通运输产生噪声和振动，对人体的听觉、正常的工作、学习及睡眠和神经产生明显影响。工业冷却水排入江河所造成的热污染等，都可使环境的某些物理状态发生变化。

(四) 原生环境和次生环境

根据环境是否受过人类活动的影响，又可分为原生环境和次生环境。原生环境是指天然形成的，未受或少受人为因素影响的环境。其中存在着多种对机体健康有利的因素包括清洁的、具有正常化学组成的空气、水、土壤等。但有些原生环境也会对人体健康产生不利的影响。如由于地理地质原因，造成表面化学元素分布的不均匀性，某些地区的土壤、水、农作物中一些微量元素过多或过少，使得生活在该地区的人群长期饮水、摄食后，导致体内出现相应元素的过多或过少，最终引起某些特异性疾病如碘缺乏病等，称生物地球化学性疾病(biogeochemical disease)。这类疾病发病特点具有明显的地区性，故又称为地方病。青石棉是一种确定的人类致癌物，青石棉裸露矿造成的自然环境污染，可引起间皮瘤发病和死亡率增加。云南大姚县环境青石棉污染区间皮瘤死亡率达 232.3/(百万人·年)，而对照区间皮瘤的死亡率仅为(1～2)/(百万人·年)。火山爆发、地震等自然现象也会给人类带来巨大灾害。次生环境是指在人为活动影响下形成的环境。人类在改造自然环境及开发利用自然资源的过程中，在不断向自然环境索取中破坏了自然的平衡，在不断向自然的排泄中，造成了严重的环境污染等一系列难以克服的问题。

人类在长期的生活和生产活动中，不断利用自然环境因素，以适应自身的生存和发展；同时也不断排放生活污水、垃圾、粪尿以及工业废气、废水、废渣污染环境。随着人口的迅速增长和科学的发展，发达的现代工业，大大增加了废气、废水、废渣的排放量，带来了明显的环境污染，使正常的生态环境遭到破坏，人们的生活环境质量下降，直接威胁着人类的健康。20 世纪 30 年代以来，世界各地相继出现了严重的环境污染事件，其中有代表性的公害事件见表 3-1。因此，防止环境污染是环境卫生学研究的一项十分重要的内容。

表 3-1 历史上的几大公害事件

年代	名称	原因	后果
1930 年	比利时马斯河谷烟雾事件	狭窄的河谷，逆温层形成，炼焦厂、炼油厂、硫酸厂和化肥厂等排出的烟尘和 SO_2 无法扩散，SO_2 量达 25～100mg/m^3	几千人患呼吸道疾病，许多家禽死亡，一周内有 60 多人丧生
1943 年 1955 年 1970 年	洛杉矶光化学烟雾事件	三面环山，一年有 100 天出现逆温，250 万辆汽车排放尾气，在太阳紫外光线照射下形成以 O_3 为主的淡蓝色的光化学烟雾	数千市民患了眼红、头疼病和上呼吸道炎症。1943 年一次烟雾事件中，65 岁以上的老人死亡 400 人。后二次使全市四分之三的人患病
1954 年 1956 年 1957 年 1962 年	伦敦烟雾事件	盆地，逆温层形成。自 1952 年以来，发生过 12 次，主要是燃煤排放的烟尘和二氧化硫。烟尘达 4.5mg/m^3，SO_2 达 3.8mg/m^3	仅 1952 年 12 月烟雾事件，5 天内有 4000 多人死亡，2 个月内又有 8000 多人死去
1948 年	多诺拉烟雾事件	大型炼铁厂、炼锌厂和硫酸厂排出废气，受反气旋和逆温控制	4 天内使得 5911 人患病，死亡 400 人
1953～1956 年	水俣病事件	日本熊本县水俣镇，排放的含汞的工业废水污染了水体，经过生物转化形成甲基汞，经过食物链使人中毒	数百人患病，50 多人死亡。1991 年，日本公布的中毒患者仍有 2248 人，其中 1004 人死亡
1955～1972 年	骨痛病事件	日本富山县神通川流域，冶炼厂排放的含镉废水污染了河水，居民用河水灌溉农田，使稻米含镉量增高	骨痛病患者数百人，死亡 34 人，100 多人出现可疑症状
1955 年以来	四日市哮喘事件	日本四日市石油冶炼和各种燃油产生的废气，使整个城市终年黄烟弥漫	数百人患气管炎、支气管哮喘和肺气肿
1968 年	日本米糠油事件	日本北九州市和爱知县，食用油厂在炼油时，多氯联苯混入到米糠油中	13 000 人中毒，16 人死亡
1984 年	印度博帕尔事件	印度博帕尔市的农药厂地下储罐内剧毒的甲基异氰酸酯因压力升高而爆炸外泄，污染周围居民区	死亡近两万人，受害 20 多万人，5 万人失明，许多孕妇流产或产下死婴
1986 年	切尔诺贝利核泄漏事件	乌克兰基辅市郊的切尔诺贝利核电站，4 号反应堆爆炸起火，大量放射性物质泄漏	31 人死亡，237 人受到严重放射性伤害。污染区人群 10 年追踪观察，发现儿童甲状腺癌发生率增加与此次核污染有关

续表

年代	名称	原因	后果
1986年	剧毒物污染莱茵河事件	瑞士巴塞尔市桑多兹化工厂仓库失火，近30t剧毒硫化物、磷化物含水银化工产品随灭火剂和水流入莱茵河	60多万条鱼被毒死，500km以内河岸两侧井水不能饮用，靠近河边自来水厂关闭，啤酒厂停产

（五）全球性环境问题

随着社会的进步和科学技术的发展，由于人类经济和社会活动等人为因素导致的环境污染和生态破坏，对人类健康的影响涉及面更广、危害也更直接、更严重，全球性的环境问题日益明显，主要表现在：

1. **全球气候变暖**　主要是人类活动排放到大气中的 CO_2、甲烷等温室效应(greenhouse effect)气体和水蒸气吸收由地球发射的波长较长的辐射所致。全球气候变暖将对热相关死亡人数产生重大影响，心脏、呼吸系统疾病的发病率增加。气温变暖有利于啮齿动物、昆虫等生长繁殖，使虫媒疾病流行范围扩大，一些虫媒疾病的发病率将会增加。其他经水、食物传播的疾病也可能出现地区分布的扩展和传播时间延长；此外，气候变暖可导致全球冰雪覆盖陆地面积缩小、海平面升高。

2. **臭氧层**(ozone layer)**破坏**　大多数科学家认为，人类过多地使用氯氟烃类化学物质(CFCS)是破坏臭氧层的主要原因。臭氧层破坏降低了对太阳辐射的过滤作用，使地面辐射量，特别是短波紫外线增强，可使人类皮肤癌、白内障发病率不同程度地增加。有人估计，臭氧层总量减少1%(即UV-B增加2%)，基底细胞癌、鳞状细胞癌、皮肤黑瘤三类皮肤癌发病率，可能将分别增长4%、6%、2%。分解臭氧的光化学氧化剂增加后，使眼、呼吸道黏膜刺激炎症病例增加。

3. **酸雨**(acid rain)　大气受到化学性污染是主要的成因，90%以上为硫酸和硝酸，可以认为，煤、石油燃烧向大气排放 SO_x 和 NO_x 是城市酸雨的基础。酸雨中的重金属离子和从土壤中溶出的重金属离子，都会增加饮用水水源金属离子的含量，除对水生、陆生生态系统造成危害外，对于人类健康还可产生直接危害，人体长期吸入酸性气溶胶将使呼吸道疾病增加，肺功能下降。

4. **生物多样性**(biodiversity)**锐减**　生物多样性是指地球上所有生物及其构成的综合体。它包括遗传(基因)多样性、物种多样性和生态系统多样性三个组成部分。随着人类活动对生物影响的加剧，物种灭绝的速度不断加快，大量基因丧失，不同类型的生态系统面积锐减。

国际上将在环境中难以降解、易于在机体组织中富集的有机物称为持续性有机污染物(persistent organic pollutants，POPs)，目前对环境污染比较严重的除了有机氯农药及其衍生物外，还有多聚卤化工业产物多氯联苯(PCBs)、多溴联苯(PBBs)、多氯二苯二噁英(dioxin)等，对于它们在人类及动物机体中的蓄积及潜在危害的研究正在成为国际环境及毒理学界的热点问题。

三、环境卫生学的研究内容

（一）环境卫生学研究内容

环境卫生学是预防医学与环境科学相互结合的学科，是研究环境因素与人群健康关系的科学，它应用医学科学的基本理论、技术和环境科学及有关分支科学的新成就、新方法来系统地研究环境因素对人群健康的影响，其主要研究内容：

1. 环境与健康关系的基础研究 这是环境卫生学的前沿领域，是当今人们提出并实施环境基因组计划的原因所在，也是解决环境与健康问题的基石。通过环境与健康关系的基础研究可望解决环境卫生学的重大理论问题。这一领域所取得的任何进展和突破，都会对揭示环境-机体相互作用的奥秘提供重要的理论基础。环境应答基因的多态性是造成人群易感性差异的重要原因。同一种属的不同个体遗传学特征即基因多态性(genetic polymorphism)不同，决定了不同个体在相同暴露剂量条件下对有害物质的反应性存在明显的个体差异，它在控制个体对环境暴露的反应和相关疾病的易感上发挥重要作用。1997 年美国环境卫生科学院启动环境基因组计划，试图鉴定出在美国人群中存在的 200 个或更多环境相关疾病的易感基因，试图采用先进的细胞生物学和分子生物学技术，研究环境污染物与机体在细胞水平、蛋白质水平及基因水平上的相互作用，其目的在于揭示某些环境相关疾病的发病原因和多种环境因素的致病机制及人群易感性或耐受性的差异，保护易感人群的健康，提高人民的健康水平。所有这些均有助于揭示某些环境相关疾病的发病原因和多种环境因素的致病机制及人群易感性或耐受性的差异，极大地丰富环境卫生学的基础理论知识，对环境卫生学的发展将会起到不可估量的推动作用。

2. 研究环境因素与健康关系的确认性 环境介质中存在着很多环境因素，其对人体健康影响的模式十分复杂。有些环境因素对于机体作用的强度和频率不同而呈现出其生物学效应的双重性，在浓度适宜时对健康有益，浓度过高则对健康有害，如太阳辐射中的紫外线等。各种污染物的生物学效应多种多样，同一污染物对不同个体可产生不同的效应，而不同污染物对同一个体有时也可产生相同或类似的效应。例如 2-乙酰氨基芴在大鼠、小鼠和狗体内可进行 N-羟化，并与硫酸结合形成硫酸酯而呈现强致癌作用，在豚鼠体内则不发生 N-羟化，也不致癌。目前环境污染物与人体健康之间的关系远未阐明，研究污染物对人体健康的影响，在考虑单一环境因素的作用时，也要考虑多种因素的联合作用，如由于苯硫磷抑制肝脏降解马拉硫磷的酯酶，使马拉硫磷与苯硫磷具有协同作用。在重视污染物的急性作用，也要重视其慢性影响。大多数公害病是属于慢性损害，如日本首先报告的水俣病、痛痛病和慢性砷中毒等。某些公害病也可以是暴发的急性损害，如伦敦烟雾事件和洛杉矶光化学烟雾事件以及一些急性中毒等。在揭示污染物的早期效应的同时，也要揭示其远期效应，目前认为环境中的一些因素，既可引起早期效应，也可出现远期效应，如 X 射线、电离辐射等物理因素，某些化学品包括工业化学品、药品、农药、食品添加剂等，某些病毒如风疹、肝炎病毒等生物因素，都可以是致突变原，有致突变作用。在确认环境因素与健康的关系时，还应及时发现反映机体接触污染物的暴露生物标志(biomarker of exposure)、反映污染物对机体影响的效应标志(biomarker of effect)和反映机体对污染物翻译差异的易感性生物标志(biomarker of susceptibility)。一些环境污染物，如重金属和农药，通过在人体内蓄积而对健康构成危害。这些污染物及其代谢副产物在人体内的残留常通过尿或血液监测出(暴露标志)。此外，对某些生物效应标志和遗传易感性标志的检测则能更深入地阐明暴露个体的损伤性质和程度以及对易感人群的保护。后者多用于环境流行病学调查的人群检测以利于机制和因果关系的确证。生物标志对于早期发现和预防污染物的健康危害、保护敏感人群具有重要价值，并可通过对一系列生物标志有效组合建立污染物健康影响的预警体系，将显著提高预防和控制环境污染危害的水平和效益。因此，努力探索、及时确认复杂的环境因素对机体健康的影响、作用模式、相互关系和影响因素等，对于阐明环境因素与健康的关系具有十分重要的意义。

3. **研制、创建和引进新技术与新方法**　环境卫生学传统的研究方法和技术在开展日常环境卫生工作中发挥了重要作用，很多研究已证实对环境污染的暴露与相关疾病之间的关系。例如氡与肺癌，砷与皮肤癌，铅与神经系统紊乱，引起疾病的细菌诸如 E. coli O_{157}：H_7，SARS 与胃肠道疾病，某些污染物与心、肺疾病的恶化以及 SARS 冠状病毒与严重急性呼吸道综合征等。为了解环境与健康的关系，科学家对一系列问题进行了研究，从污染物释放到环境中开始，人类的各种活动到个体或人群相关疾病的发生、发展，要想阐明环境污染与疾病的关系非常具有挑战性。人们对一些污染物在疾病发生中的作用有过较深入的研究，但对于很多其他的污染物则知之甚少。随着生命科学和环境科学的发展及适应环境与健康关系研究的深入，要分清包括环境因素在内的所有危险因素在疾病中的作用需要大量的研究工作，环境卫生学领域内仍有不少方面有待创建和引进新的研究方法。如研究环境因素对机体的基因、蛋白质及细胞结构和功能的作用，建立环境污染对人体健康危害的预警体系，对机体内外环境污染物和病原体的快速、灵敏、准确的检测等，都需要应用新的研究技术和方法，或借助学科间的交叉、渗透。在现有的可阐明环境暴露与疾病联系的基础上，美国正探索使用相关生物标志去完善传统研究程序如暴露评估，毒理学实验，人群研究，并被用于评估环境暴露对健康的潜在性影响。环境卫生学在应用传统的流行病学方法基础上，若能借助以现代细胞生物学和分子生物学技术为基础建立起来的分子流行病学研究方法，可大大提高人们对环境因素与健康关系认识的水平，更有效地预防和控制环境污染对人类健康的危害。

4. **环境卫生监督体系理论依据的研究**　环境卫生监督属于公共卫生行政执法的范畴，它是按照国家的法律、法规、标准等，对辖区内的企业、事业单位等贯彻执行国家环境卫生有关法规、标准等情况进行监督和管理，对违反环境卫生法规、危害人民群众健康的行为依法进行监督管理或行政处罚。这要求监督执法人员懂得环境卫生相关知识，环境卫生学则必须为其提供科学的理论依据，如环境卫生法规、环境卫生标准的制定、实施都需要环境卫生学提出具体的卫生要求和环境卫生基准作为监督工作中技术规范的依据，使环境卫生监督人员真正做到执法有据，判断准确，避免因有关知识的缺乏而造成工作上的失误。

（二）环境卫生学课程内容

环境卫生学课程是预防医学的二级学科和主干课程，是预防医学学生的必修课，具体内容包括：

1. **环境与健康的关系**　根据机体与环境辩证统一的观点，研究人体与环境的关系、环境污染对健康的影响和危害、自然环境的异常变化和不良环境因素对健康影响，应用环境流行病学调查等方法研究环境对人群健康的影响。

2. **大气、水和土壤的卫生**　介绍大气、水和土壤的性状与健康的关系，污染来源及其对健康的危害，卫生标准及卫生要求，卫生调查和监测方法及防止污染的措施。

3. **环境噪声的来源、危害、卫生标准及其控制**

4. **城乡规划卫生**　介绍城乡规划与健康的关系，城乡规划对自然因素的卫生要求，城镇规划的功能分区及其卫生要求。

5. **住宅与公共场所卫生**　介绍住宅、公共场所与健康的关系，住宅的建筑和卫生要求，室内空气污染及防制，公共场所的卫生要求和管理。

6. **化妆品卫生**　介绍化妆品对健康的影响，化妆品安全性评价和卫生标准，化妆品卫生监督和管理。

7. **环境卫生管理和监督**　介绍环境卫生管理的内容与方法，卫生监督的依据，预防性和经常性卫生监督。

8. **环境质量评价**　介绍环境质量评价的目的意义、内容与方法，环境质量现况评价和影响评价。

第三节　环境卫生学的性质和特征

环境卫生学是预防医学的重要组成部分，主要任务是研究自然环境和生活环境与人群健康关系。它既是预防医学的一个重要分支学科，又是环境科学的重要组成部分，可以说，环境卫生学是由预防医学与环境科学相互结合的产物。环境卫生学是预防医学的二级学科和主干课程，现属劳动卫生与环境卫生学学科，是预防医学学生的必修课。它与许多学科有着密切的联系，涵盖领域比较广阔。环境卫生学与环境医学、环境科学、环境管理学、环境毒理学及环境流行病学等学科互补渗透。近年来，环境医学模式的转变对环境卫生学的发展产生了深远影响，使环境卫生学研究向更高层次发展。危险因素和高危人群概念的建立提高了环境卫生学病因探索及防制策略研究的水平；新概念、方法和技术的应用给环境污染物作用机制研究增添了活力；环境污染物监测系统和环境质量评价方法，为环境保护和环境相关疾病的预防提供了保障。

环境卫生学是一门理论性很强的课程，授课主要对象为预防医学专业学生，同时兼顾其他专业的医学生。学习环境卫生学必须具备相应的基础医学、临床医学和预防医学和其他学科的知识，只有这样，才便于掌握环境卫生学的基本理论和基本方法。环境卫生学的教学特点非常鲜明：需要多学科的知识，特别需要环境流行病学和环境毒理学的理论和方法相结合，现场调查和实验研究相结合。环境卫生学的任务是使学生掌握环境卫生学的基本理论，基本知识和基本技能；熟悉环境因素在时间空间上的数量变化和机体生物学效应之间的相互关系，并能作出正确的卫生学评价；了解环境卫生工作者在城乡规划，环境质量评价中的重要作用。

环境卫生学是一门应用性和实践性很强的学科，环境卫生的生命力在于不断探索和解决人类活动、社会经济发展中出现的环境卫生问题。环境卫生工作和环境卫生学的重点应当是本国社会面临的环境卫生问题、影响健康的重点环境卫生问题以及当前普遍关心的主要环境卫生问题和可能出现的新的卫生问题。从环境卫生视角研究，提出解决当地环境卫生问题的措施和办法。要应用医学科学新成就、新方法系统地研究环境因素，特别是由于社会生产、人类集居形成的次生环境对人群健康的影响，阐明这些影响的发生、发展规律以及如何消除和控制这些影响，为制定环境卫生决策、标准、防治措施提供科学依据。

环境卫生学不同于临床医学，它的重点不是诊治患者，而是探讨环境对健康的影响，预防疾病。它的患者不是个体人群，而是社会人群。必须明确这些基本特点，改变以诊治患者为重点的学习方法，重视环境因素，重视健康效应，特别是病前效应和远期效应，重视改善环境的理论依据，制定卫生标准的原则及方法。环境卫生学也是环境科学的一个分支，但它不同于环境科学的其他部分，它是从人群健康出发来研究外界环境、环境污染治理方法及其关联知识。环境卫生学是一门应用科学，教学过程必须紧密联系我国实际，提出问题，分析问题，解决问题。教学内容必须贯彻少而精的原则，并充分利用国内外最新成就加以充实提高。

第四节 环境卫生学的目的和方法

一、环境卫生学的目的

环境卫生学应用医学科学的基础理论、技术和环境科学及有关分支学科的新成就、新方法来系统地研究生活居住环境因素对人群健康的影响，阐明影响的发生、发展规律，以增进人体健康，预防疾病，提高整体人群健康水平为目的的科学。通过学习掌握环境卫生学的基本理论、基本概念和它的卫生学意义，懂得环境与健康的基本理论，了解环境因素在时间、空间上数量变化规律和人体负荷；学会开展环境卫生工作的基本方法和基本操作技能，能分析环境质量与机体生物学效应之间的相互关系，作出正确的卫生学评价，为制定环境卫生决策，加强环境卫生管理和综合防治措施提供科学依据；培养学生分析问题、解决问题的能力，培养科研能力，使学生树立正确的人生观。

生活环境中产生的环境污染对人群健康的影响具有长期性，污染物低剂量的不断蓄积，对人体健康多造成慢性危害，需要长期系统的进行卫生监测、监督和研究，才能查清原因，早期发现，及时采取措施控制有害的环境因素。因此，强化环境卫生学基础理论、基本技术和基本技能学习，理论联系实际，提高环境卫生监测水平和监督能力，掌握各种生活环境条件的质量和卫生特点，熟悉有利和有害的环境因素对人群健康的影响规律，提出改善环境质量的建议和措施，对预防和控制有关疾病的发生和流行，创造良好的生活环境，保障和促进人群健康，提高整体卫生水平，都有着十分重要的意义。

二、环境卫生学的研究方法

环境卫生学是一门发展迅速、涉及面广的综合性学科，环境与健康关系是环境卫生学研究的核心问题，一个环境卫生工作者应掌握与了解比临床医师更广泛的知识和专业技能。为阐明环境对人群健康的影响，必须运用现代自然科学分析技术，了解环境因素的物理、化学和生物学性质、特征。同时也必须运用现代生物和医学领域中的先进理论和技术，认识机体受到外环境因素影响时所引发的体内各种生理、生化和病理学反应等。在进行环境与健康关系研究时，需要宏观和微观相结合，人群调查与实验室研究相结合。比如，为了解决环境卫生中存在的问题如饮水的处理与消毒，生活废弃物的无害化等，以及环境对人群健康影响如环境铅污染等，就必须运用物理学、化学、生物学、气象学等知识以了解外界环境因素的物理、化学和生物学性质，还要广泛地应用生理、生化、病理、毒理、流行病、统计和临床学科等有关知识，以阐明人体受外界环境影响时可引起的各种变化和对人群健康的影响。此外，为解决环境卫生实际问题，还必须掌握一定的卫生工程基础。环境卫生学的研究方法一般可分为环境卫生监测、实验室研究、环境流行病学（environmental epidemiology）、环境毒理学（environmental toxicology）等几种方法。其中，环境流行病学和环境毒理学的方法是最主要的两类方法，它们是环境与健康研究中相辅相成的两个方面，相互验证，相互促进。

（一）环境卫生监测

环境卫生监测是环境卫生常用研究方法，即对人群所处环境的本底和污染情况进行定期和不定期、间断或连续性的调查和采样检测，以了解环境受污染的程度及可能对人体健康产生的近期或远期影响。若加上环境流行病学调查和动物试验，可提供更完整的环境对人群健康影响资料。

（二）实验研究方法

实验研究方法是在严格控制的实验室条件下，应用生理、生化、病理、免疫、分子生物、卫生毒理、卫生工程等的方法和先进的技术对某一环境因素或几种环境因素综合对人体的作用，某种改善环境措施的效果，某些环境监测方法的建立，某些元素或污染物在人体内浓度及环境污染物对健康危害早期指标等进行研究。实验研究可以模拟环境和在动物上进行，这在现场或人群中往往是难以办到的。但实验室研究结果是否正确或有效，还得到现场或实际中去验证。

（三）环境流行病学研究方法

环境流行病学是应用传统流行病学的方法，结合环境与人群健康关系的特点，研究环境因素对人群健康的影响的宏观关系，在研究内容和方法学上除与一般流行病学共有的方法学特征外，有其自身的特点。首先，环境因素对人群健康影响是一个反映较广的健康效应谱，主要是研究发病前的一系列健康效应，包括生理功能，生化代谢等的改变。其次，环境物理和化学因素是环境流行病学研究的主要暴露因素。暴露因素明确的，研究其对健康的影响，如磷肥厂的氟污染大气对居民健康影响等；或出现健康异常，探索引起健康异常的暴露因素研究，例如近年来我国学者对宣威肺癌、林县食管癌病因研究等。第三，环境流行病学特别注意暴露-效应关系和暴露-反应关系的研究，这是制定环境卫生标准、法规、条例的重要依据。其最终目的是消除污染、改善环境、保护人群健康。

1. 环境暴露与健康效应 在进行环境流行病学研究时，环境暴露测量和人群健康效应测量是最基本、也是最重要的研究内容。只有在获得两者科学的、准确的数据或资料后，才能够将暴露与健康效应联系起来进行分析、判断并作出正确结论。

（1）环境暴露测量：环境暴露水平是指人群接触某一环境因素的浓度或剂量，包括外剂量（external dose）、内剂量（internal dose）和生物有效剂量（biologically effective dose）三种。①环境外暴露剂量测量。通常是在不同的环境暴露区域，按计划要求在不同的时间或空间进行抽样，测定人群接触的环境介质中某种环境因素的浓度或含量，根据人体接触的特征，估计个体的暴露水平。根据实测结果，计算出能代表人群接触的平均水平。测量结果从宏观上可以为环境流行病学调查划分出高、中、低浓度区和对照区，是研究该环境因素对人群健康影响的基础资料。但用这种抽样测量，常常很难精确地估计环境污染物进入不同个体暴露剂量。要估计个体暴露量，最好考虑到不同暴露途径，并估计总暴露量。②内暴露剂量测量又称为生物监测。是通过测定生物材料中污染物或其代谢产物的含量来确定人体组织、体液或器官中某种环境暴露因素（子）的含量，以代表人体暴露水平，称为“生物剂量”，也称“体内负荷”。如以血铅的含量代表铅的暴露剂量。生物剂量相对较为稳定，是反映人体暴露和蓄积的指标，既能反映多种途径暴露的总水平，又能避免由环境的外暴露剂量估计暴露水平时吸收率的个体差异性的影响，内暴露剂量与其产生的效应间关系更好，可作为制定生物学接触限值，并可为确定生物材料如血液、尿液等样品中某种因子或代谢物的正常值提供依据。③生物有效剂量测量。生物有效剂量指经吸收、代谢活化、转运、最终到达器官、组织、细胞等靶部位或替代性靶部位的污染物量。如致癌物或其活化的产物与 DNA 或血红蛋白形成的加合物（adducts）的含量。生物有效剂量直接与产生的有害效应相关，但在检测方法和样品采集上有更多的困难。有些环境暴露检测既能说明污染物的体内负荷，也能代表人体暴露的水平。例如人乳中污染物的浓度既反映了母亲内暴露水平，又反映了婴儿外暴露水平；一些化学性质稳定、易蓄积于某些组织（如脂肪）的化学污染物的相应生物材料的监测，能说明这些污染物的"体内负荷"，也能反映人体暴露的水平。

(2)人群健康效应测量：环境流行病学调查应根据研究的目的和需要、各项健康效应的可持续时间、受影响的范围、人数以及危害性大小等，选取适当的调查对象和健康效应指标进行测量和评价。暴露于环境污染物的人群常随暴露量、暴露时间及个人健康状况而不同，出现从体内污染物负荷增加到出现组织器官病理损害及疾病、死亡的不同水平的效应。环境卫生学从保护人群健康目的出发，除了疾病率的测量以外，还应当选择在个体中仅产生体内负荷增加或出现轻微生理、生化代谢改变的指标作为健康效应调查、测量和评价的依据。

人群健康效应测量的对象复杂，涉及面广，工作量大，为能达到更好的预期效果，调查人群的选择可采用两种方法：①如果能筛选出高危人群(high risk group)，可用较小样本的特定人群来进行研究。如在调查甲基汞污染区居民健康的危害时，可选择食用含甲基汞的鱼数量多或头发甲基汞含量高的居民作为调查对象。按《水体污染慢性甲基汞中毒诊断标准及处理原则》(GB6989-1986)的规定，总汞在 10μg/g 以上，甲基汞超过 5μg/g，应进行健康检查。②抽样调查，它是从研究总体中随机抽取部分研究单位所组成的样本进行调查研究，进而由样本调查结果来推论总体。抽样调查要求样本能代表总体，遵循随机抽样原则。人群健康效应测量的内容主要包括疾病率的测量及生化和生理功能测量。疾病频率测量常包括：发病率、患病率、死亡率，各种症状或功能异常的发生率等。例如年龄或性别专率、某职业人群某患病率等。按生化和生理功能测量手段的类型可分为生理、生化、血液学、免疫学、影像学、遗传学、分子生物学等的检测指标和方法；按人体器官系统包括呼吸系统、消化系统、造血系统等的功能检测。总之，任何临床的检测指标，环境流行病学都可以借鉴。环境流行病学家还应该不断吸收和利用环境毒理学、基础和临床学科的最新研究成果，解决其健康效应的测量问题，丰富和发展环境流行病学。

(3)暴露与健康效应评价：采用正确的流行病学和卫生统计学的方法分析暴露与健康效应测量的结果非常重要。根据分析数据作出健康效应评价及暴露与健康效应关系的评价，评价中应注意混杂因素(confounding factor)的控制。混杂因素是指当研究暴露于某一因素与疾病的关系时，由于受到一个或多个既与疾病有制约关系，又与暴露因素密切相关的外来因素的影响，掩盖或夸大了所研究的暴露因素与疾病的联系的因素。在资料分析阶段，按可能的混杂因素的不同水平分层分析资料。控制混杂还常用 Logistic 和多元线性回归分析技术。暴露-效应/反应关系(exposure-effect or exposure-response relationship)即暴露剂量的大小与群体中特定效应的出现频率间的关系，是暴露与效应依存性的重要依据，是对暴露与效应间因果关系的有力支持；是对暴露剂量和所产生的效应之间的一种定量描述，可确定不引起有害效应的最高暴露剂量水平，为制定卫生标准提供科学依据。因此其在环境流行病学中具有特别的重要性。

2. 环境流行病学研究方法与应用 环境流行病学研究的基本方法与一般流行病学所使用的方法是一致的。主要为描述性、分析性、实验性和理论性流行病学研究。在环境流行病学研究中，已知暴露因素，欲研究对人群健康的危害及其程度，为采取预防对策、制定卫生标准提供科学依据的，可采用现况研究和定群研究及实验研究。尽量选择能反映机体生理功能、生化代谢等轻微改变的敏感而特异的指标。出现健康异常或临床表现后探索环境致病因素的，环境暴露测量（外暴露和内暴露）的方法学选择、健康效应的指标及其测试方法和调查研究对象的选择都是非常重要的。可以先进行现况研究和病例-对照研究，获得暴露与健康效应之间的联系，找出导致异常和临床表现的主要危险因素后，再选用定群研究或实验研究加以证实。

生物标志与环境流行病学：从环境暴露到机体中毒和疾病发生之间的内在变化，是一个连续性的、渐进的过程。随着生命科学的飞速发展，可从细胞和分子水平上认识疾病的发生和发展，揭示在这一发生和发展过程中一系列与发病机制有关联的“关键事件”（key event），从而解读从暴露到疾病的“黑匣子”；并可通过对体内发生的这些关键事件的监测应用于流行病学研究，从根本上推动传统环境流行病学的发展。

生物标志是生物体内发生的与发病机制有关联的关键事件的指示物，是指机体由于接触污染物而产生可在生物介质中测定到的细胞、生物化学和生物分子的改变。生物标志中的分子生物标志（molecular biomarker）则着重研究外来因子与机体细胞，特别是生物大分子（核酸、蛋白质）相互作用所引起的一切分子水平上的改变。应用分子生物标志建立的分子流行病学更能准确地反映出暴露与效应间的关系，对于早期预测环境有害因素对机体的损害、评价其危险度、及时提出切实可行的预防措施有着重大意义。生物标志分为暴露生物标志、效应生物标志和易感性生物标志三大类。接触生物标志物指在机体内某个隔室中测定到的外来物质及其代谢产物（内剂量），或外来因子与某些靶分子或细胞相互作用的产物（生物有效剂量或到达剂量）。效应生物标志物指机体内可测定的生化、生理或其他方面的改变。依据这些改变的程度，可表现为确证的或潜在的健康损害或疾病的标志。易感性生物标志物指机体接触某种特定环境因子时，其反应能力的先天性或获得性缺陷的指标。暴露生物标志包括内剂量和生物有效剂量生物标志，生物有效剂量标志比内剂量标志更赋予了生物效应意义。生物标志物对研究和评价环境污染对人群健康影响的重要价值：①体内剂量、生物有效剂量可作为污染物危害监测和鉴定的重要指标；是定性污染物与暴露后果相联系的重要参考；②生物标志物能应用于确定暴露-反应关系、暴露-效应关系和危险度的估计；③生物效应分子生物标志物，细胞结构/功能改变标志物有助于环境污染物对机体损伤机制的研究；④易感性生物标志物，对发现环境污染易感个体和制定保护易感人群的卫生措施有着十分重要的价值。

生物标志在环境流行病学与分子流行病学研究中的应用前景十分广阔。主要得益于生物标志的运用能加强暴露、效应和易感性的测量，对病因联系提供更有说服力的证据。在体内生物材料中检测外源性化学物质或其代谢产物的含量，比通过询问所得的暴露情况或环境监测到的暴露水平精确得多。致癌物或其代谢活化产物与其靶分子 DNA 结合形成了加成物，则可提供直接的已作用到靶分子的准确测量，称之为特定暴露的“指纹”（fingerprinting）。大量研究结果表明，DNA 加合物能敏感地指示环境低剂量致癌物的暴露。血红蛋白加合物是某些致癌剂暴露替代性的生物有效剂量标志物。最近的研究表明，某些环境因素的暴露与特定的基因表达有关，可分析特定的基因表达以评价其暴露。基因芯片可高效、大规模地检测基因表达，有望为环境化学暴露提供广泛的生物有效剂量的生物标志。生物效应标志包括从轻微效应到疾病过程中的整个阶段的各类效应。对于环境流行病学，更重要的是揭示早期效应。2000 年，国际化学安全规划署（International Programme on Chemical Safety，IPCS）制定的人类致癌剂遗传毒性效应监测的指南中列出了六种监测指标：DNA 加合物、彗星试验（comet assay）、*hgprt* 基因突变试验、染色体畸变分析、微核试验和姊妹染色单体互换(SCE)试验。可见有害效应监测方法仍以经典的细胞遗传学方法为主;同时也将DNA加合物纳入遗传毒性效应监测。DNA加合物属于一种DNA损伤形式,是化学致癌过程中一个早期关键步骤,尤其是某些特殊类型或处于特殊位点的加合物与致突变/致癌效应密切相关。它不仅是致癌物暴露的生物标志,也可用以监测致癌剂的遗传毒性效应。人群易感性从暴露到发病的每一个阶段均起到重要的作用,它是决定疾病是否发生的主要因素。遗传决定的易感性因素大部分是稳定的,而获得性易感性因素如年龄、生理变化、膳食、生活方式等则随环境与时间的变化导致易感程度的变化。这类生物标志是在暴露之前就已存在的遗传性或获得性可测量指标。遗传易感性差异是通过可编码特异性蛋白的DNA变异,以增加疾病发生的频率。遗传性易感个体可能产生结构上不同的蛋白,或者产生蛋白的数量高表达或低表达。如患有着色性干皮病的个体暴露于紫外线发生皮肤癌的危险性增高,是因为他们缺乏DNA损伤的修饰蛋白。随着分子流行病学的发展,建立适用的生物标志是亟待解决的问题,建立生物标志的研究需要包括生物化学、分子生物学、病理学、免疫学、毒理学、临床医学和流行病学领域多学科的合作,在研究中应采用最新的技术和理论,分别从不同角度进行深入的研究。生物标志的应用应遵照公认的技术指南进行操作,科学地、客观地评价其检测结果。

(四)环境毒理学研究方法

卫生毒理学方法是环境卫生研究最常用的一种实验研究方法,主要采用动物试验法。由于环境污染物对人群作用往往是低浓度和长期的,一般不易觉察其危害。而应用动物试验可以进行急性、亚急性和慢性毒性试验,能观察到动物生长发育、死亡、生理、生化、病理、免疫等变化。应用同位素示踪、酶化学、电镜技术、图像分析技术、分子生物学技术等可进行器官水平、细胞水平和分子水平的研究,是研究环境污染物及其代谢产物对人体健康的影响及其作用规律必不可少的方法。但从动物试验外推到人,总不免有误差,且有的环境污染物对人的毒性作用,在动物身上不能复制,故最好与环境流行病学调查结合,综合分析才能得出较全面和正确的评价。

环境毒理学的基本方法包括一般毒性测试方法和特殊毒性测试方法。特殊毒性测试方法有:

(1)致突变性测试方法:根据致突变性检测终点可将检测方法分为:①基因突变;②染色体畸变;③非整倍体;④DNA损伤与修复。前3种检测终点属遗传学终点,后者则为测定在遗传学终点出现前的通道上发生的遗传物质改变或损伤事件,以预测其致突变性。

(2)动物致癌试验方法:主要以直接观察外源物质对哺乳动物细胞形态变化为终点,以确定其致癌性。

(3)致畸性测试方法:主要是实验动物三段试验及体外致畸试验。

目前利用毒理学方法进行的环境监测,主要可分为两类即现场直接监测和环境样品监测。环境理化监测与生物监测并用,应当是今后环境监测的趋势。环境与健康研究中的生物标志物是当前环境毒理学研究的热点。慢性毒性试验在制定环境卫生标准中具有十分重要的地位。从慢性毒性试验结果中,应获得剂量-效应(或反应)关系资料,最大无作用剂量(maximal no-effect level,MNEL)和阈剂量(minimal effect level,MEL),相当于未观察到有害作用剂量(no-observed-adversed-effect level,NOAEL)和最低观察到有害效应剂量(lowest-observed-adversed-effect level,LOAEL)。以最大无作用剂量作为外推到人体暴露安全剂量为基础,根据受试物毒作用性质和特点,选择适宜的外推方法和安全系数外推到人,再换算为不同环境介质中的浓度，作为有害物质浓度基准值，为制定该物质的环境卫生标准提供依据。

环境毒理学可根据研究目的和要求，人为地控制化学物的暴露水平和强度，并能使研究因素单一、准确，避免了人群调查中存在的众多干扰因素；其效应观察指标不受限制，能利用实验动物的任何组织和器官来观察环境有害物所产生的病理改变，了解在体内作用的靶器官及毒作用机制；同时，可应用特殊基因型的细胞、转基因动物等试验材料，更有利于作用机制的深入研究。环境毒理学的主要研究内容包括环境污染物（毒物）接触机体后的吸收、分布、代谢和排泄过程；污染物的毒作用大小、蓄积性、作用的靶器官和组织等基本毒理学特征；毒作用的机制及在机体内产生的主要生物学效应；污染物的特殊毒作用（致畸、致癌、致突变性）检测和评价；研究和探索污染物在机体反应中出现生物标志；对可疑致病因素，建立动物模型予以证实；对于新合成的化合物的毒理学安全性评价。

1. 一般毒性的研究方法

（1）急性毒性试验：急性毒性是指机体一次（或 24 小时内多次）接触外来化合物之后所引起的中毒效应，甚至引起死亡。目的在于求出受试化合物对一种或几种实验动物的致死剂量（以 LD_{50} 为主要参数），以初步估计该化合物对人类毒害的危险性；阐明受试化合物急性毒性的剂量-反应关系与中毒特征；利用急性毒性试验方法研究化合物在机体内的生物转运和生物转化过程及其动力学变化。

在卫生毒理学领域中，体内试验以实验动物为研究对象，最终是为了阐明受试外来化合物对人的急性危害性质和危害强度。所以选择实验动物时，要求在其接触化合物之后的毒性反应，应当与人接触该化合物的毒性反应基本一致，虽然利用任何一种或几种实验动物的急性毒性结果向人外推都必须十分慎重，但这一选择实验动物的原则仍非常重要。在进行化合物急性毒性研究中，选择实验动物的原则是：尽量选择对化合物毒性反应与人近似的动物；易于饲养管理，试验操作方便，易于获得、品系纯化，且价格较低的动物。急性毒性试验以选择哺乳动物为主。目前实际应用中以大鼠和小鼠为主，尤以大鼠使用很多。小鼠体重以 18～25g、大鼠 180～240g、豚鼠 200～250g、家兔 2～2.5kg、猫 1.5～2.0kg 左右为宜。实验动物喂养室室温应控制在 22℃±3℃，家兔可控制在 20℃±3℃，相对湿度为 30％～73％，无对流风。实验动物染毒方法包括：①经口（胃肠道）接触，包括灌胃、吞咽胶囊 2 种，目的是研究外来化合物能否经胃肠道吸收及求出经口接触的致死剂量（LD_{50}）等。②经呼吸道接触包括静式吸入和动式吸入。③经皮肤接触包括经皮肤吸收、局部作用试验。④注射途径接触受试物包括静脉、肌肉、皮下、腹腔注射。

探讨外来化合物急性毒性应首先测定其半数致死剂量或半数致死浓度（LD_{50} 或 LC_{50}）。对一个未知毒性的外来化合物求其 LD_{50}（LC_{50}），应先做预试验，根据预试验结果，求外来化合物 LD_{50}。测定外来化合物的 LD_{50}（LC_{50}），一般要求计算实验动物接触化合物之后两周内的总死亡数。观察实验动物接触外来化合物的中毒症状是了解该化合物急性毒性的十分重要的一环，是补充 LD_{50} 这个参数不足的重要方面。进行急性毒性评价，需进行病理学检查和其他指标观察。

（2）亚慢性毒性试验方法：亚慢性毒性是指实验动物连续多日接触较大剂量的外来化合物所出现的中毒效应。所谓较大剂量，是指小于急性 LD_{50} 的剂量。目的主要是探讨亚慢性毒性的阈剂量或阈浓度和在亚慢性试验期间未观察到毒效应的剂量水平，且为慢性试验寻找接触剂量及观察指标。亚慢性毒性试验的期限“多日”的确切天数，至今尚无完全统一的认识。一般认为在环境毒理学与食品毒理学中所要求的连续接触为3～6个月，而在工业毒理学中认为1～3月即可。现有学者主张进行实验动物90天喂饲试验为亚慢性毒性试验。

亚慢性毒性作用研究一般要求选择两种实验动物，一种为啮齿类，另一种为非啮齿类，如大鼠和狗，以便全面了解受试物的毒性特征。所选动物的体重(年龄)应较小，如小鼠应为15g左右，大鼠100g左右。选择亚慢性毒性试验染毒途径时应考虑尽量模拟人类在环境中接触该化合物的途径或方式，与预期进行慢性毒性试验的接触途径相一致。具体接触途径主要有经口、经呼吸道和经皮肤三种。亚慢性试验的上限剂量，需控制在实验动物接触受试化合物的整个过程中，不发生死亡或仅有个别动物死亡，但有明显的中毒效应，或靶器官出现典型的损伤。一般以急性毒性的阈剂量为亚慢性试验的最高剂量或以化合物LD_{50}的1/20～1/5为最高剂量。亚慢性试验至少应设计三个染毒剂量组及一个正常动物对照组，必要时再加一个受试化合物的溶剂对照组。最低剂量组的剂量应相当于亚慢性的阈剂量水平或未观察到作用水平，中间剂量组动物以出现轻微中毒效应为度。小动物每组不应少于20只，大动物不少于6～8只。实验过程中观察指标包括一般性指标(动物体重、食物利用率、症状、脏器系数、血象和肝、肾功能的检测)和病理学检查。

(3)慢性毒性试验方法：慢性毒性是指以低剂量外来化合物长期给予实验动物接触，观察其对实验动物所产生的毒性效应。目的是确定外来化合物的毒性下限，即长期接触该化合物可以引起机体危害的阈剂量和无作用剂量。为进行该化合物的危险性评价与制定人接触该化合物的安全限量标准提供毒理学依据，如最高容许浓度和每日容许摄入量等。环境毒理学要求实验动物染毒1年以上或2年。慢性毒性试验选择实验动物的条件、饲养条件和饲养环境与亚慢性毒性试验相同。慢性毒性试验多为经口与经呼吸道接触。一般设3个染毒剂量组和1个对照组，必要时另设一个溶剂对照组，以求出明确的剂量-反应关系。观察指标以亚慢性毒性试验的观察指标为基础，重点观察在亚慢性毒性试验中已经显现的阳性指标。试验期间死亡的动物，都应做病理组织学检查。

2. 特殊毒性测试方法

(1)遗传毒性研究方法：目前已有遗传毒理学试验200多种，可按其检测的终点分成4类：反映原始DNA损伤的试验、反映基因突变的试验、反映染色体结构改变的试验和反映非整倍体改变的试验。较常用的遗传毒理学试验：DNA损伤与修复试验、原核细胞基因突变试验、真核(非哺乳动物)细胞试验、哺乳动物基因突变试验、哺乳动物细胞遗传学试验、精细胞突变性。遗传毒性检测的主要用途之一是致癌性的筛选。被列入常规筛选试验组的方法主要有：Ames试验、微核试验、染色体畸变分析、SCE试验、显性致死试验等。

近代分子生物学、生物化学、免疫学技术应用于毒理学研究，形成了一些更加精确、灵敏的环境遗传毒性研究的新技术。

1)聚合酶链反应(polymerase chain reaction，PCR)技术：经改良或与其他分子生物技术结合形成一些新的基因突变检测试验。如单链构象多态性PCR(SSCP-PCR)、变性梯度凝胶电泳PCR(DGGE-PCR)、随机末端连接物依赖的PCR(Randomized Terminal Linker-Dependent PCR，RDPCR)等方法。

2)单细胞凝胶电泳(single cell gel electrophoresis，SCGE)试验：又称为彗星试验(comet assay)，是在单细胞水平上定量检测DNA损伤的方法。SCGE试验除了检测DNA链断裂、DNA交联以外，还可定性、定量地分析细胞凋亡等。

3)荧光原位杂交(fluorescence in situ hybridization，FISH)：该技术的关键是按检测目

标准备恰当的DNA序列作为探针，并用生物荧光素标记，经标记的探针与载玻片上待测标本中的DNA互补链杂交，最后通过杂交位点的荧光观察染色体结构或数目的改变。FISH技术能检测多种组织和细胞的中期核、间期核和杂合子的染色体异常以及简单的染色体断裂及复杂的重组等染色体结构异常。多色FISH技术，可在同一细胞核或中期染色体中显示出不同的颜色，可同时检测多种DNA的三维结构，制备出染色体的光谱核型，使全染色体的自动化分析得以实现。

4)转基因小鼠(transgenic mouse)突变试验：用细菌的*lacZ*和*lacI*为报告基因(reporter gene)，以λ穿梭载体整合到小鼠染色体中，所得转基因小鼠分别命名为Muta Mouse和Big Blue Mouse。进行突变性检测时，按体内试验染毒，然后取转基因小鼠组织，提取含报告基因的λ载体，再传导入细菌，在细菌中表达，记录报告基因的突变。该试验在一定程度上结合了体内和体外试验的优点，允许检出在体内任何组织中的基因突变。

5)基因芯片(gene chip)技术：是指将许多特定的寡核苷酸片段或基因片段作为探针，有规律地排列固定于支持物上，然后与待测的标记样品的基因按碱基配对的原理进行杂交，再通过图像解析显微镜或激光共聚焦荧光检测系统等对芯片进行扫描，以计算机系统对每一探针上的荧光信号作比较和检测，从而迅速得出所需要的信息。基因芯片技术可应用于基因表达检测、突变检测、基因组多态分析和基因文库作图以及杂交测序等方面。基因芯片技术可以一次检测上千个基因的所有改变，这样可实现同时对多种暴露、涉及多种基因突变的精细检测和研究。

(2)动物致癌试验方法：主要以直接观察外源物质对哺乳动物细胞形态变化为终点，以确定其致癌性。通过一组短期遗传毒理学试验的检测，可对化学性污染物进行致癌性的初筛，若在初筛试验中得到阳性结果，认为其污染物具有潜在的致癌性。当需要对其进行致癌性确认时，应进行动物致癌试验。动物致癌试验包括短期诱癌试验和长期动物致癌试验。长期动物致癌试验是目前鉴定致癌物最可靠、使用最广的一种经典方法。这是因为它能满足癌症发生有相当长的潜伏期、可以控制各种干扰因素和模拟人群暴露等优点。动物试验可以采用多种方式染毒，以与人群暴露方式相同为好。

(3)致畸性测试方法：致畸性测试方法主要是实验动物三段试验及体外致畸试验。动物试验能较严格地控制暴露条件、减少混杂因素，对某些疑有致畸效应的环境因素，可以起到确证致畸性的作用。对于未知的因素(如新合成的化学物等)则可起到预测和筛选的作用。

1)动物致畸的三段试验：大多是测试环境因素致结构畸形效应，在我国，通常只进行第Ⅱ段试验。试验动物以大、小鼠，家兔为主。Ⅰ段试验：主要测试环境因素对受孕率和生殖功能的影响。通常在交配前60～80天染毒雄性动物，并在交配前14天染毒雌性动物。开始交配后继续染毒雌性动物直至授乳期。分娩前处死1/2雌性动物并进行胚胎毒性及致畸性检查。另1/2雌性动物自行分娩、授乳，断乳后处死仔鼠观察肉眼可见畸形。本段试验最终能提供受孕率、生育力、着床前后存活及分娩、授乳等方面影响的资料。Ⅱ段试验：在胎鼠器官形成期对孕鼠进行染毒，并在分娩前一天处死受孕动物进行胚胎毒性及致畸性检查。本试验最终能提供外环境因素的胚胎毒性和致结构畸形的资料。Ⅲ段试验：对分娩后发育影响的观察。在妊娠最后3天和整个授乳期染毒。目的在于测试对胎仔后期发育、分娩、授乳及胎仔生长发育的影响。观察可延续到断乳后直至性成熟，以评价神经行为缺陷、生育力障碍以及癌症发生的情况等。

2)体外致畸试验：主要用于研究致畸机制及筛选化学致畸物。已建立的外来致畸物体外短期测试方法所监测的各个终点主要涉及到胚胎发育中的异常表现,包括细胞死亡、细胞相互作用的变化、生物合成障碍、生物化学和形态学分化改变及生长抑制等。常见的体外致畸试验主要是全胚胎培养、器官培养和细胞培养三个层次的试验。目前,为观察低剂量外源性暴露对胚胎发育期中枢神经系统的影响而导致出生后行为功能异常和障碍,发展了行为致畸试验。

3. **环境毒理学监测** 传统的环境监测主要采用化学或物理学方法测定介质中污染物的含量,环境生物监测有可能解决单一的化学检测难于反映总体的污染水平和可能产生的危害这一问题。环境污染物与生物体的相互作用都始于生物分子,分子生物学的监测具有更重要意义。目前利用毒理学方法进行环境生物监测,主要可分为现场直接监测和环境样品监测两类。

(1)现场生物监测:主要通过对环境的植物、动物或微生物进行细胞遗传学或分子毒理学的直接监测。

1)植物细胞遗传学监测:推荐用紫露草四分体微核试验、紫露草雄蕊毛突变试验、蚕豆根尖细胞有丝分裂染色体畸变试验建立全球性的环境生物监测网,以监测大气和水体污染。目前国内外,都已应用这些方法在各种不同活动场所如机场、停车场、学校、城市烟雾区、垃圾场和生活或工业废水的污染状况进行监测。

2)水生物的分子生物学监测:国内已用^{32}P后标法检测贝类鳃中DNA加合物,通过对鱼、贝等水生物的监测评价水体化学诱变/致癌污染。随机扩增DNA多态性(RNPD)分析的应用。

3)土壤微生物的分子生物学监测:土壤中含有大量的微生物,通过一些新的分子生物技术监测土壤微生物的反应,评价土壤污染状况。土壤微生物的DNA样品与特定微生物的基因探针杂交,能较准确地评价土壤的细菌谱,而mRNA和rRNA的分子杂交能反映微生物的代谢酶活性。

(2)环境样品的生物监测:即收集空气、水和固体环境样品进行毒理学测试。环境样品制备方法视需要检测的对象和目的而定。根据环境介质及污染物的理化特性,采用不同的浓缩、萃取等方法处理,获取环境样品的混合物进行毒理学测试,也有部分研究者将混合物再分为各种组分或单个污染物成分进行测试。

第五节 环境卫生学的现状和展望

环境卫生学是一门非常适应时代的应用型学科,它与人们的生活、健康和发展息息相关。随着我国社会经济、科学技术的发展以及人民生活水平的提高,经过广大环境卫生学科研、教学和实际工作的专业人员的共同努力,并与预防医学各有关学科专业紧密结合,与有关环境保护等单位密切协作,近年来在防治生物性环境致病因素所引起的传染病和寄生虫病,防治化学性和物理性致病因素对健康的影响及导致的地方病、环境病等方面获得了巨大的成就。运用环境流行病学调查,体内、体外毒理实验和基因芯片技术等技术研究饮用水中残留有机化学污染物致突变性及其对人体健康影响的研究、二氧化氯消毒饮用水、水中微囊藻毒素对健康的影响、微生物絮凝剂的研究、香烟烟雾(吸烟)与健康、室外和室内空气污染与健康的研究。2002年11月至2003年3月SARS肆虐全球不少地区,我国也经受了SARS暴发流行的严峻考验,同时也暴露出我国公共卫生事业中存在的问题。面对我国进入全面建设小康社会的新时期、面对 SARS 等新的公共卫生问题，环境卫生学和环境卫生工作如何与时俱进，应对挑战，如何发挥环境卫生的学科优势？这是值得所有从事环境卫生学术研究、教学、实践和管理工作者思考的问题。当前国家正在加强公共卫生体系建设，给包括环境卫生在内的公共卫生各专业发展提供了良好的机遇。

一、环境卫生学的现状

（一）国外环境卫生学现状

国外环境卫生专业的范围非常广泛，所有与健康有关的环境因素都可以纳入研究的范围。包括从基础研究到国家政策制定，从宏观到微观的研究。研究内容既包括各种环境介质如空气、水、土壤、食品及室内、室外环境对人群健康的影响，也包括生物、物理和化学性危害，既有单一作用，也有联合作用，其污染危害既可表现单一的影响，也可表现为极为复杂的效应；还涉及到环境卫生有关的基础科学、法律法规、政府规划、环境相关疾病和损伤的鉴别和预防控制措施等。在西方国家，环境卫生学的内涵和环境卫生机构设置及环境卫生服务齐全。环境卫生的任务是维持和保护与环境因素相关联的公众健康，环境因素包括人们喝的水、吃的食物、呼吸的空气和居住、娱乐、工作的场所。提供综合概念的卫生服务内容和项目，相当于我国五大卫生的内容和项目，并且涉及环境保护、市政管理和城市环卫管理的部分内容和项目。以美国为例，环境卫生处（Environmental Health Division）是卫生局（Public Health Services）公共健康项目与服务部（Public Health Program and Services）下面的一个分支机构，非常庞大。环境卫生处由 4 个科组成：消费者保护科（Bureau of Consumer Protection）、区域环境服务科（Bureau of District Environmental Services）、环境计划和评估科（Environmental Planning and Evaluation）以及环境保护科（Bureau of Environmental Protection）。有关环境卫生学方面的书籍内容丰富、全面，而且不断更新。2003 年由美国著名学者 Koren 和 Bisesi 两位教授主编的《Handbook of Environmental Health》（第 4 版）的主要内容包括：环境与人、环境问题与人类健康、食品保护、食品技术、昆虫鼠类控制、农药、室内环境、办公场所环境、娱乐场所环境、职业环境、空气质量管理、固体和危害废物管理、水供应、游泳区卫生、污泥处理与土壤卫生、水污染与水质量控制、恐怖事件与环境卫生应急处理等。在美国疾病预防控制中心（Center for Disease Control and Prevention，CDC）所涉及到的科学研究和日常工作都包含有环境卫生专业的内容，在美国的国立卫生研究院（National Institutes of Health，NIH）内也设有环境卫生科学研究所，这些与环境卫生专业有关的机构的研究领域既有宏观研究也有微观研究，如环境基因组计划、基因研究等。

（二）我国环境卫生学现状

1. 我国环境卫生专业现状　建国以来，我国环境卫生工作大致经历了几个快速发展阶段：20 世纪 50 年代，城乡环境卫生状况恶劣，开展了围绕传染病控制为中心的全国爱国卫生运动，对于当时我国在短时间内控制严重传染病的流行起到了十分重要的作用。70 年代中后期至 80 年代中期，环境污染问题日益突出，开展“两管、五改”活动。80 年代至 90 年代开展“国际饮水供应和卫生十年”活动、公共场所卫生监督和化妆品卫生监督等，促进了环境卫生学科的迅猛发展。我国卫生部门将环境监测和三废处理等工作从环境卫生工作中分离，移交给环保部门，及时对环境卫生工作主要内容进行了调整，环境卫生工作得到很大的发展。20 世纪 90 年代末以来，为应对社会出现的新的环境卫生问题，卫生部加强了室内装修和室内环境污染带来的卫生问题的政策研究，并于 2001 年制定发布了《室内空气质量卫生管理规范》等卫生规范；原国家质量技术监督局、原国家环境保护总局制定了《室内空气质量标准》。为适应依法行政的要求，卫生行政部门进一步转变职能，加大了公共场所、化妆品卫生监督执法力度，加强了环境卫生抽检工作。从2000年开始我国对卫生防疫体制进行改革，成立各级卫生监督机构和疾病预防控制中心。

2. 我国环境卫生存在的问题及对策　环境卫生学和环境卫生工作与相关学科及领域的改革和发展相比，显得较为迟缓，与社会对环境卫生工作的要求仍然存在较大距离。目前环境卫生学科建设显得缺少生气，与实际脱节，没有及时根据国内国际对环境卫生的要求调整方向、充实学科内容；环境卫生工作视野不宽，主要局限在日常公共场所、化妆品、消毒产品卫生监督管理、城市集中式供水卫生监督管理等几个领域，环境卫生队伍业务素质有待提高，对社会上不断出现的新的环境卫生问题、国际上普遍关注的环境卫生热点缺乏应有的敏感性。2002年我国SARS的传播与环境卫生直接相关。当时医院成为一个最主要的传播场所，公众聚集场所的集中式空调系统成为病毒传播的严重隐患，如香港淘大花园SARS暴发的直接原因是高楼下水系统设计和使用管理不当。这些事实及其隐藏在后面的环境卫生问题值得我们环境卫生工作者认真思考。

(1)环境卫生机构大多侧重监测监督：从理论上来说，环境卫生工作和研究涉及的学科多、领域广，需要的知识也较为宽广，环境卫生专业有着广阔的前景。目前我国从事环境卫生实际工作的卫生防病机构大多侧重于饮水卫生、公共场所卫生、化妆品卫生和室内空气污染监测监督。

(2)人群研究薄弱，研究内容大多停留在实验室阶段：医学院校涉及环境卫生的研究内容大多停留在实验室，深入现场不足，故存在理论脱离实际的现象，高等医学院校专家对环境卫生实际工作的指导作用减弱。一方面，高等医学院校，课题来源十分有限，应用研究和现场调查研究获得经费十分困难。另一方面，在体制上，环境卫生领域的工作和研究任务分属多个主管部门，如大气、水体污染属环境保护部门管辖，生物地球化学性疾病属地方病防治机构的业务范畴，饮用水划归水务局管理，有关饮水卫生的研究难以引起重视。

(3)专家对实际工作的指导作用减弱：环境卫生专业队伍的业务素质参差不齐，学术水平有待提高，不少人员现有的知识结构和水平仅能应付当前的业务工作，深入开展研究工作存在不少困难。一个时期以来，某些环境卫生专家学者过分强调慢性非传染性疾病对人群健康危害的严重性而忽视了生物性因素对我国人民健康的严重影响，不难想象当前环境卫生专业必然会存在这样那样的问题，有的甚至偏离了本专业的主要方向。

(4)环境卫生立法工作落后：我国环境卫生的许多领域没有立法。如改水改厕等方面积累的成功经验没有用立法的形式加以认可，中国政府参加的《联合国可持续发展二十一世纪议程》中有关环境卫生教育的承诺没有在国内立法中体现。改革开放以来，在乡镇和新农村建设方面也出现了新的环境卫生问题，水质污染较重，存在着肠道传染病介水传播的隐患。饮用水安全的形势非常需要立法来进一步明确各级政府提供安全卫生饮用水的职责和加强对违法行为的处罚力度。农村粪便收集、储存和使用尚未达到无害化要求，需要立法来规范宣传教育。

环境卫生学研究和环境卫生工作者在完成当前承担的日常工作任务的基础上，应特别重视和加强以下几方面的工作。

(1)扭转重监测监督、轻健康效应研究的局面：当前，环保部门主要开展环境介质中有害物质监测监督，水务部门负责水的监测，疾病预防控制部门主要开展饮用水、公共场所、化妆品和室内空气污染监测监督，而很少对各种污染物的健康效应及其预防控制进行研究。应根据当地的特点，长期进行有关环境与健康课题的人群观察与研究。

(2)政府各主管部门应重视环境与健康研究，加大经费投入力度：近年来，政府各主管部门用于环境污染健康效应研究经费投入明显不足，严重影响环境污染健康效应研究工作的深入开展。卫生部门应将环境污染与健康危害的研究作为本部门重要工作内容，肩负起环境污染危害研究工作的历史重任，从保护人民的健康出发，加大对环境污染危害研究的投入，环境保护部门用于健康效应研究的项目也应扩大招标范围，增加经费投入，研究环境污染对人群健康的影响。

(3)做好突发公共卫生事件应急处理的科学技术和人才资源储备，提高现有环境卫生工作人员学术水平和业务素质：研究环境卫生领域内可能造成突发公共卫生事件的因素及条件，分类制定监测指标、综合评价标准、预警界限和应急处理原则、程序、方法，组织撰写突发环境卫生事件应急处理培训教材。制定切实可行的培训计划，改善他们的知识结构，提高学术水平和业务素质，以适应当今环境卫生工作的需要，全面提升环境卫生工作的水平。

(4)加强各部门、学科间的相互配合与协作：建议成立多部门多学科参加的协作组织，以便相互沟通、共享信息资源，优势互补协作攻关，充分发挥其团队效应。环境与健康关系的研究是环境卫生学不可推卸的责任，也是其他任何部门无法代替的。环境卫生工作者应与有关环境保护部门密切合作，紧紧抓住环境与健康这个永恒的主题。

(5)健全环境卫生法规、标准体系：近年来，我国环境健康纠纷事件不断增多，这迫切要求我们各级卫生行政部门进一步转变职能，深化卫生行政监管体制改革，加强环境卫生行政执法，强化政府在维护公众健康权益方面的监管力度。《中华人民共和国宪法》中规定了“国家保护和改善生活环境和生态环境，防治污染和其他公害”。今后要进一步健全和逐步完善现行卫生法规和卫生标准。并不断根据经济发展而带来的一系列影响健康的因素进行调查研究。使环境卫生工作更加科学化、规范化和法制化。

二、环境卫生学展望

环境与健康是环境卫生工作的主题，其实质是环境污染造成环境质量恶化而产生一系列健康问题。发展、研究环境卫生学的目的在于解决不断出现的人类活动中产生的各种环境卫生问题，寻求、制定、实施环境卫生措施。近年来，环境卫生工作借助环境流行病学和环境毒理学的手段，开展了大量的调查研究工作，深入地了解化学因素、生物因素和物理因素对环境的影响及其对人群健康所产生的现实和潜在的威胁。事实证明，预防和减少因环境污染而引起的传染病、环境病，始终是环境卫生工作面临的十分重要课题。开展环境污染对人体健康影响的研究，需要先进的技术与方法支持。环境健康危险度评价、控制暴露人体实验、生物监测和生物标志物、环境污染物的个体暴露量和摄入量等方面新的技术与方法的应用正在起步。由于环境中的新致癌物、持久性有机污染物、内分泌干扰物等在不断地出现，对它们研究的新技术与方法将会引起更多的关注。随着生物技术、新材料技术及生物信息学的发展，基因组计划、环境基因组计划与环境卫生学研究，蛋白质组学及技术与环境卫生学研究，生物芯片技术、传感器技术与环境卫生学研究等环境热点问题的研究将得到较大发展。尤其是人类基因组计划的完成及蛋白质组技术研究的深入，环境卫生学研究将进入一个新的发展时期，在今后几年中，环境卫生学研究领域将有较大突破。我国今后环境卫生学的发展方向主要有：

1. **加强环境污染对人体健康影响的调查研究**　环境保护的问题，是世界各国普遍关注的问题。我国已把这一问题列入国策。随着经济的发展和许多新的日用化学品材料的广泛应用，有的已经对人们的健康构成新的威胁。因此，作为环境卫生工作者，必须要对不断出现的新问题进行研究，根据不断出现的新情况研究新的预防疾病的方法。开展环境与健康关系的研究，是环境卫生工作重要的基础性工作。它不仅能为环境卫生监测和卫生监督提供科学依据，还能为保护子孙后代的健康做出积极贡献。当前，乡镇企业对环境的污染、汽车废气污染、室内空气污染、新型建筑材料及装饰材料污染、水及土壤的重金属污染等都是值得研究的课题。

2. **加强对环境污染物在低剂量、长时间作用下的健康效应研究**　环境污染物对人体健康影响最显著的特点是长期、低剂量持续作用，在这种情况下环境化学污染物对机体的健康效应如何，值得深入探讨。最近有人针对低剂量环境化学物的生物学效应提出了“hormesis”的概念，即某些物质在低剂量时对生物系统有刺激作用，而在高剂量时则具有抑制作用。由于大多数环境化学物的卫生基准都是在较高剂量的动物实验条件下经过外推得出的，因而对环境化学物生物学早期效应的识别、剂量-效应（反应）关系的评价或重新评价将是环境卫生工作者的一项重要任务。此外，深入研究环境污染物的生物标志，对于早期发现受害者，及时采取有效措施保护人群健康具有十分重要的意义。

3. **深入开展环境因素对人体健康影响研究，制定更多的环境卫生标准和规范**　环境化学污染物进入生产、生活环境和食物链环境中的种类多，危害面大，其对人群健康影响的研究应列为重点。当前，环境与健康关系的研究可以利用人类基因组计划已取得的成就，如应用高通量技术研究基因-环境相互作用机制，进行污染物的剂量-反应关系评价及寻找特异、灵敏的生物标志物。今后在环境-健康关系的研究中，应当积极引进有关学科，特别是化学、生物化学、分子生物学及工程技术科学的新技术与新方法如基因芯片技术，提高对环境污染中毒突发事件的识别能力，为制定环境卫生标准和规范提供依据。

4. **加大环境因素与传染病发生和流行关系的研究**　当前，由于人们过分强调化学性污染的健康影响，忽视了生物因素特别是传染性致病微生物对人群健康的危害。在环境卫生领域中很少有人深入研究环境介质在传染性疾病发生和传播中的作用、作用规律、传播途径、影响因素及预防对策，以至当严重危害人民健康的传染病到来之际感到束手无策。

5. **重视环境内分泌干扰物健康效应的研究**　环境内分泌干扰物是指对维持机体内环境稳态和调节发育过程的体内天然激素的生成、释放、转运、代谢、结合、效应起干扰作用的外源性化学物。这类化学物对动物的雌激素、甲状腺素等具有显著的干扰效应，临床表现以生殖障碍、出生缺陷、发育异常、代谢紊乱以及某些癌症的高发为特征。已证实或高度可疑的内分泌干扰物达到百种之多，如 2,3,7,8-四氯联苯并-对-二噁英（2,3,7,8-tetrachlorodibenzo-p-dioxin，TCDD）、烷基酚、有机氯杀虫剂和除草剂以及某些金属等。由于这些物质在环境中的浓度一般都很低，其影响因素也较多，对人群健康影响的流行病学研究资料非常有限，有不少问题有待通过大量的人群调查和分子流行病学研究加以阐明。目前，对环境内分泌干扰物生物学效应及其机制的研究已成为当今环境卫生专业领域的热点研究课题。

6. **加强新技术、新方法的开发和应用的研究**　环境卫生工作是一项科学性很强的工作，为进一步提高环境卫生工作和环境卫生学研究，发挥更大的社会效益，要引进并推广环境卫生学科和其他卫生学科的新技术、新方法。组织环境卫生专业人员对已经出现或可能出现的环境卫生新问题，进行有针对性地研究，如新型的室内建筑材料、装饰材料、公共用品、生活用品、娱乐设施等带来的环境卫生问题，提出卫生评价方法和控制措施。同时，要引导专业人员结合工作实际，开展以提高环境卫生工作效率为目的的研究，以进一步推动和提高环境卫生工作和环境卫生学研究。

7. **开拓环境卫生研究和环境卫生工作的新领域**　随着社会的发展和进步，将给环境卫生学和环境卫生监督工作提出新的任务和要求，从事环境卫生工作和研究的各级人员都要不断学习新知识，认识新事物，适应社会发展的需要，开展新的工作内容。随着人民生活水平的提高，家用电器和电视机等正逐渐进入千家万户，家用电器的普及和住宅居室装修造成的室内空气污染危害，以及突发公共卫生事件和严重自然灾害带来的环境卫生问题，都需要环境卫生工作者深入研究。如何保持旅游者在旅游过程中的身心健康，给他们提供安全、舒适、清洁的旅游环境，将成为环境卫生工作的一项新任务。

8. **建立更完善的环境卫生标准体系**　减少环境污染，保护人群健康一直是环境卫生工作者努力的方向。为实现这一目标，几十年来全国的环境卫生学者做了大量的工作。今后应制定更多环境卫生标准，进一步完善过去制定的“卫生标准”，建立更新的、更完善的环境卫生标准体系，使人们深入理解环境与机体相互作用的结果等工作。在人类生活环境中，将环境因子的信息与这种趋势结合起来，这将会有助于环境卫生决策和评估。

（唐焕文　叶卓明　周宏伟）

第四章

劳动卫生学与职业病学

第一节　劳动卫生学与职业病学的形成、发展及面临的新挑战

一、劳动卫生学的形成

劳动不但创造物质财富，而且是促进人类健康的必要条件之一。但在一定条件下，生产劳动过程和生产环境中存在的某些因素，如化学毒物、生产性粉尘、物理性有害因素、生物有害因素等，也能损害劳动者的健康，严重时可引起职业病。

远在春秋战国时期我国《黄帝内经》中就已经有描述中暑原因及其症状的内容。汉朝王充（公元27～100年）所著《论衡》中，有冶炼工被火烟熏眼鼻以及发生灼伤的记载。宋朝孙平仲（公元960～1127年）所著《谈苑》中，记有“镀金人为水银所熏，头手俱颤”，“采石人由石末伤肺，肺焦多死”；“卖饼家窥炉，目皆早昏”。明朝李时珍（1518～1593年）所著《本草纲目》中，描述了铅中毒的症状，晚期患者“多萎黄瘫挛而毙”。明朝宋应星（1587～1637年）所著《天工开物》中，介绍用粗大竹筒凿去中节排出煤矿中有毒气体，以及采宝石人下井时腰部系长绳，扣大铃作防范。以上记载均比西方国家早得多，16世纪西欧始有职业病的记载。1700年，被誉为工业医学之父的意大利拉马兹尼教授（Ramazzini，1663～1714年）所著《论手工业者的疾病》问世，才对职业病有了较为详细的论述。美国汉密尔顿（Hamilton，1910年）进行了铅中毒、表盘涂镭工所患癌症等的研究。

1949年中华人民共和国成立时，全国没有一所劳动卫生职业病防治机构及专门从事职业病学的专业医师。随着工农业生产发展，1956年9月在天津建立起我国第一个独立研究机构“天津市劳动卫生研究室”。到1959年时，一些省、市、自治区和某些大城市共有劳动卫生职业病防治机构十余所。1970年前后，全国二十余省市均建立了职业病防治机构。“文革”后期，周恩来总理提出要尽快弄清中国的公害情况，恢复了劳动卫生与职业病的研究工作。1983年在全国的七个区域建立劳动卫生职业病防治中心，WHO先后在原中国预防医学科学院劳动卫生职业病研究所和原上海医科大学预防医学研究所成立了两个职业卫生合作中心。

在此期间，以预防为主，劳动卫生和职业病防治实际工作与科学研究均获得迅速发展，成立了劳动卫生职业病防治机构，培养了大批专业人员，制定了劳动卫生法规和卫生标准，

在防治矽肺和职业中毒、实施防暑降温、预防物理性有害因素以及生产环境监测、健康监护等方面均取得了显著的成就，全国性的规模举措如五种职业中毒普查、八种职业肿瘤普查、全国尘肺流行病学调查、乡镇企业劳动卫生问题的研究等，成效显著。在学科建设上，由于工农业生产的发展、医学和科学技术的不断进步，以及劳动者健康的需要，劳动卫生与职业病学已发展成为一门独立的学科。

二、劳动卫生学的发展及现状

作为一门独立学科，劳动卫生学的科研工作取得了卓著成就。20 世纪 50 年代初重点在矽肺、铅、苯、汞和农药中毒的调查研究；南方高温车间则采取综合措施，防止中暑发生。此后，组织了全国性矽肺普查二次，基本摸清了我国矽肺发病和分布情况。此后对石棉肺等其他粉尘进行了调查。1979～1981 年对五种常见毒物（铅、苯、汞、有机磷农药和三硝基甲苯）接触工人近 100 万人进行普查；于 1982～1983 年对砷、苯、铅、石棉、联苯胺、氯甲醚和焦炉逸散物（多环芳烃）等 8 种工业致癌物作业工人近 16 万人的肿瘤发病（死亡）情况进行流行病学调查，初步摸清了我国几种主要职业性致癌物的危害情况。天津市劳动卫生研究所在国内首先证实了有机磷酸酯类中毒的胆碱酯酶活力学说，建立了胆碱酯酶活力酸度计测定方法，并在研究、调研基础上提出正常值和中毒分级标准，在第一届全国科学大会上受部嘉奖。60 年代以后在矽肺的研究方面，收集、筛选了 756 种中草药和 662 种化学合成药，并研究治疗机制，发现克矽平具有保护吞噬细胞作用；汉防已碱有抑制矽肺前胶原形成的作用，1978 年该课题荣获全国医药科学大会奖。在治疗铅、汞中毒方面，应用了中科院药物研究所丁光生研制合成的，我国首创的中毒解毒剂二巯基丁二酸钠，肯定了其临床驱铅、驱汞的效果，第一个在国际学术会议上正式报告。上海药物化学家王秩福首先合成解磷定，经毒理学、药理学和临床等协作研究，证实了其解毒效果，为抢救有机磷农药中毒做出了贡献。

三、劳动卫生学与职业病学面临的新挑战

随着改革的深入和经济的发展，以及全球经济的一体化趋势和科学技术革新浪潮的推动，我国的职业卫生与职业医学也面临诸多挑战，同时获得了难得的发展机遇。21 世纪初叶的职业卫生与职业医学呈现以下发展趋势，我们应作相应努力，在探索和解决新问题中，促进和推动学科的发展。21 世纪是我国经济大发展的时期，随着科学技术的不断发展，新技术、新工艺、新材料的应用，带来许多新的职业卫生问题，这就要求职业卫生工作者不断探索和解决新问题。

（一）职业性有害因素及所致病损类型的改变

当前，威胁我国职业人群的主要有害因素仍以矽尘、化学毒物和某些物理因素（如噪声）为主，居前数位的职业病为尘肺、化学中毒、职业性皮肤病和噪声性听力损伤。其次为不良体位、局部紧张和不合理劳动组织所致职业性肌肉骨骼损伤（如腰背痛）的工效学问题，以及因疏于安全防范所致工伤（亡）事故。

21 世纪是信息技术高度发达和高新技术不断涌现的时代。信息技术的发展将使传统的体力密集型劳动为智力密集的“办公室”型脑力劳动所替代。充分运用信息技术来组织和操纵生产过程，为职业卫生和安全创造了许多有利条件，但同时亦由于工作节奏加快和对职业卫生和对职工技术素质的高要求而带来职业心理负荷（psychological workload）、工作单调、脑力疲劳和工效学问题；其次是室内空气质量（indoor air quality）问题所引起的“不良大

楼综合征”(sick building syndrome)等。

高新技术中以微电子工业和生物基因工程技术的发展影响最大，它们对职业卫生和职业医学提出的挑战将是新材料、新工艺和潜在的生物致病原。例如，微电子工业曾被认为是第一个“清洁生产”(cleaner production)，而实际上是接触化学品最多的工业，包括醚、醇、酯、酮及苯系有机溶剂，金属化合物(如锑、锗、砷、硼、磷)，以及氟化物(氟化氢)、硅化物(如三氯氰硅)等；此外，还有极低频磁场(extremely low-frequency magnetic fields)和射频辐射(radio frequency radiation)问题。生物基因工程的应用，虽至今尚未见有重大职业危害事故报道，但鉴于基因重组或突变而产生的新的生物致病原的潜在危害，西方工业化国家对相关实验室已制定比控制放射性核素污染更为严格的安全卫生管理条例；而基因工程产品对人的安全性问题亦将是毒理学评价的一个新课题。

(二) 职业医学与环境医学的融合

职业医学源于临床医学，其起始任务为筛查就业禁忌证，诊断和治疗职业性疾病，服务对象主要是个体。随着流行病学和工业卫生学(industrial hygiene)的发展，职业医学除针对个体病例实施医疗保健外，还应及时识别致病因素、揭示和评价接触人群职业性病损的发生规律，最后采取措施控制有害因素；实施职业卫生服务与管理，并开展健康教育。从而由“个体医疗保健”(individual medical care)，发展为“群体卫生保健”(group health care)。这是职业医学从“个体”到“群体”的一次飞跃。

21 世纪，职业医学将面临第二次飞跃，即冲破厂内、厂外界线、逐步实现职业医学与环境医学相互渗透与融合。事实上，环境中的空气、水和土壤的污染，大气臭氧层的耗竭，酸雨、热带雨林破坏；生物多样性濒临消失，以及整个生态系统的失衡，无不与人们无序和落后的生产方式紧密相关。因此，职业卫生与职业医学专业人员，需具备完整的环境医学观念和思维模式，从创造“清洁生产”、改善职业生活质量和实施“可持续发展战略”(sustainable development strategy)高度，来看待和处理职业性危害问题。并且不少有影响的职业医学期刊已先后更名，例如英国的《英国工业医学杂志》(British journal of industrial medicine)，更名为《职业和环境医学》(Occupational and environmental medicine)；美国的《职业医学杂志》(Journal of occupational medicine)，更名为《职业与环境医学杂志》(Journal of occupational and environmental medicine)等。

(三) 产业结构改变和就业状态变化对劳动者健康的影响

农村乡镇企业的发展使得农民大量转为从业人员，由于他们缺乏正统培训，自我保健能力差，使得某些已经绝迹多年的重度职业病又重出现，如广东某县一乡办厂用土法炼砷，导致 42 名工人中 13 人死亡，其中死于肺癌者 7 人，死于肝硬化 4 人。1998 年 12 月新闻联播报道，四川都江堰市石英砂厂一接尘者仅从业 6 个月就患矽肺导致死亡。2002 年 4 月，焦点访谈报道，河南十几名打工者在河北辛集某个体箱包厂工作，连续发现数人患再生障碍性贫血，引起卫生部及有关部门的高度重视。

(四) 职业紧张与心理障碍

不良作业环境与劳动过程，除存在化学性、物理性和生物性不良因素外，还可能存在精神方面的不良因素，后者属于作业条件下社会心理因素，称“职业性紧张”(occupational stress)，它可引起不良的心理行为效应和精神紧张效应(strain)，以致诱发紧张有关疾患(stress-related disorders)。

随着经济体制转轨和全球性技术革新的深入，对劳动者的知识、技能、竞争力、适应性和工作效率，都提出更高的要求。由此所致就业状态的不稳定性，角色更迭和人际冲突，使职业紧张成为当前职业卫生的突出问题。我国职业紧张研究尚处于起步阶段，通过对“工作有关疾病”研究、行为功能测定和症状自评量表（SCL-90）分析发现，高度脑力负荷的科研人员，噪声环境作业人群、商场营业员、“三资”企业员工的心理障碍因子，如强迫症、人际关系紧张、抑郁、焦虑、恐怖、偏执等的得分明显增高。所以，职业紧张亦正成为我国职业卫生和职业医学领域不容忽视的问题。

（五）经济一体化的影响

经济一体化对推动各国经济发展、缩小包括职业卫生与安全方面的国际差距，起着重要作用，但亦带来某些负面影响。其中，工业生产中的“危害转嫁”（hazard transfer）就是一个比较突出的问题。据某市的一项调查，在总数为1407家的“三资”企业中，62.8%属有职业危害企业；有14.2%的职工接触不同类型的有害因素，包括物理因素（49%）、化学元素（32%）、矽尘（18%），以及传染性病原体（1%）。某省的“三资”企业，自20世纪90年代以来，仍频频发生有机溶剂急性中毒事故，仅因二氯乙烷、三氯乙烯，以及早在发达国家“严格限制使用”的苯和正己烷，其中毒的致死人数就达28人，并有成批受害者发生与接触苯和正己烷有关的再生障碍性贫血和周围神经病变。

应该说，绝大多数北美和西欧工业化国家投资的企业，都比较重视职工卫生与安全问题，大多在厂房和生产工艺设计的同时，就引进相应工业卫生工程和环境保护设施，为创建“清洁生产”起了示范作用。但是，也有一些外国或境外地区投资方，存在有单纯追求经济利益，忽视职业卫生和环境保护倾向，甚至对有害因素采取“双重标准”，有意无意地向投资国转嫁了危害。这种倾向也发生于某些国内经营的企业，表现为发达地区向欠发达地区，城市向农村转移危害。故应一视同仁地加强立法和执法监督，严加防范。

（六）人口学结构改变的影响

20世纪最伟大的成就之一是大幅度提高了人的期望寿命。发达国家从47岁，提高至75岁以上；在发展中国家，这一趋势亦日益明显。我国的出生预期寿命，在1993年就达到70岁，北京、上海等五省市已接近发达国家水平，率先成为老年型地区。

迅速发展的老龄化进程，向我们提出的最严峻的挑战是，如何提高人口的无病残期望寿命（disability-free life expectancy，DFLE）改善晚年生活质量，造福社会，促进经济发展。WHO文件《21世纪生命展望》（Life in the 21st century：A vision for all）（1998）中指出，回顾过去的50年，“我们正逐步懂得生命科学的最重要教训之一是：不仅仅要使人长寿，而且要了解如何延长无病残期望寿命，即无需过分依赖他人得以生存的健康长寿”。

从全球发展趋势来看，随着老龄化进程的发展，职业人群中，中老年（45～64岁）职工比例逐步增高。在经济合作与发展组织（OECD）所属国家，45岁以上职工占总职业人口平均比例，1980年为32%，预测2000年为35.5%，而2025年将提高到41.3%。我国正处于经济转轨的变革时期，在岗职工呈低龄化趋势。但长远看，人口老龄化对我国职工队伍年龄化的影响，迟早会构成对职业卫生的挑战。当前，值得关注的至少有两个问题：①陆续下岗的中老年职工是否存在由于既往长期接触职业性有害因素，而给晚年生命质量带来某些潜在的危险因素（如矽尘作业工人诱发尘肺的危险）；②“隐性就业”现象在中老年职工中极为普遍，他们理应属于“人人享有职业卫生”之列。

衰老是自然现象，但衰老过程的快慢和变化幅度，取决于每个人所处的环境条件、生活方式和遗传因素。显然，环境因素，包括中青年时期职业环境因素，对老年人的晚年健康和生命质量起着重要作用。许多化学因素(低剂量)对人体功能,特别是神经系统和心血管系统的影响,呈潜隐性和迟发性趋势,其毒作用随年龄增长而逐步加剧,故喻之为"化学定时炸弹"(chemical time bomb)。例如,关岛老年土族居民中高发的肌萎缩性侧索硬化(症)(amyotrophic lateral sclerosis,ALS)和帕金森神经障碍-痴呆综合征(Parkinsonism-dementia complex,PD)证明与早年食用或药用含神经元毒蛋白的铁树籽(cycad seed)有关;一般多在接触后10～15年,长者达34年后发病,故发病年龄多在50岁以后;其神经毒作用除取决于接触剂量外,还与年龄有明显关系,呈所谓"老龄效应"(aging effect)。事实上,甲基汞引起的"水俣病"、镉中毒所致"痛痛病",以及铝与阿尔茨海默病(Alzheimer's disease)可能联系均提示,环境中的不良因素可能与早衰及某些老年性退行性疾病发病率增高有关。

因此,新世纪初叶,我国的职业卫生与职业医学领域,将处于传统的职业性有害因素和不断出现的新问题同时并存的局面。

21世纪劳动卫生工作有待加强的领域:

(1)人类工效学:在发达国家,人类工效学原理和方法,已被广泛地用于建立和谐的"人-机-环境"关系,为创造安全、高效和满意的劳动条件,发挥了重要作用。我国工效学起步较晚,研究单位也较少,仍然是个有待加强的薄弱领域。所幸若干单位已在职业生物力学(occupational biomechanics)的应用、工作有关肌肉骨骼疾患(work-related musculoskeletal disorders)的暴露与剂量分析等方面做了卓有成效的研究。展望21世纪,人类工效学必将成为我国新型企业职业卫生所关注的"热点"。

(2)工业卫生:"工业卫生"含义与"职业卫生"有所交叉、重叠,但有其不同的侧重点,前者是一门侧重于评价和控制作业环境不良因素的学科。为了更有效的控制危害,工业卫生专业工作者必须:①了解不同强度有害因素对健康的影响;②掌握接触评定的卫生工作方针是"预防为主",在这一方针指导下,职业卫生与职业防治工作成效显著。然而在职业医学教学、科研和实际工作中,依然存在忽视危害控制的倾向。因此,有必要从以下几方面着手,进一步贯彻"预防为主"方针;完善职业卫生服务的政策导向;加强学科间的渗透和协作;树立"治疗职业患者与治理作业环境"并重的观念。

(3)职业安全:这是有关预防和控制与工作有关伤害及事故的一个专业。在许多国家,如美国、澳大利亚等,在科学研究和实际管理工作中,都把职业安全与卫生融为一体,组成综合的科学研究机构(NIOSH)和监督管理机构(OSHA)。在我国,职业卫生与职业安全分别由卫生部和国家安全生产监督管理总局管辖,在教育、科研和管理方面亦相互独立,存在诸多不便。当前,我国因工伤和伤残所致经济损失和社会影响,已超过职业卫生问题。因此,进一步加强部门间的协调和合作,充分发挥各自的专长和互补作用,将是新世纪的期待。

第二节　劳动卫生与职业病学的范围和内容

劳动卫生学是以改善劳动条件、消除和防治职业危害、减少职业病、保障职工健康和促进国家经济建设事业发展为目的的预防医学学科。

新中国成立后,在我国预防为主的卫生工作方针指引下,劳动卫生工作得到了很大的发展,取得了巨大的成就。特别是1978年党的十一届三中全会以来,在党的改革、开放和建设具有中国特色的社会主义的路线、方针和政策指引下,国民经济和社会主义建设事业蒸蒸日上,人民生活水平不断提高,由之也推动了劳动卫生工作和本学科的发展。在过去的历史阶段中取得了大量成功经验，但也经历了曲折和存在一些亟待解决的问题，随着我国建设事业的发展和现代化社会的飞跃进步，必将出现不少新的情况，对本学科也必然会提出不少需要研究和解决的新问题，这些都将是今后研究和解决的重点问题。

劳动卫生学也可称为职业卫生学，是预防医学的一个分支学科，旨在研究劳动条件对健康的影响，以及如何改善劳动条件，创造安全、卫生、满意和高效的作业环境，提高劳动者的职业生活质量(quality of working life)。职业卫生与职业医学的首要任务是识别、评价、预测和控制不良劳动条件中存在的职业性有害因素，以防止其对劳动者健康的损害；其次，是对职业性病损的受罹者进行早期检测、诊断和处理，促使其尽早康复。随着医学模式的转变，人们逐步认识到，除传统的职业性有害因素外，社会心理因素、个人生活方式等，也可影响劳动者的健康及其职业生活质量。因此，广义的职业卫生与职业病学还应考虑职业性因素与非职业性因素的联合作用，从而采取综合干预措施，保护和促进劳动者的健康。

劳动卫生与职业病学是贯彻预防为主、防治结合的一门综合性学科。具体来说，劳动卫生学侧重于研究劳动条件对劳动者健康的影响，以及如何识别、评价和控制不良的劳动条件，而职业病学侧重于研究不良的劳动条件中各种职业性有害因素所引起的一种特定疾病的早期诊断、治疗、处理及其预防。但两者都是以改善劳动条件、消除和防止职业危害、减少职业病的发生、保护和促进劳动者健康、提高劳动生产率、保障工农业和第三产业的顺利发展为目的，所以两者是紧密相连、相辅相成的。

劳动条件包括生产工艺过程、劳动过程、生产环境三个方面。生产工艺过程随生产设备、使用原料和生产工艺的变化而改变；劳动过程包括生产工艺过程中的劳动组织、操作体位和方式、体力和脑力劳动的比例关系等；生产环境则包括大自然环境，以及因生产工艺过程所需而建立的人为环境，随着科学技术的迅猛发展，生产工艺过程已从原始的手工制作发展为机械化、自动化的现代化生产工艺过程，劳动过程和生产环境也相应发生了很大的变化。

一、劳动卫生与职业病学的研究对象和任务

1. 研究劳动者在劳动过程中的生理、心理变化，机体的调节与适应，提高作业能力和功效的措施，以及劳动过程可能引起的疾患及其预防。

2. 研究工农业以及其他行业中职业性有害因素对劳动者健康的不良影响，提出改善劳动条件、控制职业性有害因素的措施和加强劳动卫生监督管理。

3. 研究职业病的病因、发病机制、临床表现、诊断、治疗和预防等问题，提出诊断标准和防治对策。

4. 通过与有关学科和部门的协作，研究更能符合卫生要求的劳动条件，为制定劳动卫生与职业病防治工作的有关法规、条例、办法以及卫生标准提供科学依据。

在国家卫生服务的对象中，儿童是就业人群的后备者，18 岁至 60 岁所有参加各种职业者如工农业、服务行业、文化教育、科学研究、行政管理者都包括在内，他们的工作时间占生命的 2/3。所以，他们的健康与国家富强和民族兴旺直接有关。60 岁或更晚年的健康和生存质量与他们的早年生活方式密切相关。

医学的各个专科中，都有职业医学的部分。生物因素所致的职业病，以微生物学与寄生虫学为基础。物理及化学因素所致疾病，应以毒理学为基础。在临床学科中，设立的职业病科，目前主要着重尘肺和职业中毒，而其他如工业外伤、皮炎、噪声性耳聋以及其他工作有关

疾病等，仍应列在内科、外科、皮肤科、耳鼻咽喉等科的工作范围。所以职业医学应是医学各科中必须关注的。

二、劳动卫生工作内容

劳动卫生防治工作应遵循以下三级预防的原则开展工作：

(一)一级预防(primary prevention，病因预防)

使劳动者尽可能不接触职业性有害因素，这包括：改善劳动条件使有害因素控制在安全卫生标准范围以内；检出高危人群避免其从事粉尘作业。

(二)二级预防(secondary prevention，临床前期预防)

早期发现病损，采取补救措施，防止病变进一步发展。

(三)三级预防(tertiary prevention，临床预防)

对已患病者作出正确诊断，及时处理，防止病情恶化和并发症，促进康复。为做好三级预防，具体工作内容为：

1. **现场劳动卫生学调查** 目的在于识别职业性有害因素，评价其来源、分布及动态变化，为改善劳动条件提供依据。

2. **健康监护** 做好就业前体检和定期体检，研究早期特异的诊断指标，做到对病损进行早期识别处理，同时对劳动能力已受损者，根据国家标准作出劳动能力鉴定，并按劳保条例规定妥善处理。

3. **职业流行病学调查** 寻找因-果联系，为采取预防措施提供理论依据。

4. **制定卫生标准和诊断标准** 为职业卫生立法提供依据。

5. **劳动卫生监督** 监督卫生法规的执行，是一个全过程的监督，从生产设计到验收；从生产到破产；从作业环境到从业人群；从接触水平到病损的诊断及管理，按监督实施阶段分为预防性卫生监督和经常性卫生监督。

(1)预防性卫生监督：指在所有生产设施的新建、改建、扩建及引进新技术项目时，要求职业卫生设施必须与主体工程同时设计、同时施工、同时验收。

(2)经常性卫生监督：是指对现有厂矿企业贯彻执行卫生法规和卫生标准的情况定期或随时进行的卫生监督。

6. **人员培训和健康教育** 加强培训，更新专业人员的观念，提高业务能力和管理水平(国家有各种类型的继续教育)。宣传职业性有害因素对健康的影响，使领导重视、群众参与，共同做好控制职业性有害因素的工作。

三、职业性有害因素的识别、评价与预测

(一)作业环境的评定

1. 作业环境评定的目的、意义

(1)通过作业环境监测、生物监测等方法，分析作业环境中职业性有害因素的性质、强度(浓度)及其在时间、空间上的分布情况；

(2)估计作业者的接触水平，为分析接触水平-反应(或效应)提供依据；

(3)了解作业环境的卫生质量，评价劳动条件是否符合劳动卫生标准要求；

(4)检查预防措施效果；

(5)为进一步控制职业性有害因素及制定、修订卫生标准提供依据。

2. 接触评定的概念

(1)接触评定概念:接触评定(exposure assessment)是通过询问调查、环境监测、生物监测等方法,对接触职业性有害因素进行定性和定量评价。是作业环境评定的核心。

(2)接触评定的目的:是估测社会总体人群或不同亚群(如接触某化学物的职业人群)接触该有害因素的程度或可能程度,为危险度评定提供可靠的接触数据和接触情况。

(3)接触评定的内容:

1)接触人群特征分析,如接触人群的数量、性别、年龄分布;

2)接触途径及方式评定,如鉴定有害因素进入机体的主要途径及接触的时间分布;

3)接触水平的估测,除了通过作业环境监测和生物监测的资料来估算接触水平外,还应注意其他方式的接触,如食物、饮水及生活环境等;

4)接触评定的主要作用:为评价接触-反应(效应)关系及危险度分析提供依据。

(二) 接触评定的方法

1. 询问调查　是接触评定的最常用手段,也是接触评定的重要依据。询问的内容包括职业史、接触人群特征、接触方式、接触途径、接触时间等。

2. 环境监测

(1)职业性有害因素的存在特点:可归纳为(种类的)多样性、(接触的)变动性和间断性。

(2)确定监测对象和拟定监测方案:根据职业性有害因素的存在特点,应深入现场调查,确定主要监测对象,拟定监测方案。因为职业有害因素的多样性,确定合适的监测对象对接触评定来说非常重要。因此确定监测对象时应考虑如下信息:①企业领导、生产工艺(工程)技术人员和工人的反映;②医务人员的临床观察,应特别注意临床表现与接触有害因素的时间顺序;③毒理学资料:通过查阅毒理学资料,了解毒性大小、毒作用特点等,以确定重点监测对象,如危害性较大的农药和某些重金属、有机化合物等,应重点监测;④流行病学调查资料:如调查表明存在接触水平-反应(或效应)关系,则应着手建立监测体系,拟定监测方案,包括确定监测地点、监测时间、监测周期及监测记录表。

(3)接触水平的估计:接触水平的估计,是接触评定的重要环节。目前,多采用区域采样所测得的空气中有害物质浓度的平均值及波动范围作为评价指标。平均值的计算和表达随测定值的分布特征而异。如果测定值分布较集中,呈正态分布或近似正态分布时,可用算术均数表示;但生产环境中,有害物质的浓度测定值往往相差几倍或几十倍,呈倍数关系或偏态分布,则应该用几何均数表示;有些情况下,出现个别较大值或较小值或一侧无确切值时,可用中位数表示。

(4)作业环境监测资料的整理和保管:监测资料应根据劳动卫生标准和法规,参考有关文献,及时整理分析、评价,作为采取控制措施的依据。

3. 生物监测

(1)生物监测的定义:生物监测(biological monitoring)是指"定期(有计划)的检查人体生物材料中毒物和(或)其代谢产物的含量或由其所致的生物效应水平,并与参比值(标准)进行比较,以评价人体接触毒物的程度及可能的健康影响"。

生物监测是职业性有害因素评价的重要组成部分,与环境监测相辅相成、互为补充、全面进行对职业性有害因素的评价。

在这里应强调的是生物监测必须定期、系统而连续地进行。其监测内容不仅是生物材料中毒物和(或)其代谢产物的含量,且应包括由其所致的生物效应水平。监测的目的是了解毒物进入机体的相对量及其生物效应剂量，并作出评价，为控制和降低人体接触水平，为预防职业危害提供依据。

(2)生物监测的特点及意义：①反映机体总的接触量和负荷；②可直接检测内剂量和内负荷及生物效应剂量；③综合了个体差异因素和毒物动力学过程的变异性；④可用于筛检易感者。

（三）健康监护

1. 健康监护定义 健康监护(health surveillance)是通过各种检查和分析，评价职业性有害因素对接触者健康的影响及其程度，掌握职工健康状况，及时发现健康损害征象，以便采取相应的预防措施，防止有害因素所致疾患的发生和发展。

2. 健康监护的目的意义 健康监护基本属于第二级预防，结合生产环境监测和职业流行病学分析，可以研究职业性有害因素所致的疾患在人群中发生、发展规律，接触-效应(反应)关系；评价防护措施的效果，并为制定、修订卫生标准及采取进一步的控制措施提供科学依据，从而达到一级预防的目的。

3. 健康监护的内容 传统的健康监护是指医学监护(medical surveillance)，它以健康检查为主要手段，包括检出新病例、鉴定疾病等。但由于职业性危害的病因是外在的职业性有害因素；因此，仅发现职业病患者不能达到控制病因和消除职业性疾病的目的。所以，职业性健康监护应该包括作业环境(前面提及)和机体两个方面，后者基本内容包括健康检查、健康档案的建立和运用、健康状况分析及劳动能力鉴定。

(1)健康检查：健康检查可分为就业前检查和定期检查两种情况。就业前检查的目的在于发现职业禁忌证和获得受检者的基础健康资料。

定期检查是按接触职业有害因素的性质、程度，每隔一定时间，对作业工人健康状况进行有针对性内容的检查。目的在于早期发现职业性有害因素对健康的影响，及时诊断和处理职业病，检出易感人群，属第二级预防，是健康检查的重要内容。

(2)建立健康监护档案：利用生产环境监测和健康检查资料，建立职工健康监护档案是一项重要的基础工作。为职业有害因素的评价、职业病诊断、职业流行病学研究等提供宝贵的资料。

(3)健康状况分析：对收集的健康监护资料，不仅要存档，更要及时整理、分析、评价和反馈，使之为职业卫生工作服务，为职业有害因素控制措施的采取和评价提供依据。

（四）职业流行病学调查

流行病学方法在劳动卫生与职业病防治工作中的应用日益广泛和深入，已形成职业医学与流行病学相结合的一门科学——职业流行病学(occupational epidemiology)。

1. 职业流行病学调查的概念 职业流行病学是以职业人群为研究对象，采用有关流行病学的理论和方法研究职业性有害因素及其对健康影响的人群、时间及空间的分布，分析接触与职业性损害的剂量-反应(效应)关系，评价职业性有害因素的危险度及预防措施的效果，以找出职业性损害发生和发展的规律，为制定和修订卫生标准、改善劳动条件和预防职业性疾病提供依据的一门学科。

2. 职业流行病学调查的作用

(1)研究职业性有害因素对健康的影响：研究职业性有害因素对健康有无影响、影响的程度；识别和鉴定新的职业性有害因素及其作用条件；估测接触人群的危险度。

(2)研究职业性损害在人群中的分布和发生、发展规律：通过职业流行病学调查，可以描述职业病、工作有关疾病和工伤在人群、时间和空间的分布。并分析其发生发展的规律。提出相应的卫生措施，指导劳动卫生和职业病的防治工作。

(3)为制定、修订劳动卫生标准和职业病诊断标准提供依据：职业流行病学调查所收集资料，结合动物实验和临床观察结果，阐明接触水平-效应(反应)关系，为制定、修订劳动卫生标准和职业病诊断标准提供依据。

(4)评价劳动卫生和职业病防治工作质量及预防措施效果：通过某些预防措施实施前后的职业性病损发病情况的对比分析，评价劳动卫生和职业病防治工作质量及预防措施效果。

3. 职业流行病学调查的内容

(1)接触水平的观察与估计：接触水平是通过职业环境中时空分布的实测结果分析计算出的平均值，是估算个体和群体接触剂量的依据。

(2)工人健康状况：职工的健康资料包括门诊记录、职业病档案、既往史、家族史、生育史和个人嗜好等资料。

(3)人口统计资料。

4. 职业流行病学调查的设计要求　参照流行病学调查设计要求，主要包括调查目的、对照人群选择、明确疾病和接触的含义、科学实用的表格等方面。

5. 职业流行病学调查方法与类型　横断面调查和分析性流行病学调查(病例-对照、队列研究)为多用。

6. 职业流行病学调查结果的分析与判断　首先检查设计是否合理、方法数据是否可靠、统计处理是否得当，并结合实际进行综合分析，以判断接触与某种损害是否有联系及联系是否为因果关系。

(五) 实验研究

实验研究包括动物实验和体外测试系统，是评价职业性有害因素潜在作用的手段之一，常用于测试化学物的毒性和物理因素的致病作用等，以预测对人体的危害，为制定和修订卫生标准提供依据。包括动物实验和体外试验。

(六) 职业有害因素的危险度评定

职业有害因素的危险度评定(risk assessment)是通过对工业毒理学测试、环境监测、生物监测、健康监护和职业流行病学调查的研究资料进行综合分析，定性和定量地认定和评定职业性有害因素的潜在不良作用，并对其进行管理。它是职业性有害因素评价中的一项重要内容。危险度评定的作用有：

1. 估测职业性有害因素可能引起健康损害的类型和特征；
2. 估计这些健康损害发生的概率；
3. 估算和推断它在多大剂量(浓度或强度)和何种条件下可能造成损害；
4. 提出可接受浓度(强度)的建议；
5. 有针对性的提出预防的重点。

目的在于寻求社会可接受的危险度(sociality acceptable risk)水平，最大限度的减低职业性有害因素的不良作用；也为预测职业性有害因素的远期效应、制定安全接触限值及相应的预防对策提供依据。

危险度评定的内容包括：危害性鉴定、剂量-反应评定、接触评定、危险度特征分析。

四、职业卫生学调查

生产过程、劳动过程和生产环境中存在的各种职业性有害因素，在一定条件下，可对作业工人的身体健康产生不良影响。职业卫生调查是识别和评价职业性有害因素及实施职业卫生服务和管理的重要手段。对职业性有害因素的识别和评价，首先需要通过对生产工艺过程、劳动过程和作业环境进行调查，以确切了解有害因素的性质、品种、来源及职业人群的接触情况。

（一）职业卫生调查形式

职业卫生调查可分为职业卫生基本情况调查、专题调查和事故调查三大类。

1. 职业卫生基本情况调查

（1）调查目的：职业卫生基本情况调查的目的是掌握所管辖地区或系统内各企业，尤其是工矿企业的职业卫生状况和需求，建立所管辖单位的职业卫生档案。

（2）对象及要求：对所管辖的所有工矿企业，必须按单位逐一进行调查，认真填写统一表格并复核后，按计算机编码要求，进行地区及专业系统列表列编。调查资料逐级汇总上报，每 3 年复核一次。在日常职业卫生工作中，随时将环境检测和健康检查的结果、职业病发病情况以及生产和企业变迁情况录入职业卫生档案，以备查阅、分析。

（3）调查内容：职业卫生基本情况调查内容包括：

1）调查单位基本情况：如单位名称、地址、单位的历史、隶属关系、性质、机构设置、男女职工人数、产品种类、有害职业的分类、接触有害因素的人数、产值以及利税情况等；

2）主要产品和工艺流程：记录使用的原料名称、中间产物、产品及年产量、生产设备机械化或自动化程度、并绘制工艺流程图；

3）主要工作场所的劳动条件：主要车间、工段和工种是否按照卫生要求进行合理布局、采光照明、车间微小气候状况是否符合卫生要求、相邻车间有无相互影响等；

4）劳动组织及班次：劳动者与用人单位的关系、每周几个工作日、每日的工作时间、加班加点情况及在外有否兼职等；

5）职业性有害因素及接触人数；

6）职业环境及接触者的健康状况：职业性因素对健康影响的早期表现、职业病、工作有关疾病和工伤的发生频率和分布情况及以往环境监测和健康监护资料等；

7）防护设备及其使用维修情况：针对职业性有害因素所采用的建筑设计和职业卫生防护设备，如通风、防尘排毒系统、噪声及其他物理因素的防护、高温作业防护及个人防护用品的品种和数量、使用、维修等情况；

8）生活福利和医疗服务情况：生活卫生设备中有无浴室、更衣室、休息室、女工卫生室、厕所、医疗室等；

9）劳动者的反应：听取劳动者对职业性有害因素危害身体健康的反应，特别是对具有刺激性或易于引起急性反应的毒物，劳动者可提供许多有价值的情况和线索。

（4）调查方法：职业卫生基本情况调查常通过“听、看、问、测、查、算”的方式进行。①听：听取介绍；②看：现场观察和查看有关资料；③问：口头询问；④测：环境监测和生物监测；⑤查：健康检查；⑥算：资料分析。最后，对所得调查取得的资料进行综合评价，提出改进建议，并建立健全职业卫生档案。

2. 职业卫生专题调查

（1）调查目的：专题调查是对某一系统（行业）或某一有害因素的职业卫生基本情况的调

查。目的在于探究职业性有害因素对职工健康的影响，或就其他具体情况（如病因探讨、患病率分析、早期监测指标筛选、预防措施效果评价和卫生标准研制或验证等）进行专项调查研究。

（2）所辖地区内存在下列情况之一者，应考虑进行专题调查：①某一系统（行业）在所辖地区占比重较大；②某一有害因素的危害性较突出，接触人群较多；③采用新技术，新工艺而出现新的有害因素者；④已有的有害因素出现新的职业病损者。

（3）调查项目：专题调查的项目可视实际需要加以选择。

1）有害因素与健康关系的调查：揭示接触水平-反应关系；

2）工作有关疾病调查：探讨某些职业性有害因素与导致非特异性疾患高发或加剧的因果关系；

3）环境监测方法研究：确定测定方法的灵敏度，特异度及质量控制要求；

4）生物检测研究：阐明指标的敏感性、特异性、预示值、符合率，以及在早期检测职业性病损中的意义；

5）预防措施效果的卫生学评价：对采取预防措施前后的工作环境、职工健康艰苦状况进行分析比较，分析投入效益等。

3. 职业卫生事故调查 一般属于计划外应急性调查。发生急性事故性损害（如职业病危害事故，安全事故）时，职业卫生医师应会同临床医师参加抢救；医疗卫生机构（包括厂矿医院或诊所）应按《企业职工伤亡事故报告和处理规定》和《放射性同位素与装置放射防护条例》等规定《职业病危害事故调查处理办法》及《职业病报告办法》，立即向所在地人民政府卫生行政部门和法律、法规规定的其他部门报告；医疗卫生机构应会同有关部门深入现场进行调查，查明事故发生原因，提出抢救和预防的对策，防止类似事故再发生。

在现场，必须详细了解事故发生的全过程和有关的规章制度，包括事故发生时的气象条件、设备运转情况、作业状况、操作规程及防护措施等；通过中毒患者或班组人员，了解事故发生过程及其前后细节，以及同类生产的其他作业场所是否发生过类似事故。当现场未经清理时，应迅速检测生产环境中各种可疑有害因素的浓度或强度；如现场已遭破坏，必要时采用模拟现场试验估测接触浓度或强度。经皮肤吸收的毒物，应尽可能进行皮肤污染的测定；如有可能检测的生物检测指标，应及时采样测定。

最后，根据调查资料，作出综合判断，提出处理意见及防止事故再度发生的对策和措施，用书面形式上报上级机关并分发有关部门，以吸取教训。

（二）职业卫生调查步骤

除事故调查外，职业卫生基本情况调查与专题调查的工作步骤基本相似，但专题调查安排更周密。完整的专题调查可分为准备、实施和总结三阶段。

1. 准备阶段

（1）制定计划：计划内容包括：①调查目的、试图寻求的答案和可能遇到的困难；②调查对象、对照的选择，样本大小和抽样原则；③调查方法；④调查项目、观察指标和检查测定方法，所需器材、经费和人力；⑤人员培训，调查队伍组织领导及协作关系；⑥现场联系及时间安排；⑦预期结果；⑧数据处理，资料整理、分析和总结。

（2）查阅文献：围绕调查内容和目的，认真查阅国内外有关文献，充分掌握现有资料，借鉴别人经验，使调查工作更有的放矢效率更高。有条件者可考虑运用现代文献检索，国际互联网等，以便更准确及时地了解全世界有关职业卫生与职业病方面的资料，查找到最新的文献。亦可随时与世界各地的职业卫生与职业病专家讨论专题的有关内容。

(3)拟订表格:应根据调查目的、内容及统计方法,周密设计调查表格的项目及形式。每一调查项目都必须用意明确,而非可有可无。调查表格的完善与否在很大程度上反映了调查计划的完善与否。因此拟好的表格最好先进行试点调查,并根据预调查效果作必要修改,使其更趋完善。为便于计算机处理,调查项目尽可能量化,可在表格偏旁位置预留空格,以便填入各项目的"量值"。另外,为验证调查对象回答内容的可靠性,可在询问项,如主观症状中随机穿插与接触-反应(效应)完全无关的内容,作为"干扰性项目"。整理分析时分别算出"症状分"与"干扰分",供判断参考。调查表的内容一般包括:①调查表的名称;②一般项目:姓名、性别、出生年月、出生地、民族、文化程度、工作单位名称、职业、车间、工种及家庭住址;③调查项目:根据调查目的而定,一般包括职业史及接触史、疾病史、目前健康状况、不良生活方式、环境监测、针对该项调查的体检和化验项目;④调查者对调查结果的可信度估计;⑤结束部分:包括调查人签字和调查日期。

(4)对象选择:根据调查目的,选择不同对象。一般原则是:①根据研究目的,确定样本大小和抽样方法;②以密切接触有害因素的人群为观察对象,并选择同等条件非接触人群为对照组;③在评价检测指标反映环境浓度或机体反应的灵敏性和可靠性时,尽可能分别选择接触高、中、低浓度(或强度)的接触者为对象;④凡同时接触可干扰效应的其他因素者,不应列为对象;⑤慢性职业病调查应特别注意潜伏期,现有接触人群或曾经接触者,均应列为调查对象;⑥对照的选择应注意可比性,即性别、年龄、工龄等应合乎统计学要求。

(5)试点调查:在正式调查全面展开前,最好先进行一次完全按照计划的小型试点调查。其目的是:①检查所预定计划是否完善,切实可行;②及时发现问题,如调查表格项目是否合适,测定仪器功能是否完好,以及调查对象是否合作等;③锻炼和考核整个调查队伍,积累经验,估计不同检查者之间的差异,进一步统一方法,缩小误差,提高工作效率和质量。

2. 实施阶段　在试点调查的基础上,总结经验教训,按照计划,全面展开工作。这一阶段应特别注意现场调查的质量控制。最好制定调查工作手册,内容包括调查人员工作须知、调查项目的各项标准及操作规程等,调查员必须严格遵守调查工作手册中所定的各项规章。专题调查组要建立各级分工负责的组织网络,如由项目负责人→现场调查监督人→调查员、摘抄员、检验员组成的三级工作网。调查中随时抽查原始记录,及时复核补漏,汇总和整理调查资料。此外,尚需掌握工作进度,注意工作中密切配合与协调,确保按质量如期完成调查任务。

3. 总结阶段

(1)资料整理与统计

1)资料检查:检查调查表格中的原始资料,内容包括:①资料的完整性,即全部项目必须符合调查设计的要求并逐项填齐;②资料的可靠性,即调查方法正确、疾病诊断明确、测定数据准确等;③资料筛选的原则性,即资料剔除不能带有主观性,取舍要有一定的原则。

有下列情况之一者应予以剔除:①项目不全;②记录欠正确;③对照人群曾接触被调查的有害因素;④接触人群曾接触足以影响调查结果的其他因素。

2)资料整理:按以下步骤进行整理和分析:①在同质基础上,按调查设计分组;②按分组要求拟订整理表,对资料进行归并、组合;③资料分析,按统计学原则,根据资料特征及分析目的,选用合适的统计方法和参数,探讨各自变量与因变量之间的联系及强度,并阐明混杂效应及程度。

(2)调查汇总:根据调查结果写出全面总结,向所调查企业和有关上级部门汇报。报告应针对所发现的问题作出卫生学评价,提出切实可行的干预措施建议,力争把通过调查所得到的科学结论,反馈到企业职业卫生工作中去。

(3)论文撰写:作为一项科学研究,应结合调查发现,进一步复习有关文献,深化感性认识,把调查报告提炼成一篇或几篇科学论文。科学论文一般由以下几部分组成:①论文的题目:尽可能地反映出研究的对象、方法和内容;②摘要和关键词:在摘要中简明扼要地介绍调查的目的、对象与方法、主要内容和结果。关键词要简洁明了,其目的亦是为了介绍论文的主要内容;③前言:说明该项研究内容的国内外概况、该项调查研究的动因;④调查对象和方法;⑤结果:描述观察到的事实,现象和所获测试数据;⑥讨论:对观察到的事实和现象进行综合分析、解释、论证和概括,说明事实和现象之间的联系,并与已报道的资料进行比较,将调查结果资料提高到理论高度;⑦近期重要的有关参考文献:目的是指出引证资料和论点的出处,为读者进一步阅读提供线索。

第三节　职业卫生与职业医学的目的和方法

一、职业卫生与职业医学的目的

职业卫生与职业医学具有共同的预防医学观念、知识和性能。虽然工作范围有区分,但是统一于一个目标,即达到促进和保护职业人群躯体、精神和社会适应的完美状态,保护劳动者在就业期间免遭健康危险因素的危害;使职业人群置身于一个与其生理和心理特征适应的职业环境之中;首先达到工作适应于人的生理、心理要求,从而让每个人都能顺应于工作,并最终使得“人人都享有职业健康”。

二、研究职业卫生与职业医学的主要方法学

(一)职业生理学

职业生理学研究一定劳动条件下人的器官和系统功能的变化与适应,及其对预防疲劳和提高作业能力的影响。人在生产劳动中一方面会遇到劳动种类、劳动强度、劳动姿势及其个体差异这样一些条件或因素;另一方面机体通过神经-体液的调节和适应,不仅能完成作业而且可以促进健康。但当劳动负荷过大、时间过长及环境条件太差,至人体不能适应或耐受时,这些也就构成了劳动过程中的有害因素并造成危害;生理过度紧张从而使作业能力下降,甚至损害健康。为达到劳动过程最大限度地适应劳动者的生理需求,保护和促进健康、提高劳动生产率的目的,形成此门学科——职业生理学。

(二)职业心理学

职业心理学(occupational psychology)研究职业群体中的个人与个人、个人与群体(职业对象、同事、上级等)之间的心理互动关系。如研究职业场所中个体与群体的角色规范,行为校正与模仿、沟通与媒介、竞争与合作、压力与顺从、自我与群体意识、态度和价值观、职业热情和效率、自我表现、地位以及个人空间距离等。研究涉及到职业活动过程中的人际关系(与职业对象、同事、上级等)以及角色负荷、角色冲突、角色模式、社会支持和责任感等概念。同时研究失业所致的情绪问题和社会问题;研究职业挑战性与职业的动机即内在与外在的动机。考察职业是一种获得物质利益谋生的手段还是一种寻求自我完善、自我实现的过程。

研究个体对职业的情感体验，即各种职业有关因素（如职业兴趣、动机、能力、技能、报酬、奖励、福利、认同、控制感、晋升、工作条件、环境、管理、社会范围以及家庭因素等）对情绪的影响。

（三）职业病理学

职业病理学是研究职业环境中有害因素所致的机体损伤和疾病的一门专门学科。它主要通过形态学研究方法以确定各种职业有害因素引起的全身性器官、系统病变的性质、范围和程度。提供损伤的形态特征、发生发展过程及死亡原因的资料，为职业病的发病机制和诊断提供依据。由于病理组织学具有直接观察损伤所致器官、细胞，亚细胞的形态结构变化的特点，它具有直观、可靠，毒作用定位明确的优点，因此，在最终确定职业病诊断中，病理指标是不可缺少的，甚至是关键性的。

（四）职业流行病学

职业流行病学（occupational epidemiology）是研究工作环境作为职业人群疾病危险因素的学科，是流行病学基本原理和方法在职业卫生与职业医学学科中的实际应用。职业流行病学作为流行病学的一个分支，围绕职业人群（人口学），个人生活与居住环境及社会环境、工作环境（接触性质、强度、时间、防护等）、健康结局（疾病以及有关健康指标）四方面收集资料，在控制有关因素的影响后，客观评价工作环境与健康关系。职业有关疾病概念的出现，正是职业流行病学的重要贡献。

（五）职业毒理学

职业毒理学（occupational toxicology）主要研究职业环境中各种化学物质对接触人群的有毒有害作用，阐明职业环境中的化学物和接触者健康之间相互关系，预防职业病和与化学物相关疾病的发生。职业毒理学研究可以指导改善职业环境，防止化学物对人体造成伤害，保护职业人群的健康，甚至防止毒物的长期效应而起到保护劳动者的子代以及自身。总之，职业毒理学的研究贯穿于职业人群生命的始终。

（六）职业工效学

工效学（ergonomics）也称为人类工效学，以人为中心，研究人、机器设备和环境之间相互关系，旨在实现人在生产劳动及其他活动中的健康，安全、舒适，同时提高工作效率。职业工效学是工效学的一个分支，侧重于工效学原理在实际工作中的应用及评价。

第四节　职业性有害因素及相关疾病

一、职业性有害因素

人类的生存环境包括自然环境和社会环境。自然环境主要指空气、土壤、水、食物、气候以及供人活动的生态空间。人们生活的社会环境对人的身心健康也有很大影响。人的疾病多数由环境有害因素所致（或受环境因素的影响）。为保护人群的健康，首先要阐明这些因素影响健康的方式和后果，统称为环境医学；而职业卫生和职业医学是研究与职业生命有关的环境因素及其对职业人群健康的影响，称为职业性有害因素（occupational hazards）。

劳动条件包括：①生产工艺过程，它随生产技术及其设备、使用材料和工艺流程变化而改变；②劳动过程，它涉及针对生产工艺流程的劳动组织、生产设备布局、作业者操作体位和劳动方式，以及智力和体力劳动比例等；③生产环境，指作业场所环境，包括按工艺过程建立的室内作业环境和周围大气环境，以及户外作业的大自然环境。

因此，职业卫生与职业医学的任务应从“工艺”、“劳动”和“环境”入手，评价劳动条件优劣、探讨症结所在、研究干预对策，从而为创造工作与健康和谐统一的劳动条件提供理论依据和具体技术措施。

（一）环境因素

1. **物理因素** 是环境的构成要素。不良的物理因素，如异常气象条件（如高温、高湿、低温、高气压、低气压）；噪声、振动、非电离辐射（如可见光、紫外线、红外线）、射频辐射（如 X 射线、γ 射线等）可对人体产生危害。例如，减压过程所造成的机械压迫和血管内空气栓塞而引起的组织病理变化致减压病。

2. **化学因素** 在生产中接触到的原料、中间产品、成品和生产过程中的废气、废水、废渣等可对健康产生危害。凡少量摄入即对人有毒性的物质，称为毒物。毒物以粉尘、烟尘、雾等为主。

3. **生物因素**

（二）社会经济因素

国民生产总值（gross national product，GNP）、财富分配、文化教育水平、生态水平、生态环境、劳动立法、医疗卫生制度，都可影响职业人群的健康。如生产管理水平低；厂房建筑或设备简陋，过重体力负荷；生产布局不合理，可导致骨骼肌肉的损伤性疾病。

（三）与职业有关的生活方式

劳动组织和制度不合理，作息制度不合理；工作节奏的变动，换班和夜班的工作；工作过度紧张，缺乏体育锻炼；吸烟或过量饮酒等；精神（心理）性职业紧张；个人缺乏健康和预防的观念，违反安全操作规范和忽视自我保健；劳动强度过大或生产定额不当，安排的作业与劳动者生理状况不相适应；个别器官或系统过度紧张，如视力紧张等；长时间处于不良体位或使用不合理的工具等。

（四）职业卫生服务的质量

医务人员的业务能力和医德至关重要，应视为职业卫生服务的重要条件。为此国际职业卫生协会（ICOH）在 1992 年订立了职业医学准则，提倡崇尚医德。在实际生产场所中，职业因素中最为重要的就是环境因素，往往同时存在多种有害因素对工作者的健康产生联合作用，加剧了危害程度。此外，同一种疾病也可由不同性质的有害因素引起，如稻田皮炎可由于物理、化学和机械刺激引起。吸烟可加剧环境因素，如粉尘、有害气体或蒸气，对呼吸道的损害，以致增加诱发职业性肺癌的危险。

二、发生职业病的条件

职业病的重要性仅次于工伤，人体受到环境中直接或间接的有害因素时，不一定发生职业病。职业病的发病过程，还决定于下列三个主要条件：

（一）有害因素的性质

有害因素的理化性质和作用部位与发生职业病密切相关。如电磁辐射透入组织的深度和危害性，主要决定于其波长。毒物的理化性质与组织的亲和及毒性作用有直接关系，例如汽油和二硫化碳有显著的脂溶性，对神经组织就有密切亲和作用，因此首先毒害神经系统。但有时心理因素亦可成为致病之因，在职业医学中不能忽视。

（二）作用于人体的量

除了生物因素进入人体的量还无法估计外，物理和化学因素对人的危害，都与量有关，故在确诊大多数职业病时，必须要有量（作用浓度或强度）的估计。首先，要知道一个有害因素对人体的有害量与无害量的分界。我国公布的"车间空气中有害气体、蒸气及粉尘的最高允许浓度"，就是指这些化学物质在空气中一般不致引起疾病的量的界限。目前，尚有一些化学物质的最高允许浓度还在研究中。

有些有害物质能在体内蓄积，故少量而长期的吸收，最终会引起发病。有的物质虽本身不能在体内蓄积，但其所引起的功能性改变是可以累加的，例如大多数物理有害因素日久接触都能产生不良影响。

在无法估计接触量时，则可用接触时间粗略估计受到作用的强度。因环境中存在的量相同，长时间的与短时间的接触，后果不同。认真查询接触某种因素的工龄及接触方式，在诊断时有重要意义。

（三）人的健康状况

人体对有害因素的防御能力是多方面的。当物理因素的作用停止后，被扰乱的生理功能可以逐步恢复。人体对进入的毒物，通过解毒和排毒过程，以消除其毒作用。有机毒物可被体内的酶转化，经过水解、氧化、还原和结合等方式，大多成为低毒或无毒物而排泄。也有些先经过转化使其毒性增加，然后再继续解毒而排出，主要在肝脏内进行。如果肝脏功能有损害，这种解毒过程就要受到阻碍。肾功能不全者，必然会影响毒物的排泄。所以患有某些疾病的工人在受到生产中有害因素影响时，不但可以使原有疾病加剧，还可能发生职业病。对工人进行就业前和定期的体格检查，其目的在于发现对生产中有害因素的就业禁忌证，以便更合适地安置其工种，保护工人健康。

三、职业病的特征

从构成职业病的三个主要条件来看，职业病具有下列五个特点：

1. 有特异的病因，控制病因就可以预防或减少发病。

2. 作用条件包括接触时间和接触量，接触时间与生产过程、生产设备、劳动制度有关。并不是有职业危害存在，即会致病。特别是化学和物理因素的接触量是发病的关键，接触量常难以用绝对数字表示，则可用接触时间或接触水平衡量。因而对一个人群中衡量有否职业病存在，确定剂量-效应（反应）的关系极为重要。

3. 在不同人群中某一职业病的发病率不同，因而对人群的工作有更重要意义。

4. 发现病情越早，康复越易；越到后期，治疗效果越差。

5. 大多数职业病，目前尚缺乏特效治疗，因此除用对症治疗个体外，重点应保护人群健康。

从以上特点，可以说职业病是一种人为的疾病，它的发生与患病率的高低，反映着国家医疗卫生工作的水平。所以世界各国对职业病，除医学上的含义外，还具有一定的立法意义，即政府所规定的"法定职业病"。根据《中华人民共和国职业病防治法》，卫生部于2002年4月18日以卫法监发[2002]108号发布了《关于印发〈职业病目录〉的通知》，将职业病分为10类共115种，包括：①尘肺13种；②职业性放射性疾病11种；③职业中毒56种；④物理因素所致职业病5种；⑤生物因素所致职业病3种；⑥职业性皮肤病8种；⑦职业性眼病3种；⑧职业性耳鼻喉口腔疾病3种；⑨职业性肿瘤8种；⑩其他职业病5种。为正确诊断，已将部分职业病按国家职业病诊断标准公布实施。

为了及时掌握职业病的发病情况，以便采取预防措施，卫生部还颁发《职业病诊断与鉴定管理办法》(2002 年 3 月 28 日，中华人民共和国卫生部令第 22 号)及《职业病报告办法》(88 卫防字第 70 号)，主要要求有：①急性职业中毒和急性职业病应在诊断后 24 小时以内报告，卫生防疫部门应会同有关单位下厂进行调查，提出报告，以便督促厂矿企业做好预防职业病的工作，防止中毒事故再次发生；②慢性职业中毒和慢性职业病在 15 天内会同有关部门进行调查，提出报告并进行登记，以便及时掌握和研究职业中毒和职业病的动态，制定预防措施。

四、职业病临床表现

职业病一般分为急性和慢性两种。急性职业病通常指在一次或一个工作日内接触生产中有害因素而发病。例如，一次吸入高浓度硫化氢立即引起昏迷；喷洒有机磷农药，经皮肤吸收后数小时内导致中毒；吸入光气、氮氧化合物、硫酸二甲酯或有机氟裂解气后，经过几小时才出现急性肺水肿；吸入高浓度溴甲烷、三乙基锡、四乙基铅后，当天症状虽不明显，而在 1～2 天后出现急性脑水肿症状，都属于急性中毒范畴。

慢性职业病是由于长期受到有害因素的影响所致。往往需要接触几个月，甚至数年后才逐渐出现症状，例如经常接触超过最高允许浓度的苯蒸气或放射性物质，可引起白细胞减少或骨髓造血功能抑制；矽肺常在高浓度二氧化硅粉尘环境中工作数年至十多年后发病。

职业因素引起的肿瘤，一般需要数十年的接触时间，例如 α-萘胺和联苯胺引起膀胱肿瘤约需 16 年之久。

职业病是全身性疾病，可按致病因素的性质、接触的部位以及进入体内的归宿而决定其临床表现。对生物因素所致的职业病，依从于传染病和寄生虫病的发病规律。进入人体的化学物质，则按其理化及生物化学性能，大多是对某一个器官损害最为严重，称为“靶器官”。少数有害物质，没有特定的靶器官而是全身亲和性的。物理因素所致的职业病，有的以接触部位表现明显，如紫外线所致结膜角膜炎(电光性眼炎)、皮炎；有的是全身性的表现，如不良的气象条件；大多是接触部位和全身反应兼有，如噪声致听觉器官损伤外，还能致心血管系统的全身性影响。因而，职业病分散在临床各科中，按主要受损系统而具不同的表现。

五、工作有关的疾病

广义地说，职业病也属于与工作有关的疾病。但一般所称工作有关疾病，过去曾称为职业性多发病，与职业病有所区别。职业病是指某一特异职业危害因素所致的疾病，而工作有关疾病则指多因素的疾病，与工作有联系，也见于非职业人群中，因而不是每一病例都必须具备该项职业史或接触病史。当这一类疾病发生于劳动者时，由于职业接触，会使原有的疾病加剧、加速或复发，或使患者劳动力明显减退。

工作有关疾病的范围，实际比职业病更为广泛。故在基层卫生机构中，应将该类疾病列为保护及促进工人健康的重要内容。常见的与工作有关疾病，举例如下：

1. 行为(精神)和身心的疾病　如精神焦虑、忧郁、神经衰弱综合征，常由于工作繁重、夜班工作，饮食失调、过量饮酒、吸烟等因素。有时由于对某一职业危害因素产生恐惧心理，而致精神紧张，脏器功能失调。

2. 慢性非特异性呼吸道疾患　包括慢性支气管炎、肺气肿和支气管哮喘，是多因素的疾病。吸烟、空气污染、呼吸道反复感染常是主要病因。患病者即使空气中污染物在最高容许浓度以下，仍可发生较重的慢性非特异性呼吸道疾患。

3. **其他** 高血压、消化性溃疡、腰背痛等疾患，常与某些工作有关，例如二硫化碳接触与动脉硬化的关系。

六、临床诊断

确诊职业病，关系到工人能否享受国家的劳动保险待遇，故不仅是医学上的问题，也涉及到正确执行国家的劳动保护政策。一般说，正确诊断依赖于下列三个条件：

1. **职业史** 包括工种、接触职业危害因素的机会和接触程度（最简单是专业的工龄）、环境条件等资料。为深入了解病因，除口头询问外，有时需要直接到现场观察，才能作出正确的判断。接触史的资料，仅有定性还不够，还应该是定量的，即环境监测资料或工龄的记录。

2. **体格检查** 与一般临床所用方法类同。但对某一类职业因素所致疾病，如职业史比较明确，则可根据发病的特点，选择某些项目重点检查。

3. **实验室检查** 有一些职业病，临床表现不明显，常靠实验室检查，主要有以下几种：①测定生物材料中有害物，以检测身体吸收量，如尿、头发、指甲等中重金属量；②测定吸收入体内，经代谢后排出代谢物的量，如吸收苯系物后，可分别测定尿中酚、马尿酸或甲基马尿酸；③测定机体受职业危害因素作用后生物化学或细胞形态方面的改变，如对接触苯者检查血常规，必要时检查骨髓象等。

根据以上三方面取得的资料，经过综合分析，得出诊断结论。对慢性职业病，往往需要长期动态随访，才能作出最后判断。对一些病因未能确定的临床表现，要排除职业因素以外的疾病，这是职业病诊断中重要手段。此时除需要利用以上三方面资料予以综合分析外，还可应用职业流行病学方法予以鉴定。

（李文军）

第五章

营养与食品卫生学

营养与食品卫生学是建立在生物学、基础医学和临床医学等基础之上，是从预防医学角度研究营养和食品(饮食)与人类健康关系的科学，它是预防医学的一个重要组成部分。本学科具有很强的科学性、社会性和实践性，与国计民生关系密切。其任务是介绍营养与食品卫生学的基本理论知识和基本技能，为保证人类实践平衡膳食，获得合理营养以及获得卫生质量良好的食品服务，以达到增进健康、增强体质及预防疾病的目的。营养与食品卫生学实际是两门有密切联系的学科，即营养学和食品卫生学。概括地说营养学是研究食物中的营养素(食物营养)及其他生物活性物质对人体健康的生理作用和有益影响(人体营养)两个方面；而食品卫生学则是研究食物中含有的或混入食品中的各种有害因素对人体健康安全的危害及其预防措施。虽然它们共同的研究对象是食物与人，但它们的研究内容和实践应用各不相同，因而实际上是两个学科。在预防医学领域，营养学与食品卫生学的工作是疾病预防控制与卫生监督工作的重要内容之一，对保证食品安全，保障社会人群的身体健康、增强体质、提高机体对疾病和外界有害因素的抵抗力、提高劳动效率、降低发病率和死亡率以及延长寿命均具有重大的现实意义和实际应用价值。

第一节　营养与食品卫生学的定义、性质、研究目的与对象

(一) 营养学定义

从汉字含义上讲营养："营"：是谋求，"养"：是养生，营养就是应用食物中的有益成分(营养成分)谋求养生。因此，现代营养学定义是：机体通过外界摄取食物，经过体内消化、吸收和(或)代谢后，利用食物中有益成分参与构建机体组织器官、满足生理功能和体力活动所需要的生物学过程。

营养学是研究食物中的营养素及其他生物活性物质以维持和促进人体健康的生理作用的规律和机制。在此基础上采用微观的、宏观的、社会性措施来改善人类健康，提高生命质量的科学。

(二) 食品卫生学定义

食品卫生学是指研究食物中本身含有的或混入的各种有害因素对人体健康安全造成的危害作用规律和机制，在此基础上提出具体的、宏观的预防措施，目的是提高食品卫生质量，保护消费者安全的科学。

（三）营养与食品卫生学的性质

1. 营养学的性质特征　营养学（nutriology）是研究食物与人体营养规律、机制以及改善措施的科学，营养学研究可分为食物营养、人体营养和公共营养三大领域。

营养学的性质属于自然科学的范畴，是预防医学的重要组成部分，它是一门应用性学科，具有较强的实践性。营养学不是一门孤立的学科，它与生物化学、分子生物学、生理学、病理学、临床医学、药学、食品科学以及农业科学等学科之间有着千丝万缕的联系，在现实生活中，从指导个人或群体合理安排饮食、保健防病，到参与指导国家食物生产、食品加工、改善体质以及促进社会经济发展等各个领域，营养学的应用无处不在。

营养学研究是事关国家发展的战略性科学研究。过去几十年，我国在发展社会经济，减轻贫困方面迈出了一大步，在人均收入水平、食品供应、降低婴儿和儿童死亡率、提高人们的健康水平等方面都取得了极大的成就。但是在目前世界范围内，就拥有营养不良人口的绝对数量来说，我国是最多的几个国家之一；就结构看，营养素摄入不足与营养结构失调两类问题同时存在，既存在着发展中国家由于贫困造成的问题，也存在着一些发达国家由于富裕而带来的新的问题。营养素摄入不足与营养结构失调这两类营养不良问题造成的双重负担，给我们的社会进步和国民经济发展带来不可低估的影响，因此，对营养学研究工作提出了新的更高的要求。

人群营养不良通过多种途径阻碍社会经济的发展，社会经济发展迟滞又通过多种途径进一步造成人群营养不良，现代社会发展越来越认识到，物质财富的增长只不过是人类谋求发展的手段，而不是发展的最终目的，发展的最终目的是实现人的全面发展。而营养与健康是人的全面发展的最基本的要求。

营养学研究在许多科学研究中占有非常重要的地位，它关系到了整个民族的健康昌盛，国民经济的长远发展，也是社会发展、文明进步的重要标志。

营养学的分支——分子营养学（molecular nutrition）主要是研究营养素与基因之间的相互作用（包括营养与营养素之间，营养素与基因之间和基因与基因之间的相互作用）及其对机体健康影响的规律和机制，并据此提出促进健康和防治营养相关疾病措施的一门学科。一方面研究营养素对基因表达的调控作用以及对基因组结构和稳定性的影响，进而对健康产生影响（营养基因组学）；另一方面研究遗传因素对营养素消化、吸收、分布、代谢和排泄以及生理功能的决定作用。在此基础上，探讨二者相互作用对健康影响的规律及机制，从而针对不同基因型或变异或针对营养素对基因表达的特异调节作用，制定出营养素需要量，供给量标准和膳食指南，或特殊膳食平衡计划，为促进健康，预防和控制营养相关疾病和先天代谢性疾病提供真实、可靠的科学依据。

2. 食品卫生学的性质特征　食品卫生学（food hygiene）是研究食品中可能存在的危害人体健康的规律及其预防措施，提高食品卫生质量，保护食用者安全的科学。食品卫生学是营养与食品卫生学的重要组成部分，是一个与营养学既有相互联系又有明显区别的学科。营养学和食品卫生学之所以同属于二级学科，是因为它们都是研究食物与人体健康关系的科学，二者的区别在于营养学是研究食物的营养价值，人体对营养素的需要以及改善人体营养的措施；而食品卫生学则是研究食物的安全性，即食物中的有害因素对人体健康的影响规律、机制及其预防控制措施，通俗的说，营养学是研究食物“好”的一方面（营养），而食品卫生学则是研究食物“坏”的一方面（安全）。

（四）营养与食品卫生学研究目的、对象与研究方法

1. 营养与食品卫生学研究目的 研究目的为增进我国人民体质、预防疾病、控制疾病、保护和促进人民健康水平等。本门课程实际上包含既有区别又有密切联系的两门学科，即营养学和食品卫生学。营养学(nutriology)是研究食物中的营养素及其他生物活性物质对人体健康的生理作用和有益影响的规律和作用机制，在此基础上研究改善营养，促进人民健康的预防措施和相应的政策；食品卫生学(food hygiene)或食品安全(food safety)是研究食物中含有的或混入食物中的各种有害因素对人体健康安全的危害及其预防措施，保护食用者的安全。营养与食品卫生学是预防医学的重要组成部分，也是预防医学专业学生必修的考试课程。

2. 营养与食品卫生学研究对象 营养与食品卫生学研究的对象可分为食物、个体和群体。食物：即各种食物中对人体有益成分、营养价值以及食品卫生质量、安全与控制措施；个体：即人体对营养素的需要，缺乏与不足对人体影响的规律和机制，营养素过量对人体健康的危害，不同人群的营养需要等；群体：即公共营养研究领域，如膳食结构与人类健康关系，改善营养状况的措施和政策等。

3. 营养与食品卫生学研究的方法 从预防医学角度出发，对营养与食品卫生学研究不外乎两种方法，即实验研究和人群调查。实验研究又可分为离体实验和整体实验，在离体实验中常以组织或细胞为实验对象，观察营养素、食物中的生物活性物质或有毒有害物质对其生长的影响，及对各种酶、细胞因子或基因的影响等，这是目前研究营养相关疾病分子机制及食品中有害因素毒性作用的常用手段。整体试验通常指动物实验，历史上很多维生素的功能都是通过动物实验发现的，如早在1747年人们就发现了坏血病，但并不了解其发病的机制，直至1917年才用豚鼠实验证明是维生素C缺乏所致；维生素B_1的缺乏最先是用精米喂鸡而引起鸡出现多发神经炎和脚气病，后来证实鸟类是对维生素B_1缺乏敏感的动物；对烟酸的发现，是在一种黑舌狗(black tongue dog)身上证明其有抗癞皮病的功效等。目前，用动物实验来评价某些营养素的功能、消化利用率等仍是无法取代的。在食品卫生学领域动物实验也是直观、有效的研究手段，如用鸭雏检测黄曲霉毒素B_1的毒性、用鸡检测有机磷农药的迟发神经毒性、用猪检测脱氧雪腐镰刀菌烯醇（致呕毒素）的毒性等。人群研究主要概括为三个方面，一是自愿者的试验研究，如人体热能测定、氮平衡试验及某些水溶性维生素的负荷试验等；二是人群流行病学调查，如关于我国两广地区肝癌高发的流行病学调查、河南省林县食管癌高发的流行病学调查等；三是意外事故或突发事件的人群研究，如通过食物中毒事件的调查找出引起中毒的致病原、中毒原因、中毒症状、防治原则等。值得说明的是，人体观察与试验必须严格遵守一切道德的法律规范。

总之营养与食品卫生学的研究可涉及到多学科的研究手段与方法，如分析化学、生物化学、生物学、微生物学、分子生物学、临床医学、实验动物学、卫生毒理学、卫生统计学、卫生法学等。

第二节 营养与食品卫生学的形成与发展

一、我国古代营养学

营养学的形成和发展与国民经济和科学技术水平紧密相连。中国作为一个文明古国，

在营养学的形成和发展过程中做出了不可磨灭的贡献。早在3000多年以前的西周时期(约公元前1100年～公元前771年),官方医政制度就把医学分为四大类:食医、疾医、疡医、兽医,并把食医列为诸医之首。"掌和王之六食、六饮、百馐、百酱、八珍之奇"(《周礼·天官》)。是专事饮食营养的医生,这也可以说人类有史以来最早的营养师。2000多年前的中医经典著作《黄帝内经·素问》中即已提出了"五谷为养、五果为助、五畜为益、五菜为充"的膳食模式,可谓是世界上最早的"膳食指南"。唐代著名医学家孙思邈在饮食养生方面强调顺其自然,避免"太过"和"不足"的危害,并且明确提出了"食疗"的概念,指出就食物的功能而言,食用和药用同等重要。"用之充饥则谓之食,以其疗病则谓之药"此后历代医书中均有关于饮食营养与健康的论述。在《神农本草经》和《本草纲目》等医学著作中记载了数百种食物的性质及其对人体健康的影响。此外,历史上还有《食经》、《千金食治》等书籍,所有这些都反映了我国古代在营养学方面的成就。

二、西方古典营养学

在国外,关于营养方面的记载最早出现于公元前400多年前的著作中,当时的西方居民经常将食物用作化妆品或药物。在《圣经》中就曾有用肝汁治疗眼部疾病的记载。再如,公元前五世纪被誉为医学之父的古希腊著名学者希波克拉底认识到了膳食营养对健康的重要性,他提出了健康只有通过适宜的饮食和卫生才能得到保障,并提出"食物即药"的观点,这与中国古代营养学提出的"药食同源"的说法不谋而合。那时他已经开始用海藻来治疗甲状腺肿,用动物肝脏来治疗夜盲症,但是我们也应该认识到,限于历史背景,无论是东方还是西方,古人对营养的认识都只能根据感性经验而得出假说,缺乏科学理论的支持,故难以构成独立的学科,只有在自然科学发展到一定阶段后,人们对营养的朴素认识才能上升为理论,从而形成具有现代科学意义的独立科学——营养学。

三、现代营养学的发展

具有现代科学意义的营养学奠基于18世纪中叶。当时,随着文艺复兴和工业革命的兴起,自然科学(如物理、化学等)得到了突飞猛进的发展,科学家开始用化学手段来解释周边纷繁的世界,有"现代营养之父"之称的法国科学家拉瓦锡(1743—1794年)首先阐明了生命过程是一个呼吸过程,并提出呼吸是氧化燃烧的理论。此后,德国化学家、农业化学和营养化学奠基人之一李比希(1803—1873年)于1842年通过动物生理学研究将不同食品按照功能进行了分类,并提出机体营养过程是对蛋白质、脂肪和碳水化合物的氧化,并开始进行有机分析。他建立了碳、氢、氮定量测定法并确立了食物组成和物质代谢的概念。之后,李比希的学生Voit创建了氮平衡学说,Voit的学生Rubner确定了碳水化合物、脂肪和蛋白质的能量系数,而另一名学生则研究了基础代谢和食物热效应,并撰写了经典著作"The Science of Nutrition",这师生三代的连续研究,为把营养学引进现代科学发展的轨道做出了卓越的贡献。

19世纪到20世纪中叶,从1810年发现第一种氨基酸——亮氨酸,1912年Funk发现第一种维生素——维生素B_1,到1947年发现认为是最后一种的维生素B_{12},是发现和研究各种营养素的鼎盛时期,在此期间,科学界接受了脚气病、坏血病、佝偻病、癞皮病、干眼病等致残、致死性疾病是营养素缺乏性疾病的观点。到20世纪50年代,共有40多种营养素被识别和定性,并对其功能进行了较为系统的探讨。营养学在1934年美国营养学会成立后才正式被承认为一门独立的科学。对微量元素的研究始于20世纪30年代,当时认为世界各地出现的某些原因不明的疾病可能与微量元素有关，到60～70年代，随着化学分析技术的灵敏度和精密度的提高，陆续发现了一些微量元素对人体健康的重要意义，对贫血、地方性甲状腺肿以及克山病等的防治起到了重要的作用。20世纪末期到本世纪初，营养学研究又出现了一个新的热点，即植物化学的特殊生理功能的机制，进而在深入探讨各种营养相关疾病的发病机制和防治措施等方面取得了很大的进展。总之，目前营养学已经进入了重视和深入研究膳食中各种化学成分与预防疾病特别是某些慢性疾病的新时期。

营养学研究在微观领域深入发展的同时，其宏观研究也取得了很大的进展，出现了公共营养学，主要是研究群体的营养，包括营养调查、营养监测、人群营养干预研究等。从1943年美国首次提出推荐的膳食营养供给量（recommended dietary allowance，RDA）的概念以来，世界各国陆续建立和提出了自己国家的营养素供给量以及相应膳食指南，作为人群合理营养的科学依据，并逐步进行修订和完善。在二战后的60年间，各国逐渐建立和完善了营养调查方案，并利用植物蛋白质资源，食品强化以及遗传工程改造食用动植物等手段来改善公众的食物营养状况，1992年，WHO召开的国际大会上提出维多利亚宣言：把合理营养、均衡膳食放在健康的首位。营养立法也已经在许多国家得到实施，推行农业经济政策，食品经济政策以及其他必要的行政措施，使营养学更富于宏观性和社会实践性。在各国政府改善国民健康的决策中，宏观营养研究起着不可替代的作用。随着人类对生命现象与本质的认识，经历了由整个机体水平向器官、组织、细胞、亚细胞结构及分子水平这样一个逐渐深入研究的过程。

近几十年，随着分子生物学理论与实验技术在生命科学领域的各个学科的渗透及应用，产生了许多新兴学科，分子营养学就是营养学与现代分子生物学原理和技术有机结合而产生的一门新兴学科，它在阐述营养素与基因如何相互作用，导致营养相关疾病发生发展方面取得了许多重要进展。目前该学科刚具雏形，正处于不断完善和发展阶段，相信不久的将来，它必将成为一门在理论和实践方面具有重要意义的学科。

人们对营养素与基因之间相互作用的最初认识，应该始于先天性代谢缺陷。1908年，Dr. Archibald E Garrod在推测尿黑酸尿症（alcaptomuria）的病因时，首先使用了"先天代谢性缺陷"（inborn errors of metabolism）这个名词术语，并由此第一个提出了基因-酶的概念（理论），即一个基因负责调节一个特异酶的合成。该理论认为，先天代谢性缺陷的发生是由于基因突变或缺失，导致某种酶缺乏，代谢途径的某个环节发生障碍，中间代谢产物发生堆积的结果。

1917年F. Goppart发现了半乳糖血症，这是一种罕见的半乳糖-1-磷酸尿苷转移酶（GALT）隐性缺乏病。GALT缺乏可导致半乳糖在血中堆积，并可导致许多健康问题，包括神经发育迟缓。1934年挪威的Folling发现了苯丙酮尿症（phenylketonuria，PKU）；1948年，Gibson发现隐性高铁血红蛋白血症（recessive methemoglobinemia）是由于依赖NADH高铁血红蛋白还原酶缺乏所致；1952年，Cori提供证据表明葡萄糖6-磷酸酶缺乏可导致冯奇尔克症（Von Gierke's disease）；1953年，Jervis的研究表明苯丙酮尿症（PKU）的发生是由苯丙氨酸羟化酶缺乏所致。目前，已经发现了300多个先天代谢性缺陷。

先天代谢性缺陷的病因是由于基因突变，导致某种酶缺乏，从而使营养素代谢和利用发生障碍；反过来讲，可以针对代谢缺陷的特征，利用营养素来弥补或纠正这种缺陷，如典型的PKU，由于苯丙氨酸羟化酶缺乏，使苯丙氨酸不能代谢为酪氨酸，从而导致苯丙氨酸堆积和酪氨酸减少，因此可在膳食配方中限制苯丙氨酸的含量，增加酪氨酸的含量，先天代谢性缺陷的治疗就是营养素与基因之间相互作用的一个早期例子，虽然营养素没有对基因直接产生作用，但是营养素可弥补基因的缺陷。

四、营养学与多学科的关系

然而，由于当时受分子生物学发展的限制，分子营养学的发展还是非常缓慢的。尽管20世纪50年代Waltson和Crick提出了NDA双螺旋模板学说；60年代Monod和Jacob提出了基因调节控制的操纵子学说；以及70年代初期DNA限制性内切酶的发现和一整套DNA重组技术的发展，推动了分子生物学在广度和深度两个方面以空前的高速发展，但在一段时间内还没有广泛应用于营养学研究。1985年还是Arternis P，Simopoulos博士在西亚图举行的"海洋食物与健康"的会议上，首次使用了分子营养学这个名词术语，并且在1988年指出，由于分子生物学，分子遗传学，生理学，内分泌学，遗传流行病学等所取得的快速发展及向营养学研究领域的渗透，从1988年开始，营养学研究进入了黄金时代。从文献检索的情况看，1988年以前的有关营养素与基因之间的相互作用的文章寥寥无几，但是从1988年以后，该领域研究的论文与综述骤然增多，并逐年呈几何增加的趋势。发表文章所涉及的内容大致可以分为以下几类：①分子生物学技术在营养研究中的应用；②分子生物学与营养学结合的必要性；③基因转录的代谢调节；④基因表达的营养（或营养素）调节；⑤营养与变异；⑥基因多态性与营养素之间的相互作用对营养相关疾病的影响；⑦基因多态性对营养素需要量的影响；⑧营养基因组学与营养遗传学；⑨营养素对基因组结构及稳定性的影响。例如：叶酸可以影响DNA甲基化；维生素B_{12}，叶酸，维生素B_6，尼克酸，维生素C，铁，锌等的缺乏，可导致单链或双链DNA断裂，氧化性损伤，或两种损伤都存在。

1990年由美国科学家牵头，世界上十几个大国科学家联合，开始了人类基因组计划。2000年6月26日美国前总统布什、英国前首相布莱尔和我国前国家主席江泽民联合向世界宣布，已完成了人类基因组的全部序列测序工作。这个具有里程碑意义的宏伟计划，在探索人类自身奥秘的进程中所起到的作用，不论怎样过高评价都不过分，甚至有权威人士说，其意义超过了"阿波罗登月"计划。人类基因组计划完成过程中所出现的新技术、新理论，极大的推动了生命科学各个领域的快速发展，其标志就是相继出现了各种"计划"和"组学"。如环境基因组计划、食物基因组计划、蛋白质组学、代谢组学和营养基因组学。

2001年以后，食物基因组学（nutrigenomics）这个名词在国外的重要学术期刊上频频出现。正是在这种大的背景条件下分子营养学研究又进入了一个新的黄金时期，美国的Nancy Fogg-Johnson博士坚定的认为，"如果将营养学未来的发展方向总结成一句话，那就是营养基因组学，是营养学研究的下一个浪潮，并且该领域的研究将使普通百姓对营养与膳食的认识产生革命性的变化"。因此，营养科学工作者应提前做好准备，尽快学习一些分子营养知识和进行该领域的研究。

五、食品卫生学的形成

食品卫生学与其他学科的发展一样，也经历了较长的历史过程。由于食物是维持生命所必需，饮食和食物加工烹调也是伴随人类的进化而最早出现的实用技术。因此食品卫生学是在人类开始使用火，并对食物进行烹调加工时就开始建立，并随着人类社会的发展而最早发展起来的科学之一。

在我国，大约3000年前的周朝就设置了"凌人"专司食品的冷藏防腐，在此时期虽然还不知道食品腐败过程的本质，但人们已知道加热、冷藏、盐腌和发酵等可防止食品腐败。在古典食品卫生学中对食物中毒也给予了极大的重视，如《唐律》中就有“肉腐败，焚，违者杖九十。如故与人食，致死者，绞”的记载。孙思邈的《千金要方》对于鱼类引起的组胺中毒，也已有很深刻而准确的描述：“食鱼面肿烦乱，芦根水可解”。

在西方，直到发现食品腐败与微生物作用之间的关系以前，食品卫生学属于古典的食品卫生学的范畴，也有许多相关的古籍文献记载其管理制度，如公元前400年希波克拉底的《论饮食》以及中世纪古罗马等国设立的专管饮食卫生的“市吏”等。进入19世纪后，随着微生物的发现和认识的不断深入，食品卫生学才真正进入了现代自然科学的发展阶段。巴斯德发现微生物繁殖导致腐败的发生，以及沙门菌食物中毒病原物的确认等，为现代食品卫生学的发展奠定了基础。在资本主义市场经济发展的早期阶段，食品掺假伪造等十分猖獗，主要资本主义国家的食品卫生立法正是产生于这样的背景，如1851年法国的《取缔食品伪造法》、1860年英国的《防止饮食掺假法》以及1906年美国的《联邦食品、药品与化妆品法》等，在此阶段，食品卫生已成为商品竞争的主要手段之一，上述法律不仅使消费者得到好处，而且促进了食品企业间的竞争和优胜劣汰。在第二次世界大战前，食品卫生学的主要内容是食品腐败变质、细菌性食物中毒和食品掺假伪造等方面。

第二次世界大战后的半个多世纪以来，尤其是最近二十多年来，工农业生产和科学技术得到了前所未有的发展。一方面，由于环境污染物的急剧增加、食品生产加工工艺的发展和使用原材料的不断增多，造成的食品污染并危及到食品的安全性已成为公众关注的焦点问题。另一方面，相关学科，如分析化学和生物化学、分子生物学、微生物学、毒理学、流行病学、生物统计学等的发展，进一步促进了现代食品卫生学的发展和研究领域的拓宽，例如，由于第二次世界大战后有机氯农药的大量生产使用以及后来的有机磷、氨基甲酸酯、除虫菊酯等农药的大量生产使用，促进了食品农药残留分析检测和危害评价（即食品毒理学）的发展；20世纪60年代初英国的十万只火鸡中毒死亡事件，导致了黄曲霉毒素的发现，从而促进了对霉菌毒素污染食品的研究；塑料、涂料、橡胶等人工高分子材料和大量食品添加剂在食品工业中的广泛应用，促使相应的食品卫生学检测和评价技术得到了很快的发展，远红外线和微波加热、食品辐照与各种食品加工新技术和工艺等在食品工业中的广泛应用，也促进了对使用这些工艺和技术加工食品的安全性研究。

第三节　营养与食品卫生学的研究范围和基本内容

人类为了生存和繁衍，不断地从外环境中摄入食物以满足自身的生理需要、维持生存和发展。人们摄取食物的过程常常受环境的和（或）社会因素的制约、也受饮食文化及饮食习惯的影响，从而发生营养不良或营养过剩。因此，营养与食品卫生学将要告诉人们如何理智地选择各种食物并从中摄取能满足人体生理所需要的能量和各种营养素，使机体处于最佳健康状况，同时要预防并消除食物中可能存在威胁人体健康的有害因素，提高食品卫生质量以保证食用者的安全，因此，营养与食品卫生学的内容至少应包括如下几个方面。

一、营养学的研究范围和基本内容

营养学的范围可包括食物营养、人体营养和公共营养。主要内容包括：营养学基础、各类食品的营养价值、植物化学物、特定人群的营养、营养与疾病、社区营养、临床营养、分子营养以及营养毒理学等。

1. **营养学基本概念**

(1)营养(nutrition):机体通过摄取食物,经过体内消化、吸收和(或)代谢,利用食物中对身体有益的物质作为构建机体组织器官、满足生理功能和体力活动所需要的生物学过程。

(2)营养素(nutrients):是指人体为维持生存和健康,保证生长发育和体力劳动所必需的来自外界、以食物形式摄入的物质,这些物质中对人体有益的成分称为营养素。人体需要的营养素主要包括蛋白质、脂肪、碳水化合物、矿物质、维生素和水等六大类。其主要功能是供给机体基础代谢、活动和劳动所需的热能,构成机体组织和调节生理功能。

(3)营养素需要量(nutritional requirement):是指维持人体正常生理功能所需的营养素的数量,也称为营养素生理需要量。这是根据长期的膳食调查、营养生理、生化实验,结合机体的不同生理情况和劳动条件而确定的。

(4)营养素供给量(nutritional allowance):是指为满足机体营养需要,每日必须由膳食供给的各种营养素的量。它是在需要量的基础上考虑了人群的安全率、饮食习惯、食物生产、社会条件及经济条件等因素而制定的适宜数值。因而营养素供给量略高于营养素生理需要量。

中国营养学会早在1955年就制定了"推荐的每日膳食中营养素供给量"(recommended dietary allowance,RDA),并先后进行了四次修订。制定RDA的目的是评价营养状况与膳食质量,预防营养缺乏病,但随着经济发展,膳食模式的改变,出现了慢性病发病率增高的问题,对营养素的摄入量标准提出了新的要求。因此欧美各国提出"膳食营养素参考摄入量"这一新概念以替代RDA。中国营养学会参照国际做法,于2000年10月提出了更完善、更接近新时期中国人需要的膳食营养素参考摄入量。

(5)中国居民膳食营养素参考摄入量:膳食营养素参考摄入量(dietary reference intake,DRIs) 是一组参考值,它包括4项内容:平均需要量(EAR)、推荐摄入量(RNI)、适宜摄入量(AI)和可耐受最高摄入量(UL)。

(6)合理营养(rational nutrition):从膳食中摄取的能量和各种营养素能满足人体需要,能促进健康和生长发育,提高机体免疫力、预防疾病,增强体质的营养称为合理营养。

(7)合理膳食(rational dietary):能满足人体对能量和各种营养素的需要,提供的各种营养素种类齐全、数量充足、比例恰当、保障健康的膳食称为合理膳食。

(8)膳食指南(dietary guideline):它是根据营养学原理,结合居民膳食消费和营养状况而制定的指导广大居民实践平衡膳食,获得合理营养的科学文件。也可以说是指导一个国家、一个省、一个地区的人民或某种疾病的患者实践平衡膳食,获得合理营养,提高健康素质的膳食指导原则。

2. **营养学基础**　营养学基础包括能量和六大营养素,主要介绍:能量的来源、能量消耗以及测定方法,并根据我国膳食特点制定能量来源的合理分配;蛋白质的生理功能、氮平衡的概念、食物蛋白质营养价值评价、机体蛋白质营养状况评价方法,蛋白质需要量的确定;脂类的概念、分类、功能、必需脂肪酸的类型与疾病的关系、来源与参考摄入量;碳水化合物的分类、生理功能、血糖生成指数、膳食纤维的生理意义、食物来源与参考摄入量;矿物质的概念、常量元素、微量元素的概念以及包括的种类,常量元素和必需微量元素的生理功能、缺乏病等;维生素的分类、水溶性和脂溶性维生素的特点,生理功能、缺乏病、食物来源与参考摄入量；水的概述、在体内的分布、生理功能、体内水平衡的调节、缺乏与过量、来源与需要量等。

3. **各类食物的营养价值**　传统的营养素包括蛋白质、脂肪、碳水化合物、维生素及矿物质在各类食品中的含量以及营养特点，同时还介绍各类食物的合理利用。现代营养学的观点在植物性食品中还包括多种其他生物活性物质。营养学就要研究每种食物在人类营养中起什么样的作用，包括其中所含营养素或生物活性物质的种类，数量及其在体内的消化、吸收、利用以及调节人体生理功能情况。如果某些食品天然营养成分不足或有缺陷或在加工过程中有损失，可对其进行食品强化，但是必须符合国家关于食品强化剂的使用标准。随着地球人口的迅猛增加以及人均占有土地面积日益减少，人们将面临食物资源减少的威胁，因此，研究，开发利用食物新资源也是营养学研究的重要内容。

4. **植物化学物**　植物是由多种多样的化学物质组成的，根据其代谢过程中产生的代谢产物可分为初级代谢产物(primary metabolites)和次级代谢产物(secondary metabolites)。前者是指在植物生长过程中获得能量代谢过程产生的最基本的营养成分，主要包括蛋白质、脂肪、碳水化合物等，其主要作用是参与植物细胞的能量代谢和组织构建。而后者是植物代谢过程中产生的多种低分子量的末端产物，这些产物目前认为是非营养成分，但对人体健康具有有益和有害的双重作用，因此，现将它们统称为植物化学物(phytochemicals)。其内容可包括：植物化学物的分类、植物化学物的生物学作用、植物化学物的代谢等，重点介绍多酚类化合物、硫化物和皂苷类化合物和异硫氰酸盐类化合物的生物学作用。

5. **特定人群的营养需要量**　人类对“健康”的认识是要有正常的工作和活动能力并且没有生理缺陷，如儿童能健康成长，包括体力和智力发育，有健壮的身体，较高的机体抵抗力和免疫力，对成人而言要求维持正常的生理功能，有正常工作能力和长寿。要达到上述健康的目标，首先要了解人体都需要哪些营养素；这些营养素在体内发挥何种生物学作用；不同的人群能量和各种营养素的摄入达到什么水平才能满足机体的生理需要，才能对儿童、孕妇和乳母促进生长发育、对成年人维持身体健康、对老年人延年益寿；各种营养素之间的适宜比例与平衡是多少；据此才能制定出膳食营养素参考摄入量(DRIs)或推荐的每日膳食中营养素供给量(RDA)。上述两点是营养学研究的基本内容，在此基础上进一步的研究应包括特殊生理条件下，如婴幼儿、学龄前儿童、青少年、孕妇、乳母、老年人等，或特殊生活生产环境下，如军人、运动员、高温作业、低温作业、接触有毒有害物质等人群，或处于亚健康状态人群的特殊营养需求及膳食指南。

6. **营养与疾病**　营养学还要研究对每种营养素摄入过多或不足会对人体造成什么样的危害，以及营养摄入不平衡与营养相关疾病发病的关系。某些慢性疾病，如心、脑血管疾病，糖尿病、痛风、肥胖、骨质疏松、高血压、高脂血症、肿瘤等都与饮食因素以及与某些特殊基因的异常表达有关，膳食因素可能会对这些特殊基因的表达有一定的调控作用。因此，研究营养素与基因的相互作用，用分子营养学的手段预防和控制这些慢性疾病是当今营养学家十分关注的研究领域。

7. **社区营养**　包括的内容有：社区营养概述、中国居民膳食营养素参考摄入量制定依据、居民营养状况调查、监测及其评价方法、中国居民膳食指南与平衡膳食宝塔、膳食结构、改善居民营养状况的政策与措施、社区营养健康管理等。如《中国居民膳食指南》(1997年)对指导中国居民营养状况有很大的作用。但10多年来，我国城乡居民的膳食状况明显改善，儿童青少年平均身高、体重增加，营养不良患病率下降；在另一方面，部分人群膳食结构不合理及体力活动减少，导致某些慢性疾病，如肥胖、高血压、高脂血症、糖尿病，痛风、肿瘤患病率增加，已成为威胁国民健康的突出公共卫生问题。中国营养学会受卫生部的委托，对《中国居民膳食指南》(1997 年)进行了全面修订，形成了《中国居民膳食指南》(2007 年)。新的膳食指南由一般人群膳食指南、特定人群膳食指南和平衡膳食宝塔三部分组成。

(1)一般人群膳食指南(10 条)

1)食物多样，谷类为主，粗细搭配；

2)多吃蔬菜水果和薯类；

3)每天吃奶类、大豆或其制品；

4)常吃适量的鱼、禽、蛋和瘦肉；

5)减少烹调油用量，吃清淡少盐膳食；

6)食不过量，天天运动，保持健康体重；

7)三餐分配要合理，零食要适当；

8)每天足量饮水，合理选择饮料；

9)如饮酒应限量；

10)吃新鲜卫生的食物。

(2)特定人群膳食指南

1)孕期妇女和哺乳期妇女膳食指南

孕前期：①多摄入富含叶酸的食物或补充叶酸；②常吃含铁丰富的食物；③保证摄入加碘食盐，适当增加海产品摄入；④戒烟、禁酒。

孕早期：①膳食清淡、适口；②少食多餐；③保证摄入足量含碳水化合物的食物；④多摄入富含叶酸的食物并补充叶酸；⑤戒烟、禁酒。

孕中、晚期：①适当增加鱼、禽、蛋瘦肉、海产品摄入量；②适当增加奶类的摄入；③常吃含铁丰富的食物；④适量身体活动，维持体重的适宜增长；⑤禁烟戒酒，少吃刺激性食物。

哺乳期：①增加鱼、禽、蛋、瘦肉、海产品摄入量；②适当增加奶类，多饮汤水；③产褥期食物多样，不过量；④忌烟酒，避免喝浓茶和咖啡；⑤科学活动和锻炼，保持健康体重。

2)婴幼儿膳食指南

0～6 个月婴儿的喂养指南：①纯母乳喂养；②产后尽早开奶，初乳营养最好；③尽早抱婴儿到户外活动或补充维生素 D；④给婴儿及时补充维生素 K；⑤不能纯母乳喂养时，首选婴儿配方食品喂养；⑥定期监测生长发育状况。

6～12 个月婴儿的喂养指南：①奶类优先，继续母乳喂养；②及时合理添加辅食；③尝试多种多样的食物，膳食少糖、无盐、不加调味品(防龋齿、高血压、偏食)；④逐渐让孩子自己进食，培养良好的进食习惯；⑤定期监测生长发育状况；⑥注意饮食卫生。

3)1～3 岁幼儿喂养指南：①继续给予母乳喂养或其他乳制品，逐步过度到食物多样；②选择营养丰富、易消化的食物；③采用合理的烹调方式，单独加工制作膳食；④在良好环境下规律进餐，培养良好的饮食习惯；⑤鼓励户外活动，合理安排零食，避免过瘦和过胖；⑥每天足量饮水，少喝含糖高的饮料；⑦定期监测生长发育状况；⑧保证饮食卫生，严格餐具消毒。

4)学龄前儿童的膳食指南：①食物要多样，谷类为主；②多吃蔬菜、水果；③经常吃适量鱼、禽、蛋、瘦肉；④每天吃奶类、常吃大豆及其制品；⑤膳食清淡少盐，正确选择零食，少喝含糖高的饮料；⑥食量与体力活动要平衡，保证正常体重生长；⑦不挑食、不偏食，培养良好饮食习惯；⑧吃清洁卫生、不变质的食物。

5)儿童青少年膳食指南：①三餐定时定量，保证吃好早餐，避免盲目节食；②吃富含铁和维生素C的食物；③每天进行充足的户外活动；④不抽烟、不喝酒。

6)老年人膳食指南：①食物要粗细搭配，松软、易于消化吸收；②合理安排饮食、提高生活质量；③重视预防营养不良和贫血；④多作户外活动，维持健康体重。

如何评价人体的营养水平，及时早期发现人体的营养缺陷并用合理膳食予以纠正也是营养学研究的主要目标，要做到此点还必须了解各种营养素及其他生物活性物质含量及其功能的检测方法。了解各种营养素在体内消化、吸收、代谢及其利用情况，营养素不足或缺乏或过剩的发生和发展过程，才能正确的评价人体的营养水平。

社区营养是20世纪80年代提出的，其与个体营养不同的是主要强调群体营养和社区营养。社区营养的任务是将营养学研究成果应用于人民生活实践，从宏观上研究解决合理营养的有关理论、技术和社会措施。它既包括不同人群的膳食营养素参考摄入量（DRIs）或推荐的每日膳食中营养素供给量（RDA）、膳食结构与膳食指南、营养调查与评价及其营养监测等医学科学问题，也包括研究食物经济、饮食文化、营养科学知识的教育和普及、有关食品卫生法制与行政卫生监督管理手段等对居民营养有制约作用的社会科学问题，在营养科学与社会因素相结合的基础上研究解决居民的营养问题。目前，中国居民营养与健康现状有以下特点：

1. 居民营养与健康状况明显改善

(1)居民膳食质量明显提高：表现在城乡居民动物性食品分别由1992年的人均每日消费量210g和69g上升到2002年的248g和126g。与1992年相比，农村居民膳食结构趋向合理，优质蛋白质占蛋白质总量的比例从17%增加到31%，脂肪供能比由19%增加到28%，碳水化合物供能比由70%下降到61%。

(2)儿童青少年生长发育水平稳步提高：2002年婴儿平均出生体重达到3309g，低出生体重率降到3.6%，已达到发达国家的水平，全国城乡3～18岁儿童青少年各年龄组身高比1992年平均增加3.3cm。

(3)儿童营养不良患病率显著下降：2002年5岁以下儿童生长迟缓率为14.3%，比1992年下降55%，其中城市下降74%，农村下降51%；儿童低体重率为7.8%，比1992年下降57%，其中城市下降70%，农村下降53%。

(4)居民贫血患病率有所下降：城市由1992年男性的13.4%下降到2002年的10.6%；女性由23.3%下降到17.0%；农村1992年男性由15.4%下降到12.9%；女性由20.8%下降到18.8%。

2. 居民营养与健康问题不容忽视

(1)城市居民膳食结构不尽合理

1)畜肉类、油脂消费过多、谷类食品消费偏低；

2)脂肪摄入过多，已达到供能比的35%，超过WHO推荐的30%的上限；

3)城市居民谷类食品提供能量只占总能量的47%，明显低于55%～65%的合理范围；

4)奶类、豆类及其制品全国摄入量普遍低。

(2)一些营养缺乏病依然存在

1)儿童营养不良,5岁以下儿童生长迟缓率为17.3%,低体重率为9.3%,而贫困农村5岁以下儿童生长迟缓率为29.3%,低体重率为14.4%;

2)铁、维生素A等微量营养素缺乏是普遍存在的问题,3～12岁维生素缺乏率9.3%;维生素A边缘缺乏率为45.1%(其中城市为29.0%,农村为49.6%);

3)我国居民贫血发生率平均为15.2%,其中2岁以内婴幼儿为24.2%,60岁以上老人为21.5%,育龄妇女为20.6%;

4)全国城乡钙摄入量仅为391mg/d,仅达到推荐摄入量的41%。

(3)慢性非传染性疾病患病率上升迅速

1)高血压患病率有较大幅度升高:我国18岁及以上居民高血压患病率为18.8%,全国患病人数约1.6亿多。与1991年相比上升31%,患病人数增加约7 000多万人。

2)糖尿病患病人数增加:我国18岁以上居民糖尿病患病率为2.6%,空腹血糖受损率为1.9%,估计全国糖尿病患者大约有2 000多万,而空腹血糖受损的有2 000万人。城市患病率高于农村,与1996年相比,大城市20岁以上糖尿病患病率由4.6%上升到6.4%,中小城市由3.4%上升到3.9%。

3)超重和肥胖患病率呈明显上升趋势,我国成人超重率为22.8%,约2亿人;肥胖率为7.1%,约6 000万人,大城市超重和肥胖率分别为30.0%和12.3%,儿童肥胖率已达8.1%,与1992年相比,成人超重率上升39%,肥胖率上升97%,预计今后数年内肥胖患病率将会有较大幅度增长。

4)血脂异常值得关注:我国成人血脂异常患病率为18.6%,全国大约有1.6亿人。

5)膳食营养与体力活动与相关慢性病关系密切:膳食高能量、高脂肪和少体力活动与超重、肥胖、糖尿病、血脂异常密切相关。新的膳食指南和平衡膳食宝塔指导人们健康饮食,提高全民健康水平。

二、食品卫生学的研究范围和内容

1. 食品的污染及其预防　主要阐明食品中可能存在的有害因素的种类、来源、性质、数量和污染食品的程度,对人体健康的影响与机制,以及这些影响发生、发展和控制规律,为制定防止食品受到有害因素污染的预防措施提供依据。根据污染食品有害因素的性质可将其概括为生物性、化学性及物理性污染。

2. 食品添加剂的卫生管理　主要介绍食品添加剂的定义、分类,食品添加剂的使用要求和卫生管理,常见的食品添加剂等。

3. 食品新技术及其卫生学问题　主要介绍食品生产中出现的新技术、新工艺的内容和由此带来的卫生学问题,目的是为新技术生产的食品进行卫生监督与管理提供技术支持。

4. 各类食品的卫生问题　根据食物的来源及其理化特性可将食品分成植物性、动物性及加工食品,各类食品在生产、运输、贮存及销售等各环节可能会受到有毒有害物质的污染,研究不同食品易出现的特有卫生问题,有利于采取针对性的预防措施和进行卫生监督管理,从而保证食用者的安全。除上述三类主要食品外,随着科技发展及人们保健意识的增强,一些新型食品,如转基因食品、保健食品、新资源食品等大量涌向市场,对这些食品存在的卫生问题及食用安全性的评价亦是食品卫生学研究的新问题。

5. 食物中毒等食源性疾病及其预防　食源性疾病是由摄食进入人体的各种致病因素引起,通常具有感染性质或中毒性质的一类疾病,食物中毒是最常见的食源性疾病。根据病原物的不同可将食物中毒分成细菌性食物中毒、真菌及其毒素食物中毒，动物性食物中毒、有毒植物中毒及化学性食物中毒。食品卫生学要重点阐明各种食物中毒发生的病因、流行病学特点、发病机制、中毒表现及预防措施等；同时，食物中毒的现场调查处理及中毒者的抢救治疗也是公共卫生医师必须掌握的技能。

6. **食品安全及其评价体系**　食品与人类的生活息息相关，食品的安全与否与人类的健康至关重要，也是当今人们普遍关注的热点之一。因此，本章内容重点介绍食品安全的概念、国内外存在的食品安全主要问题、国际食品安全体系、我国食品安全评价体系等。

7. **食品安全与食品卫生监督管理**　民以食为天，食以安为本。食品卫生与质量的好坏不仅关系到人民群众身体健康和生命安全，也直接影响着国民经济的发展。世界各国都把食品卫生管理纳入国家公共卫生事物管理的职能范围。我国食品卫生法于1983年制定（试行），1995年正式实施；2009年2月28日经全国人大常务委员会讨论通过《中华人民共和国食品安全法》，替代《中华人民共和国食品卫生法》，并于2009年6月1日起正式实施。该法共10章104条，主要特点有以下几个方面：

（1）明确了食品安全监管体制；

（2）确立了食品安全风险监测和评估体制；

（3）统一了食品安全国家标准；

（4）强化了食品生产经营者的社会责任；

（5）强调食品添加剂必须安全可靠；

（6）对具有保健功能的食品实行严格的监督和管理；

（7）加强食品进出口的质量监督与管理；

（8）有效处置食品安全事故；

（9）确定了严格的法律责任。

食品安全与食品卫生监督管理主要介绍食品安全、食品卫生监督管理的概念、管理范围、内容以及基本原则；食品卫生法律体系、卫生标准、食品生产过程的卫生管理，特殊行业的卫生监督管理等。

第四节　营养与食品卫生学的现状和展望

随着社会发展和科技进步，营养学的概念也在逐渐发生转变，从“营养充足”转向“营养最佳”。以前强调温饱以防止饥饿，强调食品安全来保证生存，而现在应强调食品可能有促进健康的作用，包括改善健康（生理和心理两方面）和减少疾病。人类预期寿命在增加，老龄人口在增加，医疗费用在增加，人们对高水平生活质量的期望在增强，这些趋势使人们逐渐从重视延长寿命转到重视生活质量。这也是促进营养学概念转变的原因之一。

营养学已经形成了一个系统的，包含多个研究领域的独立学科。近年来，在宏观和微观领域的研究工作都取得了长足的发展。在宏观研究领域，现代营养学对各种营养素生理功能的认识逐渐趋于完善和系统化；对营养素缺乏造成的身体和智力的损害有了更深入的了解，对膳食结构和营养素摄入量在预防慢性疾病、提高机体适应能力以及延缓衰老等方面的作用有了进一步的发现。在微观研究领域，现代营养学就像现代医学一样立足于还原论（由整体到器官，器官到组织，组织到细胞，细胞到生物大分子），逐渐把对营养素生理功能由整体器官水平的认识推进到亚细胞和分子水平，如叶酸、维生素 B_{12} 与出生缺陷以及心血管疾病的关系研究已经深入到了分子水平。

21 世纪营养学的发展有以下几个主要趋势和特点：

1. **挑战与机遇并存**　进入 21 世纪以来，随着社会经济和科学技术的飞速发展，人类生活水平迅速提高和健康意识的迅速增强，营养学正面临着营养缺乏和营养过剩的双重挑战。此外，随着人类基因组测序工作的完成，把浩瀚的基因组信息应用于现代营养学研究正为这门学科带来巨大的挑战和新的增长点，与此同时，人类基因的研究成果及相应的分子生物技术在营养学研究中的应用，也将为解决现有的和未来的营养学问题带来新的手段和机遇。

2. **宏观和微观并重**　以分子营养学的手段阐述各种营养相关的疾病的发病机制，探讨营养素与基因的相互作用，并从分子水平利用营养素来预防和控制营养相关性疾病，已经成为 21 世纪营养学研究的热点之一，另一方面，营养学研究的最终目的是增进人类的健康。因此，将营养科学有效的应用于人类的生活实践，加强社区营养及必要的社会营养措施的研究，开展营养宣传教育，普及营养科学知识等宏观营养研究的内容也具有同等重要的意义。

3. **整体与个体结合**　随着基因组营养学的诞生，研究者逐渐开始关注整个机体，整个系统或整个生物功能分子水平上的通路轮廓（profile）变化，而非单个或几个孤立生物学标志物的改变；其主要内容是在分子水平上及人群水平上研究膳食营养与基因的交互作用及其对人类健康的影响，建立基于个体基因组结构特征上的膳食干预方法和营养保健手段，提出更具个体化的营养政策，使营养学研究的成果能更有效地应用于疾病的预防，达到促进人类健康的目的。因此 21 世纪的营养学研究将出现社会营养与个体营养并重的局面。社会营养面向的是整个人群，它研究的是危害人群的较大的营养学问题；而个体营养则是基于基因组学技术来研究饮食因素对个体基因和蛋白表达及代谢调节的影响，侧重于个体差异的分子理论，其研究结果可用于指导农业食品生产，并能为大规模人群试验，疾病预防提供理论依据。

4. **传统与现代融合**　中国传统营养学经历了几千年的历史沿革，形成了独特的理论体系，具有极其丰富的科学内涵和独特优势。传统营养学是自然科学与社会科学的交叉产物，其研究特点为：以医食同源和药食同用思想为基础，注重整体饮食营养观，辩证饮食营养观和脾胃为本饮食营养观。人体是以五脏为中心的有机整体和人与自然界相统一的观念，遵循因地制宜、因时制宜、因人制宜的原则等。近年来，以美国为首的发达国家也把传统医学作为补充和替代医学。因此，中西医结合，交叉渗透，相辅相成是 21 世纪营养学发展的又一趋势。

5. **主流与分支交叉**　近年来随着营养学的深入发展和向各个领域的渗透，一些与营养学密切相关的边缘分支学科应运而生，如营养心理学、营养地理学、生态营养学等。这些相关的边缘学科分别从心理学、地理学、生态学等多种领域对营养学问题进行探讨和阐述，将对营养学的完善和发展起到相辅相成的作用。此外，儿童、孕妇、老年、特殊生活和特殊环境作业人群合理营养和膳食结构的研究等也是 21 世纪营养学研究的重要内容。

近几十年来，随着全球范围内对食品安全与人类健康关系的关注不断加强，食品卫生学也得到了前所未有的发展。另一方面，随着科学技术的发展，现代食品卫生学和其他相关学科的关系日益密切，学科交叉与融合已成为发展的必然。在食品生物化学、食品理化检验学、食品微生物学、食品毒理学、食品污染及其控制、食源性疾病及其预防等传统分支学科的基础上，现代食品卫生学又派生出食品分子生物学、食品微生态学、食品（保健）功能学、食品免疫学、食品生产加工过程卫生学等新兴学科和交叉学科，进一步拓宽了现代食品卫生学的研究领域。

目前食品卫生学的发展有以下几个主要趋势和特点：

1. 食品卫生与人类健康关系的研究向宏观和微观两方面不断深入。宏观方面如研究食品卫生与食品生产发展的关系，积极参与国家和地区食品生产及食品工业发展政策与规划的制定；研究全球性和地区性环境污染对各类食品可能造成的污染，对人类的健康危害及其控制措施；研究食品安全和食品法规标准对国际食品贸易的影响以及技术壁垒问题。微观方面主要是在食品污染物与人体健康的关系的研究以及食源性疾病的发生机制研究等领域不断向细胞分子水平深入。

2. 随着食品工业的快速发展和新技术的不断引入，对转基因食品（基因工程食品）、保健（功能）食品、新资源食品、强化食品、方便食品和快餐食品，以及各种食品添加剂和食品包装材料安全性评价和危险性评估已经成为目前食品卫生学研究的热点。

3. 食品卫生监督管理以往对终末产品的卫生学检测与评价为主（即食品的卫生学指标和安全性评价是否符合相应的法规标准要求），转向以对食品生产条件、生产工艺过程的卫生学管理为重点。即从政府卫生部门卫生监督为主转向食品企业自身的卫生管理为主。良好生产规范（good manufacturing practice，GMP）和危害分析关键控制点（hazard analysis critical control points，HACCP）的概念已经为现代食品生产企业所接受，并在发达国家和许多发展中国家普遍实施。按照 GMP 要求并严格实施 HACCP 管理的食品生产企业所生产的食品，其卫生质量应能达到相应的法规要求。这样可在很大程度上减少由于食品卫生质量不合格而造成的浪费，以及由于食品抽检不可避免产生的食品卫生不合格产品漏检而对人体造成的危害。因此，食品卫生监督管理方面的研究与工作重点也应做出相应的调整。

4. 随着国际贸易和全球一体化进程的发展，各国的卫生法规、标准、管理办法、企业卫生规范等应逐渐尽可能采用国际标准，以消除由于各国所特有的卫生标准等而形成的非关税贸易壁垒，而合理、可行、能满足人类健康要求并能为大多数国家接受的国际标准应建立在充分的科学研究基础之上。另一方面，危险性评估（risk assessment）的原则与方法在制定卫生标准过程中的应用已愈来愈受到重视。因此，目前食品卫生学的研究重点和发展趋势也包括使用危险性评估的方法对各种食品污染物和转基因食品等的安全性进行全面和深入细致的评价，并在此基础上制定或修订国际食品卫生标准。

随着社会生产和科学技术的发展，我国营养和食品卫生学已得到长足的发展，特别是近十年来已取得显著的成就，但面对营养与食品卫生学在全世界的飞速发展和国内改革开放、经济建设的需要，展望本学科事业的发展却是任重而道远，发展前景赋予我们的任务至少包括如下内容：

1. 继续开展营养学的各项基础研究，如研究并整理现代的各种劳动和活动中有代表性的人体热能代谢率资料；研究微量元素、必需氨基酸和必需脂肪酸等的生理功能、代谢方式与生理需要量；进一步建立和完善食物中营养素及生物活性物质含量分析及功能检测方法等。

2. 以促进生长发育、纠正营养失调及适应环境因素、增强对有害因素抵抗力为目的，开展诸如儿童、孕妇、老年、特殊生活和劳动条件下人群的合理营养和膳食结构研究；开展营养相关疾病的营养性防治；从临床营养学角度建立各种患者的膳食指南，研究其科学管理及相应机构，并加强以分子营养学为手段的有关营养相关疾病的理论研究。

3. 将营养科学有效地应用于人民生活实践，加强社区营养及必要社会性措施的研究，如社区营养的国家管理体制、机构、立法和工作程序方式等。开展营养宣传教育、普及营养科学知识，改善饮食习惯，调节食物结构，如减盐、减油、增加牛奶等。联合各部门多学科开展我国食物新资源的开发利用研究，开展有机食品、绿色食品、强化食品、保健食品、方便食品、断奶食品、老年食品等的研究；进一步探讨对转基因食品安全性评价的措施，密切注视其他科学技术在营养学领域的应用动态。

4. 随着人类生活方式的改变和环境污染物的复杂化，除加强对传统上易出现的食品卫生问题的预防和管理外，要不断认识和研究在食物中新出现的污染问题，加强反映其生物作用或以机体结构和功能受损的生物学标志物作为中间终点（intermediate end-point）的流行病学研究，加强食品污染物检测方法学的研究，尽快克服食品卫生检测手段、方法不能满足监督工作需要的局面。

5. 把食品卫生工作重点放在为广大消费者健康服务的第一线工作上，提高食物中毒及其他食源性疾病的科学管理水平，降低漏报率、提高确诊率、提高现场处理率、建立档案资料等以减少发病率和死亡率；加强对冷饮、奶制品、学生课间餐、囊虫猪肉等易出现卫生问题的食品的管理，提高大众化食品的卫生合格率；对食品掺假伪造、“图财害命”的不法行为必须加强监测，依法惩办。

6. 以提高科学性、加强法制性为中心，进一步完善我国食品安全监督管理体制和机构，建设国内一流的食品安全监督中心、检验中心和专业人员培训中心。不断完善和修订食品卫生标准和技术规范性文件，向CAC制定的标准、准则和技术规范靠拢并接轨。强调食品企业自身监督管理体制，在食品生产过程采用GMP、HACCP等先进的管理系统，不断提高我国食品卫生质量，在保障国人食用安全的同时，也使我国食品在国际食品贸易中具有强大的竞争力。

（罗海吉）

第六章

儿童少年卫生学

第一节　儿童少年卫生学的定义与学科任务

一、儿童少年卫生学的定义与任务

儿童少年卫生学(child and adolescent health)是以儿童少年为服务对象，以保护和促进儿童少年身心健康为宗旨，研究儿童少年所处的外环境(包括生物、物理、化学以及社会文化等)对他们机体(体格发育、心理发展、发病、死亡)影响的发生、发展之规律，分析影响生长发育和健康的遗传、环境综合因素，提出相应的卫生要求和适宜的卫生措施，以达到预防疾病、增强体质、保护儿童青少年身心健康发育，为终身维持良好的生命质量奠定基础。

该学科是预防医学的重要组成部分，具有很强的科学性、社会性和应用性。在预防医学领域，儿童少年卫生学是疾病控制与卫生监督工作的重要内容之一，对保证儿童青少年健康、增强体质、降低发病率和死亡率、促进儿童青少年的健康发展均有重要意义。

研究对象是儿童、青少年直至发育成熟的一代，以中小学生为主，也包括幼儿园儿童和大学生，年龄扩展为出生至25岁。我国这部分人群约占全国人口的1/3以上，做好这一代人的预防保健和健康促进工作，可为他们终身健康打下良好的基础，从而对增强整个中华民族的素质具有重要作用。

学科的主要任务包括：①研究儿童少年的机体(健康和发育状况)与教育及生活环境间的相互关系；②找出影响儿童少年健康的各种因素，充分利用各种积极的有利因素以增强体质，控制各种消极的不利因素以减少疾病；③根据科研成果和实践经验，提出相应的卫生要求，并采取适当的卫生措施。

儿童少年卫生学与临床儿科的共同目的是促进儿童青少年的身心健康，但又各有侧重。临床儿科学的对象目前为14岁以前儿童，儿童少年卫生学研究对象的重点人群是7～18岁的中、小学生；临床儿科学着重于个体儿童临床疾病的诊断和治疗，而儿童少年卫生学则着重于儿童青少年群体的疾病预防、健康促进与儿童身心发育潜能的发挥。

二、儿童少年卫生学的特点

儿童少年卫生学是研究儿童少年的机体与其学习和生活之间的相互关系，制定相应的卫生要求和措施，使儿童少年健康成长的一门科学，它是预防医学五大专业必修课程之一，是高等预防医学教育不可缺少的组成部分。从研究内容来说，儿童少年卫生学是一门综合性的边缘学科，既与环境卫生学、营养卫生学、劳动卫生学、基础医学和临床医学等多方面的内容互相渗透，又与心理学、体育学、建筑学，特别是教育学有着广泛又密切的联系。因此，在学习过程中，必须吸收运用其他各学科现代医学的成就，同时又须注意有机的结合，充分体现本学科属于应用科学的预防医学专业特点。

儿童少年卫生学具有三个鲜明的特点，一是其研究和工作对象为生长发育期间的儿童少年。他们不同于成人，正处于不断生长发育的过程，尤其在青春期，发育更为迅猛，并伴有急剧的性发育及心理发展。儿童少年阶段覆盖整个青春期发育过程，有其鲜明的过渡性和特殊问题。提供良好的青春期保健服务是儿童少年卫生工作的核心之一；二是他们在受教育期间，集体学习、生活在学校这一特殊环境里，使这一群体呈现出其他学科无法涵盖的特殊卫生问题，在制定工作目标和提出干预措施时，必须既能满足其身心发展特点和实际需要，同时又应着重考虑营造良好学校环境、满足教育教学需求，促进良好人际关系建立。这也是本学科存在和发展的依据；三是他们各方面均尚未定型，具有很大的可塑性，其生理、心理状况都很容易受到外界环境的影响而发生改变。儿童时期的健康、发育状况，不但关系到青少年一代的茁壮成长，而且对成年及老年时期的身心健康也有深远的影响，许多成年或老年性疾病（如肥胖、糖尿病、心血管疾患、精神性疾患等）均与少年时期的健康状况不良有着密切的关系。

第二节　儿童少年卫生学的形成与发展

我国儿童少年卫生学是在新中国成立后，根据“预防为主”的方针创立和发展起来的一门新兴的应用性较强的学科，是预防医学的重要组成部分。经过半个多世纪的教学、科研和实践，它已形成了学科的理论体系。儿童少年卫生学的前身是学校卫生（school hygiene），于1960年改称为“儿童少年卫生学”，其研究和实践的范围比学校卫生更为广泛。

一、解放前我国的学校卫生工作

养护儿童的卫生常识，具有悠久的历史，在古代就已积累了有关儿童卫生的初步知识。但把儿童教育工作中的卫生问题提上科学日程，是资产阶级教育家的贡献。如捷克J. 夸美纽斯、英国J. 洛克、法国J. J. 卢梭、瑞士J. H. 裴斯泰洛齐等，都对增强儿童健康，促进儿童发育提出了许多有益的见解。19世纪中叶后，随同普通卫生学的出现，学校卫生学作为一门独立学科，逐步发展起来。

我国最早的学校卫生工作始于20世纪初，在北京及沿海的一些城市，相继由一些医学院校的医师和护士开展了一些以健康检查、缺陷矫治和预防接种等为主要内容的学校卫生工作。原北平市卫生局第一卫生事务所内设有学校卫生科，并在当时的一些教会学校内开展过一些学校卫生工作。当时在全国所有的医学院校还没有设立专门培养预防医学专业人才的专业，仅协和医学院在讲授公共卫生课时，讲授一些学校卫生的内容，当时全国从事学校卫生工作的人员很少。如1947年上海共有中小学1284所，学生481 664人，而学校卫生医护人员不过百余人。对于全国广大学生，特别是中小城市和农村学生的卫生保健工作很少有人问津。尔后少数医学科学工作者从事学校卫生方面的一些开拓性工作，为其后的学校卫生工作奠定了基础。

二、儿童少年卫生学起步和发展阶段

新中国成立伊始，党和国家政府十分关怀儿童青少年的健康，毛泽东同志针对当时学生健康状况不良，于1950年和1951年两次做出“健康第一”的批示。1951年教育部和卫生部联合召开了首次全国学校卫生工作会议。1951年8月6日原政务院发布了《关于改善各级学校学生健康的决定》，从调整学生日常学习生活时间，减轻学生课业学习与社团活动负担，改进学校卫生工作，建立卫生保健组织，注意体育文娱活动，改善学生膳食管理办法等，提出了一系列的原则和方法，并对学校卫生医务人员的职责和学校保健经费问题作了具体规定，有力地促进了全国学校卫生保健工作的开展。对学校卫生机构和体制做了明确的规定，要求各省、自治区、直辖市教育行政部门会同同级的卫生行政部门、教育工会、青年团、学校联合会等组织“学校保健指导委员会”，积极改善学校卫生及医疗工作。

20世纪50年代初兴起的爱国卫生运动，对学生的卫生宣传教育、培养学生良好的卫生习惯、搞好环境卫生等工作起到了很大的推动作用。同时对学生常见病、多发病，如沙眼、近视、头虱等也进行了较大面积的群防群治，使学生体质有所增强。1952年后，各地大中学校设立保健科或医务室，有专职校医，小学设卫生室，有经过培训的保健教师在当地卫生部门指导下开展工作。1960年后，在各级学校建立了爱国卫生运动委员会，负责原“学校保健指导委员会”所负责的学校卫生工作，要求高等学校设“校医院”或“校医室”；中等学校设“卫生室”，一般小学设保健药箱，由不脱产但经过训练的教师在当地卫生部门的指导下进行工作。

1952年后，全国各地陆续建立省、市、地、县级卫生防疫站，下设学校卫生科（组），由学校卫生人员逐步开展预防性的和经常性的卫生监督工作，为中学生建立了初步的健康检查制度，并与医学院校儿童少年卫生教研室协作共同对影响学生健康的各方面因素，如学生膳食营养、学习负担、生活制度、户外活动、睡眠、学校环境、建筑设备卫生等进行调查研究，并为行政部门制定方针政策提供了科学依据。此外还进行了一些专题研究，如生长发育研究、常见病的防治研究和健康管理现状的研究。1964年在黑龙江省召开了全国性的学校卫生学术会议。如此，形成了隶属于教育部门和卫生部门的两支学校卫生工作队伍。

在学科初创主要借鉴前苏联的经验。当时前苏联医学院设有学校卫生科室。国内最早（1951年）翻译出版了索维托夫《学校卫生学》，教师们以其为蓝本编写了《学校卫生学讲义》，由各校参照使用。1955年初，前苏联医学院采用的《学校卫生学》（莫尔科夫教授著）被译成中文，这两部教材提供了学习前苏联先进经验的条件。中国医科大学、北京、上海、武汉、山西等地医学院相继于1951年设立了学校卫生教研组。随后各地中等医学专科学校也相继成立了公共卫生教研组。

自1953年起，我国学校卫生教学人员经常深入实际，开展科学研究和进行教学基地建设。如中国医科大学组织了大规模的中小学生和幼儿园儿童生长发育调查（1953年），1958年哈尔滨医科大学学校卫生教研组又在沈阳作了一次发育状况的调查，分析“第一个五年计划”期间的变化情况。1959年，叶恭绍教授等撰写了《十年来关于儿童身体发育调查研究工作的成就》，比较系统地总结了建国10年来该领域获得的研究成果。此时期，各教研室都经常派教师深入小学及幼儿园，并同卫生防疫站密切协作，有力地推动了教学基地的建设。1959年，各校强调教学的“生产性”，并注重去农村，少讲多做，边讲边做。“三年自然灾害”的困难时期，减少了下现场教学。至1963年，多数院校儿童少年卫生学教学恢复到50多学时的理论教学与课间实习，并安排2周毕业生产实习。1965年，因学生参加社教工作队占用了时间，课时又大减，某些院校在农村联合现场实习。此期各院校教师经常轮流到农村蹲点，尤其是1960年和1965～1966年间结合教学及开展农村卫生工作下基层的人较多。

1956年正式制定了卫生专业的学校卫生学教学大纲。原北京医学院、原上海医学院、原武汉医学院、原哈尔滨医科大学4所院校联合编写了教材，有的学校还自编了实习指导。1960年，根据卫生部的意见和“高教60条”，《学校卫生学》正式更名为《儿童少年卫生学》，学校卫生教研组改名为儿童少年卫生学教研室。同年，出版了由叶恭绍主编的全国高等医学院校试用教材《儿童少年卫生学》。这是第一部供卫生专业(预防医学专业前身)本科教学使用的统一教材。除大量引用前苏联资料外，本教材在生长发育和健康状况方面纳入了许多国内的调查研究资料。经过几年教学实践，总结教学改革经验，又出版了《儿童少年卫生学》(第2版)。该书明确了儿童少年卫生学中心内容以及围绕这个中心内容的几个重点部分，使学科体系初步奠定规模，即在儿童少年本身健康状况和发育特点下，重点探讨教育、教养卫生和疾病的预防。力求教科书内容符合我国具体情况，各章均增添了我国在儿童少年卫生方面科研成果和实际工作中积累的经验。至此，我国儿童少年卫生学已基本形成了结合本国实际以儿童少年生长发育和学校常见病流行病为重点的格局。

进入20世纪60年代，科研工作受到普遍重视。儿童少年卫生学的广大教师和学校卫生医师积极投身该领域课题研究，在此基础上总结科研成果发表了一大批颇具学术价值的论文。据初步统计，《中华卫生杂志》1953～1966年共刊登学校卫生、儿童少年卫生方面论文134篇。文章内容以生长发育调查研究及常见病防治(视力保护等)为主，并涉及较多学校建筑设备方面的调查研究内容。

三、儿童少年卫生学发展的低谷阶段

因“文化大革命”导致业务活动停止，全国高校只有几个人在坚持学科工作。1966～1973年的7年间，各高等医学院校儿童少年卫生教研室完全停止活动，实际上是被迫解散。1973年5月卫生部主持的武汉卫生专业教学经验交流会后，有的学校拟恢复儿童少年卫生学教研室，但在当时政治气候下难以落到实处。到1976年全国医学院卫生系中儿童少年卫生学专业教师仅剩5人。

四、儿童少年卫生学恢复和重新发展阶段

十一届三中全会后，我国进入了新的历史发展时期，1978年教育部、原国家体委、卫生部联合发布了《关于加强学校体育、卫生工作的通知》。1979年三部委及共青团中央又联合在扬州召开了“全国学校体育卫生工作经验交流会”。1979、1980年又颁发了《中小学和高等学校卫生工作暂行规定(草案)》，以及《中小学和高等学校体育工作暂行规定(草案)》，对学校卫生保健工作、工作职责和基本管理制度均重新作出了明确规定，有力地促进了我国学校卫生工作的恢复和发展。各地教育、体育、卫生部门联合组织贯彻落实两个《暂行规定》的检查验收工作。1978年后，各高等院校卫生系的儿童少年卫生学教研室陆续恢复。此时，不仅原有的6所院校卫生系恢复儿童少年卫生教研室的建制，且其他一些医学院校也开始新建卫生系，并调派人员组建儿童少年卫生教研室。据1980年统计，全国已有10多个儿童少年卫生教研室，后又逐渐增加。北京、上海、武汉、哈尔滨、山西等地医学院校和辽宁省卫生防疫站等单位建立了学校卫生专业的医学进修基地；同时，编写出一批诸如《校医培训教材》、《校医顾问》、《学校保健工作手册》等书籍。

恢复高考后，卫生部决定编写预防医学专业本科统编教材。由原哈尔滨医科大学为主编单位（主编人唐锡麟），原北京医学院、原上海第一医学院、原武汉医学院、原四川医学院、原山西医学院为编写单位的全国高等医药院校试用教材《儿童少年卫生学》（第1版）由人民卫生出版社出版。1986年由唐锡麟主编的高等医药院校教材《儿童少年卫生学》（第2版）由人民卫生出版社出版。此期学术著作还有叶恭绍教授主编的中国医学百科全书《儿童少年卫生学》（1984年），徐苏恩教授主编的《儿童少年卫生学进展》（第一卷，1983年），张国栋教授主编的《儿童少年卫生学进展》（第二卷，1987年）等。

在教学方面，1979～1980年无本科生授课，1981年为"文革"后5年制第1期开课，各校儿童少年卫生教学时数不等；至1983年多数学校仍无指导毕业实习任务；1985年后理论课与课间实习约1∶1，并安排为考试课程，参与本科毕业实习教学。1979年后，国内几个有条件的儿童少年卫生教研室和有能力的省级卫生防疫站举办各种类型的学校卫生培训班（学制为1～1.5年，每期招10名学员），为从事儿童少年卫生学专业奠定了基础。北京与上海医科大学等儿童少年卫生教研室也作为培训基地，培养了一批从事儿童少年卫生、学校卫生工作的专门人才。20世纪80年代期间，全国有5个儿童少年卫生硕士点，10余所院校招收培养硕士研究生。据初步统计，此期全国培养儿童少年卫生专业硕士70余人。在我国实施学位条例后，北京医科大学成为儿童少年卫生专业博士授权点。这一时期，许多院校选派儿童少年卫生学师资去国外留学深造，成为我国儿童少年卫生专业的中坚和骨干。尚有一批获得硕士学位的人员出国攻读博士或研修，为加强国际学术交流与科研协作提供了平台。

80年代后，学术交流频繁，且渐渐形成特色。1979年，卫生部、教育部和原国家体委组织全国16个省市参与对23万，7～25岁城乡儿童青少年的大规模调查，获得了我国儿童青少年发育及体质方面较系统的基础资料，并研究制定了相关评价标准，具有一定的国际意义。此项研究获国家体委体育科学一等奖，国家科技进步二等奖。此期间，涉足于骨龄及青春期发育研究较多。浙、苏、皖、沪、鲁、豫、闽6省1市成立了青春期发育科研协作组，对青春期骨龄、内分泌等开展研究，成效显著。该协作组1980年创办了《学校卫生》杂志（即现《中国学校卫生》杂志的前身）。哈尔滨医科大学及山西医科大学儿童少年卫生教研室较深入地进行了城乡学龄儿童生长发育的骨龄研究，均获省政府优秀科技成果奖。中国医科大学儿童少年卫生教研室侧重于儿童体成分研究。北京医科大学将青春期骨发育同性发育联系起来进行研究、儿童生长发育与微量元素的相关性研究富有成效。同济医科大学、华西医科大学等院校及各级卫生防疫站都开展了儿童生长发育及以防治近视和龋齿为重点的学校常见病防治等方面的研究。此外，对少数民族儿童少年发育状况调查研究全面铺开；儿童智力、心理卫生方面调查研究工作取得初步成果，学校健康教育理论与实践研究引起重视；学校卫生标准确立的研究项目（教室课桌椅、采光照明等）按期完成，并有几项标准颁布实施。以上科研工作有力地推进了本学科的发展和学术建设，并发表一大批颇具学术价值的科研论文。

1981年，中华医学会选举产生了卫生学分会儿童少年卫生学组。为加强全国性儿童青少年卫生的科研技术指导，1982年国家批准建立了"北京儿童青少年卫生研究所"。1984年卫生部讨论和研究了学校卫生工作的基本任务，开始进行了学校健康监测和学校卫生工作考核试点工作。主要关注点是：①追踪观察增多；②生长发育研究生化指标增多；③骨龄研究在广度和深度上均有发展；④统计方法使用广泛且有创新；⑤卫生标准研究十分活跃；⑥开始注意对伤残儿童身心发育研究。1989年选举产生了中华预防医学会儿童少年卫生分会第一届委员会。

五、儿童少年卫生学全面快速的发展时期

进入20世纪90年代，我国儿童少年卫生学科经历了40年的积累与发展，走向全方位的学科充实建设阶段。主要标志是：

1. 在已有基础上，全国又培养了一批质量较高、数量较多的儿童少年卫生学博士、硕士大部分已成为本专业的骨干。一代老专家陆续退离岗位，新老交替比较成功。

2. 各院校儿童少年卫生教研室及卫生防疫机构、学校卫生科（室）瞄准主攻方向，科研独具特色，争取到较多国家级课题，取得了一批可喜的研究成果。例如，北京大学儿童青少年卫生研究所实施多方位健康教育干预措施，对多项生长发育评价标准进行筛选，生长发育长期变化纵向研究，还开展了大样本多指标的双生子研究等；哈尔滨医科大学儿童少年卫生教研室开展了对骨骼发育的研究，学校卫生标准、尤其是课桌椅标准的研制，儿童心理发育及心理行为问题的研究等；同济医科大学、中山医科大学儿童少年卫生教研室等开展了对儿童心理行为问题的相关研究；上海第一医科大学儿童少年卫生教研室开展了青春期发育及影响生长发育因素研究；山西医科大学儿童少年卫生教研室开展了对学校建筑方面卫生标准的研究；中国医科大学儿童少年卫生教研室对体成分方面进行了系统的研究等。16年中本学科共承担国家级研究课题20余项，大部分已经结题，并获得档次较高的（省部级）科技进步奖。初步统计，该学科领域在深入开展科研工作基础上，"九五"期间在杂志发表全文性论著1100余篇，"十五"期间近1400篇，另有几千篇调查研究短文载于期刊。

3. 学科的硕士点及博士生导师增多。1990年全国儿童少年卫生学科只有2名博士生导师（叶恭绍、叶广俊），持续多年，带出一批素质好、水平较高的儿童少年卫生学博士。由于儿所院校预防医学一级学科获得博士授权单位，拓宽了博士生导师范围，硕士研究生导师阵容也明显加强。

4. 学科发展有力地推动了教材建设。"八五"期间，全国高等医药院校规划教材《儿童少年卫生学》（第3版）由人民卫生出版社出版。增加了3章内容，即儿童少年心理卫生、儿童少年的合理营养、学校卫生监督；实习部分增加了"心理测验"、"健康知识和行为问卷"。"九五"期间，全国高等医药院校规划教材《儿童少年卫生学》（第4版）出版，其内容有新的充实和发展。在稳定性的基础上，力求反映国内外该领域的新理论、新成就和新方法，增加了健康促进学校、学校生活技能教育及学校预防艾滋病等新内容，实习部分内容较前版增加了"体育课卫生安全评价"；2003年，全国高等医药教材建设研究会规划教材、卫生部规划教材、全国高等学校教材《儿童少年卫生学》（第5版）出版。内容修改较大，包括：有关青春期发育调控机制的最新研究进展；针对中小学生的行为指导、心理咨询和学校心理教育等增加了新内容；全面归纳学校健康教育领域中有关健康促进学校、学校生活技能教育和学校艾滋病预防、青春期性教育等新的理论和概念；学校建筑设备卫生的最新标准；针对儿童少年疾病谱的变化，增加了青少年健康危险行为防治内容；针对我国卫生体制的重大变化，阐述了密切结合中国实际的学校卫生监督方法等。2007年出版了《儿童少年卫生学》（第6版）。

5. 法律法规不断健全和完善。建国之初的共同纲领和历次宪法都有相关的规定。1982年第五届全国人民代表大会第五次会议通过的《宪法》中规定："国家培养青年、少年、儿童在品德、智力、体育等方面全面发展"。国务院和国家教委、卫生部曾多次下达了有关的决定和指示。1990年经国务院批准，国家教委和卫生部共同颁布实施了《学校卫生工作条

例》(以下简称《条例》)。该《条例》规定了我国学校卫生工作要求，学校卫生工作管理以及学校卫生监督工作，并对教育、卫生行政部门、各级卫生防疫站、中小学生卫生保健机构及学校卫生技术人员提出了明确的职权、任务和责任。《条例》是我国学校卫生工作的基本法规和主要依据，并为制定我国的“学校卫生法”奠定了基础。1991 年 9 月 4 日第七届全国人民代表大会常务委员会第二十一次会议通过了《中华人民共和国未成年人保护法》，体现了从家庭、学校、社会、司法等方面保护儿童青少年的身心健康和合法权益。1992 年国务院针对联合国通过的《儿童权利公约》和世界儿童问题首脑会议通过的《儿童生存、保护和发展世界宣言》及《执行九十年代儿童生存、保护和发展世界宣言行动计划》颁布了《九十年代中国儿童发展规划纲要》，对 20 世纪内我国儿童事业的发展提出了奋斗目标和实现目标的策略、措施，是促进儿童发展的重要步骤。《学校卫生工作条例》、《中华人民共和国未成年人保护法》和《九十年代中国儿童发展规划纲要》的颁布和实施，体现了国家对儿童青少年的重视和关怀，并对儿童少年卫生学科发展起到积极的促进作用。

第三节　儿童少年卫生学的基本内容

儿童少年卫生学主要研究儿童少年生长发育的规律及其与教育、教养和生活环境之间的相互关系，还要研究如何利用和改善环境，促进发育潜力的最大发挥，以达到保护和促进儿童青少年健康的目的。儿童少年卫生学涵盖的内容十分丰富，可概括为以下六大方面。

一、儿童少年生长发育

儿童少年生长发育(growth and development of children and adolescents)是反映个体和群体健康状况的重要内容。生长(growth)表现为量的增加，发育(development)表现为质的改变，生长发育过程基本结束时个体达到成熟(maturity)。完整的生长发育应包括身、心两个方面：身体发育由形态、生理功能、运动素质共同构成；心理发育既涵盖认知、记忆、思维、想象力和创造性等智力因素，也包括气质、个性、性格、情绪、行为等非智力因素。生长发育研究是儿童少年卫生学的重要内容之一。

(一) 生长发育规律

1. 生长发育的一般规律　生长发育是一个连续的过程，可将其划分为：婴儿期(0～1 岁)、幼儿期(1～3 岁)、学龄前期(3～6 岁)、童年期(6～12 岁，亦称学龄期)、青春期(10～20 岁，女孩比男孩早 1～2 年)、青年期(18～25 岁)。生长发育有一定程序，各阶段间顺序衔接。胎儿和婴幼儿期发育遵循“头尾发展律”(cephalo-caudal pattern)，儿童身体比例不断变化。出生后神经肌肉的发育遵循近远法则(near-far rule)；儿童期、青春期身体各部形态发育遵循自下而上，自肢体远端向中心躯干的“向心律”(centripetal pattern)。整个生长期内个体的生长速度是不均衡的，生长发育速度曲线呈波浪式。从胎儿到成人，先后出现两次生长突增高峰：第一次从胎儿 4 个月至出生后 1 年；第二次发生在青春发育初期女孩比男孩早 1～2 年出现。成年时男孩绝大多数形态指标的值高于女孩。在出生后的整个生长发育过程中，身体各部分增长幅度不同。在人体生长发育过程中，各组织和器官的生长模式(growth pattern)在时间进程上有所区别。Scammon 将其大致归为四类：一般型、神经系统型、淋巴系统型、生殖系统型。机体各系统的发育既是不平衡的但又相互协调、相互影响和适应。

2. **青春期发育** 青春期(adolescence,puberty)是由儿童发育到成人的过渡时期。这一时期人体在形态、功能、性征、内分泌及心理、行为等方面都发生着巨大变化。青春期的年龄范围一般定为10～20岁,女童的青春期开始和结束年龄都比男童早1～2年左右。根据不同阶段的主要发育表现变化,可将青春期分为早、中、晚三期:青春早期的主要表现是生长突增,出现身高的突增高峰,性器官和第二性征开始发育,一般约持续2年;青春中期以性器官和第二性征的迅速发育为特征,出现月经初潮(女)或首次遗精(男),通常持续2～3年;青春后期体格生长速度明显减慢,但仍有所增长直至骨骼完全融合,性器官及第二性征继续发育直至达到成人水平,社会化过程加速,通常持续2年左右。

3. **儿童少年心理发展** 心理发展(psychological development)又称心理发育,指个体从出生到死亡期间持续而有规律的心理变化过程。儿童青少年心理的发展主要指从不成熟到成熟的过程。这一过程大体表现在四个方面:一是反应活动从未分化向分化、专门化方向发展;二是反应活动从不随意性、被动性向随意性、主动性方向发展;三是认知功能从认识客观的直接外部现象向认识事物的内部本质方向发展;四是对周围事物的态度从不稳定向稳定方向发展。

(二)影响生长发育的因素

儿童少年的生长发育是儿童自身的先天因素与其所处的后天外界环境因素相互作用的结果。

1. **遗传因素** 儿童生长发育的家族聚集性及种族差异是遗传影响的具体表现。儿童的成年身高在很大程度上取决于遗传。种族影响对个体的体型、躯干和四肢的长度比例等作用较大。研究表明,不同的种族在身高、坐高/身高、骨龄、齿龄、月经初潮年龄等方面存在显著差异。

生长发育遗传影响的研究已深入到细胞、分子生物学水平。双生子研究法(twin study)是在人类中区分遗传和环境相对作用的最理想方法之一。双生子特别是同卵双胎,为研究遗传因素对儿童生长发育的影响提供了最好的天然素材。国内外研究表明,同卵双生子无论外貌、指纹、血清型、抗体、唾液分泌型、指毛、生理功能(如血压、呼吸、心率、脑电图波形)等均极相似;且身高差别小,头围、头径也很接近,说明骨骼系统的发育受遗传因素的影响较大。

2. **环境因素** 人和动物不同,其生长除受自然因素影响外,还受社会因素影响。自然环境包括日光、空气、水、气候、营养、疾病、锻炼、生活作息制度、环境污染;社会环境因素包括社会经济状况、学校的学习、生活、人际、家庭环境和生活质量、亲子情感联结、个人与社会成员的交往等。自然环境和社会因素对生长发育的影响是综合性的、相辅相成的,均会产生促进、增强和阻碍、遏制的双重作用。在诸多影响因素中,营养和体育锻炼是促进儿童少年健康生长发育的最积极因素。

(三)生长发育的调查和评价

1. **生长发育调查** 生长发育调查(survey of growth and development),是用科学方法对个体或集体儿童少年的生长发育状况进行观察测量,研究生长发育的规律及其影响因素,为观察、检验和评价某个单项或综合保健措施的实际效果提供科学依据。

生长发育调查内容广泛,包括人体的形态、功能、生理、生化、内分泌及心理等许多方面。常用指标主要分以下几类:

(1)形态指标(morphological parameter):最基本的有身高、体重、坐高和胸围。其他有头围、臂围、腿围、皮褶厚度、肩宽、盆宽、上下肢长度，以及月经初潮和首次遗精年龄，第二性征发育状况。

(2)功能指标(functional parameter)：常用的有呼吸频率、肺活量、脉搏、心率、血压、血红蛋白、红细胞、血清铁、握力、拉力等。

(3)身体素质指标(constitution parameter)：常用指标有短距离快跑、中距离耐力跑、投掷、仰卧起坐、引体向上、立位体前屈和反复横跳等。

(4)心理指标(psychology parameter)：心理发展包括感知觉、言语、记忆、思维、想象、动机、兴趣、情感、性格、行为及社会适应力等。

2. 生长发育评价 在进行生长发育评价时，首先要制定生长发育标准(appraisal standard of growth and development)，它是评价个体和群体儿童生长发育状况的统一尺度。生长发育评价的基本内容包括生长发育水平、生长发育速度、各指标的相互关系等三个方面。选择合理的评价方法是进行正确评价的关键，但迄今还没有一种理想的方法。包括以下几种：

(1)指数法(index method)：常用指数有身高体重指数、身高胸围指数、身高坐高指数、BMI 指数(body mass index)、Rorer 指数、握力指数、背肌力指数、肺活量指数等。

(2)离差法(deviation method)：是目前较常用的方法，主要有两种。

等级评价法(rank value method)用标准差与均值相离的位置远近划分等级。评价时与同年龄、同性别相应指标的发育标准比较，确定发育等级。国内最常用五等级评价标准(表6-1)。常用此法的指标是身高和体重。个体儿童的身高、体重值在判定标准 $\overline{X}\pm 2s$ 范围以内(约占儿童总数的 95%)，均可视为正常。在 $\pm 2s$ 外的儿童少年，不能据此定为异常；需定期连续观察，结合其他检查，慎重做出结论。

曲线图法(curve method)：将某地不同性别、各年龄组某项发育标准指标的 $\overline{X}$、$\overline{X}\pm s$、$\overline{X}\pm 2s$ 值分别点在坐标图上(图的纵坐标为某发育指标的值，横坐标为年龄)，然后将各年龄组位于同一等级上的各点连成曲线，即成该指标的发育标准曲线图。若连续几年测量个体儿童的身高或体重，可将各点也连成曲线，既能看出儿童即时的生长发育水平，又能看出发育速度和趋势。

表 6-1 生长发育五等级评价标准表

等级	标准	占总体百分数(%)
下	$\overline{X}-2s$ 以下	2.3
中下	$<\overline{X}-s\sim\overline{X}-2s$	13.55
中	$\overline{X}\pm s$	68.3
中上	$>\overline{X}+s\sim\overline{X}+2s$	13.55
上	$>\overline{X}+2s$	2.3

用曲线图评价集体儿童少年的发育情况也简便易行。可将该群体各年龄组的某指标均值与该地区同龄同性别发育"标准"的均值，在同一坐标纸上绘成曲线；比较两曲线相差的高低和距离的远近。同理，也可比较某地不同年代某指标的均值曲线。

(3)百分位数法(percentile method)：也分百分位数等级评价法和曲线图法两种，原理和制作过程与离差法大致相似，只是基准值(P_{50})和离散度(P_3、P_{25}、P_{75}和 P_{97}等)都以百分位数表示。

(4)相关回归法(correlation and regression method):利用身高、体重、胸围间的高度相关性,以身高为自变量,以体重(或胸围)为因变量,计算出回归标准差(s_{yx}),并按下式评价身体的匀称度(R):$R=(Y-y)/s_{yx}$。公式中,Y是被评价者的体重(或胸围)实测值。若$-1<R<1$,匀称;若$R\geqslant 1$,不匀称,趋于粗壮;若$R\leqslant -1$,不匀称,趋于细长。

(5)生长速度评价法(appraisal of growth rate):生长速度,指身体及其各部分在一定时期内增长的数值。通常选择一些能表示身体各部分长度、围度和重量的形态指标测量值的变化来评价。制定标准应首选追踪调查资料,若用横断面调查资料应特别慎重。生长速度的计算方法有年增加值和年增加率两种。

(6)发育年龄评价法(developmental age appraisal):发育年龄又称生物年龄或生理年龄,是指用身体某些形态、功能、性征发育指标的发育平均水平及其正常变异,制成标准年龄,来评价个体儿童的发育状况。目前常用形态年龄(morphological age)、第二性征年龄(secondary sex characteristic age)、牙齿年龄(dental age,简称齿龄)、骨骼年龄(skeletal age,简称骨龄)。

3. **营养状况评价**(nutritional status appraisal)　观察项目主要有身高、体重、皮脂厚度、营养指数和上臂围等。其指标有年龄体重(weight for age)、身高标准体重(weight for height)、皮脂厚度(skinfold thickness,又称皮褶厚度)等。

二、童年期和青春期心理卫生

心理卫生(mental health)是研究维护和促进人类心理健康的科学,包涵一切皆在改善及保持心理健康的措施和方法。心理卫生的概念有狭义、广义之分。前者侧重于预防心理障碍或行为问题,后者则以促进心理调节、发展心理潜能为目标,不断提高心理健康水平。

(一) 儿童期常见心理行为问题

1. **学业问题**　行为表现与学习密切有关。学习困难、注意力障碍、自控能力差、活动过度等,多发生在小学阶段,尤其是初入学儿童。

2. **情绪问题**　如情绪不稳定、紧张焦虑、孤僻、强迫行为、过分任性或冲动、暴躁易怒、胆小退缩、恐怖等。

3. **品行问题**　如偷窃、经常说谎、逃学或离家出走、纵火、攻击性行为、破坏性行为等。男孩明显多于女孩。

4. **不良习惯**　如习惯性抽动、吮指、摩擦癖、遗尿、口吃、偏食等。

儿童行为指导(child behavior guidance)是矫正儿童心理卫生问题的较有效方法。狭义上,指针对口吃、恐惧、抽动等行为的矫治技能;广义上包括道德情操培养、榜样作用、规范行为模式的建立与训练等。

(二) 青春期常见心理行为问题

1. **吸烟**(smoking)、**酗酒**(alcohol abuse)**和滥用药物**(drug abuse)　吸毒是青少年中滥用药物的主要表现。

2. **意外事故**　青少年是车祸、溺水、跌坠伤、中毒等事故的主要受害人群。

3. **暴力伤害**　欧美国家近年来家庭暴力、校园枪击事件等明显增多。我国青少年的暴力事件较多表现为持械斗殴、校外打群架、欺凌小同学和女生等。

4. **青春期情绪行为问题**　如青春期焦虑症、抑郁症、强迫症、癔症、睡眠障碍等,多属神经官能症，程度轻重不一。患者多有遗传因素，加之自身的性格弱点，可在环境诱因下表现出来。

5. **精神性成瘾行为**　如电子游戏机成瘾、网络成瘾、言情小说成瘾等。

6. **自杀**　包括自杀意念和自杀行为，近年来有明显增加趋势。

7. **性心理障碍**　包括同性恋、恋物癖、露阴癖、窥淫癖、性虐待狂、异装癖等变态性行为。

8. **不良性行为、婚前性行为**　常导致少女怀孕等后果，严重影响青少年身心健康。此外还有各种形式的婚外性行为、攻击性性行为等，可导致犯罪。

青春期心理咨询(psychological counseling)是指运用心理学方法，对存在心理行为问题的来访者提供心理援助的过程。其基本形式有面谈式咨询、电话式咨询。

(三) 学校心理教育

心理健康教育(psychological health education)、心理咨询、诊断性评价和行为矫正、学习指导(learning guidance)。

(四) 学校心理卫生指导

学校心理卫生指导包括情绪指导、社交指导、休闲指导、消费指导、择业指导等。

三、儿童青少年健康监测和常见病预防

(一) 健康监测

学生健康监测(students health surveillance)是采用抽样调查方法，对确定的监测点校和目标人群进行生长发育、健康状况等长期的动态观察。监测时间一般规定在每年同一时间(如每年5月至9月底)内进行。

1. 监测内容

(1)生长发育状况：形态指标，如身高、体重、坐高、胸围、肩宽、骨盆宽、上臂围、皮褶厚度等；功能指标，如肺活量、血压、脉搏；身体素质指标，如50m跑(反映速度)，立定跳远(反映下肢爆发力)，斜身引体、引体向上和仰卧起坐(反映肌力)，立位体前屈(反映柔韧性)，50m×8往返跑，800m或1000m跑(反映耐力)等。

(2)疾病或异常：包括近视、沙眼、弱视、龋齿、牙周疾病、肥胖、营养不良、脊柱弯曲、神经官能症等。可通过测定血红蛋白、检查蛔虫卵等方法，筛查缺铁性贫血和肠道蠕虫感染。

(3)因病缺课状况：包括月病假率、因病缺课率及其病因分析等。

2. **儿童少年患病指标**　检出率、发病率、因病缺课率、平均因病缺课日数。

(二) 学校常见病预防

1. 视力低下

(1)近视(myopia)：指眼睛辨认远方(5m以上)目标的视觉能力低于正常。通常用视力表检查视力，凡裸眼视力低于5.0称视力低下。各种屈光不正(近视、远视、散光)、弱视和其他眼病均可造成视力低下，但大多数由近视引起。预防措施：限制近距离用眼时间；重视读写卫生、开展体育锻炼，增加室外活动、合理饮食，注意营养、改善学习环境、定期检查视力、健康教育等。

(2)弱视(amblyopia)：凡眼部无明显器质性病变，以功能性因素为主引起的远视力≤0.8，且通过屈光矫正仍达不到正常的视力称为弱视。我国儿童弱视患病率约为3%～4%。弱视仅发生在视觉尚未发育成熟的8岁以下幼小儿童。弱视儿童不能形成完整的立体视觉，严重者将导致立体盲等视功能残疾，给学习、生活和工作带来不良影响，应加强健康

知识宣教，定期进行视力、屈光和眼位检查，发现可疑患儿及早矫治。

2. **沙眼** 沙眼(trachoma)是由沙眼衣原体引起的慢性传染性眼病，传播面广，幼儿期和学龄期患病率高。目前我国城市中小学生中沙眼患病率已降到10%以下，北方农村接近20%。沙眼主要通过接触传染。凡是被沙眼衣原体污染的手、毛巾、手帕、脸盆、水及其他公用物品都可进行传播。儿童沙眼多由父母或其他家庭成员传染。预防措施是积极治疗现患者，加强健康宣教，定期对保教人员、保健教师和校医进行基本知识技能培训，预防重点是防止接触感染。

3. **龋齿** 龋齿(dental caries)是人类中广泛流行的慢性疾病，也是学生常见病之一，流行面广、发病率高、危害大。因此，WHO将其列为全球范围内需重点防治的第三位非传染性疾病。儿童患龋后，不仅引起疼痛，而且影响食欲、咀嚼和消化功能，对生长发育造成不利影响。龋齿如不及时加以治疗，还会因细菌侵入而继发牙髓炎、齿槽脓肿、颌骨骨髓炎等。龋蚀的牙齿作为各种细菌的藏匿地，还可通过变态反应等方式，诱发诸如风湿性关节炎、心脏病、肾炎、心内膜炎等全身性疾患。龋患率与地区社会经济状况、生活习惯、饮食结构等密切有关。预防措施：加强口腔保健宣教、定期口腔检查、合理营养和体育锻炼、药物防龋、窝沟封闭、其他防龋技术。

4. **单纯性肥胖** 肥胖(obesity)是一种常见的营养代谢性疾病。肥胖症与心脑血管疾病和糖尿病等均有密切关系，对人类健康有明显危害。肥胖有两种类型，一种是单纯性肥胖，主要因摄食量过多、“以静代动”的生活方式，缺乏运动等原因引起。另一种是继发性肥胖，因神经和内分泌功能失调或代谢性疾病引起。儿童少年时期的肥胖绝大多数为单纯性肥胖。目前最常用的群体筛查方法是身高标准体重法。单纯性肥胖症发生受遗传影响，有一定的家族倾向，与饮食营养、社会经济条件、家庭环境和体育活动等环境因素有密切关系。肥胖症的防治应自幼年养成良好的饮食习惯，纠正偏爱高糖、高脂、高热量、含糖饮料的不良习惯。

5. **营养不良** 营养不良指蛋白质-热能营养不良(protein-energy malnutrition，简称PEM)。今仍是对全球儿童健康和生存的主要威胁，贫困国家尤其多见。小儿(尤其2岁以下)是营养不良的高发人群，其中断奶前后的婴儿最常见。学龄期儿童少年也可发生营养不良，但发生原因不尽相同，主要有膳食摄入不足、不良饮食习惯、胃肠疾病和慢性消耗性疾病等。还有不恰当地节食减肥。筛检标准主要采用身高和体重标准法。血清总蛋白及白蛋白、血红蛋白是诊断营养不良的重要依据，有助于早期发现营养不足及缺乏症。预防：加强社区保健工作，保证合理营养；从小培养良好饮食习惯，纠正挑食、偏食、吃零食过多等不良习惯，定时、定量进餐；以学校为单位，通过定期体检及早筛查和确诊营养不良，积极治疗肠道蠕虫感染和消化道疾病等。

6. **贫血** 贫血(anemia)以缺铁性贫血(iron-deficiency anemia)最常见，是指周围血液中的血红蛋白浓度、红细胞数和红细胞比积低于正常。缺铁性贫血可发生于任何年龄，但以6个月～2岁患病率最高；伴随青春期发育，14岁左右出现第二个高峰；患病率整体上乡村高于城市，女生高于男生。缺铁性贫血是由机体需铁量增多、铁摄入量不足、长期慢性失血引起的。它可使儿童少年的体力(尤其是肌力和耐力)、学习能力、身体抵抗力下降，容易罹患呼吸道、消化道疾病，甚至出现行为异常。通过定期的血红蛋白检测，可及早发现儿童少年中的贫血患者。防治措施：营养健康教育、合理膳食、合理应用强化含铁食品。

7. **蛔虫病** 蛔虫病(ascariasis)，又称蛔虫感染(roundworm infection)，是儿童时期常

见的肠道寄生虫病(intestinal parasitic disease)。小儿2～13岁后，因活动范围扩大，而良好的个人卫生习惯尚未形成，故感染率急剧增加，5～19岁达最高水平。一般蛔虫感染率高的地区，感染度(infectious degree，指每克粪便中含的蛔虫卵数)也较重。蛔虫病的流行与蛔虫极强的繁殖力和虫卵抵抗力、环境卫生、个人卫生习惯有密切关系。蛔虫在人体内产生的症状轻微，一般仅有轻度消化不良及神经症状，如食欲不振、瘦弱、易激惹、睡眠不安、磨牙、夜惊等，有些患儿有轻微腹痛。但是蛔虫所致的并发症很严重，常见胆道蛔虫病、肠梗阻、阑尾炎及肠穿孔等，可危及生命。预防：加强环境卫生，养成良好的个人卫生习惯，预防感染。

8. **成年期疾病的早期预防** 大量研究证明，一些与生活行为因素相关的成年期疾病(adulthood diseases)，其发病往往始于儿童期；致病危险因素一旦形成，又不及时干预，将持续终生。儿童期血压、血脂水平与成年期水平密切相关，作为心脑血管病的病理基础之一的动脉粥样硬化常在儿童期即有表现。

(1)动脉粥样硬化：动脉粥样硬化(atherosclerosis，AS)是一种动脉硬化性血管疾病，也是冠心病、脑卒中的主要病理变化基础，对成年和老年人的健康和生命造成巨大危害。美国学者报道，动脉粥样硬化的发病始于儿童时期，3岁以上儿童主动脉几乎百分之百出现脂纹；10～20岁期间主动脉面积的30%～50%可被脂纹逐渐覆盖。脂纹可引起冠心病。近年来对北京130例尸体(15～39岁)进行病理检查，中、晚期冠状动脉硬化检出率达23%。预防需采取综合性措施：开展健康教育，对高危儿童进行血脂筛查；合理营养，限制饱和脂肪酸和胆固醇摄入；加强体育锻炼。

(2)高血压：高血压(hypertention)是一种独立的心脑血管疾病，也是冠心病、脑卒中的病理基础和危险因素之一。大量研究表明，许多成年期原发性高血压起源于儿童时期。国外有调查发现，15岁以下的血压偏高儿童(最小年龄3岁)经追踪3～8年后，其中的65%被确诊为高血压病。目前我国这类血压偏高的儿童少年已接近10%，且仍有持续增长趋势，城市显著多于农村，男孩多于女孩。

儿童期血压偏高现象是遗传、环境和生长发育状况等多种因素的综合作用结果。预防：通过学校和社区健康教育，广泛普及高血压病的防治知识；从小培养良好生活习惯和健康生活方式；积极参加体育锻炼，控制体重；制定合理膳食制度，平衡摄入营养素，多吃蔬菜水果；逐步养成低盐的饮食习惯(每天摄盐量不超过5g)；不吸烟，不喝酒，生活规律；早期筛查发现高血压儿童(最好从3岁开始每年测量一次血压)。

(3)糖尿病：糖尿病(diabetes)是一种内分泌代谢性疾病，是继心血管疾病和肿瘤之后，对人类健康和生命造成严重威胁的第三大疾病。糖尿病并非单一疾病，而是一组内分泌代谢综合征，受遗传和环境因素的综合影响。约25%～50%的糖尿病患者有明显家族史。最直接的环境因素有经济水平与生活方式、肥胖、高血压(Ⅱ型糖尿病的一个独立的危险因素)。糖尿病的早期预防重点是广泛开展糖尿病知识教育，特别应针对有糖尿病家族史、肥胖、高血压、高血脂的儿童少年，采取控制饮食和加强体育锻炼等重点干预措施。

9. **意外伤害** 意外伤害(unintentional injuries)是指因各种突发的意外事故而引起的人体损伤。据国际疾病分类标准，意外伤害可分车祸、溺水、窒息、跌坠、触电等；广义上还包括其他伤害事故，如自杀。

死亡并不是意外伤害的唯一结局。因意外事故而致残的人数远大于此。1997年我国汕头市7～16岁儿童意外伤害发生率为38.0%，伤残率达121.4/10万，其中导致中重度伤残的就占整个受害人群的8%。无论致伤或致残，都需要医疗照顾，也使因伤住院率、因病缺课率等大幅上升，不仅给儿童少年带来严重的身心不良后果，而且给他们的家庭生活投上阴影，带来巨大的经济和精神负担，同时给社会造成巨大损失。因此，采取有力措施预防和控制儿童少年意外伤害，在社会、经济、医疗、福利和公共卫生方面，都具有重大意义。

(三) 青春期常见卫生问题

1. **痤疮**(acne)　俗称粉刺或青春痘，因青春期内分泌功能旺盛，体内雄激素分泌较多而引起，是青少年常见的皮肤疾病，因多发于面部而影响美观，使青少年感到烦恼。

2. **经期卫生**　青春期少女在初潮后的半至一年内，常出现暂时性的月经失调(menstrual irregularity)症状，表现为月经周期不规律；经期有轻微下腹坠胀和疼痛、易疲倦、情绪不稳定等，这是正常现象，因内分泌调控机制尚未成熟而引起。生活环境变化，情绪波动也容易引起月经紊乱、月经量过多、痛经、经期提前或推迟等。若经期延至11天以上和出血量超过150ml为月经量过多。

3. **遗精**(emission)　指男少年在青春发育达到一定阶段时，有时在梦中出现的排精现象。这是一种正常的生理现象，一般每月遗精2～3次属正常现象；1～2天就发生1次，才对健康不利。青少年发生频繁遗精的主要原因与学习生活过度紧张、手淫和对与性有关的语言、文字和声像刺激等反应较敏感有关。

4. **手淫**(masturbation)　指用手摩擦自己的外生殖器，满足性快感的一种自慰行为。男女青少年均可发生，但以男性更多见。据国内调查，约70%以上的男青年和40%以上的女青年曾有过这种习惯。手淫并不影响健康，但传统观念认为手淫是不道德的异常性行为，这使手淫青少年产生沉重的精神负担。少数青少年若形成一种无法自我控制的过度手淫习惯，应及时矫治，以免导致心理异常和性功能障碍，影响身体健康。

四、教育过程卫生

教育过程卫生(hygiene of education process)是儿童少年卫生学的重要特色内容之一。围绕儿童少年在接受课程、体育和劳动教育过程中可能出现的各种问题进行研究，提出具体的卫生措施，使教育过程有利于儿童发育。

1. **学习中脑力工作能力的变化规律和影响因素**　儿童少年学习能力的强弱在很大程度上取决于脑力工作能力，表现为大脑的工作速度及其准确性。每个学习日、学习周和学年中，脑力工作能力都会出现动态的变化过程，是影响学习能力的重要因素。组织教学的过程中，应根据这一规律变化，科学合理地安排学习和生活，并可依据脑力工作能力在学习中的变化类型，对作息制度做出科学评价。影响脑力工作能力的因素是多方面的，有年龄、性别、健康状况、情绪、遗传等个体自身因素，也包括学习环境、学习兴趣、学习动机等教育因素。

2. **学校体育锻炼卫生要求**　在进行体育锻炼时，必须根据儿童少年年龄特点、性别特点和健康状况，培养学生对体育锻炼的兴趣和习惯，遵循循序渐进和全面锻炼的原则，运动开始和结束要有准备活动和整理活动，注意运动与休息适当交替。对体育实践课中的运动负荷(sports loading)和结构进行组合优化，对课程的强度、密度及时间三个因素进行综合考虑，对各部分教学的顺序、内容和时间进行分配。在体育锻炼中要注意营养补充和膳食要求。

3. **学校体育的医务监督**　校医和体育教师要掌握学生的健康状况，校医应对学生体育锻炼的时间、体育课的组织、运动服装、运动场地和设备等进行卫生监督。严格按科学锻炼原则和方法进行，避免发生运动损伤(sports trauma)。一旦发生，应立即采取有效措施防止伤情加重，尽快通过治疗促进康复。对常见的各种运动损伤进行恰当的应急处理。指导学生在体育锻炼过程中，运用所学的生理卫生知识，对自己的健康状况和生理变化学会自我观察(self-observation)，以及时调整锻炼计划，提高锻炼质量，预防过度疲劳和运动创伤。

4. 学习负荷和评价 学习负荷(learning load)，指学习时脑力工作的强度和时间。影响学习负荷的主要因素除学习内容的数量、难度和学习时间外，也和教学环境、教学方法和学生的身心健康状况有关。学习时间是影响学习负荷的重要因素，又在很大程度上受学习内容、难度和数量的影响，而且比教学方法等其他因素容易量化，所以是教育过程卫生中用来评价学习负荷的主要指标。学习疲劳的评价方法有体征与行为观察法(行为观察法、间接观察法、健康调查法)、教育心理学方法、生理学方法、生理-教育心理结合法(剂量作业试验dose-work test、运动条件反射法 action-conditioned reflective test)。

5. 作息制度卫生 作息制度主要指一日生活制度(daily regime)，即对学生一昼夜内学习、课外活动(文娱、健身)、进餐、睡眠、休息及自由活动(生活料理和家务劳动)的时间分配和交替顺序等形成制度。从教育过程卫生的角度出发，作息制度还应包括学周、学期及学年的作息安排。

6. 劳动教育卫生 劳动教育是学校教育的重要一环，有利于培养学生的劳动观念和习惯，掌握一定劳动技能，巩固和丰富文化课内容，也使学生身体得到有益锻炼，有利于消除疲劳，提高学习效率。但是，学生正处在生长发育期，参加劳动时无论是工种选择，还是劳动负荷、劳动场所和劳动设备，都应与成人要求不同。教学中对劳动姿势和安全保护更应有特殊要求。

五、学校健康教育和健康促进

学校是健康教育最理想的场所，效果最好，时机最佳。健康教育要从儿童少年时期进行，已为社会所共识。通过学校促进健康，建立健康促进学校，已成为当今学校卫生的重要研究内容之一。学校健康教育(school health education)是素质教育的重要组成部分，也是学校卫生的核心工作。在学龄前、小学、中学、大学中开展学校健康教育研究，结合我国国情，学校健康教育主要研究内容有：健康教育规划的系统化、规范化，教育的实施方法和评价模式；通过学校生活技能教育，培养儿童少年良好的自我意识，促进社会适应能力提高；教材、教具、教育方法的研究；青春期健康教育内容和方法，尤其青春期性教育和艾滋病、性病预防知识教育的密切结合，成为预防青少年健康危险行为的最有效途径；与成年期疾病早期预防相关的专题教育；教育效果的评价等。近年来，我国儿童少年卫生领域引入 WHO 大力推进的健康促进学校工作，有力促进了学校与社区、家庭的密切合作，在为儿童少年营造良好的学习和身心发展环境，培养健康生活方式等方面，发挥着重要作用。

学校是促进学生健康最具有潜力的机构。如何通过学校促进健康，如何寻找切入口(entry point)，建立健康促进学校(health promoting schools)，已成为当今学校卫生的重要研究课题之一。健康促进学校它以学校为中心，考虑多种因素对学生健康的综合影响，其内容包括学校卫生政策、学校物质环境、学校社会环境、社区关系、个人健康技能、卫生服务。

六、学校建筑和设备卫生

学校建筑和设备卫生(health of school building and equipment)为学生身心发育和健康

提供可靠保障。建筑设备和卫生标准的研究内容主要有：学校校址，场地；标准教室、教学设备卫生、环境噪声；教室采光照明、采暖、通风和微小气候；黑板和课桌椅卫生；学生文具、娱乐器具、保健用品的监督和管理等，这些研究将为学校卫生监督提供科学依据。学校卫生监督包括预防性监督、经常性监督、学生用品保健品管理和学校突发事件的应急处理等内容，是儿童少年卫生科研成果在学校卫生工作的具体应用。

第四节　儿童少年卫生学的主要研究方法

一、身体检查及测量方法

身体检查是儿童少年卫生工作中最为常用的方法，它是儿童少年卫生工作的主体。在有计划的进行各种健康检查、健康监测、常见病和身体缺点预防、矫治效果复查，以及研究自然、社会、生活条件对儿童少年机体的影响时，常用人体测量、体力测验、心理测验、问卷调查、各系统的生理功能检测及有关疾病的检查诊断方法等。此外，尿、血、唾液等生化检验、X线检查也是常用来观察儿童少年生长发育和健康状况的方法。

(一) 身体形态的测量

1. **身高**(stature，height)　身高指立位时颅顶点到地面的垂直高度，是生长发育最有代表性的指标之一。常用的测量仪器有：身高坐高计、人体测高计、马尔丁测高计、卧式身长计。

2. **坐高**(sitting height)　坐高指坐位时头顶点至椅面的垂直距离，可反映躯干生长状况；与身高结合可说明下肢与躯干的比例关系。测量器械为身高坐高计。

3. **体重**(body weight)　体重是人体总的质量，综合反映骨骼、肌肉、皮下脂肪及内脏质量，在一定程度上反映营养状况。测量器械为杠杆式体重秤(不能用弹簧秤)。

4. **围度**

(1)头围(head circumference)：表示颅脑的发育状况，是学龄前儿童(婴幼儿)生长发育的重要指标。测量器械为卷尺。

(2)胸围(chest circumference)：表示胸腔容积、胸背肌发育和呼吸器官的发育程度。测量器械为带毫米(mm)刻度胸围尺。

(3)上臂围(biceps circumference)：分为上臂紧张围、上臂放松围。

(4)大腿围(thigh circumference)

(5)小腿围(calf circumference)

5. **肩宽**(shoulder breadth)**和骨盆宽**(crista breadth)　测量器材为测径规。

6. **皮褶厚度**(skinfold thickness)　为人体成分中脂肪定量的客观指标之一。常用以推算全身体脂含量，判断营养状况，评价体成分。测量器械为皮褶厚度计。常用的测试部位有肱三头肌部、肩胛下角部、腹部、大腿部。

7. **手长**(hand length)**和足长**(foot length)

(二) 功能发育的测量

1. **肺活量**(vital capacity)　一次尽力深吸气后能呼出的最大气量，反映肺的容量及呼吸肌的力量。测量器械为常用回转式肺活量计。

2. **握力**(grip strength)　握力用于反映上肢肌肉的力量。测量器械有指针式蹬型握力计及椭圆形钢圈握力计。

3. **背肌力**(back strength)　又称拉力，反映腰背部及上、下肢大部分肌肉的力量。测量器械为指针式背肌力计。

4. **血压**(blood pressure)　反映心血管功能的一项指标，但它只有与运动试验相结合时，才能较好地反映心血管的功能。测量器械最常用水银柱血压计。

5. **脉率**(pulse rate)　脉搏是在体外触得的动脉搏动，脉率为单位时间测得的脉搏次数(次/分)。脉率是反映心血管功能的重要指标，但它与血压一样，也只有与运动试验相结合时，才能较好地反映心血管的功能。因年龄、性别、健康状况和锻炼水平不同，脉搏在个体间有很大差异。

(三)性征发育检查

性发育包括生殖器官的形态变化、功能发育与第二性征发育。进行性发育调查前，应向青少年们解释清楚检查的目的和意义，取得他们和家长的知情同意，并得到受检学校领导和校医的配合。常用调查和检查方法如下：

1. 月经初潮与首次遗精调查方法

(1)现状调查：对每个受检对象应了解其准确年龄，询问是否来月经或遗精，回答只需"是"或"否"。

(2)前瞻性调查：适用于尚未发生月经初潮/遗精的人群。对选定人群作定期追踪观察，记录月经初潮/首次遗精的发生年龄，直至全部对象均发生初潮/遗精。

(3)回顾调查法：要求被调查者回答是否已来月经；如已来潮，应继续询问初潮发生的时间并记录。

2. **女性第二性征的检查方法**　女性第二性征的检查包括乳房发育、阴毛和腋毛等指标。各项指标的发育程序大致是乳房发育—阴毛—腋毛—月经初潮。发育水平可分为五期。

3. **男性第二性征及外生殖器检查方法**　男性第二性征及外生殖器的发育顺序是：睾丸—阴囊皮肤改变—阴茎增大—阴毛—腋毛—胡须—变声—喉结。男性外生殖器发育水平可分为五期。

(四)心理测验

心理测验(psychological test)是一种使心理现象数量化的心理学技术，即对行为样本的客观标准化测量。一般采用量表形式，以分数或等级对人的心理行为变化进行定量分析和描述。包括以下几种：

1. 按测验目的分类

(1)智力测验(intelligence test)：用于测量智力，如比奈-西蒙量表(Binet-Simon scale)、韦克斯勒量表(Wechsler scale)、瑞文联合测验(combined ravens test CRT)、绘人测验等。

(2)人格测验(personality test)：测定个性心理品质，如明尼苏达多相人格调查表(Minnesota multiphasic personality inventory，MMPI)、艾森克人格问卷(Eysenck personality questionnaire，EPQ)、16 项人格特征量表(16PF)等。

(3)神经心理测验(neuropsychological test)：研究脑与行为的关系测量脑损伤引起的心理变化，如 H-R 成套神经心理测验、视觉保持测验、利脑测验、触觉辨别测验等。

(4)特种技能测验(special ability test)：检测人的音乐、机械操作、绘画、书写等多种特殊能力。

(5)适应性行为评定：评定心理社会适应能力，如社会成就量表、智残评定量表、儿童行为量表等。

2. 按测验性质分类

(1)言语测验：以言语提出刺激，受测者用言语做出反应。大部分心理测验属此类。

(2)非言语测验：即操作测验，用操作或语言提出刺激，受试者用操作作出反应。

(3)语言-操作混合测验：结合上述两方面测试内容，韦氏智力量表即属此类。

3. 按测验方法分类

(1)问卷(questionnaire)：采取文字问答形式，衡量态度和行为。

(2)作业测验：以图形或其他类符号形式，让受试者做出特定反应。

(3)投射测验(projective test)：用无结构、无固定意义的测试题，引起受试者反应，借以考察其人格特征和品质，如主题统觉测验等。

4. 按测验的组织形式分类

(1)个体测验：测试人与受试者面对面进行。诊断性测验多属此类。

(2)团体测验：一个测试人同时对多个受试者进行测试，以班级等团体为对象的教育心理学测量多以该形式进行。

(五) 其他方法

学习疲劳的检测、体成分(活体的瘦体重、体脂肪、总体水、细胞外液、细胞内液、总体钾和总体钙等)测定、运动能力测定、注意力检查、尿、血、唾液等生化检验、X线检查。

二、流行病学方法

儿童少年卫生学常用流行病学方法进行调查研究，描述儿童青少年人群中的疾病、健康状况或功能水平及其在不同时期、不同条件下的变化。在阐明某些因素对健康的影响时，运用流行病学的描述与分析，能进一步检验有关病因假设乃至因果关系，从而有利于提出预防疾病、降低危险因素的切实措施。此外，儿童少年常见病预防、身体缺陷矫正、心理卫生和健康教育等各项学校卫生服务的效果评价，均需应用流行病学方法。

生长发育流行病学调查研究的方法很多，最基本的有下列四种类型：

(一) 横断面调查(cross-sectional investigation)

横断面调查也称现状调查或一次性调查。它是在某一较短时间内，在一定的地区范围，选择有代表性的对象，对某几种项目进行一次性大规模的调查。其主要目的：

1. 在一个较大地区范围内调查得出某项指标的正常值，建立该地区儿童少年生长发育的“标准”。

2. 通过将本地区本人群的调查结果与外地或其他人群的比较，了解本地儿童的发育水平，寻找差距，作为制定各项干预措施的依据。

3. 对同一地区同一人群的连续多次横断面调查，可以比较不同时期的儿童生长发育水平，了解生长发育的长期变化趋势。

(二) 追踪调查(longitudinal investigation)

追踪调查也称前瞻性调查(pros pective study)，属于定群研究，是一种动态观察。通过选择较少数量的对象，在一个比较长的时间内进行定期的、连续多次的调查，以观察其生长发育动态。其主要目的：

1. 制定生长速度的正常值。准确地研究生长发育规律，可以得出准确年增长值及其标准。

2. 通过对某一发育全过程(如青春期发育)的连续观察,揭示生长发育的规律性。

3. 系统深入地观察分析某些内外因素(如遗传、营养、体育锻炼等)对生长发育的长期影响。

(三) 半纵向调查(semi-longitudinal investigation)

半纵向调查也称混合调查设计。它是为了克服追踪调查所需年限太长和观察对象易于流失的缺点而产生的一种设计。例如,为了观察从出生到12岁的生长发育过程,可将这一人群按年龄段分为4个组,各组间有一个年龄重叠(如表6-2)。这样,可使12年的工作能在4年完成;但是,在3岁、6岁、9岁三个年龄组的数据上会出现问题,因为第一年的3岁、6岁、9岁与第四年的3岁、6岁、9岁并非同一对象,又相隔3年,故会有少许误差。如取其均值,则仍存在横断面调查之缺点;同时,调查对象也较少,也难免发生流失。

表6-2 半纵向调查设计中儿童年龄段的划分方法

观察年次	观察对象的年龄(岁)			
	第一组	第二组	第三组	第四组
第一年	出生	3	6	9
第二年	1	4	7	10
第三年	2	5	8	11
第四年	3	6	9	12

(引自 唐锡麟编.儿童少年生长发育.北京:人民卫生出版社,1991)

(四) 回顾性调查(retrospective investigation)

回顾性调查是在一定人群中采用回忆的方法来追查过去年代的有关资料。在儿童少年卫生科研调查中,回顾性调查主要用于影响发育和健康因素的暴露水平的调查和青春期发育有关资料的调查(如月经初潮和首次遗精平均年龄)。在影响发育和健康因素的调查中,需要对既往病史、运动史及生活、学习环境等情况进行详细的调查,以研究过去的因素与现况之间的关系;还需对调查对象所接触的外界因素的频数、时期的远近等加以分析;同时应设置对照组。

在调查实践中采用何种类型的调查方法,应依其调查目的而定。如要制定发育水平的评价标准,则以横断面调查为宜;而要制定发育速度(速率)评价标准,则应采用追踪调查;其中对青春期发育过程的研究至少需要5年以上的追踪观察。回顾性调查因受时间因素的影响较大,将逐渐被其他调查方法所取代。如进行月经初潮年龄的调查,采用前瞻性调查或现状调查法,可获得更为准确、可靠的结果。

大规模的生长发育调查,属于科学研究的范畴,在具体实施前都必须制定一个周密的调查计划。计划应当包括或者注意以下几个方面:对象选择和合理抽样;严格质量控制,避免测试误差;合理安排检测时间和季节;精心设计调查表格;合理的检测程序和严格的资料检验;按统一方法计算年龄。

三、卫生统计学方法

儿童少年的生长发育、健康检查、健康监测、疾病防治、心理测验及健康教育等各种类型调查资料和流行病学调查资料,以及评价个体和群体生长发育和健康状况的正常值和标准,均需利用卫生统计学(health statistics)方法进行分析。

在儿童少年卫生研究资料分析中,统计学方法主要包括以下几个方面。

(一)统计资料的描述性分析

1. 计算统计指标

(1)计量资料(measurement data):平均数(average)、均数(mean)、几何均数(geometric mean)、中位数(median)、百分位数(percentile);变异指标:极差(range)、标准差(standard deviation)、四分位数间距(quartile)、变异系数(coefficient of variation)。

(2)计数资料(enumeration data):率(rate)、构成比(proportion)、相对比(ratio);

2. 绘制统计图表 统计表(statistical tables)、统计图(statistical chart)、线图(line graph)、直方图(histogram)、直条图(bar graph)、圆图(pie graph)、百分条图(percent bar)、散点图(scatter diagram)、统计地图(statistical map)。

3. 医学参考值范围(medical reference ranges)**制定方法** 正态分布法、百分位数法。

(二)统计资料的推断性分析

1. 参考估计 点估计(point estimation)、区间估计(interval estimation)。其目的主要是通过样本了解总体的情况,方法为总体均数、总体率90%、95%可信区间估计。

2. 假设检验(hypothesis test) 通过各指标样本资料之间的比较,了解总体各指标之间的差异。其方法主要有:

(1)计量资料:均数的 t 检验(t test)、U 检验(U test)、方差分析(analysis of variance, ANOVA)、秩和检验(rank sum test);

(2)计数资料:率的 U 检验(U test)、χ^2 检验(χ^2 test);

(3)相关资料:直线相关(1inear correlation)、直线回归(linear regression)、等级相关(rank correlation)、多元线性回归(multiple linear regression)、logistic 回归分析(logistic regression);

(4)生存资料:生存分析(survival analysis)。

目前,随着电子计算机的普及应用和发展,统计学方法在儿童少年卫生学研究方法中的地位日趋重要。

四、相关学科的研究方法

从上述研究内容和研究方法不难看出,儿童少年卫生学集中了许多相关学科的知识和方法,来研究复杂的人类生命早期直至青春期身心发育与健康。它与预防医学、临床医学、基础医学和康复医学的许多分支学科,以及非医学领域中的心理学、教育学、体育科学、行为科学、社会科学、环境科学等诸多学科之间存在着十分广泛而紧密的联系。儿童少年卫生学的研究方法,集中了上述相关学科的知识和技能,并吸收有关学科的最新理论和方法,从而充实和提高了本学科的基本理论、基本知识和基本技能。

此外,儿童少年卫生学也常应用社会学调查方法、心理学调查方法,以及基础医学的实验方法和技术。

第五节 儿童少年卫生学的现状与展望

几十年来,我国儿童少年卫生学取得了长足的进步,科研成果丰硕,研究方法更加新颖,学科体系不断完善。但随着人类的进步和社会的发展，儿童少年卫生学将面临着一系列新的问题有待进一步研究和解决。

一、生长发育

根据近期全国学生体质健康调查研究结果，学生的形态发育水平继续提高。学生的身高、体重、胸围等指标呈现增长的趋势，儿童少年身体发育的匀称度有所改善，以往普遍存在的“豆芽菜”体型继续得到改善，其衡量指标维尔维克指数{[体重(kg)＋胸围(cm)/身高(cm)]×100}增长较明显。但是学生体质健康也存在着一些问题，由于体力活动不足、体育锻炼不够、室外自由活动时间减少、体育课和课外体育锻炼时间被挤占、在体育教学过程中片面强调趣味性等原因，致使学生的体能素质和肺活量下降，肥胖儿童增加。有研究表明肥胖儿童的运动素质远远低于普通儿童，除速度素质(50m跑)下降幅度较小外，爆发力、力量等素质下降幅度明显，耐力、柔韧性素质、肺活量继续呈现下降趋势。7～18岁学生中有75％学生的肺活量下降，男女学生的肺活量/体重指数亦呈下降趋势。

生长发育研究是儿童少年卫生学科的传统课题，在研究内容和手段上已较前有所丰富和发展，过去多着重于横断面的调查，现已进行了群体纵向的长期追踪观察，对于个体发育差异和群体规律将有进一步揭示。在生长发育观察指标方面，较大地改变了既往多以形态测量为主的方法，近年来对于体脂成分、动态心肺功能、代谢、免疫水平、青春期内分泌、骨龄和其他发育年龄的研究也都在不同程度上有所开展。在青春期内分泌研究方面已有小范围的开始，如小学男生睾酮值测定方法研究，用唾液检查法，简便易行，对学生无害，这一方法可作为了解男性儿童少年青春期性发育的一项临床生化指标。近年来，我国儿童少年卫生领域对各种与生长和性发育有关激素的研究，为生长发育和青春期发育的生理机制的探索迈出了一步。对生长发育异常儿童的诊断、分类和矫治方面的研究，由于与相关学科间的条块分割的诸多局限，进展不快。

关于生长发育评价指标的研究，经历着一个由简单到复杂，又到简化的过程。有专家曾主张用多种指标对发育及健康状况进行综合评价的方法，但通过实践，多项指标较繁琐，实际工作中较难实现。目前一些专家又趋向应用简单方法对生长发育作出适当评价。有的学者主张可采用数学模型拟合曲线等统计方法，对群体生长发育规律作深入描述。在生物年龄评价生长发育方面的研究也有所进展。

在影响生长发育因素的研究方面，对身高、体重、骨龄、智力、心理卫生、高血压、近视、龋齿、扁平足等应用了双生子研究方法，探讨了遗传和环境效应，为研究生长发育影响因素开辟了途径，提供了更多的信息。对生理与心理之间的整合，即生理与心理间的相互影响及其机制的研究也受到重视。

关于环境污染对儿童青少年生长发育影响的研究，提示各种生产和生活中的生物性、化学性和物理性污染均可对儿童青少年生长发育和学习活动产生不良影响。有人研究高氟区较非高氟区对儿童青少年的发育有不良影响。还有研究表明，在铅污染地区，儿童血铅升高，伴有原卟啉异常百分率升高，并发现铅作业工人子女血铅值较高，且与父母血铅值相关。动物与人群的实验研究还表明，大气污染导致紫外线减弱与佝偻病发病增多相关。此外，交通噪声和教室的噪声对学生烦恼反应、心算能力和认知能力均有一定的影响。为预防儿童铅中毒、降低儿童铅中毒的流行率，加强对儿童玩具和学习用品含铅量的控制研究，对儿童铅中毒的预防是十分必要的。

儿童少年生长发育是本学科研究的基础，从某种意义上讲，在生命科学领域，人类生长发育研究是永恒的主题，故生长发育研究必然成为儿童少年卫生学科科研工作的一条主线。今后要加强对生长长期变化及影响因素进行科学的动态研究，并有效阐明其相关理论，以及针对影响生长发育因素的干预措施和适宜技术研究；加强体格发育、功能发育、性发育、骨发育等指标评价标准和生长发育生化指标的研究；争取对青春期发育机制和某些异常发育早期判别研究有所突破。

二、心理卫生

随着社会文化、科学技术的发展，当前健康的概念已由单纯身体健康转变为必须同时兼备心理行为健康，即与社会发展相适应的、健全的身心健康，儿童心理行为问题显得日益突出。我国对22个城市儿童行为问题的问卷调查发现，4～16岁儿童青少年习惯行为问题检出率达12.97%。随着个体的发生、发育和心理发展进程，父母的生理、心理和文化素质，家庭环境，人际关系和养育方式与态度，以及学校和社会环境对儿童的心理行为发展均发生着重要影响，可能导致发育、心理及行为障碍。研究中学生的问题行为与家庭环境的关系表明，家庭气氛、父母对子女交友、学业等问题的干预，以及父亲在家庭的角色等因素影响中学生的问题行为的产生。家中缺乏民主、自由、平等的气氛，是11～12岁儿童问题行为的最主要原因。对儿童问题行为和家庭生活事件进行调查发现，父母角色能力不足、父母教育不当、家庭气氛不良等方面与儿童问题行为关系最为密切，目前，对于儿童青少年问题行为和影响因素的调查较多，但干预措施报道较少。通过干预研究发现，学生对心理健康教育接受性强，干预后心理健康水平有一定提高；独生男孩始终呈现神经症倾向的内向性行为，而非独生男孩则表现为过分活动、行为不检点、攻击性等较外向性的问题行为；女孩3～6岁时，独生女孩较多呈现神经质与非攻击性的行为表现；进入学校后，在7～10岁阶段反而较多地表现出攻击性与不良行为等问题；进入9～12岁少年阶段，又表现为情绪不良、激动的倾向。

有关低浓度铅吸收对儿童智力的影响、智力超常学生的个性探讨、学习困难儿童某些生物、心理、社会因素的配对研究、学生非智力因素与学习成绩的关系等研究也应运而生。

计划生育是我国长期国策。城市人口拥挤，空间少，绿化少，活动场地少，独生子女越来越多，加之受西方文化影响，父母离婚率提高，单系家庭增多，对独生子女的生长发育(机体、心理)、教养、行为和性格有不可估量的影响。对青少年心理压力、吸烟、酗酒、吸毒、自杀、犯罪、少女怀孕干预措施的研究是今后儿童少年卫生学的重要课题。心理卫生的调查研究工作多为散在零星的调查，尚缺乏全国性的系统调查和监测研究；在心理健康指标的研究、各种量表的选择、标化和问卷设计的规范化方面，还有待进一步改善。在心理发育的规律、影响因素、尤其是对心理卫生问题的干预措施方面的研究还需进一步深入。开展青少年学生行为危险因素的监测研究势在必行。

三、学生健康监测和常见病防治

(一)视力低下

近视眼是我国和世界许多国家、地区儿童少年的常见病和多发病。近些年来有逐渐增加的趋势。近年中国学生体质健康调研结果表明，学生近视率居高不下。小学生的近视率为20.23%，初中生为48.19%，高中生为71.29%，大学生为73.01%。尤其令人担忧的是近视的“低龄化”趋势，7～9岁年龄段近视检出率明显升高，城市学生近视率仍然高于农村学生。有研究报道应征入伍的大学生中99%体检不合格，其中近视为主要的受限因素。近20年来，上海、北京等地用双生子方法对遗传和环境因素在近视发生中的作用进行了探讨，其结果相近，即遗传的影响占60%左右，40%左右为环境因素的影响，环境因素中较肯定的是不注意用眼卫生和过度视近工作。在近视的防治措施方面，也多层面的进行了探讨。研究和实践证明，儿童弱视的防治重点仍应放在幼儿园和小学低年级，研制科学简易的筛查方法，已日益得到重视。加强学生视力低下的诊断、监测和儿童弱视的筛选、矫治。针对我国学生近视率较高，防近视用品市场管理混乱这一情况，应重视学生防近视用品的科学研究工作。

（二）龋齿

龋齿是牙齿在身体内外因素作用下，发生硬组织脱矿和有机质溶解，牙组织呈进行性破坏、导致缺损的一种疾病，龋齿一旦发生，不可能自愈或再生，只能依靠牙科充填等方式矫正，儿童青少年患了龋齿会引起一系列疾病，如营养缺乏、牙周病及全身性疾病等。近年来全国学生体质健康调研结果表明，乳牙患病率大幅度下降，尤其在低年龄组，城市男生和女生的下降幅度均在8%左右，显著大于乡村男女生。城市男女学生的恒龋补率在多数年龄组呈停滞甚至下降趋势。但乡村男女生的恒龋补率有大幅度上升，提示我国对中学生（尤其初中生）的龋齿防治工作力度亟待加强。有研究表明某些饮料是龋病的诱发因素，饮料的pH值、糖含量、游离酸浓度等与牙酸蚀、龋病的发生有关。我国现有口腔医生的人数远不能适应群防群治需要，不少地区（尤其农村）尚未形成有效的学生口腔防治网络。因此，如何有效预防龋病，仍是我国学校卫生工作今后将面临的重大挑战。

（三）营养不良和单纯性肥胖

营养不良和肥胖是威胁学生健康常见的营养问题。即便是轻度营养不良，也会妨碍青少年的体力正常发展，同时对学习和生活能力造成不利影响，中重度的营养不良导致生长发育迟缓，抵抗力低下，严重者危及生命。肥胖对青少年的身心健康带来严重不良影响，也给各种成年期疾病（如高血压、冠心病、糖尿病等）的发生带来隐忧，随着社会经济的进步，我国学生中营养不良发生率逐步下降，但尚未根除。

由于膳食热量和营养素摄入增加，缺乏体育锻炼，加之家长的科学营养知识尚未普及，使近年来我国学生中超重和肥胖者大量增加，肥胖检出率城市男生为8.07%，城市女生为4.07%；乡村男生为3.43%，乡村女生为2.28%。乡村男女生由于以往肥胖率的基数低，所以增幅更为惊人，可以预测，在今后几十年内我国学生中的肥胖和超重者还将继续增加，肥胖将逐步成为影响我国学生健康的主要问题。

第三次全国营养调查和对贫困地区儿童营养监测资料显示，我国中小学生对钙和维生素A、B普遍摄入不足，铁缺乏也较明显，无论城乡、男女，我国青少年学生的缺铁性贫血患病率一般都在20%左右。其中学龄和青春发育高峰阶段是相对的易感年龄。

营养对促进儿童青少年的发育和健康至关重要。近年来这方面研究比较活跃，既有理论探讨又有实践，并且把研究焦点集中在合理营养对儿童身心发育的促进方面。在理论方面，进行了锌、铁、氟、镉、硒等微量元素的动物模型及生理、生化实验研究，有的探讨了微量元素对动物神经系统、人体工作能力的影响及其机制。另外，针对成人疾病在童年期预防的观点，有学者还对动物及人群脂肪代谢和干预措施进行了实验研究。

在实践方面，对缺铁性贫血进行了大量调查研究，对幼儿期、童年期及残疾儿童等人群进行了膳食调查。大量调查发现，在儿童青少年营养中存在两方面问题，一方面仍有营养不良,另一方面是营养过剩。从细胞和分子水平对儿童肥胖代谢特征及发生、发展过程与群体调研的研究已进行了不少工作。合理营养与营养不良的预防仍是今后研究的重点课题,如微量元素与生长发育及健康的研究;钙、铁、碘及维生素等营养缺乏的研究;肥胖儿童致胖因素及干预的研究;儿童保健食品的评价研究等。

(四) 蛔虫病

学生蛔虫感染率,在20世纪50年代,城市为70%~80%,农村为80%~95%。近年来调查表明,蛔虫病感染率虽呈下降趋势,但不同地区间差异很大。较好的城市在10%左右,较差的城市有40%~50%左右,落后地区农村可高达90%,农村明显高于城市,这对儿童健康仍是一较大的问题。统一虫卵的检查方法,选择适宜的集体驱蛔药品、服药对象和集体驱蛔的组织工作以及其他有效卫生措施的适宜技术研究需进一步加强。

(五) 成年期疾病的早期预防

近年来在儿童少年卫生领域中对于一些危害严重的成人期易患疾病(如心脑血管病、癌症和糖尿病等)的危险因素在童年期进行预防这一概念引起了注意,已开始了这方面的研究,并应用到学校健康教育中。

儿童少年原发性高血压有关因素的调查,显示血压水平与生长发育呈正相关,高血压家族史对儿童血压上升亦有影响,提示遗传与环境因素对血压的协同作用。此外,在儿童血压水平与血清总胆固醇、血清镁的关系,原发性高血压易感儿童监测指标等方面亦有研究。

肥胖是心血管疾病危险因素之一,近年来对致肥胖因素的研究提示,除过量进食、运动量不足外,儿童肥胖与父母肥胖,婴儿期过早添加辅助食品,儿童进食速度过快,以及含添加剂、激素食品摄入过多等因素有关。这些结果为干预措施的制定提供了一些参考依据,但这方面的研究还有待进一步深入。

目前影响人类健康的疾病已由传染病转变为慢性非传染性疾病,加强成年期慢性疾病如高血压、冠心病、糖尿病等在童年期预防的研究已显得尤为紧迫。

(六) 意外伤害

WHO的年度报告指出约半数的儿童死亡是意外伤害所致,受害儿童数超过小儿肺炎、恶性肿瘤、先天畸形和心脏病等的总和。意外伤害业已成为我国0~14岁儿童死亡的首因。中国妇幼卫生项目县的研究报道显示,儿童意外事故死亡率为67.13人/万,占儿童总死亡的31.3%;各国儿童意外伤害的原因基本相同,但国与国间有明显差别。我国意外伤害死因以车祸、跌坠、溺水、自杀等位居前列;其中溺水、车祸和窒息占全部儿童意外伤害死亡的80.4%;某些省份报道学龄儿童少年意外事故死亡人数中,车祸和溺水各占1/4。死亡并不是意外伤害的唯一结局,因意外事故而致残人数远大于此。进一步研究意外伤害的预防、监测,降低意外死亡将是较重要的研究课题。

四、学校健康教育与健康促进学校

成年期疾病需在童年期预防,尤其成年期疾病与医疗卫生成本、费用的剧增,迫使人们对儿童少年疾病预防和学校健康教育产生极大关注。利用学校和集体儿童机构进行健康教育,使儿童少年获得卫生知识,了解威胁健康的因素,转变态度和行为,形成卫生观念,并自愿选择健康的生活方式,减少和消除致病危险因素,除能早期有效地预防多种疾病的发生,其更积极的作用是促进健康,为获得较高的生活质量奠定基础。学校健康教育被专家认为是儿童少年初级卫生保健工作的根本性措施,并可有效地影响和带动家庭与社会卫生文化水平之提高。

学校健康教育和心理卫生情况相似，近几十年来，其研究和实际工作均已有了较大的发展。据报道，我国在中、小学校中健康教育课的开课率有了大幅度上升。国家教委对中、小学生健康教育内容的基本要求也包括了进行青春期健康教育。儿童少年的性意识发育提早，早婚、早恋、未婚先孕，因之性教育（包括性道德教育）是一项重任，其重要性虽已日益为社会各界所重视，但仍存在一定的阻力，应引起关注和研究，并应逐步扩大到婚前教育。青春期性教育的实验研究仍要继续进行。

在健康教育实践工作中，注意了调查研究与科研相结合，做得比较多的是设计各种KAP问卷，对各级各类学校学生的卫生知识、态度、卫生行为和青春期卫生知识、吸烟等方面进行调查。在控烟对策方面，无烟学校的建立对目前日趋增长的大、中学生吸烟率的降低有一定效果。此外，合理营养、经常运动等健康教育内容也已受到重视。

如何依据我国国情引进、吸收国外先进的技术、理论、模式（如进行健康教育规划、评价的PRECEDE-PROCEED模式）为我所用，是摆在我们面前的课题。学校健康教育是花费最少而社会效益最大的干预措施，但如何使学生对健康教育发生兴趣，自觉而积极地参与，转变行为，这与教材和教学方法密切相关，今后应加强健康教育传播策略和技巧及干预措施效果评价的研究。

1996年，健康促进学校的试点工作已开始起步。健康促进学校是一个崭新的概念，它向世界展示了直观的、美丽的画卷。在那里，每一个国家的学校都将所有儿童的健康发展工作列为学校中心任务的主要部分。循着崭新的令人鼓舞的途径去协调教育过程，调整学校内外的环境条件及可利用的卫生服务及其资源，以增强教育效果及提高青少年健康水平。学校中，学生、家长、教师和管理者一起努力确保学校政策和行动能促进健康，并且履行学校全部的教育和发展的任务。社会环境被看作和物质环境一样对促进健康非常重要。学生、教工共同努力制定政策，改善学校社会环境并付诸行动，以减少打架、体罚和其他形式的暴力，在课堂、操场和社区中创造平等、互敬、关心、自尊和体验成功的机会。教师、学生、社区领导和家长共同努力，面对一些敏感问题，如性别和性问题，充分考虑本地的价值观，向年轻人传授知识、态度、价值观、信仰、技能和服务，以预防HIV感染、性传播疾病、意外怀孕、性虐待和歧视。从健康促进学校与社会各界的密切联系中，挖掘已有的资源和最大潜力，去寻找满足学生、教师及社区成员的健康、教育和发展等需求，使其达到身体、心理和情绪上的良好状态。

每个学校都是不同的，不同的国家，甚至每个国家不同地区的每个学校都有自己的实力。通过发挥这些实力及利用学生、家长、教师及管理人员的创造力，每个学校都能成为一个健康促进学校。通过不同措施来促进健康及学习，使教育和健康互为支持、补充和提高，使每个健康促进学校可以成为建立美好社会的一部分。并能为其社区和国家更加强盛的未来作出贡献。团结起每位父母、教师、社区领导、政府职员和国际机构的代表共同工作，当每个国家的学校都成为健康促进学校时，它会成为决定下一代人受到良好教育和具有健康体魄的重要因素。

通过学校促进健康，使全部学校人群获得健康的生活方式，将成为重要的研究课题和学校卫生工作的重点。对不同模式健康促进学校的建立、健康教育规划的设计、效果评价的研究则需进一步深化。

五、教育过程卫生、学校卫生标准和学校卫生管理

儿童青少年除长身体外，还处于长知识的特殊阶段，学习负担、压力、学习效率及其他与学习有关的卫生问题，是儿童少年卫生的重点研究课题之一，但由于研究手段发展较缓慢，阻碍了教育过程卫生的深入研究。教育过程与建筑设备卫生需研究的内容很多，而很多方面又涉及学校卫生标准。近几十年来对学校的建筑、设备、教室的采光照明、课桌椅、学生学习用品等多项卫生标准已在不断进行研制和颁布。这些均有助于学校卫生监督、监测和健康促进学校的建立。

教育过程卫生、学校卫生标准和学校卫生管理需积极引用相关学科的先进技术，探讨教育过程卫生问题和干预措施。结合我国实际情况，在学校卫生标准研制上应尽量采取同等引进与研制相结合的方法，为学校卫生监督和管理提供更多的科学依据。今后要加强卫生防疫部门在学校卫生监督、卫生管理的作用，以及卫生标准研制和卫生法规制定。此外，加强学校与社区的关系，增加社区对学校卫生工作的关心和参与。

六、基础理论的研究

今后儿童少年卫生学教学改革应针对中国所面临的新情况并适当介绍国外经验。50年代、60年代教学内容基本是参照前苏联的儿童少年卫生学内容。80年代我国普遍学习西方，美国学校卫生原先内容有三个方面，即健康教育、学习和生活环境卫生、学生健康检查等。目前英国对学习和生活环境扩展为营养和营养午餐、体育锻炼、心理行为卫生，后者强调心理咨询工作，学生健康检查方面最近强调通过对教职工体检，以推动对学生健康的重视。

基础理论的研究需要更积极地引用预防医学、基础医学、临床医学以及其他相关学科的最新成就来开拓儿童少年卫生、学校卫生领域的科学研究和实践。在有条件的单位和地区，可结合学科特点，开展儿童青少年身、心发育影响因素的基础理论研究，从而更好地揭示其内在规律，为利用有利因素，克服或减少不良因素，进一步提供理论依据。在开展基础理论研究时，要重视对儿童少年卫生学基础理论研究成果的配套工程。

七、残疾儿童卫生

近年来，各地对残疾儿童的卫生需求开展了一些工作。对盲童、聋哑儿童、智力低下儿童的身体形态功能发育特征、心理行为问题、膳食营养状况、致残因素、文化娱乐用具、卫生需求及身心康复等方面，虽然进行了诸多探讨，但该领域的研究工作仍有待进一步深入。

总之，几十年来，我国《儿童少年卫生学》的人才培养、科学研究、大量学校卫生实际工作取得了巨大的成绩。广大教师和学校卫生工作者励精图治、不懈探索，为揭示生长发育一般规律及影响因素付出了巨大辛劳，取得了明显的效果。我国儿童少年卫生学人才逐步发展壮大，继20世纪五六十年代涌现出一批著名的儿童少年卫生学专家之后，我国又成长起一批中青年儿童少年卫生学专家，接替开拓学校卫生事业，推动儿童少年卫生学科的发展。学科建设应将教学、科研与实际工作紧密结合，并根据国情特点，社会实际需要培养专业人才、确立研究方向。在新世纪，该领域尚有许多未知需要面对，并给予科学的回答。我们仍需瞄准前沿、创新立项、潜心耕耘，不断深化和扩展儿童少年生长发育研究内容，并对某些颇具价值的重大课题开展跨学科横向协作或纵向追踪研究。

（夏 云 邹宇华 罗炳德）

第七章

卫生毒理学

卫生毒理学(health toxicology)是利用毒理学的概念和方法,从预防医学的角度,研究人类生产和生活活动中可能接触的化学、物理及生物因素对机体的生物学作用,特别是损害作用,亦即毒性作用及其机制的学科,是毒理学(toxicology)的分支学科。卫生毒理学属于预防医学的范畴,为劳动卫生、环境卫生和营养卫生等学科提供毒理学理论和研究方法,是与公共卫生工作有直接联系的各个毒理学分支学科(包括环境毒理学、工业毒理学、食品毒理学、农药毒理学和放射毒理学等)的基础和总称,因此也是预防医学的重要组成部分。

经典的卫生毒理学其主要研究对象是化学物质(外来化合物)对机体的生物学作用及其机制。外来化合物是存在于人类生活和外界环境中,可能与机体接触并进入机体的一些化学物质。外来化合物并非人体的组成成分,也非人体所需的营养物质,而且也不是维持机体正常生理功能和生命所必需的物质,但它们可由外界环境通过一定的环节和途径与机体接触并进入机体,在机体内呈现一定的生物学作用。常见的外来化合物有农用化学品、工业化学品、药物、食物添加剂、日用化学品、各种环境污染物及霉菌毒素等。在化学因素(外来化合物)对环境的影响日益突出的今天,卫生毒理学就成为环境科学和预防医学的基础。卫生毒理学的研究对象更为广泛,近年来已涉及到各种有害因素,如核素、微波等物理因素以及生物因素等的研究,不仅仅局限于化学物质的研究。

目前卫生毒理学的研究内容不仅是毒物对机体的生物学作用及其机制,逐渐扩充为各种因素对机体的生物学作用、生物学机制、危险度评价和危险度管理等。其研究方法由传统的动物实验及流行病学观察等方法逐步扩展为运用现代各自然学科技术建立动物或细胞模型而使传统的卫生毒理学朝着现代生物化学及分子生物学等前沿方向发展。

本章节将对卫生毒理学的形成发展过程、学科特点和研究目的,研究范围及对象、研究内容及其发展趋势等,作一简要概述。

第一节　卫生毒理学的形成与发展

一、毒理学的形成史

卫生毒理学是伴随着毒理学的形成而形成、发展而发展的,二者密切联系、不可分割。因此在讲述卫生毒理学发展史之前,有必要先介绍毒理学的演变历史。毒理学或卫生毒理学的形成与发展大体经历了以下几个时期:

(一) 古代和中世纪时期

在古代,毒理学的演变是与药物的应用联系在一起的。毒理学的历史可能与人类历史一样悠久,它最早起源于对毒物和中毒的研究。毒理学一词源于希腊文字“toxikon”,是指发射毒箭的弓或浸泡箭头的毒物(poison)。我们的祖先常用动物的毒液和植物的提取液来狩猎、作战和暗杀。中世纪末期和意大利文艺复兴时期,中毒的艺术被推向了顶峰,毒物常被用于谋杀和政治暗杀。

此时期毒理学还对药物、植物、毒物及其解毒剂、中毒或控制中毒作了描述。①公元前2735年,神农编辑完成了40卷“本草”典籍,其中包括有毒植物目录、有药用价值的植物365种以及药物265种(例如碘、乌头或箭毒、鸦片、大麻、大黄、硫磺和汞等),同时还描述了这些植物和药物的作用以及相应的解毒剂。②公元前2650年,黄帝撰写了《黄帝内经》,后来成为大多数中医药著作的基础。以后的中医药典籍中不乏描写有毒药物(植物和矿物)的记载。如1247年宋代宋慈《洗冤集录》对服毒、解毒和检验毒物的方法有相当系统的记载。③完稿于公元前1553～公元前1500年间的有关毒物和解毒剂的古埃及人第一本著作——“Ebers文稿”中记载了700多种毒物和药物(如毒芹、乌头、鸦片、大蒜、硫黄、明矾、苏打、铅、铜和锑等)、875～900个处方以及47例病史记录。④公元前最后几个世纪,古印度人Susruta出版的一本医学/外科学教科书中列出了760种本地药用植物,描述了动物和矿物疗法,强调了卫生的重要性,并且其中第五章着重叙述了毒理学,绝大部分是有关解毒剂的介绍。⑤古希腊人对植物毒物、金属毒物和解毒剂有着深入广泛的了解。古希腊人对毒理学发展的贡献主要包括:毒物和解毒剂的综合目录、植物组分和金属生物学效应的实验研究、控制中毒的科学方法研究。在医学和毒理学方面作出重要贡献的主要代表人物有:Pathagoras、Hippocrates、Theophrastus、Mithridates六世和Dioscorides等。⑥在中世纪,有关毒物研究的新贡献很少,主要源于伊斯兰教国家的医生和炼金术士。他们首次发现氯化汞的作用特征,应用三氧化二砷代替三硫化二砷制备毒药,这在毒理学发展史上产生了深远影响。⑦文艺复兴前,Mainodides(1135～1204年)在他的著作《毒物及其解毒剂》中详细记载了有关昆虫、蚊和狂犬咬伤的抗毒疗法,以及植物和矿物中毒的催吐和导泻疗法。⑧一个世纪后,医学教授Pelrus(1250～1316年)在阅读希腊和阿拉伯人著作的基础上,撰写了一本“关于中毒”的书。书中将毒物分为植物源性、矿物源性和动物源性三大类。并列出了所有已知毒物的中毒症状和治疗方法。

同时毒理学(或卫生毒理学)也开始产生部分分支学科,如食品毒理学、临床毒理学等。详见如下各点:①Theophrastus被认为是食品毒理学的奠基人,他的《理论植物学》和《植物学史》被视为现代植物学的开端和极好的医用植物学教材。②Mithridates六世可能是系统研究人体毒物的第一人,因而被认为是临床毒理学的创始人。这一时期人们对毒理学的认识主要集中在对毒物的毒性和(或)解毒剂的描述上。

(二) 启蒙时代

启蒙时代毒理学部分分支学科日益壮大,如工业毒理学(职业毒理学)、靶器官毒理学、现代毒理学、现代生物毒理学等。详见如下各点:①1590年李时珍《本草纲目》中注意到工业毒物和职业中毒,指出“铅生山穴间……毒气毒人,久留多致病而死”。②意大利内科医生Ramazzini(1633～1714年)首先描述了岩石工硅沉着病、陶器工坐骨神经痛、镀金工眼炎和铅中毒,他是职业/工业医学的创始人。③16世纪瑞士医生巴拉塞尔苏斯(Paracelsus 1493～1541年)指出必须通过实验才能了解机体对化学物的反应,而且仅有剂量才能区别药物和毒物。这两点直到目前仍然是毒理学的金科玉律。他提出，哲学、天文学、化学和美德应当成为医学的四个支柱。他的著名格言是：所有的物质都是毒物，不存在任何非毒物质，剂量决定了一种物质是毒物还是药物。Paracelsus 为实验毒理学研究、毒理学中靶器官毒性以及剂量-反应关系等基本概念的确立作出了重大贡献。④意大利内科医生 Fontana（1720～1853 年）进一步发展了靶器官毒性概念。提出中毒症状是毒物作用于特殊器官的结果，被认为是第一位研究毒物的现代科学家。⑤西班牙医生 Orfila 被认为是现代毒理学的奠基人，他是系统利用实验动物的第一个科学家，并发展了在组织和体液中鉴定毒物的化学分析方法。⑥法国内科医生、诗人和剧作家 Grevin（1538～1570 年）被誉为现代生物毒理学之父，他进一步发展了化学-生物学相互影响的重要概念。

这个时期毒物机制研究也得到了一定的发展。如①1775 年英国外科医生 Pott（1714～1788 年）描述了烟囱清扫工接触煤烟与其患阴囊癌之间的因果关系，这是多环芳烃致癌作用的首例报道。②19 世纪的 Megendie、Bernard 对依米丁、士的宁和箭毒、CO 中毒的作用机制进行了研究。③Magendie 是 19 世纪第一位伟大的实验生理学家，他研究了依米丁、士的宁和箭毒的作用机制；他的著名学生之一 Bernard 不仅研究了箭毒对神经肌肉传导作用的本质，还对 CO 中毒机制进行了研究，提出 CO 与血红蛋白的不可逆性结合而导致机体组织缺氧是 CO 中毒的原因，这些研究成果至今都被奉为毒理学和药理学中的经典。Bernard 的学生 Blake（1815～1893 年）发现了药物的化学结构-生物学活性关系。后来英国出现了大量有关化学物结构-活性关系的研究，最为成熟的可能要数 Brown（1838～1922 年）和 Fraser（1841～1920 年）对有机生物碱的研究。

毒理学作为创新性的实验研究工作也得到了一定的发展。如①至 1880 年，合成的有机化合物超过了 10 000 种，且随着有机化学的发展，Magendie（1783～1855 年）和 Bernard（1813～1878 年）等真正开始了实验毒理学的创新性研究工作，为药理学、实验治疗学和职业毒理学奠定了基础。②19 世纪末 20 世纪初许多德国科学家为毒理学的发展作出了巨大贡献，Schmiedeberg（1838～1921 年）和 Lewin（1850～1929 年）是其中的两位天才。Schmiedeberg 着重研究了不同动物种属肝脏马尿酸的合成和肝脏的解毒机制；Lewin 主要研究了尼古丁和其他生物碱的慢性毒性，并开展了对甲醇、甘油、丙烯醛和三氯甲烷毒性的早期研究。此外，Kobert（1854～1918 年）对洋地黄苷和麦角生物碱进行了研究。这个时期中毒艺术发展更为彻底，给人类带来了巨大灾难。如 1800 年出现了有机化学之后，于 1825 年合成了光气和芥子气，后被用于第一次世界大战。

上述研究充分体现了毒理学和药理学的相互联系、互为补充的鲜明特点，也正是这些研究为现代毒理学和药理学发展奠定了科学基础。此时期人们对毒理学的主要认识除了毒物的毒性及其解毒剂方面之外，尚有对毒物的中毒机制的研究。

（三）现代时期

这个时期毒理学作为一门学科得到了充分的发展。20 世纪 20 年代，许多事件的发生形成了毒理学研究领域的雏形：砷化物治疗梅毒导致的急、慢性中毒，促进了第一次世界大战后毒理学研究的发展；美国的禁酒令使科学家们开始了早期神经毒理学的研究，发现 TOCP、甲醇和铅都是神经毒物；Mueller 发现的 DDT、六氯苯和六六六等有机氯杀毒剂得到广泛应用；在研究雌激素和雄激素结构与活性的科学家中，Dodds 等合成了 DES、己烯雌酚和其他二苯乙烯类物质，并发现了具有强雌激素活性的替代性物质二苯乙烯。

20 世纪 40 年代前后，机制毒理学研究使人们加深了对许多化学物毒性作用的了解并研制出解毒剂。例如，用二巯基丙醇(BAL)治疗砷化物中毒，用硝酸盐和硫代硫酸盐治疗氰化物中毒。用碘解磷定(2-PAM)治疗有机磷农药中毒等。

由于美国等国家药物、工业毒物中毒事件多起发生，有关国家政府被迫加强对药物、工业毒物的管理，出台有关政策法规来阻止类似事件发生。如①19世纪末期美国"专利"药品的使用非常流行并造成多起中毒事故发生，1906年通过了第一个《美国食品与药品法》。同时，主要化学品生产商开始建立企业内部的毒理学研究实验室。②1930年实验毒理学的第一本杂志，《Archives of Toxicology》创刊，同年在美国成立了NIH。③1937年引起急性肾衰竭和死亡的"磺胺事件"，促使了美国FDA的成立。④1955年，Lehman和他的同事共同出版了《食品、药品和化妆品中化学物的安全性评价》。⑤通过了许多新的法规，创办了许多新的杂志，成立了国际毒理学协会(1965年)。⑥20世纪70～80年代，涉及毒理学的相关法规、杂志和新的协会呈指数扩展。

20世纪末及21世纪，在其他学科领域的带动下，毒理学在其实验技术及方法学上都得到了极大的丰富，并逐渐形成了新的毒理学分支学科。例如：20世纪60年代后5年，由于发展了化学物的超痕量(10^{-9})分析和快速检测点突变的技术，以及在研究TCDD的毒性机制后发现芳烃受体(AhR)是一种高亲和力的细胞结合蛋白，毒理学迅速发展并逐步形成了细胞毒理学、分子毒理学、受体毒理学等新的分支学科，同时危险度评价成为毒理学研究的主要工作。

现代环境污染严重、人们对卫生健康的意识增加、政府对毒物及其致人体中毒等方面的管理也得到加强，各个方面都对毒理学工作者提出了更高的技术要求。因而管理毒理学作为一分支学科得到了极大的发展与运用，从而使毒理学形成了具有毒性描述及鉴定、中毒机制探讨、毒物管理等三个领域的研究内容。

二、卫生毒理学的发展简况

纵观毒理学的历史变革，我们不难看出，毒理学是借助于多个学科成长并繁荣起来的。卫生毒理学也不例外，它是在广泛应用合成化学、现代医学、药理学、物理学、生物学和统计学等理论与技术的同时而发展起来的。同时现代生物技术信息(例如美国国家GENBANK数据库中心、欧洲分子生物学EMBL系统、日本DDBJ数据库等)的扩增和现代分析技术与方法(例如化学物的超痕量分析、高通量筛选、定量结构-活性关系的预测分析以及生物分析培养等)的发展对卫生毒理学的发展也产生了深远的影响，如形成了毒理基因组学、毒理蛋白质组学等。卫生毒理学的研究领域、评价过程和相关的管理及信息系统都发生了革命性的变化。卫生毒理学在近现代的发展变化大致可以概括为如下几个方面：

1. 在概念及研究内容上，卫生毒理学的研究内容在近现代已经发展为以毒性描述、机制探讨及毒性或毒理管理等三个方面内容为一体的学科。其概念也从原先的有害因素对机体的损害作用及其机制的研究扩充至目前的为有害因素对机体产生损害作用的危险度评价及危险度管理上，并致力于寻找接触有害因素的安全系数，及接触有害因素的可接受的危险度的研究。

2. 在学科密集度上，卫生毒理学借助毒理学的基本概念与方法，已从集化学、生命科学和基础学科知识为一体的高度综合的毒理学中分离出来，形成具有一定应用特色的多个交叉分支学科，如食品毒理学、环境毒理学、职业毒理学等分支学科。

3. 在研究范围上，经典卫生毒理学研究的是化学物质，而近现代卫生毒理学的研究因素是人类生产和生活中的各种有害因素，包括生物、物理、化学等因素。生物因素有细菌、真菌等。物理因素有微波、放射性核素及天然放射性元素产生的辐射波、振动等。化学因素（即化学物质）有很多种，如工业化学品、食品添加剂、日用化学品、农用化学品、医用化学品、环境污染物、生物毒素、军事毒物等。尽管卫生毒理学研究范围很广，但是目前卫生毒理学仍以化学物质（通常为外来化合物）为主要研究对象。

4. 在实验方法学上，卫生毒理学经过近现代的发展，已经形成以动物体内、体外实验为主，兼有运用人体观察及流行病学调查研究方法的学科。卫生毒理学各分支学科大致均是在运用这些方法的基础上而进行毒理学方面的实验，并借助其他学科如分子生物学、病理学、病理生理学、微生物学、放射医学及形态学等学科的方法与技术对试验观察指标进行检测，得出生理、病理及其他毒性方面的资料。

5. 在化学物潜在危害性或致癌性上，根据化学物的结构、理化特性和某些生物学活性，可以初步预测其致癌性或潜在危害性。此种方法预测具有潜在危害性或致癌性的化学物种类有限，也不能避开多个毒性终点，而仅以一种生物学反应来预测化学物的毒性。运用3D分子模型方法设计出具有空间构型活性的化合物。用这种方法进行多个毒性终点以及致突变、致畸和致癌的研究，可以开展环境中大量存在的混合化学物，尤其是复合暴露的危险度的评价。

6. 在危险度预测趋势上，毒理学和流行病学，特别是与分子流行病学相结合应用于危险度的评价。经典方法中对安全系数作了许多附加修正，以提高种属之内与之间推导预测的精确性，但其后果使毒理学家面临来自各种行政规定而缺乏科学依据的一连串修正系数。近年来已提出了新的方法，以尽可能使实际数据而不是人为的假设来确定安全系数。如对致癌物质的评定将使用一种定量的模型，它所重视的是从高剂量到低剂量的推导，而不是从动物到人的种属间的推导。目前最常见的是线性多级LMS模型，它是将最大耐受量（MTD）的可信限上端延伸到原点，利用该直线的低剂量区域来估计外源性化学物的量效关系曲线或其毒性强度。这种模型使用一个对应于小生物学单位：即分子的剂量值，而不是将零作为剂量轴的原点。外源性化学物安全性评价的策略新进展还包括用毒性等效性因子或问答式的方法，构效关系的定量分析，以及药效和药代动力学模型来研究复杂化学物。

7. 在研究水平层次上，毒理学已从最初的人体（群体、个体）研究、整体动物研究及宏观（环境）研究发展到微观（细胞、细胞器、生化、分子水平）研究。随着人类基因组计划的实施及人类基因组序列草图的完成，毒理基因组学在近两年迅猛发展起来，生命科学研究也已进入了后基因组时代。毒理基因组学包括：毒性基因的分类和特性，毒性基因矩阵在化合物安全性评价，基因突变及基因多态性分析，动物实验结果外推，对毒作用机制的了解以及在混合物毒性评价中的应用等。而后基因组时代则包括结构基因组研究和蛋白质组学研究等。目前毒理基因组学有着巨大的应用前景，但也存在一些亟待解决的问题。近年来蛋白质研究技术的突破，蛋白质组研究不仅已成为生命科学研究进入后基因组时代的里程碑，而且也是后基因组时代生命科学研究的核心内容之一。

第二节 卫生毒理学的范围和内容

毒理学与卫生毒理学在诸多方面均密切联系，不可分割，在研究范围上也是如此。毒理学和卫生毒理学在各个学科领域应用广泛，形成了各具学科领域特色的分支学科。尽管如此，毒理学包括卫生毒理学，其研究领域大都体现在三位一体的三个方面：即毒性描述、机制研究及毒理管理。在卫生毒理学中，其研究领域具体体现在有害因素或毒物的安全性评价及对毒物的管理上，下面将对此作一一介绍。

一、毒理学的研究范围

毒理学的研究范围广泛，研究因素有化学因素、物理因素、生物因素；而研究材料主要包括人、动物、植物。因此毒理学与药理学、生理学、病理学、化学、生物化学、生物学均有联系，与工业、农业、经济亦有联系，并且与法医学、临床医学、生态学及环境保护等也有联系。可以说，它与地球上生命的整个未来有联系，故毒理学在临床医学、药学、环境保护、动物学、优生优育、职业劳动保护和食品卫生等领域中均有广泛用途，并形成不同的毒理学分支学科。因此，毒理学的分类非常复杂，可从不同角度分类，并不完全一致。

1. 按照研究目的、化学物特性及用途分类，可分为工业毒理学、军事毒理学、环境毒理学、药物毒理学、法医毒理学和放射毒理学等。

2. 从应用毒理学上分类，可分为食品毒理学、工业毒理学、农药毒理学、军事毒理学、放射毒理学、环境毒理学、生态毒理学等分支。

3. 从研究领域上分类，可分为药物毒理学、环境毒理学、食品毒理学、工业毒理学、临床毒理学、法医毒理学、分析毒理学、军事毒理学、管理毒理学等。

4. 从研究对象上分类，可分为昆虫毒理学、兽医毒理学、人体毒理学和植物毒理学。

5. 从依照标准学科划分上分类，可分为法医毒理学、临床毒理学、管理毒理学或法规毒理学、研究毒理学等。

6. 从研究的靶器官或系统上分类，可分为肝脏毒理学、肾脏毒理学、神经毒理学、生殖毒理学、免疫毒理学、皮肤毒理学、血液毒理学等。

7. 从机制研究上分类，可分为细胞毒理学、遗传毒理学、膜毒理学、生化毒理学、分子毒理学。

8. 从毒物作用时相或过程上分类，可分为毒代动力学和毒效动力学。

9. 从研究内容领域上分类，可分为描述性毒理学、机制性毒理学和管理毒理学（也有称为法规毒理学）三部分。

二、卫生毒理学的研究范围

卫生毒理学的研究范围是人类生产和生活中的各种有害因素，包括生物、物理、化学等因素。生物因素有细菌、真菌等；物理因素有微波、放射性核素及天然放射性元素产生的辐射波、振动等；化学因素即化学物质，有很多种，如工业化学品（如生产原料、辅剂、中间体、副产品、杂质、成品等）、食品添加剂（如糖精、香精、实用色素、防腐剂等）、日用化学品（化妆品、清洁与洗涤用品、防虫杀虫用品等）、农用化学品（如化肥、杀虫剂、除草剂、植物生长调节剂、保鲜剂等）、医用化学品（如各种剂型的药物、消杀剂、造影剂等）、环境污染物（如存在于废水、废气、废渣中的各种化学物质）、生物毒素（如动物毒素、植物毒素、细菌毒素、真菌毒素等）、军事毒物（如芥子气等战争毒剂）等。尽管卫生毒理学研究范围很广，但是经典的卫生毒理学仍以化学物质（通常为外来化合物）为研究对象，而研究材料主要包括动物、人和植物。

三、毒理学与卫生毒理学的研究领域

毒理学研究领域包括公共卫生、环境生态、法医鉴定及临床药物毒理等，其中公共卫生属于毒理学的主要研究领域。尽管现代毒理学有诸多划分方法，但不同类型、不同领域的毒理学其研究侧重点虽有不同，但大体都可以从如下三个角度来概述：

(一) 描述毒性

其所属学科领域为描述毒理学(descriptive toxicology)。描述毒理学采用实验动物进行适当的毒性试验，获得用于评价人群和环境特定化学物暴露的危险度信息。描述毒理学试验的基本原则是：化学物在实验动物产生的作用，可以外推于人；实验动物必须暴露于高剂量，这是发现对人潜在危害的必需的和可靠的方法；成年的健康(雄性和雌性未孕)实验动物和人可能的暴露途径是基本的选择。

描述毒理学工作者首先直接关注的是毒性鉴定，以期为安全性评价和危险度管理提供信息。采用实验动物进行适当的毒性试验，可获得用于评价人群和环境特定化学物暴露的危险度信息。就药品和食品添加剂而言，这些信息可能仅限于对人类的影响。然而，工业毒理学工作者不仅要研究工业化学物(例如：杀虫剂、除草剂、杀真菌剂、有机溶剂等)对人类的危险度，而且要研究这些化学物对鱼、鸟、蚕、陆栖动物和植物以及其他可能破坏生态系统平衡的因素的潜在影响。

描述毒理学研究还可为化学物的毒作用机制提供重要线索，通过形成假设为发展机制毒理学作出贡献，这些研究成果也是管理毒理学工作者进行危险度评价的关键内容。

(二) 机制阐明

其所属学科领域为机制毒理学(mechanistic toxicology)。机制毒理学是证实与人类直接相关的实验动物中所观察到的损害作用(癌症、出生缺陷等)、验证可能与人类无关的发生于实验动物中的有害效应、设计和生产较为安全的化学物以及合理治疗化学中毒和临床疾病，进一步加深对基础生理学、药理学、细胞生物学和生物化学的了解。

机制毒理学工作者的研究重点是化学物对生物体产生毒作用的细胞、生物化学和分子生物学机制，这些研究结果在应用毒理学的许多领域都非常重要。在危险度评价中，机制毒理学研究资料主要有以下四个方面：①证实与人类直接相关的实验动物中所观察到的损害作用(如癌症、出生缺陷等)，例如根据对有机磷杀虫剂(OPI)一般机制(抑制乙酰胆碱酯酶活性)和OPI在不同动物种属体内生物转化差异的了解，我们即可准确预测OPI对齲齿类动物和昆虫的相对毒性作用。②验证可能与人类无关的发生于实验动物中的有害效应，例如广泛使用的人造甜味剂糖精可致大鼠膀胱癌，而正常饮食中的糖精摄取率并不引起人类膀胱癌。剂量-反应关系研究结果提示，即使在大量饮食后，人的膀胱中也不可能达到如此高的糖精浓度的地步。③设计和生产较为安全的化学物以及合理治疗化学中毒和临床疾病，例如最初在欧洲市场上用作孕妇镇静剂的沙立度胺，因为在怀孕的关键时刻服用该药可导致出生缺陷，1962年该药被禁用。然而，过去几十年的机制研究结果已经证实该药具有独特的分子作用机制，即干扰某些血管生成基因(angiogenesis)的表达。正是基于对这种作用机制的了解，沙利度胺已被用于治疗某些传染病(如麻风、AIDS等)、许多炎症性疾病、某些癌症，但孕妇严格禁用。④进一步加深对基础生理学、药理学、细胞生物学和生物化学的了解。例如，对于有机氟乙醇和酸的毒性研究，可了解糖和脂类的基础代谢；通过对河豚毒素等生物毒素和DDT等合成化学物的研究，大大增加了对神经轴突膜中离子梯度调节的了解。

分子生物学和基因组学研究中新技术的出现，为机制毒理学家科学探索同样暴露于有毒物质后人和实验动物的反应差异提供了新的工具，这些工具也被用于早期识别对环境因素易感的个体。例如，现在已认识到，少数人缺乏对用于治疗某些白血病化疗药物6-巯基嘌呤的解毒能力，患有白血病的青少年常伴有同型遗传性状，他们对该药标准治疗剂量可能会产生严重的中毒反应。现在可预先采用遗传毒理学试验来筛检易感个体，这种毒物基因组学(toxicogenomics)研究为机制毒理学家识别和保护易感个体免受有害环境暴露的影响，并根据个体的遗传性状制定药物治疗方案(提高有效率并最大限度地降低毒性反应)等方面，提供了振奋人心的机会。

(三)毒性或危险度管理

其所属学科领域为管理毒理学(regulatory toxicology)。管理毒理学是将毒理学的知识、技术及研究成果应用于外源化学物的管理，保护人类免遭外源化学物的危害，并保护环境。如对化学品的管理方法是：登记管理制度、政府主管部门、有关法规、申请登记程序、资料要求、登记有效期限、重新登记制度等。

管理毒理学工作者的主要职责和任务是根据描述和机制毒理学的研究资料进行科学决策，协助政府部门制定相关法规条例和管理措施并付诸实施，以确保化学物、药品、食品等进入市场足够安全，达到保护人民群众身心健康的目的。化学品管理过程中毒理学家的作用是：①参与法律、法规制定，提供技术支持、咨询。②对现有化学物提出优先管理的化学品，并为制定安全限值提供理论依据。③对化学品分类、分级、标签管理提供技术支持、咨询。④对新产品进行安全性评价，参与评审。⑤环境污染物健康危险度评价。⑥化学事故的应急救援。

管理毒理学的主要工作内容：毒理学安全性评价、健康危险度评价、卫生及环境标准的制定。安全性评价的目的是为了寻找可接受危险度，即公众及社会在精神及心理等方面可以承受的危险度，继而再确定使用安全剂量即相对于可接受危险度水平的外源化学物接触剂量。安全性评价是指依据一定的程序对外源化学物毒性进行检测，评价毒性作用特点、毒性作用的剂量反应关系，经足够的试验后，提出未观察到损害作用的剂量(NOAEL)和观察到损害作用的最低剂量(LOAEL)，再除以一定的安全系数，制定出安全限值，如每日容许摄入量(ADI)和最高容许浓度(MAC)。安全性评价基本内容有：试验前有关资料的收集、四阶段毒理学安全性评价、人群毒性资料。四阶段毒理学安全性评价试验主要是：

第一阶段：急性毒性试验

第二阶段：蓄积试验、遗传毒理学试验和致畸试验

第三阶段：亚慢性试验、生殖试验和代谢试验

第四阶段：慢性毒性试验和致癌试验

外来化合物危险度评定是以定量的概念，在人类接触环境危害因素后，对健康的潜在损害的程度进行估测或鉴定。危险度评定是对各种环境有害因素进行管理的重要依据，具有客观性、能定量及有预测性的特点。外源化学物危险度评价的步骤是：危害鉴定、剂量-反应关系评定、接触评定、危险度表征。

危险度评价的根本目的是危险度管理。从危险度评价到危险度管理，反映了从描述毒理学、机制毒理学到管理毒理学研究的全过程。危险度管理体现在卫生标准的制定。卫生标准的制定前提条件是：优良实验室规范(GLP)、标准操作规程(SOP)、质量保证部门

(QAU)。例如,近几十年来,发达国家和许多发展中国家都先后成立了相应的管理机构并颁布了有关药品、食品和化妆品法,农药杀虫剂、杀真菌剂和灭鼠剂法,有害物质控制法和环境资源保护法等。我国政府也陆续颁布了许多法规条例、标准。例如,GB 15193.1-2003《食品安全性毒理学评价程序和方法》、GB 7919-1987《化妆品安全性评价程序和方法》、《农药安全性毒理学评价程序》和 GB 15670-1995《农药登记毒理学试验方法》、2003 年 9 月 1 日施行的《药物非临床研究质量管理规范》和《化学品毒性鉴定管理规范》(卫法监发[2000]420 号)等。管理毒理学工作者还需根据危险度评价的原理和方法,结合描述和机制毒理学研究提供的科学信息,制定大气、职业环境和饮用水中化学物的卫生标准。为了出色地做好上述各项工作,毒理学工作者还应具备较强的哲学和逻辑思维能力。

值得指出的是,危险度评价主要是毒理学工作者的任务,而危险度管理则需要卫生管理、毒理学、环境保护、工农业生产、经济学、工程技术等多方面的专业技术人员共同参与。他们根据毒理学工作者经危险度评价所提供的科学研究结果进行认真论证,充分权衡利弊,在此基础上决定取舍并制定政策。对于那些毒性较高,易于造成环境污染和危害人体健康,又并非工农业生产所必需(如有替代品)的化学毒物,可以认为弊大于利,禁止其继续使用。而对于另外一些化学毒物,如铅、汞、锰等重金属,虽然对于人体可能造成一定的危害,但由于是重要的工业原料,在国民经济建设中具有多种用途,可以产生很大的社会和经济效益,又没有其他适宜的物质可以取代,经过综合分析之后可认为利大于弊,可以继续使用,但必须建立相应的控制和管理措施,使其对环境和健康的危害低于可接受的危险度水平。这些措施包括制定和执行特定化学毒物的卫生标准、对生活和生产环境进行检测、对接触人群进行观察监护以及为控制危害发生将要采取的措施等。

除了上述三个主要研究领域外,毒理学其他的特殊领域还包括:法医毒理学(forensic toxicology)、临床毒理学(clinical toxicology)和环境毒理学(environmental toxicology)等。法医毒理学则是将化学与基础毒理学原理结合而形成的一门交叉学科,主要研究化学物对人和动物有害效应的法医学(medico legal)问题。法医毒理学工作者主要协助确定死亡原因,明确尸检结果。临床毒理学作为医学科学范畴中的一个重点专业领域,主要研究由毒物或药物引起的疾病,研发解毒剂,寻找新方法,改进治疗方案,控制中毒的发生以及外源化学物的损害作用。

卫生毒理学的分支学科——环境毒理学重点研究环境中化学污染物对生物体的影响。虽然环境毒理学工作者也关注环境污染物对人群健康的影响,但更多的是致力于研究外源化学物对鱼、鸟、陆栖动物的影响。生态毒理学(ecotoxicology)是环境毒理学中的特殊领域,侧重于研究生态系统中毒物对群体动态的影响。环境中化学物的迁移、转归及其交互作用是环境毒理学和生态毒理学的关键研究内容。总之,毒理学研究领域十分广阔,毒理学家的科技活动与贡献多种多样,纵有不同,但极具互补性、科学性和战略性,充分体现了毒理学科学的鲜明特色和促进社会经济发展与文明进步的强大生命力。

四、卫生毒理学的基本概念

目前,卫生毒理学的基本概念主要有:毒性,剂量(包括暴露剂量、内剂量、效应剂量等、致死量有绝对致死量 LD_{100} 及半数致死量 LD_{50}、最大无作用剂量、最小有作用剂量等),效应和反应,剂量-效应关系和剂量-反应关系,损害作用与非损害作用,正常值等。

毒性(toxicity)是一种物质对机体造成损害的能力。剂量(dose)是决定外来化合物对机体损害作用的重要因素。剂量的概念较为广泛，可指给予机体的数量，或与机体接触的外来化合物的数量、外来化合物吸收进入机体数量、外来化合物在靶器官作用部位或体液中的浓度或含量。致死量（fatal dose）即可以造成机体死亡的剂量。最大无作用剂量（maximal no-effect level）即在一定时间内，一种外来化合物按一定方式或途径与机体接触，根据现今的认识水平，用最灵敏的试验方法和观察指标，亦未能观察到任何对机体的损害作用的最高剂量。最小有作用剂量（minimal effect level）即在一定时间内，一种外来化合物按一定方式或途径与机体接触，能使某项观察指标开始出现异常变化或使机体开始出现损害作用所需的最低剂量，也可称为中毒阈剂量（toxic threshold dose，中毒阈值）。绝对致死量（absolut lethal dose，LD_{100}）系指能造成一群体全部死亡的最低剂量；半数致死量（half lethal dose，LD_{50}）系指能引起一群个体50%死亡所需剂量，也称致死中量（middle dose of causing death）。

毒性较高的物质，只要相对较小的数量，则可对机体造成一定的损害；而毒性较低的物质，需要较多的数量，才呈现毒性。物质毒性的高低仅具有相对意义。当外来化合物与机体接触的时间、方式或途径和观察指标发生改变时，最大无作用剂量和最小有作用剂量也将随之改变。所以表示一种外来化合物的最大无作用剂量和最小有作用剂量时，必须说明试验动物的物种品系、接触方式或途径、接触持续时间和观察指标。例如某种有机磷化合物在大鼠（wistar 品系）给予 3 个月，全血胆碱酯酶活力降低 50%的最大无作用剂量为 10mg/kg（体重）。化学物的毒性除与机体接触的数量外，还与物质本身的理化性质以及其与机体接触的途径有关。表示 LD_{50} 的单位是 mg/kg（体重），LD_{50} 数值越小，表示外来化合物毒性越强；反之，LD_{50} 数值越大，则毒性越低。

最大无作用剂量的确定系根据亚慢性毒性或慢性毒性试验的结果，是评定外来化合物对机体损害作用的主要依据。以此为基础可制定一种外来化合物的每日容许摄入量（acceptable daily imtarie，intake，ADI）和最高容许浓度（maximal allowable concentration，MAC）。ADI 系指人类终生每日摄入该外来化合物不致引起任何损害作用的剂量。MAC 系指某一外来化合物可以在环境中存在而不致对人体造成任何损害作用的浓度。

剂量-效应（dose-effect relation）和剂量-反应关系（dose-response relation）都可以用曲线表示，即以表示效应强度的计量单位或表示反应的百分率或比值为纵坐标，以剂量为横坐标，绘制散点图，可得出一条曲线。不同外来化合物在不同具体条件下，所引起的效应或反应类型不同，主要是效应或反应与剂量的相关关系不一致，可呈现不同类型的曲线。在一般情况下，剂量效应或剂量反应曲线有下列基本类型：直线型、抛物线型、S-状曲线（分为对称或非对称两种）。

一般认为非损害作用不引起机体机能形态、生长发育和寿命的改变；不引起机体某种功能容量的降低，也不引起机体对额外应激状态代偿能力的损伤。机体发生的一切生物学变化应在机体代偿能力范围之内，当机体停止接触该种外来化合物后，机体维持体内稳态的能力不应有所降低，机体对其他外界不利因素影响的易感性也不应增高。稳态是机体保持内在环境稳定不变的一种倾向或能力。

损害作用与非损害作用相反，应具有下列特点：①机体的正常形态、生长发育过程受到严重影响，寿命亦将缩短。②机体功能容量或额外应激状态代偿能力降低。③机体维持稳定能力下降。④机体对其他某些因素不利影响的易感性增高。

应该指出，损害作用与非损害作用都属于外来化合物在机体内引起的生物学作用，而在生物学作用中，量的变化往往引起质的变化，所以损害作用与非损害作用仅具有一定的相对意义。此外确定损害作用与非损害作用的观察指标也在不断的发展。损害作用和非损害作用的确定，往往涉及机体许多指标的正常值范围，有时需要对正常值进行测定。首先必须明确"正常值"仅具有相对意义。在实际工作中，按目前认识水平，认为"健康"或"正常"的个体，对其进行某项观察指标测定，以其平均值±2个标准差作为正常值范围。可采用统计学方法，确定此项指标变化是否偏离正常值范围。

五、卫生毒理学的研究内容

现代时期，毒理学作为一门集成和应用科学，在广泛应用合成化学、现代医学、药理学、物理学、生物学和统计学等理论与技术的同时，也让几乎所有的基础科学来检验其假设，从而使它在科学史中出类拔萃。毒理学是集成的、多元的、创新的和服务性的科学，很少有学科能像毒理学一样既是基础科学又能直接应用。毒理学正伴随现代科学技术的发展而加速前进。现代卫生毒理学的研究内容主要包括如下几个方面：

(一) 外来化合物的生物转运和生物转化

外来化合物在机体的吸收、分布和代谢过程，统称为生物转运(biological transport)。外来化合物在体内的生物转运主要通过下列机制：①简单扩散：化合物浓度梯度差决定物质的扩散方向，即由生物膜的分子浓度较高的一侧向浓度较低的一侧扩散，当两侧达到动态平衡时，扩散即中止。除生物膜两侧浓度梯度差可以影响简单扩散外，影响外来化合物简单扩散的因素还有外来化合物在脂质中的溶解度及外来化合物的电离或离解状态。外来化合物在脂质中的溶解度，可用脂水分配系数来表示，即外来化合物在脂相中的浓度与在水相中浓度的比值(脂相中的浓度/水相中的浓度)。②滤过：滤过是外来化合物透过生物膜上亲水性孔道的过程。大量的水可借助渗透压梯度和液体静压作用通过孔道进入细胞。外来化合物可以水作为载体，随之而被动转运。③主动转运：是外来化合物透过生物膜选择性地由低浓度处向高浓度处移动的过程。逆浓度梯度转运，需消耗一定的代谢能量；转运过程需要生物膜上的载体、往往是蛋白质的参加。载体既然是生物膜的组成成分，所以有一定的容量；当化合物浓度达到一定程度时，载体可以饱和，转运即达到极限。化合物必须具有一定基本结构才能被转运；结构稍有改变，则可影响转运的进行。如果两种化合物基本结构相似，在生物转运过程中又需要同一转运系统，两种化合物之间可出现竞争，并产生竞争抑制。④载体扩散(又称易化扩散或促进扩散)：不易溶于脂质的外来化合物，利用载体由高浓度向低浓度处移动的过程。由于不能逆浓度梯度由低浓度处向高浓度处移动，所以不消耗代谢能量。水溶性葡萄糖由胃肠道进入血液、由血浆进入红细胞并由血液进入神经组织都是通过载体扩散。此种扩散方式下，生物膜利用载体具有一定主动性或选择性。⑤胞饮和吞噬：液体或固体外来化合物被伸出的生物膜包围，然后将被包围的液滴或较大颗粒并入细胞内，达到转运的目的，前者称为胞饮，后者称为吞噬。机体内外来异物的消除，例如白细胞吞噬微生物，肝脏网状内皮细胞对有毒异物的消除都与此有关。

吸收(absorption)是外来化合物经过各种途径透过机体的生物膜进入血液的过程。吸收途径有：经胃肠道吸收、经呼吸道吸收、经皮肤吸收。胃肠道是外来化合物最主要吸收途径。一般外来化合物在胃肠道中的吸收过程，主要是通过简单扩散，仅有极少种类外来化合物的吸收是通过吸收营养素和内源性化合物的专用主动转运系统。外来化合物在胃肠道的吸收可在任何部位进行，但主要在小肠。外来化合物在胃内吸收主要通过简单扩散过程。

小肠内的吸收主要也是通过简单扩散，胃肠道上皮细胞亦可通过胞饮或吞噬过程吸收一些颗粒状物质。肺是呼吸道中主要吸收器官，吸收最快的是气体、小颗粒气溶胶和脂水分配系数较高的物质。气体、易挥发液体和气溶胶在呼吸道中的吸收主要通过简单扩散，并受许多因素影响，主要是在肺泡气与血浆中浓度差。在一般情况下，吸收速度与溶解度成正比。非脂溶性的物质被吸收时通过亲水性孔道，其吸收速度主要受分子量大小的影响。影响化学物质经呼吸道吸收的因素还有肺泡的通气量和血流量。

外来化合物经皮肤吸收，一般可分为两个阶段，第一阶段是外来化合物透过皮肤表皮，即角质层的过程，为穿透阶段。第二阶段即由角质层进入乳头层和真皮，并被吸收入血，为吸收阶段。经皮肤吸收主要机制是简单扩散，扩散速度与很多因素有关。在穿透阶段主要有关因素是外来化合物分子量的大小、角质层厚度和外来化合物的脂溶性。此外，气温、湿度及皮肤损伤也可影响皮肤的吸收。

分布(distribution)是外来化合物通过吸收进入血液或其他体液后，随着血液或淋巴液的流动分散到全身各组织细胞的过程。影响分布的主要因素：外来化合物与血浆蛋白(尤其是血浆白蛋白)、外来化合物与其他组织成分(如多种蛋白质、粘多糖、核蛋白、磷脂等)结合、外来化合物在脂肪组织和骨骼中贮存沉积、体内各种屏障(如血-脑脊液屏障、胎盘屏障)的影响。

排泄(excretion)是外来化合物及其代谢产物向机体外转运的过程，是机体物质代谢全部过程中的最后一个环节。排泄的主要途径有：随同尿液经肾脏排泄、经肝脏随同胆汁排泄、经肺随同呼出气排泄、其他排泄途径如经胃肠道排泄、随同汗液和唾液排泄，随同乳汁排泄。

(二) 外来化合物的生物转化

外来化合物在体内经过一系列化学变化并形成其衍生物以及分解产物的过程称为生物转化(biological transformation)，或称为代谢转化(metabolic conversion; metabolic transformtion)。所形成的衍生物即代谢物(metabolin)。外来化合物经过生物转化，有的可以达到解毒，使毒性减低。但有的可使其毒性增强，甚至可产生致畸、致癌效应。所以，不应把代谢转化只看作解毒过程，而是代谢过程对外来化合物的毒性有二重性。生物转化的反应类型有：氧化(可分为由微粒体混合功能氧化酶 MFO 催化、非微粒体混合功能氧化酶催化的氧化反应及前列腺素生物合成过程中共氧化反应)、还原反应、水解作用、结合反应(葡萄糖醛酸结合、硫酸结合、谷胱甘肽结合、甘氨酸结合、乙酰结合及甲基结合反应)。影响生物转化因素有：物种差异和个体差异、外来化合物代谢酶的抑制和诱导、代谢饱和状态、其他影响因素如年龄与性别和营养状况。

(三) 毒物动力学

是利用数学方法研究外来化合物进入机体的生物转化和生物转运随时间变化的规律和过程，称为毒物动力学(intoxicant dynamics)，它是毒理学的一个新的分支。其动力学模型有：一室模型或称单室模型、多室模型(主要为二室模型)。主要参数有：生物半减期、血浓度-时间曲线下面积、表观分布容积、总廓清率、高峰时间、生物利用度(或生物有效度)。

(四) 外来化合物毒性作用影响因素和联合作用

外来化合物毒性作用影响因素有：外来化合物的结构及理化性质(脂水分配系数、电离度、分散度、挥发度和蒸气压)、外来化合物的纯度和异构体、实验动物物种品系及性别年龄等个体因素与机体因素、气象因素(如气温、气湿及气压)、接触途径(静脉注射、腹腔注射肌肉注射、经口、经皮及交叉接触）和媒介（溶剂和助溶剂及化合物的稀释度）。

外来化合物在机体中往往呈现十分复杂的交互作用。或彼此影响代谢动力学过程，或引起毒性效应变化，最终可以影响各自的毒性或综合毒性。毒理学把两种或两种以上的外来化合物对机体的交互作用称为联合作用（joint action）。联合作用的类型：相加作用、协同作用、拮抗作用、独立作用。

（五）化合物毒性作用分类

化学物质的毒作用（toxic action）是其本身或代谢产物在作用部位达到一定数量并停留一定时间，与组织大分子成分相互作用的结果。化学物质的毒作用可根据其特点、发生的时间和部位，按不同的方法进行分类，分为：速发与迟发作用、局部与全身作用为局部作用、可逆与不可逆作用为可逆作用、过敏性反应、特异体质反应。

速发作用（immediate effect）指机体与化学物质接触后在短时间内出现的毒效应。迟发作用（delayed effect）指机体接触化学物质后，中毒症状缺如或虽有中毒症状但似已恢复，经过一定的时间间隔才表现出来的毒效应。致癌物的潜伏期往往很长，从机体与之初次接触到出现肿瘤有时需要 20～30 年时间，又称为远期作用（long-term effect）。局部作用（local effect）指发生在化学物质与机体直接接触部位处的损伤作用。全身作用（systemic effect）是指化学物质经血液循环到达体内其他组织器官引起的毒效应。可逆作用（reversible effect）指停止接触化学物质后，造成的损伤可以逐渐恢复。过敏性反应（anaphylactic reaction；hypersensitivity）也称变态反应（allergic reaction）。该反应与一般的毒性反应不同。化学物质所致的过敏性反应在低剂量下即可发生，难以观察到剂量-反应关系。损害表现多种多样，轻者仅有皮肤症状，重者可致休克，甚至死亡。特异体质反应系由于遗传因素所致的对某些化学物质的反应异常。

（六）化学物质产生毒性作用的毒效应谱及毒效应指标

化学物质与机体接触后引起的毒效应包括肝、肾、肺等实质器官损伤、内分泌系统紊乱、免疫抑制、神经行为改变、出现畸胎、形成肿瘤等多种形式。效应的范围则从微小的生理生化正常值的异常改变到明显的临床中毒表现，直至死亡。毒效应的这些性质与强度的变化构成了化学物质的毒效应谱（spectrum of toxic effect）。

在毒理学研究中，人们使用不同的毒作用终点来检测化学物质引起的各种毒效应。这些反映毒性作用终点的观察指标大致可以分为两类：一类是特异指标，例如有机磷农药抑制血液中胆碱酯酶活性，致使神经递质乙酸胆碱不能及时水解而堆积于神经突触处，引起瞳孔缩小、肌肉颤动、大汗、肺水肿等中毒表现。如苯胺可致红细胞内高铁血红蛋白形成，各组织器官乏氧，出现中枢神经系统、心血管系统及其他脏器的一系列损害。这类指标的出现与特定化学物质之间有着明确的因果关系，常有助于中毒机制的阐明是其优点。不足之处是这样的指标在完成系统毒理学研究之前常难以确定。而且由于指标的多种多样，无法对不同化学物质的毒性大小进行比较。另一类是死亡指标，该指标简单、客观、易于观察，虽然比较粗糙，不能反映毒性作用的本质，但可作为衡量不同作用部位和作用机制的化学物质毒性大小的标准。特别是在急性毒性评价中，死亡是经常使用的主要指标。

（七）生物学标志

生物学标志（biomarker，biological marker）又可称生物学标记或生物标志物，是指针对通过生物学屏障进入组织或体液的化学物质及其代谢产物、以及它们所引起的生物学效应而采用的检测指标，可分为生物接触标志、生物效应标志和生物易感性标志三类。生物接触标志(biomarker of exposure)是对各种组织、体液或排泄物中存在的化学物质及其代谢产物,或它们与内源性物质作用的反应产物的测定值,可提供有关化学物质暴露的信息。接触生物学标志又分为体内剂量标志和生物效应剂量标志。体内剂量标志可以反映机体中特定化学物质及其代谢物的含量,即内剂量或靶剂量。如检测人体的某些生物材料如血液、尿液、头发中的铅、汞、镉等重金属含量可以准确判断其机体暴露水平。生物效应剂量标志可以反映化学物质及其代谢产物与某些组织细胞或靶分子相互作用所形成的反应产物(如加合物)含量。这些加合物的形成往往预示着毒效应的起始,而加合物的数量决定了毒效应的强度。故生物效应剂量标志的使用有助于准确的建立剂量-反应关系。

生物效应标志(biomarker of effect)是指可以测出的机体生理、生化、行为等方面的异常或病理组织学方面的改变,可反映与不同靶剂量的化学物质或其代谢产物有关的健康有害效应的信息。生物效应标志包括早期效应生物学标志、结构和功能改变效应生物学标志和疾病效应生物学标志。早期效应生物学标志主要反映化学物质与组织细胞作用后,在分子水平产生的改变。结构和功能改变效应生物学标志反映的是化学物质造成的组织器官功能失调或形态学改变。疾病效应生物学标志与化学物质导致机体出现的亚临床或临床表现密切相关,常用于疾病的筛选与诊断。

生物易感性标志(biomarker of susceptibility)是反映机体对化学物质毒作用敏感程度的指标。个体易感性因素中遗传因素起到了十分重要的作用。生物易感性标志主要用于易感人群的筛检与监测,在此基础上可采取有效措施进行有针对性的预防。

总之,生物学标志的研究与应用可准确判断机体接触化学物质的实际水平,有利于早期发现特异性损害并进行防治,对于阐明毒作用机制、建立剂量-反应关系、进行毒理学资料的物种间外推具有重要意义,是阐明毒物接触与健康损害之间关系的有力手段。

(八) 靶器官

化学物质被吸收后可随血流分布到全身各个组织器官,但其直接发挥毒作用的部位往往只限于一个或几个组织器官,这样的组织器官称为靶器官(target organ)。许多化学物质有特定的靶器官,另有一些则作用于同一个或同几个靶器官,这在化学结构与理化性质近似的同系物或同类物中更为多见。如卤代烃都可引起肝脏损伤;苯系物则均可通过血-脑脊液屏障而作用于中枢神经系统。另外,在同一靶器官产生相同毒效应的化学物质,其作用机制可能不同。如苯胺和CO均可作用于红细胞影响其输送氧的功能,但前者是使血红蛋白中的Fe^{2+}氧化为Fe^{3+},形成高铁血红蛋白,而后者是直接与血红蛋白结合为碳氧血红蛋白,两者之间表现出作用机制的差异。组织器官成为化学物质的靶器官是多种因素作用的结果。机体对于化学物质的处理过程、化学物质本身的结构与理化性质、组织器官的组织结构与生理功能、代谢酶的活化状态、化学物质或其代谢产物与生物大分子如核酸、酶、受体、蛋白质间相互作用的能力等都可以明显的影响化学物质对于特定组织器官的毒作用。

(九) 毒性的分类

根据机体化合物接触的特点及产生损害作用的时间先后,可以将毒性作用分为:急性、慢性、亚慢性毒性及致癌、致畸、致突变作用。

1. 急性毒性(acute toxicity)　急性毒性是指机体(人或实验动物)一次(或24小时内多次)接触外来化合物之后所引起的中毒效应,甚至引起死亡。但须指出化合物使实验动物发生中毒效应的快慢和剧烈的程度,可因所接触的化合物的质与量不同而异。有的化合物在实验动物接触致死剂量的几分钟之内,就可发生中毒症状,甚至死亡。而有的化合物则在几天后才显现中毒症状和死亡，即迟发死亡。此外，实验动物接触化合物的方式或途径不同，“一次”的含义也有所不同。凡经口接触和各种方式的注射接触，“一次”是指在瞬间将受试化合物输入实验动物的体内。而经呼吸道吸入与经皮肤接触，“一次”是指在一个特定的期间内实验动物持续地接触受试化合物的过程，所以“一次”含有时间因素。通过急性毒性实验，可以了解如下几个方面：①求出受试化合物对一种或几种实验动物的致死剂量（通常以 LD_{50} 为主要参数），以初步估计该化合物对人类毒害的危险性。②阐明受试化合物急性毒性的剂量-反应关系与中毒特征。③利用急性毒性试验方法研究化合物在机体内的生物转运和生物转化过程及其动力学变化。也可用于研究急救治疗措施。

2. **亚慢性毒性**（sub-chronic toxicity） 亚慢性毒性是指实验动物连续多日接触较大剂量的外来化合物所出现的中毒效应。所谓较大剂量，是指小于急性 LD_{50} 的剂量。亚慢性毒性试验的目的，主要是探讨亚慢性毒性的阈剂量或阈浓度和在亚慢性试验期间未观察到毒效应的剂量水平，且为慢性试验寻找接触剂量及观察指标。

3. **慢性毒性**（chronic toxicity） 慢性毒性是指以低剂量外来化合物长期给予实验动物接触，观察其对实验动物所产生的毒性效应。通过慢性毒性试验，可以确定外来化合物的毒性下限，即长期接触该化合物可以引起机体危害的阈剂量和无作用剂量。为进行该化合物的危险性评价与制定人接触该化合物的安全限量标准提供毒理学依据，如最高容许浓度和每日容许摄入量等。

4. **蓄积作用**（cumulative effect） 外来化合物一次性进入机体之后，可经代谢或原型排出体外，但当化合物与机体发生亚慢性接触，将反复进入机体，而且当进入的速度或总量超过代谢转化与排出的速度或总量时，化合物就有可能在机体内逐渐增加并贮留，这种现象称为化合物的蓄积作用。蓄积作用的研究方法：①蓄积系数法：此种方法的原理是在一定期限之内以低于致死剂量（小于 LD_{50} 剂量），每日给予实验动物，直至出现预计的毒性效应（或死亡）为止，计算达到预计效应的总累积剂量，求出此累积剂量与一次接触该化合物产生相同效应的剂量的比值，此比值即为蓄积系数（k 值）。在卫生毒理学实际工作中，蓄积作用试验多用小鼠或大鼠为实验动物，一般以死亡为指标，其 k 值计算公式如下：$k=\dfrac{LD_{50(n)}}{LD_{50(1)}}$，$LD_{50(n)}$ 表示引起一半动物死亡的累积总剂量，$LD_{50(1)}$ 表示引起一半动物死亡的一次剂量。如果在多次接触中，实验动物对受试化合物发生过敏现象，则可能出现 $k<1$。一个化合物的蓄积作用较弱，则 $k>1$。一般认为 $k>5$ 时，此化合物的蓄积作用极弱，蓄积系数评价标准参见有关书籍。②生物半减期法：生物半减期法是用毒物动力学原理阐明外来化合物在机体内的蓄积作用特征。

现仍认为外来化合物的蓄积作用是发生慢性中毒的物质基础。一种外来化合物有无蓄积作用是评定该化合物是否可能引起潜在慢性中毒的论据之一，也是制定卫生限量标准时安全系数的一种依据。依蓄积作用的概念，实验动物亚慢性或亚急性接触外来化合物之后，当用化学分析方法能够测得机体内存在该化合物或其代谢产物时，称之为物质蓄积。但是有的化合物在机体内虽不能被测出，却在长期接触下出现了慢性中毒现象，此时习惯上称之为功能（机能）蓄积。功能蓄积可能是由于贮存体内的化合物或其代谢产物的数量极微，不能检出物质的蓄积或者是由于每次机体接触化合物之后所引起的损害累积所致。

5. **致突变**（mutagenesis） 突变类型有基因突变及染色体畸变。基因突变，即遗传物质在分子水平上的改变，有碱基置换、移码和大段损伤。染色体畸变，包括染色体结构异常和数目异常。检测基因突变的方法有：鼠伤寒沙门菌回复突变试验。检测染色体畸变的方法有：染色体畸变试验（染色体分析及微核试验）。检测DNA损伤试验的方法有：姐妹染色单体交换（SCE）试验、程序外DNA合成试验。体细胞突变的后果中最受注意的是致癌问题，其次，胚胎体细胞突变可能导致畸胎，当然畸胎的发生还与亲代生殖细胞突变有关。据报道人类妊娠最初3个月自然流产中有60%有染色体畸变，在一定程度上，这是致突变物透过胎盘作用于胚胎体细胞所致，而不完全是亲代的生殖细胞突变的后果。如果突变发生在生殖细胞，无论是在其发育周期的任何阶段，都存在对下一代影响的可能性，其影响可分为致死性和非致死性两类。致死性影响可能是显性致死或隐性致死。显性致死即突变配子与正常配子结合后，在着床前或着床后的早期胚胎死亡。隐性致死需要纯合子或半合子才能出现死亡效应。

如果生殖细胞突变为非致死性，则可能出现显性或隐性遗传性疾病，包括先天性畸形。在遗传性疾病频率与种类增多的同时，突变的基因，以及染色体损伤，将使基因库的遗传负荷增加。基因库是指一种物种的群体中在生殖细胞内具有，并能传给下一代的全部基因的总和。

6. **致癌**（carcinogenesis）　具有诱发肿瘤形成能力的化学物称为化学致癌物。根据毒作用的靶器官可将化学致癌物分为：遗传毒性致癌物、非遗传毒性致癌物、暂未确定遗传毒性的致癌物。根据在体内是否经过代谢活化而将化学致癌物分为：直接致癌物（有些致癌物可以不经过代谢活化就具有活性）；前致癌物（大多数致癌物必须经过代谢活化才具有致癌活性）；近致癌物（在活化过程中接近终致癌物的中间产物）；终致癌物（经过代谢转化最后产生的活性代谢产物）。判断化学物具有致癌性的途径有构效关系分析、通过致突变试验进行致癌物筛检、恶性转化试验和哺乳动物长期致癌试验。哺乳动物长期致癌试验又称哺乳动物终生试验，是目前公认的确证动物致癌物的经典方法，较为可靠。化学致癌的一个最大特点是潜伏期长，在啮齿动物进行一至两年的试验即相当于人类大半生时间。如果用流行病学调查方法确证一种新化学物的致癌性，一般需要人类接触受试物20年后才能进行。

7. **致畸**（teratogenicity）：致畸作用是发育毒性中最重要的一种表现，所以外来化合物发育毒性的评定，主要是通过致畸试验。在致畸试验中除可观察到出生幼仔畸形外，也可同时发现生长发育迟缓和胚胎致死。传统常规致畸试验是评定外来化合物是否具有致畸作用的标准方法，多年来很多国家和机构都采用和推荐这一方法。

以上方法是传统毒理学的经典实验内容，也是毒理学安全性评价基本程序实验。现代生物学（细胞生物学、分子生物学）、生物化学、生物物理学、遗传学、免疫学、流行病学等学科的大量新原理与技术广泛应用于毒理学领域，极大地丰富了毒理学实验的检测技术，使人们能够从各个方面深入认识各种毒作用的本质及其规律，从而为确定合理的安全接触界限和制定各种有效的防治方法提供坚实的科学依据。

近几十年来，毒理学发展非常快，取得了令人瞩目的进展。很多生命科学如生物化学、生物物理学、遗传学和分子生物学的新概念、新技术推动了毒理学的发展，使得毒理学的分支学科日益高度精细化。如基因引入技术在毒理学中得到了深入的应用，并且使毒理学包括分子毒理学均获得了一定的发展。

分子毒理学研究是采用分子生物学技术和方法来研究毒理学问题。如体外采用细胞培养等检测基因毒性，整体动物试验采用转基因动物模型，这对于阐明外源性化学物的毒性及其机制均有重要意义。

基因引入技术是把一段DNA(可以是一个完整的基因,也可以是一个基因片段)引入到细胞或生物体内。引入的DNA可以改变毒物的作用强度,或改变毒物作用方式。因此,可以通过毒物作用程度或方式的改变来判断引入的DNA所起的毒性作用,如基因引入技术在致突变检测中的应用。基因毒物是指能损害遗传物质DNA的化学物,大多为致突变剂。常规的Ames试验是由细菌介导的检测基因毒物的方法,但这种方法也有一定的局限性,有时可出现假阳性结果。如谷胱甘肽和半胱氨酸均为抗癌剂,但在Ames试验中却显示较强的致突变能力。此外,细菌和动物细胞在其生物学方面有很大差异,因此体外动物细胞实验较细菌更能反映毒物在机体内的作用。有两类细胞常用于基因毒物的检测,一类为原代细胞,另一类为传代细胞。有多种指标用于检测化学物的基因毒性,如核苷酸同位素标记法,若一种化学物能损害DNA,细胞在用该化学物处理后,对损害的DNA要进行修复,修复过程需要核苷酸,如果在培养基中加入同位素标记的核苷酸,则修复的DNA即被放射性核素标记,在一定情况下,损害的DNA越多,修复的就越多,细胞DNA含的放射性核素就越多。因此,通过检测DNA中放射性核素的含量来决定该化学物的基因毒性。另一种判断方法是根据基因毒物能改变细胞的代谢。如正常的V79细胞具有次黄嘌呤磷酸转移酶,这种酶是正常替代途径中合成嘌呤核苷酸的必需酶。如果培养基中有嘌呤的同系物(如8-偶氮鸟嘌呤),这种酶能将其同系物转化成相应的嘌呤核苷酸而合成DNA,但嘌呤同系物没有正常嘌呤功能,因此会导致细胞死亡。相反,如果一种化学物能损害DNA而使次黄嘌呤磷酸转移酶的基因发生损害而不能合成正常的酶,其受损的细胞反而存活下来。存活的细胞越多,在一定情况下说明该化学物的致突变能力越强。

某些化学物本身并没有毒性,但其代谢物显示出较强的毒性作用。对于这些化学物,上述方法不能检测出它们的毒性。为了克服这一缺点,可在细胞或细菌培养液中加入肝细胞抽提液以帮助代谢毒物。有的实验室还用少量原代细胞与被检的传代细胞混合培养,由引入的原代细胞提供代谢酶。如硝基二甲基胺,用常规的细菌检测系统显示不出任何突变作用,但在细菌培养液中加入肝细胞抽提液后,显示出很强的基因毒性。这些实验也存在许多问题,如有些代谢物的半衰期很短,来不及进入检测细胞与其DNA作用就失活了,肝脏抽提液或原代细胞代谢酶活性随时间下降得很快。肝脏抽提液或原代细胞含多种酶,即使能代谢毒物并显示出毒性,也不知道是哪种酶起主导作用。很显然,建立一种细胞株,能合成某种单一的酶,对研究毒物的毒性作用很重要。利用分子生物学技术,把转录某种代谢酶的DNA连接,再接到基因载体上(多为质粒或病毒),这段具有调控能力的DNA,能与体外培养细胞的转录因子作用,把含有编码某种代谢酶的DNA的基因载体引入到体外培养细胞,该细胞就能表达这种特异的酶,这方面较突出的例子是细胞多功能性单胺氧化酶(P450)。体外建立能表达P450的细胞株有两类,一类是能长期稳定表达的细胞株,一类是能短期表达的细胞株。人的多种P450,如1A1,2A6,2E1,3A4等,已成功地引入人的淋巴样细胞株、鼠的胎盘细胞株、苍鼠肝癌细胞株等,这些细胞株由于能表达毒物代谢酶,对需要代谢后才有毒性的化学物,其检测敏感度提高许多倍。如表达2A6的细胞比不表达2A6的同样细胞株,在检测硝基二甲基胺的毒性方面要敏感500倍;比表达2E1的细胞也要敏感大约500倍。说明硝基二甲基胺要代谢以后才能显示毒性,也说明2A6是能将硝基二甲基胺转化为毒性代谢物的代谢酶,而2E1则不是。

第三节 卫生毒理学的性质和特征

一、卫生毒理学的性质

卫生毒理学的研究目的是为保护生物体的健康或安全提供科学依据的一门学科，因此从学科性质上卫生毒理学属于预防医学的范畴，贯穿了预防为主的思想。

二、毒理学的特征

当代毒理学的主要特点是：

1. **生命科学新概念和新方法的渗透** 随着生物化学、生物物理学、分子生物学和遗传学的进展，毒理学中有关机制的探讨已进入分子水平，并逐渐向生命本质问题靠拢，例如有关酶、核酸和蛋白质的概念和方法在毒理学中已普遍涉及。电子自旋共振技术已用于自由基的直接测定，磁共振技术用于外来化合物在动物体内代谢过程的直接观察，生物大分子构象变化的研究，使毒性作用机制的探讨不断进入更高的水平。由于生物化学概念与方法在毒理学中广泛应用，所以在毒理学中已出现了“生化毒理学”的概念。

2. **分子生物学的方法已成为毒理学的重要工具** 如基因技术、单克隆抗体技术等分子生物学技术为毒作用机制的阐明提供了分子水平的检测方法，从而可以更深入地了解中毒机制。另外分子生物学技术还可以探讨毒作用后生命大分子的变化情况。

3. **体外实验方法已经普遍采用** 器官灌流、细胞培养和细胞器分离制备等体外试验方法已部分取代传统整体动物试验，使毒理学中机制的探讨可在整体水平、细胞水平和亚细胞水平上层次分明地深入进行。

4. **生物标志物技术已应用于毒理学** 生物标志物系描述机体接触某种外来化合物后，出现的生物化学或分子生物学效应，在实验室中，可利用机体与外来化合物接触的细胞、组织和体液对此种效应进行测定，借此可以代替传统慢性毒性动物试验，确定外来化合物在机体内的最大无作用剂量或最小有作用剂量。

5. **毒理学已形成许多分支学科** 根据所研究的外来化合物不同，可分为药物毒理学，农药毒理学、金属毒理学、食品毒理学以及放射毒理学等。按所观察的组织器官不同，有肝脏毒理学、肾脏毒理学、皮肤毒理学，内分泌系统毒理学，神经系统毒理学、呼吸系统毒理学以及血液毒理学等。还可根据所观察的功能不同，而有免疫毒理学、行为毒理学、遗传毒理学、生殖毒理学等；与器官和功能有关的毒理学分支往往统称为系统毒理学（system toxicology）。按任务性质又可分为环境毒理学、工业毒理学、生态毒理学、临床毒理学、分析毒理学和法医毒理学、管理毒理学（regulatory toxicology）的形成，并成为当代毒理学的一个新分支。研究毒理学的最终目的是防止有毒外来化合物对机体的损害作用，保护人类健康。所以除外来化合物对机体损害作用机制的研究是毒理学主要任务和内容外，还应该包括各种防止外来化合物对机体损害作用的法规和管理措施。管理毒理学就是为了满足这一需要而形成。管理毒理学是以外来化合物对机体损害作用的预测和估计为基础，结合考虑社会经济条件和生产的客观需要，权衡利害，制定相应的卫生标准和管理法规，防止外来化合物对机体损害作用的科学。

毒理学还将在当代发展的基础上，随着整个生命科学的进展，沿着不同的方向，向生命本质问题的纵深推进。例如:①生物膜与外来化合物的相互作用是当前毒理学研究的前沿阵地;在此基础上,有关受体,离子通道的概念和方法,必将在毒理学有更广泛的应用。②在分子水平的基础上,毒理学将逐渐进入量子水平。如化学致癌物与生物大分子的相互作用,外来化合物构象与其生物学作用的关系,都需要从量子水平加以探索。③当前外来化合物对细胞损伤作用机制的研究,将更进一步深入到外来化合物与衰老过程的关系。此种涉及生命本质问题的研究,可能成为毒理学的一个前沿,并逐渐接近最终目的。④在应用毒理学方面,由于人类对环境保护问题的关怀,生态毒理学将在现有的基础上,以较高的速度,不断深入和充实。在毒理学应用范畴中,还有管理毒理学,也将继续不断地系统全面向前推进。与管理毒理学有关的危险度评估和将动物试验结果推论于人的方法学问题,也将日趋完善。

毒理学的发展也和其他许多学科一样,不断地由宏观到微观、显微到缩宏、整体到细部、分析到综合、理论到应用;同时又沿着相反方向,不断进行反复;即由微观回到宏观的反复、宏观回到显微的反复、细部又回到整体、综合又回到分析,应用又回到理论的反复。但此种反复并非简单的重复和复原,而是在不断的反复过程中,进入更深更高的水平。毒理学的概念和方法必将通过生命科学以及其他有关的基础科学的渗透,永远不断地在深入、充实和更新。

三、卫生毒理学的特征

卫生毒理学就是将毒理学的概念与方法应用到人类生产和生活所接触到的因素上,从预防医学角度,研究观察有害因素对机体的生物学作用,尤其是损害作用,亦即毒性作用及其机制的科学。因此毒理学所具有的特点也是卫生毒理学的特点,但卫生毒理学又有其自身的特性:

1. **从学科属性上,卫生毒理学是一门基础应用学科**　卫生毒理学的各个分支学科都是借助了毒理学的概念及方法而存在,并将毒理学的基本方法原理应用到实际工作中,对毒物在环境中是否对人体有不良影响进行安全性评价等。

2. **从学科自身特性上,卫生毒理学又是预防医学专业课程的工具学科**　为预防医学各门专业课程提供基本方法与技术,以解决公共卫生领域存在的毒理学问题。目前,卫生毒理学具备了毒理学的基本思维方式,借鉴了毒理学的概念及方法。

3. **卫生毒理学是毒理学科的运用及发展**　卫生毒理学是毒理学的一个分支学科,其运用及技术方法学等方面的发展又极大的丰富了毒理学科。

第四节　卫生毒理学的目的和方法

一、卫生毒理学的研究目的

卫生毒理学是适应预防专业学生和专业工作者掌握毒理学或卫生毒理学知识需要而设置的一门学科。卫生毒理学的目的是研究外源化学物质的毒性和产生毒性作用的条件、阐明剂量-效应(反应)关系、为制定卫生标准及防护措施提供理论依据。

通过卫生毒理学基础的学习,一方面可为进一步学习劳动卫生学,环境卫生学和营养与食品卫生学中有关毒理学内容打下基础;另一方面可为将来在疾病预防控制实际工作中,毒理学基本理论和实验方法的运用提供基础知识和技能,并可在此基础上进一步探索各种外来化合物对机体健康损害的早期检测方法和采取预防措施以及为制定有关卫生标准和管理方案提供科学依据。

二、卫生毒理学的研究任务

在预防医学领域中，卫生毒理学的任务主要是阐明外环境中外来物质在一定条件下对人体产生毒作用的一般规律及机制、评定此种损害作用的方法，为制定防治措施提供依据。

广义地说，任何一种物质在一定条件下都可能是有毒的，而在另一些条件下则是安全或是无害的。早在16世纪，瑞士学者Paracelsus就明确指出，所有的物质都是有毒的，只有剂量才是区别毒物与非毒物的界限。卫生毒理学的任务在于探求这些条件，阐明剂量-反应关系，为制定卫生标准及防治措施提供依据。

机体经常受体内外环境的影响，外环境中化学物质（外源性物质）对机体的影响包括有益和有害两个方面，卫生毒理学是研究有害的或有毒的一方面。毒物（poison，toxicant）和毒性（toxicity）的概念是相对的，是有条件的。任何有毒物质都是在一定接触条件下，才有可能产生毒作用或毒效应（toxical-effect）。如前所述，早在16世纪，毒理学实验研究的奠基人Paracelsus（1493～1541年）就曾指出：化学物质只有在一定剂量下才具有毒性。“The dose makes the poison.”已是毒理学上的一句名言。化学物质的毒性不仅与剂量等接触条件有关，而且与化学物质的化学结构、物理化学性质有关，了解化学物质毒作用的性质、强弱和机制，必须用医学和生物学方法观察整个生物学效应谱（the spectrum of biological effects）及其变化规律，为预测化学品对人群的有毒危险性（poisonous risks）或致癌危险性（carcinogenic risk），常常用实验生物来进行试验，但目的是为了防止对人群的危害。化学品的性质、接触条件和人群反应以及其相互关系的研究，是制定防治措施和管理法规、标准的基础，也是防治措施所针对的三个环节，是卫生毒理学的主要研究内容。在古代，玻璃等锐利物质被列为杀伤工具，英文“toxikon”这个词原来自希腊字“toxi”，词意是弓箭，这是古代人用来作为骑猎工具和武器。直到产业革命，社会上发生的中毒事件中，毒杀及误服有毒化学物质仍占很大的比例，法医毒理学获得了发展。伴随化学合成药物的增多，对药物有了提高药效、减少毒性的要求，也就最需要发展药物毒理学、临床毒理学。毒理学作为一门独立的学科，是首先由巴黎大学西班牙学者Orfila于1815年编写的著作中提出：工业革命前的毒理学，是主要研究中毒的后果、中毒的症状学、中毒机制及其解毒的途径与措施。

随着社会生产和工业化发展，卫生毒理学的研究任务和内容有很大的变化。工业的发展使有毒化学品也日益增多。从18世纪末开始，人们由于生产上的职业接触和有毒化学品使用而中毒的病例，已经不胜枚举。卫生毒理学逐步走上了重在预防的方向，工业毒理学有了发展。自20世纪50年代公害病震惊世界以后，环境毒理学、食品毒理学日益受到社会的重视，毒理学的任务已不限于研究环境中化学物质的有害作用和作用机制，而需要加强中毒产生条件的研究。因此，制定各种有毒物质的卫生标准，定量评定有毒物质对机体产生的生物学变化和对人群的影响，已成为毒理学研究的中心内容，从而确立了卫生毒理学从基础理论研究、方法学研究和毒理学试验三个互相促进的研究领域。化学品毒性评定的内容及项目主要包括：①毒性与化学物质的化学性质、物理性质、化学结构的关系；②化学物质的侵入途径（经口、经皮、吸入等）；③化学物质进入人体后在体内吸收、代谢、蓄积、排出等生物转运过程和在体内代谢的生物转化过程；④急性、亚急性和慢性毒性；⑤人群接触资料；⑥急救措施和治疗药物；⑦卫生标准或安全限量。

近代干细胞学技术在医学的发展，更使研究化学物质引起机体生物学变化的特殊表现——致突变、致癌和致畸作用在毒理学上居于重要地位。由于癌症对人类健康的威胁很大，遗传损伤的影响是深远的。如何评定人类环境中化学物质对人致癌和遗传影响的危险性，已是近代毒理学研究的重要内容。毒性评定的内容与项目已有很大扩展，增加的项目有：①致突变性；②致癌性；③繁殖毒性与致畸性；④迟发神经毒性与行为毒性。毒理学和卫生毒理学工作者为了适应预测化学物质可能给人类带来的潜在毒害或危险，已采用多学科方法学的途径检测化学物质的毒性，由于涉及了多学科领域（poly-disciplinary field），学科广度的渗透或发展，使毒理学带有综合性的趋向，例如生态毒理学（ecotoxicology）和环境毒理学正面临全球性环境问题的挑战，有毒化学品不少已形成全球性污染，仅最近联合国环境规划署在全球性有害化学品管理名单上列出要求各国政府采取措施的就有十大类，包括汞、铅、二氧化硫、二氧化碳、氮氧化合物、煤和矿物燃烧、石油污染、农药、富营养化物等这些化学品低浓度污染对健康的潜在影响和影响范围，需要研究和作出预测。二氧化碳、甲烷、氯氟烃等有害气体污染形成的温室效应（house effects）对全球气候和人类健康的影响也需做出预测。为适应各国经济发展不平衡和法规建设的需要，经济毒理学有待加强。早期毒作用效应和机制的研究，是有毒危险性预测和制定法规的科学依据。学科在加强基础研究，向深度发展过程中，出现了一系列的分支学科，如遗传毒理学（genetic toxicology）、生化毒理学（biochemical toxicology）、免疫毒理学（immuno toxicology）、行为毒理学（behavioral toxicology）、发育毒理学（developmental toxicology）等。由于全球环境问题日益重要和有毒危险日益突出，因此毒理学管理日益加强。

此外，还有比较毒理学（comparative toxicology）、时间毒理学（chronotoxicology）等，地理毒理学（geographic toxicology）、航天毒理学、潜艇毒理学、纳米毒理学（nanotoxicology）等方面也有一些研究。上述毒理学分支名单显然是不完整的，但它足以反映我国毒理学的研究领域相当广泛。随着生产和科学技术的发展，肯定还会不断出现新的分支，各分支之间也存在着交叉和重复。

近年来，毒理学在细胞凋亡、细胞因子（cytokines）、生长因子、癌基因、细胞周期、受体、基因调控、转录因子、信号转导途径、转基因动物、基因删除动物（gene knock-out animal）、多态性、生物芯片、基因芯片和毒理芯片等方面的研究有了显著进展。人类基因组计划后续的功能基因组学等新的课题，将继续成为 21 世纪的重点。目前毒理学工作者也已参与这类课题的研究。

三、卫生毒理学的研究方法

毒理学和卫生毒理学主要是借助于动物模型模拟引起人体中毒的各种条件，观察实验动物的毒性反应，再外推到人。由于动物，特别是哺乳动物和人体在解剖、生理和生化代谢过程方面有很多相似之处，这就是利用动物实验的结果可以外推到人的基础。因此，对动物进行实验是卫生毒理学的主要实验方面。此外，卫生毒理学特殊情况下也采用细菌作为实验材料；还可参照流行病学的调查方法，适当进行人群调查直接研究外源化学物对人体和人群健康的影响。

动物实验可采用整体动物、游离的动物脏器（或组织或细胞）进行。根据所采用动物材料的差别，可将动物实验分为体内实验（in vivo tests）和体外实验（in vitro tests）。

（一）毒理学模型

毒理学模型有数学模型、转基因动物模型及基因缺陷细胞动物模型等。在确定有害因素对机体产生有害作用之前，模型在毒理学研究中尤为重要。结合生物体实际接触情况，通过各种途径，可以将模型的结果进行分析，再推导出有害因素对机体产生有害作用的原型。如转基因动物在毒理学中的应用。转基因动物是在其基因组中含有外来遗传物质的动物，它被广泛应用于科学研究的各个方面。由于转基因动物集整体、细胞和分子水平于一体，更能体现生命整体研究的效果，因此成为毒理学研究的热点之一。以下以转基因模型为例简单介绍其在卫生毒理学中的运用。

1. 一般毒性研究模型　*c-fos-LacZ* 转基因小鼠用于神经毒性的研究。金属硫蛋白(MT)基因的转基因和基因删除小鼠用于金属和某些非金属的研究。例如用 MT 转基因小鼠对镉等的抗性增加，而 MT 的基因删除小鼠对镉、银、汞、顺铂和四氯化碳的毒性敏感性增强。

2. 致突变检测模型　转基因动物为解决遗传毒性研究中长期存在的一些问题提供了可能性。如体外试验和体内整体动物的定性、定量外推，整体动物基因突变需消耗大量动物和时间；又如确定靶器官以及对诱发的遗传改变做精细分析等。自 Gosen 等 1989 年建立了第一个转基因突变检测模型以来，已有十多种模型。

3. 致癌检测模型及其在致癌物质作用机制研究中的应用　转基因动物为快速检测致癌物、促癌物和研究化学致癌的机制提供了新的重要途径。目前已建立的检测模型或研究模型有：①过量表达癌基因的转基因动物模型，如 TG，AC 小鼠，*HK-fos* 转基因小鼠，*ras-H2* 转基因小鼠，携带激活的 *H-ras* 原癌基因小鼠等，这些转基因动物对化学致癌剂的敏感性提高了许多倍。如带有激活 *Pim-l* 肿瘤基因的转基因动物，对乙基硝基脲的致癌作用，较相应的非转基因动物，其敏感性提高了 25 倍。②基因删除动物致癌检测模型，用同源重组的方法，将一段 DNA 整合到抗肿瘤基因，使该抗肿瘤基因不能表达具有正常功能的蛋白质，用这种方法培养的动物称基因删除动物。在这方面研究得最多的是肿瘤抑制基因 P53，基因删除动物 P53(＋/－)和正常动物 P53(＋/＋)一样，发育和生长均无异常，但用致癌剂(如二硝基二甲胺)处理后，P53(＋/－)基因删除动物的平均寿命为 29 周，而 P53(＋/＋)的平均寿命为 42 周，其肿瘤的发生与分布也有很大的差异。③转基因动物用于生殖毒性研究，如 ZP3(编码)透明带硫酸糖蛋白基因删除小鼠、雌激素受体基因或孕酮受体基因删除小鼠、DNA 甲基转移酶基因删除小鼠等。

4. 用于特定组织毒性研究的转基因动物　典型的例子是用含乳糖操纵子的噬菌体培育一种转基因动物，具有乳糖操纵子的噬菌体在感染某些细菌后，菌落为蓝色。如果含有乳糖操纵子的噬菌体在体内由于受化学物的处理而受到损害，不能抄录正常的半乳糖苷水解酶，这种噬菌体在体外装配后，其感染细菌的菌落为无色。因此根据蓝色和无色菌落的多少，来判断某些化学物基因毒性的强弱。此外，用质粒作为载体也获成功，从而提高了检测的敏感性。更重要的是，化学物处理后的动物，基因载体可以从不同组织细胞分离出来，因此这种动物能显示化学物的组织细胞特异毒理学作用。

卫生毒理学实验模型类型诸多，详细情况参阅有关书籍，在此不一一赘述。

（二）体内实验法

此法多在整体动物进行，也有人称为整体动物试验。使实验动物在一定时间内，按人体实际接触的方式接触一定剂量受试外来化合物，然后观察在动物可能出现的形态或功能变化。实验多采用哺乳动物，例如大鼠、小鼠、豚鼠、家兔、仓鼠（hamster，也称地鼠）、狗和猴等。在特殊需要情况下，也采用鱼类或其他水生生物、鸟类、昆虫等。通常检测外来化合物的一般毒性，多在整体动物进行，如急性毒性试验，亚慢性毒性试验和慢性毒性试验等。

哺乳动物体内试验是毒理学的基本研究方法，其结果原则上可外推到人；但体内试验影响因素较多，难以进行代谢和机制研究。

1. **动物的选择**　实验动物物种选择的基本原则是：在代谢、生物化学和毒理学特征与人最接近的物种；自然寿命不太长的物种；易于饲养和实验操作的物种；经济并易于获得的物种；而且该动物物种对所研究的化学物的毒性要敏感。

实际上没有一种实验动物完全符合上述物种选择的原则，目前常规选择物种的方式是利用两个物种，一种是鰢齿类，另一种是非鰢齿类。系统毒性研究最常用的鰢齿类是大鼠和小鼠，非鰢齿类是犬。豚鼠常用于皮肤刺激试验和致敏试验，兔常用于皮肤刺激试验和眼刺激试验。遗传毒理学试验多用小鼠，致癌试验常用大鼠和小鼠，致畸试验常用大鼠、小鼠和兔。迟发性神经毒性试验常用母鸡。

一般认为，如果与人相同的接触方式、大致相同的剂量水平，在两个物种有毒性反应，则人有可能以相同的方式发生毒性反应。当不同物种的毒性反应有很大的差异时，必须研究外源化学物在不同物种的代谢、动力学及毒作用机制，然后才可将实验结果外推到人。

2. **实验动物品系的选择**　根据实验动物遗传均一性排序，近交系最高、杂交群次之、封闭群较低。不同品系实验动物对外源化学物毒性反应有差别，所以毒理学研究要选择适宜的品系，对某种外源化学物毒理系列研究中应固定使用同一品系动物，以求研究结果的稳定性。卫生毒理学一般利用鰢齿类动物，主要是小鼠或大鼠。如果有合适的理由，其他物种也可接受。在致癌试验中对大鼠和小鼠常选择有关病理损害的自然发生率低的品系。

3. **试验动物选择的其他有关原则**　参见相关书籍，这里不再详细介绍。

（三）体外实验法

是利用游离器官、新分离的细胞及细胞器和在实验室中经多次传代培养的细胞进行毒理学研究的方法，多用于外源化学物对机体急性毒作用的初步筛检、作用机制和代谢转化过程的深入观察研究。体外试验系统缺乏整体毒物动力学过程，并且难以研究外源化学物的慢性毒作用。

1. **游离动物器官**　多利用器官灌流技术进行，器官灌流是将一定的液体通过血管流经某一离体脏器（肝脏、肾脏、肺、脑等），借此可使离体脏器在一定时间内保持生活状态，与受试化合物接触，并观察在脏器出现的形态和功能变化，同时还可观察受试化合物在脏器中的代谢情况。

2. **游离细胞**　游离细胞可由有关脏器分离制备，制备后立即进行试验。新分离的细胞称为原代细胞（或早代细胞，primary cell）；经过多次传代培养的细胞为细胞株（也称细胞系，cell line）。在某些方面，细胞株不如原代细胞，因为细胞在多次传代培养中往往失去机体内细胞原有的某些特性。

3. **细胞器**（organelle）　近年来由于离心技术的发展，将细胞制作成匀浆，进一步离心分离成为不同的细胞器或组分，例如线粒体、微粒体、核、内质网等，已广泛应用于毒理学实验中。

游离细胞以及细胞器多用于外来化合物对机体各种损害作用的初步筛检。利用整体动物、器官、细胞和细胞器的毒理学研究，分别属于整体动物水平、器官水平、细胞水平（cellular level）和亚细胞水平（sub-cellular level）。一般说来任何一种体外试验方法，都各有一定的特点，也有一定的局限性。体内实验与体外实验也是如此。在实际工作中，应主要根据实验研究的目的要求，采用最适当的方法，并且互相验证。

（四）人体观察

在确定人类生产及生活活动中的某项因素对机体（如人体）产生健康影响之前，需要观察收集个体对该项因素的各个方面变化资料，如生理生化指标改变、分子生物学指标改变、局部组织形态变化等资料。在实际生产、生活环境中，有可能会有一些偶然疾病或不良健康现象，对人体进行观察，可以了解其所处时间阶段的一些健康状况。在临床，对个体患者进行观察，可以了解某药物或措施的治疗效果或毒副作用。通过人体观察，了解了个体的不良健康状态（或有害作用），便可以对可疑因素进行相应毒理学实验，从而可以全面掌握某项因素对机体的影响。

通过中毒事故的处理或治疗，可以直接获得关于人体的毒理学资料，这是临床毒理学的主要研究内容。有时可设计一些不损害人体健康的受控的实验，但仅限于低浓度、短时间的接触，并且毒作用应有可逆性。

（五）流行病学研究

为了将动物试验的结果在人体进行验证，有时需要进行人群调查即采用流行病学的调查方法，并根据动物试验的结果和化合物本身的性质，选用适当的观察指标。人群调查的特点是可以取得在人体直接观察的资料，但易受许多其他混杂因素的影响和干扰。因此流行病学调查结果的评定必须去伪存真，由表及里，并与动物实验结果综合考虑分析，才能得出较为符合实际的结论。

对于在环境中已存在的外源化学物，可以用流行病学方法，将动物实验的结果进一步在人群调查中验证，可从对人群的直接观察中，取得动物实验所不能获得的资料。优点就是接触条件真实，观察对象包括全部个体，可获得制定和修订卫生标准的资料，以及制定预防措施的依据。利用流行病学方法不仅可以研究已知环境因素（外源化学物）对人群健康的影响（从因到果），而且还可对已知疾病的环境病因进行探索（从果到因）。但流行病学研究干扰因素多，测定的毒效应还不够深入，有关的生物学标志还有待于发展。卫生毒理学各种研究方法优缺点的比较见表 7-1。

表 7-1　卫生毒理学研究方法的优缺点

研究方法	流行病学研究	受控的临床研究	毒理学体内试验	毒理学体外试验
优点	①真实的暴露条件；②在各化学物之间发生相互作用；③测定在人群的作用；④表示全部的人敏感性	①规定的限定暴露条件；②在人群中测定反应；③对某组人群（如哮喘）的研究是有利的；④能测定效应的强度	①易于控制暴露条件；②能测定多种效应；③能评价宿主特征的作用（如性别、年龄、遗传等）；④能评价机制	①影响因素少，易于控制；②可进行某些深入的研究（如：机制，代谢）；③人力物力花费较少
缺点	①耗资、耗时多（多为回顾性），无健康保护；②难以确定暴露，有混杂暴露问题；③检测的危险性增加必须达到 2 倍以上；④测定指标较粗	①耗资多；②较低浓度和较短时间的暴露；③限于较少量的人群（一般＜50）；④限于暂时、微小、可逆的效应，一般不适于研究最敏感的人群	①动物暴露与人暴露相关的不确定性；②受控的饲养条件与人的实际情况不一致；③暴露的浓度和时间的模式显著地不同于人群的暴露	①不能全面反映毒作用，不能作为毒性评价和危险性评价的最后依据；②难以观察慢性毒作用

四、毒理学试验结果的统计

对毒理学试验资料进行统计学分析时，确定实验单位是很重要的。一种毒理学试验资料可以有若干种正确的统计学分析方法，但可能不存在唯一正确的方法。不论原数据属于何种类型和分布，当以均数和标准差表示时，都可近似地服从正态分布。表7-2是处理组与对照组比较时常用的统计学方法。

表 7-2 处理组与对照组比较时常用的统计学方法

类型	连续性数据，正态		离散性数据		分布末知
	方差齐	方差不齐	二项分布	泊松分布	
处理组与对照组比较	*t* 检验	*t'* 检验	卡方检验、Fisher 确切概率法、U检验	U检验	非参数法，如 Wilcoxon 秩和检验
多个处理组与对照组比较	Dunnett 检验（1955）	改进的 Dunnett 检验（1980）	平方根反正弦转换，再用 Dunnett 检验，或者 Simes 法（1986）	Suissa、Salmi 法（1989）	非参数法，如多重比较秩和检验（Steel，1959）

判断有生物学意义的步骤：

1. 纵向比较，此参数的改变有无剂量-反应关系。

2. 横向比较，此参数的改变是否伴有其他相关参数的改变。

3. 与历史性对照比较，同时进行的阴性对照应在历史性对照的均数±3SD范围之内，否则应重新试验。观察值与对照组比较，差别具有统计学显著性（$P<0.05$），其数值不在正常参考值范围之内属于有害作用。

4. 当处理组数据与阴性对照组比较差别有显著性，并且经分析认为是与受试物处理（或处理）有关的生物学效应，应进一步判断其为损害效应还是非损害效应。

五、毒理学安全性评价实验程序

毒理学安全性评价包括四个阶段的实验。具体安全性评价试验程序参见有关书籍。

第五节 卫生毒理学的现状和展望

一、卫生毒理学的现状

经过多年的发展，卫生毒理学现已经形成方法与原理均比较完备的学科，使得卫生毒理学的研究范围、研究内容、研究领域及研究方法等各个方面都已取得了重要进展。

二、卫生毒理学的发展趋势

由前所述可以预知，卫生毒理学的发展趋势可以概括为：

（一）传统和现代毒理学研究方法相结合将推动毒理学及卫生毒理学发展

过去毒理学研究主要以整体动物试验和人体观察相结合，在相当一段时期内这仍然是重要和必要的手段。随着分子生物学的理论和方法应用于毒理学的研究，将使外源性化学物的毒性评价发展到体外细胞、分子水平的毒性测试与人体志愿者试验相结合的新模式，而传统以动物为基础的毒理学研究将减少。某些复杂的整体实验将逐步为体外试验或构效关系数学模式所代替。目前用于有害因素的毒性试验系统将被基因工程的动物和细胞所代替；传统的发病率和死亡率终点将被生化指标所替代；现在需要数月给药和评价的毒性研究将在几小时内完成。转基因动物对外源性化学物的毒性反应将与人体极为一致，例如取分裂中的人组织培养细胞到体外减数分裂，现行毒性试验的解释和外推方式将改变。

（二）大量新技术和新方法的应用将使卫生毒理学的研究水平更加深入

上面提到的一些体外细胞检测和转基因动物或基因删除动物模型应用于毒理学研究外，其他新技术如系列分析法、DNA芯片或DNA微点阵等可同时测定数千个基因的表达，用于观察基因的上调和下调；基因诱捕、代表性差异分析等将为研究化学物致畸的分子机制提供可能；应用基因分布图能区别特异性或非特异性的细胞损伤；应用络合物形成作用介导的PCR研究DNA损伤和核苷酸水平上的修复；生物标记物在毒理学中的应用显得越来越重要，如特异的DNA和蛋白质加合物用于有效暴露的生物标记，用NMR分析尿中的代谢产物，可以确定作为毒性反应生物标记物的代谢变化模式。又如外周血（血小板、白细胞、红细胞）中的生化标记物可用于测定外源性化学物对神经系统损伤的替代标志物。

在卫生毒理学的研究中，重要的问题是如何把从动物所获得的资料用于人，把体外资料用于体内，把复杂的整体系统化为简单的并能人为控制的系统，以及如何提高检测的敏感性等。转基因技术为解决这些问题提供了崭新的手段。在代谢途径上，通过基因转移能人为控制某一化学物的代谢；在整体水平上，可以人为控制某一基因的表达水平，从而阐明该基因在化学物致毒过程中的作用。可以预言，各种不同的转基因动物或基因删除动物的建立，将对阐明化学物的毒性作用机制，起到重大的作用。

（三）采用多种方法结合起来评价化学物的毒性将是一个重要趋势

过去多年应用常规的毒理学方法研究外源性化学物，对于大多数化学物是否获得足够的毒理学信息值得怀疑。考虑到化学物质的暴露对人类健康的影响，这一问题就显得更为突出。由于毒理学试验要消耗大量动物，因此在毒理学研究中尽量减少动物用量是每一个负责任的毒理学家应该考虑的问题。显然，如果想对如此众多的外源性化学物有一个合理的改变，就应该建立新的、可供选择的、耗费动物少、试验周期较短、花费较少的毒理学研究方法。这些方法应该根据以下标准来衡量：①动物用量减少；②试验周期缩短；③研究化学物在环境中的实际浓度；④利用统计或数学模型；⑤预先进行有效的实验设计；⑥发展管理毒理学等。例如，制药工业将采用啮齿类动物（主要是大鼠）的微核试验与2～4周的毒代动力学研究结合起来的方法来评价药物。

（四）毒理学及卫生毒理学的分支学科形成发展迅速

毒理学由于发展迅速及与相关学科的交叉而形成了许多分支。如根据工作任务可分为临床毒理学、环境毒理学、工业毒理学、管理毒理学、生态毒理学与法医毒理学等；根据研究手段与终点不同可分为免疫毒理学、分子毒理学、膜毒理学、遗传毒理学、分析毒理学等；根据研究对象可分为昆虫毒理学、兽医毒理学、人体毒理学与植物毒理学；根据不同外源性化学物可分为金属毒理学、农药毒理学、食品毒理学、放射毒理学、药物毒理学与燃烧毒理学；根据研究工作性质可分为描述毒理学（指常规毒性试验和安全评价）、机制毒理学和管理毒理学等。近年来还出现更多的毒理学分支，如比较毒埋学、地埋毒埋学、急症毒理学等。可以预见，不久的将来毒理学或卫生毒理学还将出现一些新的分支。

（五）卫生毒理学“二极”分化将更为明显

一方面毒理学的软件部分——管理毒理学仍将是毒理学的研究热点之一，这将从宏观上为化学毒物的管理提供科学依据；另一方面，研究水平越来越精细，从细胞、分子和基因水平研究毒理学问题将是普通的科学工作。上述二方面既分化，又相互渗透和结合，使毒理学的软、硬件结合更为突出。

总之，毒理学及卫生毒理学与人类日常生活和生产劳动关系日益密切，如环境污染、生态环境的恶化、药物的不良反应、食品的安全性、兽药及农药的危害，以及作业环境的有毒物质是世界范围内的严重问题。可以预见，在21世纪毒理学将会获得更大的发展，为人类作出更大的贡献。虽然近年来细胞、分子水平的研究取得了很大的进展，但仅从基因分子水平研究外源性化学物的毒性及其机制是不够的，因为机体还有宏观的一面，必须把微观研究与宏观研究紧密结合起来，也就是将整体试验与体外细胞、分子水平的研究结合起来才能得出正确结果。

三、卫生毒理学展望

1. 卫生毒理学的发展是与生命科学的发展同步的，生命科学的新理论新技术推动了毒理学及卫生毒理学的发展，而具有各种各样的特异性毒作用的毒物也成为生命科学打开生命奥秘的工具和钥匙。

2. 几乎没有一个学科可以同时是基础学科又有直接的应用，研究外源化学物有害作用的卫生毒理学可能是兼有这两个方面的唯一的学科。而且目前分子生物学及现代生物信息学等自然科学技术的丰富也为卫生毒理学的发展提供了良好的基本技术条件。

3. 生命科学的发展趋势为现代毒理学的发展指明了方向，同时我们深信，毒理学工作者在推动生命科学发展中也将起到重要作用。生命是一个复杂的非线性系统，它具有自组织和自装配的特性。一些简单的分子装配形成了生物大分子以后就会出现某种或某些新的性质，而生物大分子之间的相互作用与自组织也会导致新功能的产生。这些新产生的性质或功能是难以从形成它们的物质基础上推导出来的。在后基因组时代，现有的生物学理论和方法暴露出了越来越大的局限性，这表明又到了一个需要多学科交叉的新阶段。

4. 随着人们健康意识的日益提高，卫生毒理学（或毒理学）又面临着巨大的挑战。由于卫生毒理学属于预防医学范畴，因而卫生毒理学肩负着如何预防有害因素对人群及个人健康产生不良影响的使命。同时卫生毒理学还肩负着如何寻找有效途径来阻止有害因素产生的不良影响的使命等。在各种使命的督促下，卫生毒理学也必将得到不断地发展和创新。

（雷毅雄　魏　莲　卫秦芝）

第二篇

疾病预防与健康促进

第八章

疾病及伤害的预防与控制

20世纪下半叶，随着社会的发展、经济的繁荣、文化水平的提高，人们生活日益改善，卫生知识更加普及，使期望寿命增加，疾病谱发生了很大变化，出现了人口模式的变化和流行病学模式的变化。在WHO定义的三组疾病中，传染病、营养不良性疾病与孕产期疾病属于第一组，慢性非传染性疾病属于第二组，各种伤害则为第三组。在发达国家或是西方国家，疾病谱和死因谱已由以传染病为主转向以慢性非传染性疾病和伤害为主。而发展中国家的流行模式与发达国家有所不同，传染病、寄生虫病与自然疫源性疾病仍为疾病负担的主要部分或重要部分。一些先进的发展中国家，如中国，随着现阶段经济的迅速发展与人民生活、卫生水平的提高，传染病的发病、死亡率正在迅速下降，而慢性非传染性疾病上升很快，而且这种趋势将日益明显。因而，在世界范围内，加强传染病、慢性非传染性疾病和伤害的预防控制对减少社会经济负担，提高人民的健康水平具有重要意义。

第一节　传染性疾病的预防与控制

传染性疾病(infectious disease)是指由病原微生物感染机体后产生的，能够在人与人、动物与动物或动物与人之间传播的疾病。随着科技发展，医学进步，经过一个多世纪的努力，传染病防治已取得举世瞩目的成就。特别是近半个世纪以来，随着免疫接种计划的落实、卫生状况的改善和疾病控制的国际合作，一些常见传染病的发病率和死亡率在各个国家均有不同程度的下降。但尽管如此，传染病迄今仍然危害人类健康，尤其是第三世界国家，传染病仍是社区居民最常见的高发性疾病和居民主要死亡原因。

传统的传染病未能有效控制，新的传染病则不断出现。近30年来，世界上已发现30余种新发传染病，其中包括艾滋病、军团病、各种病毒性出血热、O139霍乱、大肠杆菌O157:H7出血性肠炎和疯牛病等。被称为“超级癌症”的艾滋病，其传播速度之快，死亡率之高，引起世界震惊。某些非洲国家艾滋病的流行几乎影响到民族的存亡。而21世纪亚洲有可能成为艾滋病流行最严重的地区，如不尽早采取措施，后果很难预料。

我国传染病预防和控制已取得巨大成就。建国之初基本消灭了霍乱，20世纪60年代初期又消灭了天花、人间鼠疫等，传染病基本得到控制；脊髓灰质炎已接近基本消灭的目标；麻疹、白喉、百日咳、破伤风等病的发病率明显下降。我国死因谱也由以传染病为主转向以心脑血管病、肿瘤和伤害为主。但是，传染病迄今仍然是我国严重的公共卫生问题之一，因此，传染病防治在相当长一段时间内仍是我国卫生防疫工作的重点。

一、传染病发生与传播的生物学基础

任何一种传染病的发生、发展和传播都是病原体和宿主、病原体和外环境相互联系、相互作用和相互斗争的结果。传染病由其特异的病原体所致,其反应特征在不同的宿主机体表现各异(感染谱),如隐性感染、显性感染和再激活感染。

(一)病原体

病原体(pathogen)指的是能够引起宿主致病的各类微生物,包括:细菌、病毒、立克次体、支原体、衣原体、螺旋体、真菌和寄生虫等。病原体侵入宿主机体后能否致病,取决于病原体的特征、数量及其侵入门户,其中病原体的特征对病原体的致病性及其表现方式具有重要意义。

(二)宿主

宿主(host)指在自然条件下被传染性病原体寄生的人或其他动物。宿主不仅能接受损害,也能抵御、中和外来侵入。当机体具有充分的免疫能力时,则病原体难以侵入,或难以在宿主体内生存、繁殖、导致感染和发病。

(三)传染过程及感染谱

传染过程是指病原体进入机体后,病原体与机体相互作用的过程,亦即传染发生、发展、直至结束的整个过程。宿主感染病原体后,可以呈现为程度不同的反应,从隐性感染直至致死性疾病,这种表现称为感染谱(spectrum of infection)。

1. **疾病的自然史** 广义地说,疾病的自然史包括疾病发生、发展的整个过程和由此所致的所有结果。传染病的自然史变化多端,各有特点。许多传染病以起病急为特征,有些甚至为重症、致死性传染病,如狂犬病等。而有些传染病的特点就是无症状或以隐性感染为主,且感染者可获得终身免疫,如风疹、麻疹等。

2. **隐性感染** 宿主感染了病原微生物后,可以呈现为隐性感染或显性感染。所谓隐性感染是指那些虽无症状,却能通过微生物培养、分子学检测或免疫学测定证实的感染。隐性感染易受临床医学忽视,但却具有重要的流行病学意义。无症状患者或临床隐性感染者比例往往可用来衡量病原体的致病力。隐性感染在许多传染病中相当常见,如大部分脊髓灰质炎病毒感染为隐性感染。隐性感染在传染病的播散上起了相当大的作用,针对隐性感染者的预防措施将有助于控制传染病的流行。美国对无症状的结核菌素试验阳性者实施预防性治疗,防止以后可能发生的活动性结核及由此所致的传播。

二、传染病的流行过程

传染病在人群中发生的流行过程,即病原体从已受感染者排出,经过一定的传播途径,侵入易感者机体而形成新的感染,并不断发生、发展的过程。流行过程的三个基本条件即流行过程三环节为:传染源、传播途径和易感人群。这三个环节相互依赖、相互联系,缺少其中任何一个环节,传染病的流行就不会发生。

(一)传染源

传染源(source of infection,reservior)是指体内有病原体生长、繁殖并且能排出病原体的人和动物。包括患者、病原携带者和受感染的动物。

1. **患者** 患者体内通常存在大量病原体,又具有利于病原体排出的临床症状如咳嗽、腹泻等,因此,患者是最重要的传染源。

患者作为传染源的意义在其病程的不同阶段有所不同，取决于各阶段排出的病原体数量和频度。

(1)潜伏期(incubation period)：自病原体侵入机体到最早临床症状出现这一段时间称为潜伏期。各种传染病均有相对固定的潜伏期，病原体在此期间增殖至引起宿主产生症状的阈值量。各传染病的潜伏期长短各异，其变化范围从几小时到数十年，受到病原体数量、毒力、侵入途径和机体状态的影响。

潜伏期的流行病学意义在于：可以根据潜伏期判断患者受感染时间，用于追踪传染源，查找传播途径。根据潜伏期确定接触者的留验、检疫和医学观察期限，一般为平均潜伏期加1～2天，危害严重者按该病的最长潜伏期予以留验和检疫。根据潜伏期确定免疫接种时间。根据潜伏期评价预防措施效果。一项预防措施实施后经过一个潜伏期，如果发病数明显下降，则可认为可能与措施有关。潜伏期长短还可影响疾病的流行特征。一般潜伏期短的疾病，一旦流行，常呈暴发，且疫情凶猛。

(2)临床症状期：出现疾病特异性症状和体征的时期。由于此阶段患者体内病原体数量多，临床症状又有利于病原体排出和传播，因此患者的传染性在临床症状期最强，严格的隔离措施有助于限制病原体的播散。

(3)恢复期：此时疾病的传染性逐步消失，有些传染病患者已不再作为传染源，如水痘；但也有些疾病如痢疾、伤寒等患者仍有恢复期排菌。

患者排出病原体的整个时期，称为传染期(communicable period)。传染期的流行病学意义在于它是决定传染病患者隔离期限的重要依据。同时，传染期的长短也可影响疾病的流行特征，如传染期短的疾病，继发病例常成簇出现，传染期长的疾病，继发病例陆续出现，持续时间可能较长。

尽管有临床症状的患者是重要的传染源，但轻型或非典型患者的传染性因其未能受到管理、活动和排出病原体范围广泛而不容忽视。

2. 病原携带者(carrier)　病原携带者是指没有任何临床症状而携带病原体者。带菌者、带毒者和带虫者统称为病原携带者。病原携带者按其携带状态和临床分期的关系，分为三类：

(1)潜伏期病原携带者：即在潜伏期内携带病原体者。可在潜伏期内携带病原体的疾病较少，如：霍乱、痢疾等。这类携带者多数在潜伏期末排出病原体。

(2)恢复期病原携带者：指临床症状消失后继续排出病原体者。相关的疾病包括痢疾、伤寒、白喉、流行性脑脊髓膜炎等。一般恢复期病原携带状态持续时间较短，凡临床症状消失后病原携带时间在三个月以内者，称为暂时性病原携带者；超过三个月者，称为慢性病原携带者。少数人甚至可携带终生。慢性病原携带者因其携带病原时间长，具有重要的流行病学意义。

(3)健康病原携带者：指整个感染过程中均无明显临床症状与体征而排出病原体者，如白喉、脊髓灰质炎等。

病原携带者作为传染源的意义取决于其排出的病原体量、携带病原体的时间长短、携带者的职业、社会活动范围、个人卫生习惯、环境卫生条件及防疫措施等。在饮食服务行业、供水企业、托幼机构等单位工作的病原携带者对人群的威胁非常严重。

3. 受感染的动物　人类的某些传染病是由动物传播所致。这些疾病的病原体在自然界中的动物间传播，在一定条件下可以传给人，所致疾病称为自然疫源性疾病。如鼠疫、森林脑炎等。也有些疾病是在动物和人之间传播的，并由共同的病原体引起，称为人畜共患疾病(zoonosis)，如血吸虫病、狂犬病等。

动物作为传染源的意义主要取决于人与受感染的动物接触的机会和密切程度，动物传染源的种类和密度，以及环境中是否有适宜该疾病传播的条件等。

(二) 传播途径

传播途径(route of transmission)指病原体从传染源排出后，侵入新的易感宿主前，在外环境中所经历的全部过程。传染病可通过一种或多种途径传播。

1. **经空气传播**(air-borne infection) 其传播方式包括经飞沫、飞沫核和尘埃。

经空气传播的传染病流行特征为：传播广泛，传播途径易实现，发病率高；冬春季高发；少年儿童多见；在未免疫预防人群周期性升高；受居住条件和人口密度的影响。

2. **经水或食物传播** 经水或食物传播的传染病包括许多肠道传染病和某些寄生虫病，个别呼吸道传染病也可通过食物传播。

(1)经水传播(water-borne infection)：传染病经水传播的方式包括饮用水污染与疫水接触。水源水被污染的情况可由自来水管网破损污水渗入所致，也可因粪便、污物或地面污物污染水源所致，生物恐怖主义对饮用水源的故意污染同样值得警惕。

经饮水传播的疾病常呈暴发流行。其流行特征为：病例分布与供水范围一致，有饮用同一水源史；在水源经常受到污染处病例终年不断；除哺乳婴儿外，发病无年龄、性别、职业差别；停用污染水源或采取消毒、净化措施后，暴发或流行即可平息。

经疫水发生的传播通常是由于人们接触疫水时，病原体经过皮肤、黏膜侵入机体。如血吸虫病、钩端螺旋体病等。其流行特征为：患者有疫水接触史；发病有季节性、职业性和地区性；大量易感者进入疫区接触疫水时可致暴发或流行；加强疫水处理和个人防护，可控制病例发生。

(2)经食物传播(food-borne infection)：当食物本身含有病原体或受到病原体的污染时，可引起传染病的传播。受感染的动物食物，如未经煮熟或消毒即食用便可引起感染。

经食物传播的传染病的流行病学特征主要有：患者有进食某一食物史，不食者不发病；一次大量污染可致暴发；停止供应污染食物后，暴发可平息。

3. **经接触传播**(contact infection)

(1)直接接触传播(direct contact transmission)：是指在没有外界因素参与下，传染源直接与易感者接触的一种传播途径，如性病，狂犬病等。

(2)间接接触传播(indirect contact transmission)：是指易感者接触了被传染源的排出物或分泌物污染的日常生活用品所造成的传播。

4. **经媒介节肢动物传播**(arthropod/vector-borne infection) 其传播方式包括机械携带和生物性(吸血)传播。

吸血节肢动物通过叮咬血液中带有病原体的感染者，再感染易感者。病原体在节肢动物体内发育、繁殖，经过一段时间的增殖或完成其生活周期中的某阶段后，节肢动物才具有传染性。这段时间称为外潜伏期。

经节肢动物传播的传染病的流行特征包括：地区性分布特点；明显的职业性；一定的季节性；青壮年发病较多。

5. **经土壤传播**(soil-borne infection) 有些传染病可通过被污染的土壤传播。一些能形成芽胞的病原体(如炭疽、破伤风)等污染土壤后可保持传染性达数十年之久。有些寄生虫卵从宿主排出后，需在土壤中发育一段时间，才具有感然新易感者的能力。

经土壤传播的传染病往往与病原体在土壤中的存活时间、个体与土壤接触的机会和个人卫生条件有关。如赤脚下地劳动与钩虫病，皮肤破损与破伤风等。

6. **医源性传播**(iatrogenic infection)　指在医疗、预防工作中，由于未能严格执行规章制度和操作规程，而人为地造成某些传染病的传播。如医疗器械消毒不严，药品或生物制剂被污染，患者在输血时感染艾滋病、丙型肝炎等。我国也曾报导过血友患者因使用进口第Ⅷ因子而感染 HIV 的事例。

7. **围产期传播**(perinatal infection)　在围产期病原体通过母体传给子代，其传播也被称为垂直传播或母婴传播。围产期传播的主要方式包括：经胎盘传播、上行性感染、分娩时传播。

8. **多途径传播**　许多传染病可通过一种以上途径传播，以哪一种途径传播取决于病原体所处环境的流行病学特征和病原体自身的流行病学特征。

(三) 人群易感性

人群作为一个整体对传染病的易感程度称为人群易感性(herd susceptibility)。人群易感性的高低取决于该人群中易感个体所占的比例。与之相对应的是群体免疫力(herd immunity)，即人群对于传染病的侵入和传播的抵抗力，可以从群体中有免疫力的人口占全人口的比例来反映。

1. 影响人群易感性升高的主要因素

(1)新生儿增加：出生后 6 个月以上的婴儿，其源自母体的抗体逐渐消失，而获得性免疫尚未形成，缺乏特异性免疫，因此对许多传染病易感。

(2)易感人口迁入：流行区的居民因隐性或显性感染而获得免疫力。但一旦大量缺乏相应免疫力的非流行区居民进入，则会使流行区人群的易感性增高。

(3)免疫人口免疫力自然消退：当人群的病后免疫或人工免疫水平随时间逐渐消退时，人群的易感性升高。

(4)免疫人口死亡：免疫人口的死亡可相对地使人群易感性增高。

2. 影响人群易感性降低的主要因素

(1)计划免疫：预防接种可提高人群对传染病的特异性免疫力，是降低人群易感性的重要措施。预防接种必须按程序规范实施。

(2)传染病流行：一次传染病流行后，总有相当部分人因发病或隐性感染而获得免疫，这种免疫力可以是持续较短时间，也可以是终身免疫，因病种而定。

(四) 疫源地

传染源及其排出的病原体向四周播散所能波及的范围称为疫源地，即可能发生新病例或新感染的范围。一般将范围较小的或单个传染源所构成的疫源地称为疫点，较大范围的疫源地或若干疫源地连成片时称为疫区。如一个或几个村、居委或街道。

1. **形成疫源地的条件**　形成疫源地的条件包括两方面：传染源的存在和病原体能够继续传播。疫源地范围大小因病而异，取决于传染源的活动范围、传播途径特点和周围人群的免疫状况。当传染源活动范围较大、传播距离较远(如生物媒介传播、水型传播)或周围易感者比例较高时，疫源地的范围相应较大。

2. **疫源地消灭的条件**　疫源地消灭必须具备下述条件：传染源已被移走(住院或死亡)或不再排出病原体(治愈)；通过各种措施消灭了传染源排于外环境的病原体；所有易感接触

者，经过该病最长潜伏期未出现新病例或证明未受感染。

三、传染病流行的影响因素

传染病的流行依赖于传染源、传播途径和易感者三个环节的连接和延续，任何一个环节的变化都可能影响传染病的流行和消长。这三个环节的连接往往受到自然因素和社会因素的影响和制约。20世纪80年代后期人类部分传染病之所以能死灰复燃，再度肆虐人类，是诸多自然因素和社会因素的共同作用所致。

（一）自然因素

气候、地理因素是影响传染病流行过程的最主要的自然因素。

（二）社会因素

社会因素包括人类的一切活动，如人们的卫生习惯、卫生条件、医疗卫生状况、生活条件、居住环境、人口流动、风俗习惯、宗教信仰、社会动荡等。近年来新发、再发传染病的流行，很大程度上受到了社会因素的影响。

1. 抗生素和杀虫剂的滥用使病原体和传播媒介耐药性日益增强。

2. 城市化和人口剧增使人类传染病有增无减。

3. 战争、动乱、难民潮和饥荒促进了传染病的传播和蔓延。如前苏联的解体和东欧的动荡局势使这一地区20世纪90年代白喉严重流行。

4. 全球旅游业的急剧发展，航运速度的不断增快也有助于传染病的全球性蔓延。

5. 环境污染和环境破坏造成生态环境的恶化，森林砍伐改变了媒介昆虫和动物宿主的栖息习性，所有种种均可能导致传染病的蔓延和传播。

四、传染病的预防和控制策略

（一）预防为主

预防为主是我国的基本卫生工作方针。多年来，我国的传染病预防策略可概括为：以预防为主，群策群力，因地制宜，发展三级保健网，采取综合性防治措施。传染病的预防就是要在疫情尚未出现前，针对可能暴露于病原体并发生传染病的易感人群采取措施。

1. **加强健康教育** 健康教育可通过改变人们的不良卫生习惯和行为切断传染病的传播途径。

2. **加强人群免疫** 免疫预防是控制具有有效疫苗免疫的传染病发生的重要策略。全球消灭天花、脊髓灰质炎基础是开展全面、有效的人群免疫。

3. **改善卫生条件** 保护水源、提供安全的饮用水，改善居民的居住水平，加强粪便管理和无害化处理，加强食品卫生监督和管理等，都有助于从根本上杜绝传染病的发生和传播。

（二）加强传染病监测

传染病监测是疾病监测的一种，其监测内容包括传染病发病、死亡；病原体型别、特性；媒介昆虫和动物宿主种类、分布和病原体携带状况；人群免疫水平及人口资料等。必要时还开展对流行因素和流行规律的研究，并评价防疫措施效果。

我国的传染病监测包括常规报告和哨点监测。常规报告覆盖了甲、乙、丙三类共38种法定报告传染病（包括人感染高致病性禽流感、传染性非典型肺炎、手足口病）。国家还在全国各地设立了上百个艾滋病监测哨点。

(三) 传染病的全球化控制

传染病的全球化流行趋势日益体现了传染病的全球化控制策略的重要性。

五、传染病的预防和控制措施

传染病的预防措施包括传染病报告和针对传染源、传播途径和易感人群的多种预防措施。

(一) 传染病报告

传染病报告是传染病监测的手段之一，也是控制和消除传染病的重要措施。

1. **报告病种类别**　根据我国2004年8月28日修订通过的《传染病防治法》以及随后的卫生部有关规定法定报告传染病分为甲、乙、丙三类共38种。

2. **责任疫情报告人及报告时限**　根据卫生部2006年8月22日修订的《突发公共卫生事件与传染病疫情监测信息报告管理办法》

各级各类医疗机构、疾病预防控制机构、采供血机构均为责任报告单位；其担任职务的人员和乡村医生、个体开业医生均为责任疫情报告人。

责任报告单位和责任疫情报告人发现甲类传染病和乙类传染病中的肺炭疽、传染性非典型肺炎、脊髓灰质炎、人感染高致病性禽流感患者或疑似患者时，或发现其他传染病或不明原因疾病暴发时，应于2小时内将传染病报告卡通过网络报告；未实行网络直报时责任报告单位应于2小时内以最快的通讯方式(电话、传真)向当地县级疾病预防控制机构报告，并于2小时内寄送出传染病报告卡。

对其他乙、丙类传染病患者、疑似患者和规定报告的传染病病原携带者在诊断后，实行网络直报的责任报告单位应于24小时内进行网络报告；未实行网络直报的责任报告单位应于24小时内寄送出传染病报告卡。

县级疾病预防控制机构收到无网络直报条件责任报告单位报送的传染病报告卡后，应于2小时内通过网络进行直报。

(二) 针对传染源的措施

1. **患者**　应做到早发现、早诊断、早报告、早隔离、早治疗。患者一经诊断为传染病或可疑传染病，就应按传染病防治法规定实行分级管理。只有尽快管理传染源，才能防止传染病在人群中的传播蔓延。

2. **病原携带者**　对病原携带者应做好登记、管理和随访至其病原体检查2～3次阴性后。在饮食、托幼和服务行业工作的病原携带者须暂时离开工作岗位，艾滋病、乙型和丙型病毒性肝炎、疟疾病原携带者严禁做献血员。

3. **接触者**　凡与传染源有过接触并有受感染可能者都应接受检疫。检疫期为最后接触日至该病的最长潜伏期。

留验：即隔离观察。甲类传染病接触者应留验，即在指定场所进行观察，限制活动范围，实施诊察、检验和治疗。

医学观察：乙类和丙类传染病接触者可正常工作、学习，但需接受体检、测量体温、病原学检查和必要的卫生处理等医学观察。

4. **动物传染源**　对危害大且经济价值不大的动物传染源应予彻底消灭。对危害大的病畜或野生动物应予捕杀、焚烧或深埋。对危害不大且有经济价值的病畜可予以隔离治疗。此外还要做好家畜和宠物的预防接种和检疫。

（三）针对传播途径的措施

对传染源污染的环境，必须采取有效的措施，去除和杀灭病原体。肠道传染病通过粪便等污染环境，因此应加强被污染物品和周围环境的消毒；呼吸道传染病通过痰和呼出的空气污染环境，通风和空气消毒至关重要；艾滋病可通过注射器和性活动传播，因此应大力推荐使用安全套，杜绝吸毒和共用注射器；而杀虫是防止虫媒传染病传播的有效措施。

消毒(disinfection)是用化学、物理、生物的方法杀灭或消除环境中致病性微生物的一种措施，包括预防性消毒和疫源地消毒两大类。

1. 预防性消毒 对可能受到病原微生物污染的场所和物品施行消毒。如乳制品消毒、饮水消毒等。

2. 疫源地消毒 对现有或曾经有传染源存在的场所进行消毒。其目的是消灭传染源排出的致病性微生物。疫源地消毒分为随时消毒和终末消毒。

随时消毒(current disinfection)是当传染源还存在于疫源地时所进行的消毒；终末消毒(terminal disinfection)是当传染源痊愈、死亡或离开后所作的一次性彻底消毒，从而完全清楚传染源所播散、留下的病原微生物。

（四）针对易感者的措施

1. 免疫预防 传染病的免疫预防包括主动免疫和被动免疫。其中计划免疫是预防传染病流行的重要措施。

2. 药物预防 药物预防也可以作为一种应急措施来预防传染病的传播。但药物预防作用时间短、效果不巩固，易产生耐药性，因此其应用具有较大的局限性。

3. 个人防护 接触传染病的医务人员和实验室工作人员应严格遵守操作规程，配置和使用必要的个人防护用品。有可能暴露于传染病生物传播媒介的个人需穿戴防护用品如口罩、手套、护腿、鞋套等。疟疾流行区可使用个人防护蚊帐。性生活应使用安全套。

（五）传染病暴发、流行的紧急措施

根据传染病防治法规定，在有传染病暴发、流行时，当地政府需立即组织力量防治，报经上一级政府决定后，可采取下列紧急措施。

1. 限制或停止集市、集会、影剧院演出或者其他人群聚集活动。
2. 停工、停业、停课。
3. 临时征用房屋、交通工具。
4. 封闭被传染病病原体污染的公共饮用水源。

第二节 慢性非传染性疾病的预防与控制

慢性非传染性疾病（简称慢性病，non-communicable chronic disease，NCD）是一组潜伏期长、一旦发病不能自愈，且很难治愈的非传染性疾病。从广义上讲，慢性病指由于长期紧张疲劳、不良的生活习惯、有害的饮食习惯、环境污染物的暴露、忽视自我保健和心理应变平衡逐渐积累而发生的疾病。随着我国疾病谱和死亡谱的变化、人口老龄化、生活行为方式的改变，慢性非传染性疾病迅速上升，已成为我国主要的公共卫生问题。慢性非传染性疾病具有以下特点：多为常见病，多发病；发病隐匿，潜伏期长；多种因素共同致病，一果多因，个人生活方式对发病有重要影响；一因多果，相互联系，一体多病；增长速度加快，发病呈年轻化趋势。目前，对健康有重要影响的慢性非传染性疾病主要有以下几种类型：①心脑血管疾

病，包括高血压、血脂异常、心脏病和脑血管病等；②肿瘤疾病，包括肺癌、肝癌、胃癌、食管癌、结肠癌、宫颈癌等；③代谢性疾病，包括糖尿病、肥胖等；④精神疾病，包括精神分裂症、神经症、老年痴呆等；⑤口腔疾病，包括龋齿、牙周炎等。

一、慢性非传染性疾病的流行现状和趋势

在世界范围内，慢性非传染性疾病越来越多地影响发达国家和发展中国家人民的健康，成为死亡和致残的主要原因。据 WHO 资料显示，2005 年慢性非传染性疾病造成的死亡人数大约为 3500 万，约占全球死亡的 60％。慢性病负担约占全球疾病负担的 50％。到 2020 年，慢性病死亡率预计将占总死亡率的 73％，占疾病负担的 60％。

在我国，慢性非传染性疾病有以下特点：

1. 发病率和死亡率居高不下 卫生部公布 2005 年恶性肿瘤和呼吸系统疾病分别为我国城市和农村居民的第 1 位死因，脑血管病为第 2 位死因。我国慢性非传染性疾病的流行出现快速增长趋势，增长幅度农村高于城市的显著特点。

2. 危险因素流行日益严重 我国人群超重和肥胖患病率快速上升。2002 年，全国有近 3 亿人超重和肥胖，其中 18 岁以上成人超重率为 22.8％，肥胖率为 7.1％。血脂异常患者增多。血脂异常是心脑血管疾病的重要危险因素，2002 年中国居民营养与健康状况调查首次获得了有代表性的我国人群血脂资料。我国成人血脂异常患病人数 1.6 亿，总患病率为 18.6％，其中高胆固醇血症、高甘油三酯血症及低密度脂蛋白胆固醇血症的患病率分别为 2.9％、11.9％和 7.4％。膳食不合理、身体活动不足及吸烟是造成慢性病的三大行为危险因素。在我国经济迅速发展，食物供应不断丰富的 20 年中，人们偏离“平衡膳食”的食物消费行为亦日益突出：肉类和油脂消费的增加导致膳食脂肪供能比的快速上升，以及谷类食物消费的明显下降，食盐摄入居高不下。同时随着我国工业化进程的加快和生活方式的改变，我国居民身体活动不足的问题日益突出。

3. 疾病负担不堪重负 慢性非传染性疾病通常为终身性疾病，病痛、伤残和昂贵的医疗费用不仅严重影响患者的生活质量，而且带来不堪重负的社会和经济负担。据科学推算，2003 年我国仅用于缺血性脑卒中一项的直接住院负担即达 107.53 亿元，脑卒中的总费用负担为 198.87 亿元，占国家医疗总费用的 3.79％，占国家卫生总费用的 3.02％。

二、慢性非传染性疾病的防制策略和措施

慢性病发病率和死亡率的迅速上升，必然导致巨额的医疗负担，给国家和个人带来巨大的损失。尤其是慢性病的高发年龄主要在中年人群，这导致大量的劳动力损失，必须制定有效的慢性病防治策略来遏制慢性非传染性疾病的流行。慢性病的发生、发展有其漫长的过程，因而慢性病预防控制的策略和措施就应该从预防疾病，治疗疾病或减少并发症、缓解症状、提高生活质量等方面入手。

（一）防制策略

对慢性病的预防是三级预防，策略是一级预防为主，三级预防并重，针对不同目标人群采取有针对性的措施。

一级预防是针对一般人群开展危险因素的预防，目的是通过降低与疾病发生有关的危险因素，改变疾病的发生率，二级预防针对高危人群进行慢性病的早发现、早诊断、早治疗，目的是控制病情，预防并发症的发生，降低疾病带来的严重后果，三级预防针对患者，目的是

开展规范化的治疗和疾病管理，预防、延缓并发症的出现，防止伤残，提高生活质量。慢性病防治在一级预防的同时，要强调二、三级预防，进行规范化的治疗和疾病管理。采取全人群策略以降低人群的危险因素水平，采取高危人群策略以延缓或早期发现疾病，促进病情逆转并争取较好的预后，提高患者生命质量。

（二）预防措施

对慢性病的预防措施是实现三级预防的具体途径。在实施慢性病预防措施时要遵循以下原则：

1. 贯彻预防为主的方针，综合防治　积极开展以社区为基础的慢性病社区综合防治，探索慢性病防治与社区卫生服务结合的机制，明确慢性非传染性疾病在社区卫生服务中的工作内容、形式和考核标准。以社区医生为工作主体，在上级医疗、预防保健、健康教育机构的指导下开展工作。通过减少行为危险因素可以有效地减少相关疾病的发病率，提高人民的健康水平，而且多种疾病有着共同的危险因素，如体力活动不足、膳食不平衡、吸烟饮酒等，针对共同危险因素的干预活动可以同时预防多种疾病。

2. 以健康促进为重要手段　健康促进不仅针对一级预防，还应该成为各级预防的重要手段。

三、慢性病相关信息的收集和利用

（一）慢性病监测

慢性病监测是长期地、连续地收集、核对、分析慢性病的动态分布和影响因素的资料，并将信息及时上报和反馈，以便采取干预措施。慢性病监测的主要目的就是了解人群中慢性病相关的主要行为危险因素流行情况，主要慢性病的患病情况和死亡情况，以降低人群慢性病的发病率和死亡率，因此在慢性病监测过程中，应该围绕慢性病相关危险因素流行状况、患病情况以及死亡情况等开展监测工作。

具体目的有：

1. 描述慢性病的分布特征和发展趋势

（1）了解主要慢性病的流行状况，确定防治重点。由于慢性病是一个比较笼统的概念，其所包括的疾病非常多，不可能对所有慢性病开展防治工作，因此需要掌握危害重、流行程度高的慢性病的发病和死亡流行状况。监测的数据按照不同的地区、时间以及人群特征加以分析，其中人群特征分析应了解主要慢性病的发病和死亡人群的年龄、性别、职业、民族、宗教、婚姻以及流动人口的特征，并长期趋势研究。同时，慢性病流行的区域影响因素应考虑不同的地理环境、气候条件、人群习惯和社会文化背景等的信息。监测的数据越全面，提供的信息越科学。

（2）发现异常情况，查明原因并采取干预措施。在监测过程中，如果发现疾病分布有异常变化，就应该引起重视，并应组织开展流行病学调查，查找产生变化的原因。这些监测中的变化情况和调查结果都应该反馈给相关的决策部门，以便采取必要的预防控制措施，来控制和减轻异常情况的流行程度。

2. 为慢性病防治的效果评价提供依据　慢性病防治最根本的目的就是提高人群的健康水平。在通过制定防治对策后，采取综合干预措施，需要了解其防治效果。由于所监测的资料是连续和系统的，因此在评价干预措施和措施效果时，能够提供最直接和全面的资料。

（二）慢性病危险因素的监测

2002 年 WHO 报告中指出，要促进健康，必须降低危险因素。目前，已经有大量的流行病数据显示，一些为数不多的危险因素最终导致全球相当比例的疾病负担。WHO 分析认为，一些如高血压、饮酒、吸烟、不安全性行为、高胆固醇等主要危险因素，导致全球约 40% 的死亡和 1/3 左右的健康损失。对于我国来说，如果都能对这样的危险因素采取干预措施，可使我国人群的健康期望寿命延长 10 年左右。因此开展慢性病危险因素的监测，就是干预、观察人群与慢性病的发病或患病相关的危险因素的变化，从而为制定慢性病的行为危险因素干预策略和开展危险因素干预措施提供科学依据。

慢性病危险因素监测要求连续地收集相关的资料，了解一个动态的变化过程，而不只是一次简单的流行病学调查。通过了解人群中慢性病相关危险因素的变化趋势，为制定有效的干预措施和慢性病综合防治评估体系提供科学依据。因此慢性病危险因素监测可以定义为系统地、连续地监测人群中与慢性病相关的行为以及相关知识和态度的变化过程。

（三）发（患）病率监测

慢性病监测本质上是发病监测，但是慢性病的监测不同于传染病监测，传染病报告是国家法律规定的，任何一个医务工作人员发现这些疾病病例，都有义务和责任报告，而慢性病缺少这样的优势，加上慢性病诊断技术比较复杂，因此在诊断技术落后的地区有无必要开展慢性病的监测是值得考虑的问题。但是，应该说，人口相对稳定、医疗诊断技术有保证的地区、开展慢性病发监测还是有必要的。慢性病发（患）病监测主要目的就是通过监测，了解慢性病患病以及发病的人群、时间以及地区分布特征和变化趋势，为制定和评价干预策略和措施提供科学依据。

（四）健康档案

1. 健康档案的定义 居民健康档案是一种信息档案，是开展社区卫生服务的依据之一。健康档案可以简单地定义为：记录有关健康的资料系统化的文件，其重要性已广为医学界人士所认同，它在医学教育、科研、服务及司法工作等方面都占有相当重要的地位。居民健康档案通过周期性更新和社区卫生服务人员管理，在覆盖率达到一定程度的基础上，可以反映一个社区居民的健康状况，并通过危险因素调查和慢性病调查，可以代替疾病监测，形成长期、动态的综合健康监测。

2. 建立居民健康档案的重要意义以及现存健康档案的缺点 完整的健康档案具有以下几个方面的意义：①有助于促进社区卫生服务的规范化；②有助于提高社区卫生服务的质量；③有助于社区卫生资源的合理利用；④有助于社区卫生服务的管理效率。

目前，我国已经有很多社区建立了居民健康档案，对居民的健康状况进行监测，对重点慢性病的高危人群和患者的规范管理等等。但是尚缺乏健康档案建立的统一标准，现行的健康档案繁多，格式不一，大体包括门诊病历、住院病历、保健卡片等几个彼此孤立的部分，分析原因主要和现行的健康档案的以下几个特点有关：①以疾病为核心；②内容不完整，信息不连续；③档案内容、形式和信息收集缺乏标准；④不同的系统独立运行，重复采集信息，浪费资源；⑤信息采集和利用方式单一，建档积极性缺乏；⑥信息利用不充分。

四、慢性非传染性疾病的社区综合防治

慢性病社区综合防治是指充分利用社区的资源和有效可行的办法，在社区范围内开展慢性病防治和健康促进活动，由卫生部门协调有关部门向社区居民提供促进健康的环境和

对慢性病提供预防、治疗、康复和健康指导等一系列卫生保健活动的综合。

慢性病社区综合防治工作是以社区为基础，以健康促进和行为危险因素干预为主要手段和工作内容，以多种慢性病综合防治为目的，以提高防治效果和成本效益。

WHO慢性病防治策略的一个主要方法，是建议各国建立以社区为基础的慢性病防治试点项目，以此带动全国的慢性病防治工作。我国目前已建立了32个全国慢性病社区综合防治示范点，各地还分别建立了省级、市级慢性病社区综合防治示范试点。

慢性病社区综合防治工作没有统一、公认的模式，但是无论在什么类型的社区或针对不同的疾病或公共卫生问题，其实施的程序基本上是一致的。

1. **社区动员**　这是慢性病社区综合防治工作的最初阶段，但却是项目能否成功的关键环节。社区动员就是要在选定的社区内进行各阶层、各部门的宣传与动员。首先是要全社区都明确社区慢性病防治的目标与社区发展的关系；同时，在各阶段，各部门之间建立起对话机制与合作的伙伴关系，建立多学科的联盟；进而动员各种社区资源，建立有效的信息传递系统；最终形成慢性病社区综合防治的领导与执行机构，统筹、协调地开展本社区的工作。这一阶段的关键是社区领导层的支持，建立和加强部门间的合作，动员社区、家庭和个人的参与，充分发挥非政府组织的作用，动员专业人员的积极参与。

2. **社区诊断**　社区诊断就是运用社会调查和流行病学调查的方法，收集并分析社区的人口学特征，疾病、死亡情况和影响健康的有关环境、政策等情况，这些数据可以是定量数据，也可以是定性数据。通过对这些数据的整理与分析，来确定本社区所存在的主要公共卫生学问题、疾病与死亡情况及其影响因素，从而为慢性病社区综合防治提供需要解决的主要问题和科学依据。这一阶段的关键是收集真实的数据，选择合理的分析方法并得出可靠的社区诊断结论。

3. **综合防治规划的制定**　慢性病社区综合防治领导小组或工作小组将根据社区诊断的结果，确定社区慢性病综合防治的目标、策略与措施。目标制定主要应依据慢性病对人群健康威胁的严重程度，有无明确有效的干预手段和经费投入的多少加以考虑，同时，还可以把目标分解成远期目标、中期目标和近期目标。明确健康促进策略，措施则要求根据不同社区所确定的主要疾病及其危险因素，选择有明确健康效益、投入少、群众易于接受的干预措施。这一阶段的关键是确立防治目标、策略与措施时，要有社区不同阶层、不同部门代表的参与，并根据实际情况制定出科学、合理的时间进度和工作计划。

4. **公共卫生监测系统的建立**　公共卫生监测就是通过长期系统地收集有关资料，有序地汇总和管理资料，分析、解释并评价这些资料，使得公共卫生政策的制定在不断地修改与完善。慢性病公共卫生监测是对本社区主要的慢性病及其影响因素进行系统地监测，对社区控制的重点疾病、目标人群和干预措施及其效果作出科学的评价。这一阶段的关键是监测支持人们行为改变的政策、媒介导向和支持措施等社会环境因素的变化；针对慢性病的主要危险因素在人群中进行行为危险因素及有关知识态度的监测及社区主要慢性病发生和死亡水平的变化情况。

5. **社区综合干预**　WHO认为慢性病的发生与不健康的生活方式和环境因素密切相关。而这些相关因素是可以采取一定措施进行干预的，因此社区干预是预防和控制慢性病的最佳手段。根据社区诊断的结果和综合防治规划的要求，在社区内针对不同的目标人群，有计划、有组织地实行一系列健康促进活动，以创造有利于健康的环境，改变人们的生活方式与行为、促进人群的健康，如开展疾病管理，这个过程就是社区综合十预，社区综合干预要确定合适的干预类型，选择可行性和可接受性都好的干预措施。同时，选择干预效益好的因素进行干预，即干预一个危险因素能预防多种疾病的因素。这一阶段的关键是明确干预措施的筛选原则，并保证干预措施的可行性和有效性。

6. **社区综合干预的评价** 及时有效地评价工作是慢性病社区综合防治工作的重要组成部分。评价工作贯穿于项目进行的全过程，主要包括三方面内容，即对项目规划、设计的适宜性评价（慢性病社区综合防治规划的可行性评价）；对项目实施过程的工作评价（慢性病社区综合防治工作进展的监测与评价及干预措施及其效果的评价）；慢性病社区综合防治近、远期效果的评价。这一阶段的关键是客观地观察与测量评价的内容，同时选择科学、客观的标准对评估结果作出评判。

7. **项目管理** 项目管理主要包括组织管理、项目技术培训与管理的督导、质量控制，以及项目考核、评价与总结三部分。这一工作的关键是组织落实、项目方案落实和项目执行效果。

五、针对不同危险因素的干预

（一）慢性非传染性疾病危险因素的定义和特点

目前，病因学的发展已使人们接受了以下观点，即那些使人群发病升高的因素，就可以认为是病因，其中某个或多个因素不存在时，人群疾病频率就会下降。病因在流行病学中一般被称为疾病的危险因素，其含义就是使疾病发生的概率即危险性升高的因素。

慢性病不同于一般的传染性疾病，它受多种因素的长期影响所致，多病因、多基因、多阶段、潜伏期长，其致病因素已不再是单纯的生物病原，还包括个人行为、生活方式、社会环境因素等。传统的生物医学模式不能很好地解释这些疾病的发生和发展，要用生物-心理-社会医学模式来探讨慢性病的危险因素。从这个角度去理解，慢性病的危险因素包括生活方式和行为习惯、生物遗传因素、生态环境因素、卫生保健等许多方面。例如不合理膳食，脂肪摄入过多，蔬菜水果摄入不足；长期吸烟、酗酒；久坐的生活方式，体力活动不足；超重和肥胖；高血压、高血脂；家族遗传史；精神紧张，心理适应不良；环境污染与职业危险等。

慢性病的发生与流行往往是多个危险因素综合作用的结果。而多个危险因素的作用，常常不是单个因素作用的简单相加，往往是“一因多果，一果多因，多因多果，互为因果”。大量研究表明，很多慢性病具有共同的危险因素，有时相互伴发。冠心病、脑卒中、肿瘤、糖尿病及慢性呼吸系统疾病等常见慢性病都与吸烟、饮酒、不健康饮食、静坐生活方式等几种共同的危险因素有关。

（二）危险因素的干预策略和措施

为了进行有效的干预，干预策略和措施要有针对性，对于不同的危险因素要采取不同的干预策略和措施，要充分应用健康促进的理论和方法，从健康教育、政策开发和创造支持性环境等方面入手，开展干预活动，以促使人们知识、态度、技能的提高和应用，减少危险因素，促进健康。

1. **健康教育** 开展健康教育可采用交流互动的培训方法，以提高一般人群了解慢性病防治的知识和技能，树立慢性病可以预防的观念。交流方法包括媒体支持，小组专题讨论会，印刷材料、视听教材和项目学习等，培训方法包括技能培训、竞赛、调查研式学习、小组讨论和示范等。

2. **促进政策的开发** 包括政策、法规、政府和当地组织（学校、服务组织、商业组织）制定的非正式规定。例如限制或禁止非健康行为的政策：公共场所禁止售烟，禁止向未成年人售烟，加大对酒后开车的惩罚力度，增加酒税。鼓励健康行为的政策：在公共场所，给工作人员提供锻炼机会，鼓励他们参加锻炼，不吸烟可以少交保证金；为满足上班族需求，延长门诊时间，延长社区娱乐设施使用时间等。

3. **创造健康的支持性环境** 改变物质、社会环境带来的变化，努力使环境得到改善。对健康的倡导：在公共场所设置更多的体育锻炼设施，商店提供低糖、低脂肪食品；抵制非健康活动、行为：公共场所不得出售香烟，不得向未成年人售烟；支持态度行为的改变：多使用安全带，少年不吸烟不饮酒等。

制定干预措施时，要考虑以下原则：强调综合防治；强调以社区为基础的干预；应用健康促进手段，强调社区参与；改变不良行为危险因素。

（三）针对慢性病的主要危险因素的干预措施

1. **控制吸烟** 主要措施包括：①部门间协作。成立专门的控烟管理机构，加强控烟工作统一领导，动员全社会共同参与，建立多方位、多渠道的控烟工作网络；②控烟立法和执法。制定公共场所和工作场所禁止吸烟的规定，维护不吸烟者的健康权益。限制烟草广告和促销活动，防止青少年接近烟草。披露烟草制品成分和释放物质，保护消费者知情权。规范烟盒包装和标签，提高公众对吸烟危害的认识；③经济措施。通过价格和税收政策，提高烟草价格，不仅可以促使吸烟者戒烟或者减少吸烟量，还能防止不吸烟的人，特别是青少年进入吸烟队列，减少烟草需求量；④加强健康教育，普及烟草危害。利用各种宣传媒体，结合世界无烟日，广泛宣传吸烟和被动吸烟对健康的危害，提醒与敦促儿童青少年远离烟草、吸烟者戒烟；⑤建立无烟社区、无烟单位、无烟医院、无烟学校，开展戒烟竞赛，营造有利于控烟的支持性环境；⑥提供戒烟服务。加强对医学生、医生等卫生工作者控烟技能的培训，增设戒烟门诊及热线等服务，开发和制定戒烟服务指南。

2. **限制饮酒** 主要措施包括：①立法限制允许购买及饮酒的法定年龄；②设立销售锐、禁止低价销售的经济策略，限定零售商的数量、每天销售量及商店位置；③立法禁止酒后开车，对驾驶员进行酒精浓度检测；④限制含酒精饮料的广告宣传及企业赞助活动；⑤降低酒精饮料中的酒精浓度的鼓励政策；⑥大众媒体教育，通过长期，反复使用简要的信息进行宣传来提醒与敦促人们尽量不要饮酒或遵守“低危饮酒标准”；⑦促使全社会的饮酒风气下降，培养无酒的文化氛围；⑧临床场所的酗酒干预策略及措施。

3. **平衡膳食** 主要干预措施包括：①制定国家膳食指导政策；②政府必须提供正确和平衡的信息；③国家食品和农业政策应保护和促进公众健康一致，促进开发、生产和销售形成健康饮食并与国家膳食建议一致的食品。

4. **加强体力活动** 主要干预措施包括：①制定促进身体活动的国家政策；②在整个生命历程中从事适量的身体活动；③健康教育；④提高运动技能；⑤社区活动；⑥增加运动场地和设施，提供方便、适宜的体育锻炼环境。

5. **关注心理健康** 主要干预措施包括：①保持心理卫生，应该注重心态平衡，提高处理社会各种心理危险因素的能力；②适应环境，改造环境。人生活在环境之中，必须适应不断改变的环境，同时还要能动地改造环境，在此过程中，正确地认识自身。认识自己的气质特性、知识结构以及潜在的能力，并对此有客观、正确的评价，并在认知过程中提高自己；③良好的人际关系有益于心理健康和事业成功。

第三节　伤害的预防与控制

一、伤害的概念及流行现状

伤害是由于运动、热量、化学、电或放射线的能量交换超过机体组织的耐受水平而造成的组织损伤和由于窒息而引起的缺氧，以及由此引起的心理损伤的统称。

伤害是全球各国面临的一个重要的公共卫生问题。据估计 2000 年全球有 500 万人死于伤害，占全球总死亡率的 9%。道路交通伤害是全球伤害死亡的首位死因。伤害占全球疾病负担的 12%，伤害的疾病负担，尤其是道路交通伤害、暴力、战争、自残或自杀所致伤害的疾病负担预计到 2020 年将有明显的增长。全球 90%以上的伤害死亡发生在中、低收入国家。东南亚及西太平洋地区位居全球伤害死亡总数的首位。

中国每年有 70 万～80 万人死于各种伤害，占死亡总数的 11%，居死因顺位的第 5 位。伤害的潜在寿命损失年数（YPLL）占全死因的 26%。2004 年中国城市居民损伤和中毒死亡率为 31.7/10 万，占死亡总数的 6.06%，农村为 52.59/10 万占死亡总数的 9.23%，均居死因顺位第 5 位。意外伤害是我国儿童的第 1 位死亡原因。我国伤害死亡原因的前三位分别是自杀、道路交通伤害、溺水。

二、伤害的原因及影响因素研究

1948 年 Gordon 应用流行病学框架来进行伤害病因研究，提出了伤害病因是多个因素相互作用的学说，包括宿主、动因和环境。

1. 致病因子　引起伤害的致病因子是能量，能量的异常交换或在短时间内暴露于大剂量的能量就会导致伤害的发生。通常容易引起伤害的能量有以下几种。

（1）动能：动能亦有人称之为机械能，这是伤害中最常见的病因。如汽车相撞所产生的能量传递，跌落所产生的能量传递等属此类。

（2）热能：各类烧伤均属于过度的热能暴露所致，而热能的过度缺乏则会导致冻伤。

（3）电能：是导致触电或电烧伤的重要原因。

（4）辐射能：大剂量的放射线暴露会产生烧伤。

（5）化学能：通过干扰机会的能量代谢，而造成伤害。

2. 宿主　宿主是伤害流行病学研究的主要对象，既要探讨哪些人容易发生伤害（肇事者），哪些人容易遭受伤害（罹伤者或罹难者），还要分析与其他有关的因素，如社会人口学特征、暴露机会和宿主的遗传、生理、心理和行为特征等。

（1）人口学特征：①性别：国内外有关伤害死亡率的报道和国内的伤害发生率调查结果均显示男性高于女性，男女生理上的差异是内在的固有的因素，更主要的因素是男女的暴露机会和暴露率不同。②年龄：伤害发生率和死亡率的年龄差异非常明显，是由于不同年龄段的人群在生理、心理上的差异，对各种伤害危险暴露不同，以及家庭和社会对青少年与老年人的照料等因素综合作用所造成。例如，儿童易发生溺水。青壮年易发生交通事故，老年人易发生跌落。③种族和地区：不同地区伤害死亡率的差异与当地社会、经济和政治背景有关，例如第一位伤害死亡原因，在美国和加拿大是道路伤害，而在其他美洲国家则是暴力，非洲和地中海地区是战争，中国则是自杀。

(2)心理行为特征:①饮酒:饮酒是影响司机判断力的重要原因,在车祸中,我国车祸原因的64%为驾驶员责任,而其中3%为饮酒过量。在美国,车祸司机中则有一半以上血中酒精含量超过规定含量。同时,由于酒后自控力及综合定向能力的下降,也容易造成意外跌落、烧伤等其他伤害。②安全带:驾驶员系安全带是有明文规定的,但许多驾驶员因感到不舒适,尤其是夏天,就不愿意系安全带。美国车祸中有13%的司机因未系安全带所致,在中国这个比例则更高。尤其是在新建的高速公路上行驶,很多司机未系安全带,从而使车祸伤害的危险性增高。③心理因素:心理因素是导致类伤害的重要原因。由于女性和老年人心理脆弱,容易产生自杀倾向。A型性格人群由于在生活中容易争强好胜,所以易发生车祸、溺水和坠落等伤害,有学者将此称为事故倾向。在德国,选择士兵时要经过心理测试,凡具有事故倾向的人均被排除在外。在我国,部分城市也已开始对司机进行心理素质测试。

3. 环境 自然生态环境和社会生态环境在伤害的发生以及伤害所造成的后果上非常重要,有时甚至起决定性作用。虽然人类还不能主宰自己的生态环境,但是随着科技进行和认识的提高,人类正在不断地对生态环境进行改良或抵御,例如对天灾的预测、预报和提高应对能力,对可能产生伤害的环境加以改造和消除隐患。一个国家或地区的政治环境、经济水平、社会氛围、文化教育、习俗风尚、法律制度和健康公平等对伤害的预防与控制都是至关重要的。许多伤害干预措施效果证实了环境因素在伤害防治上的主导作用,因为人类不但可以减少、限制甚至消除环境的致伤因子,还能够通过环境改造来影响和改变宿主的不良习惯和高危行为。

三、伤害的监测及监测系统

伤害监测(injury surveillance)是指长期不间断地收集不同人群的伤害的发生、死亡、伤残和经济损失等资料,其主要目的是阐明伤害类型-人群-时间分布的特点与趋势。我国伤害预防控制工作的开展起步较晚,伤害监测所需的基础性信息的收集工作就显得尤为重要。通过持续、系统地收集、分析、解释和发布伤害相关的信息,能够实现对伤害流行情况和疾病负担详细和全面的描述,从而为制定伤害干预措施,评价干预效果,制定伤害预防与控制策略,合理配置卫生资源提供可靠的依据。

伤害监测系统不同于伤害监测,它应具备将资料收集、分析和反馈同公共卫生项目连接起来的功能,即在国家统一领导下,分别在全国各省、市、区或县的医院、职业病防治部门、交通部门、公安部门、社区、保险业、学校、厂矿、中毒防治部门、医疗事故管理部门等多个部门中建立伤害监测点,在监测点内建立起综合收集各种来源资料的各类伤害基本数据的网络组织,以便可以进行长期连续的收集、计算机录入、分析、结果解释、反馈并对干预效果评价的系统(表8-1)。

表8-1 伤害信息数据源

数据类别	潜在数据源
死亡率	死亡证明,人口统计注册,来自太平间和验尸报告
发病率及与健康相关的自报	医院,门诊和治疗记录调查,核心团体、媒体
社区基础	人口统计学记录,当地的政府记录
法律实施基础	公安部门的记录,司法记录,监狱记录,犯罪实验室
经济、社区基础	机构或部门的记录,特殊研究
政策和立法基础	政府和立法机关的记录

这是一个技术协作的系统。通过应用不止一个来源的资料，可改善监测系统的总体用途；然而该监测系统的建立及实施费用很高，对收集及分析资料的专业人员来讲，难于直接分析和应用监测系统中所收集的资料，因为不同来源资料不尽相同，分析方法也不完全一致。

伤害监测系统的目的是：

1. 提供伤害的描述流行病学资料，同时提供病因分析的资料；
2. 随时间和地理分布的改变，伤害发生中呈暴发或聚集发生的趋势；
3. 提供干预成功的资料；
4. 确认伤害发生最危险的人群；
5. 对伤害发生严重的地区和今后趋于严重的地区进行预防活动的指导。

监测系统的工作是由收集、分析、解释、反馈以及利用等关键环节组成，监测信息应从不同渠道收集，通过相互比较和专业判断可发现资料的错误，提示其真实情况，如采用捕捉-标记-再捕捉方法，即通过两套不同来源的资料，对每一套资料中的个案进行相互核查，来估计报告的完整性。

由于伤害监测系统通常依靠基层卫生工作人员作为原始资料收集者，他们可能具有许多潜在局限性，如较难保持连续性，基层卫生工作人员收集资料的目的通常是为了完成任务；缺乏资料的完整性；有限的内容限制了进一步深入调查与验证流行病学的假设；资料偶尔不规范；缺乏与临床目的的关联性，因收集资料是为充分理解伤害发生的环境或伤寒严重程度。

监测系统一般只包括与疾病、伤害或病例相关资料，它们常常不提供未患疾病或未伤害的个体资料作为对照进行比较，这样就限制了研究者调查分析病因的能力。

目前大多数监测系统建立在基层卫生工作者人员报告的基础上，漏报和错误常会出现，因此需要作好质量控制工作，如伤害诊断标准，统计指标和登记、核对、报告方法统一，专人负责资料的收集、统计、分析、报告和反馈等。

四、伤害的预防策略及干预措施

伤害是一个重要的公共卫生问题，其预防的基本原理是伤害是可以预防的。伤害预防需要多部门多学科的合作。在发展中国家，伤害预防工作处于初期阶段，当务之急是应该消除对保障安全的障碍与阻力，使决策者和民众提高对伤害是可以预防和必须控制的认识。在伤害预防控制中，政府行为的作用是不言而喻的，伤害控制的策略、措施、方案、法规、条例都由政府来制定，部门的分工与协调由政府来统筹。

（一）预防策略

1. 三级预防策略

（1）一级预防：其目标是通过减少能量传递或暴露的机制来预防伤害的发生的事件。交通安全法律，游泳池周围的栅栏，有毒物质的安全盖，枪支的保险装置都属于一级预防措施。

（2）二级预防：其目的是当伤害发生时，减少伤害的发生及其严重程度。摩托车头盔、安全带、救生衣和防弹衣都是二级预防的范例。值得注意的是一些有效的二级预防措施并不能减少所有的伤害。例如，摩托车头盔对减少头部损伤非常有效，但对于身体其他部位损伤缺乏保护作用。安全带也无法限制四肢的活动以预防交通事故中割伤、擦伤、四肢骨折的发生。

(3)三级预防：旨在对受到伤害的患者或在某些情况下暴力实施者进行治疗和使之康复的过程中所做的努力。与伤害事故发生后的时期有关。

2. 人群干预策略

(1)一般干预：针对群体或一般人群不考虑个体危险(如一个学校所有学生或某些特定年龄的儿童的暴力预防课程；社区范围内的媒体活动；使用安全带的法律；禁止家庭进行酒后驾车的法律)。

(2)选择性干预：针对那些被认为有伤害或暴力高危险性的人。也就是说，有一个或多个危险因素(如对年轻或年老司机的驾驶培训；对低收入、单亲家庭进行养育培训)。

(3)特殊干预：针对那些已经表现出危险行为的人(如在酒精滥用者中抑制酒精消费和避免酒后驾车的干预；对家庭暴力实施者的处罚)。

(4)被动干预：旨在预防伤害而不要求个体采取任何行动(如在碰撞时自动展开的安全气囊)，是与人的行为无关的干预措施。

(5)主动干预：是那些包括个体行为在内的措施(如安全带要求每个人都要系上)。这样的干预需要人们的参与才能成功。

3. 伍德十大策略　根据 Handdon 模型，伤害预防主要是根据发生的不同阶段，针对致病因子、宿主和环境开展针对性的预防。在实际伤害发生时，往往几个因素和发生时间是交织在一起的。伍德十大策略如下：

(1)首先要防止危险因素的产生：如禁止生产有毒、致癌杀虫剂，宣布禁止进口或销售潜在性有害物质，亦可达到消除危险物形成的目的。

(2)减少已存在危险因素的总量：如为了预防车祸，限制车速；限制城市游泳池跳台的高度；限制武器使用范围，禁止私人藏武器；有毒物品应采用小包装，安全包装等。

(3)防止已经存在危险因素的释放；如在美国应用儿童安全药物容器盛放药物，防止儿童误食药引起中毒；浴盆不要太滑，以防跌倒。

(4)从起源改变危险因素的释放率和空间分布：可减少潜在性致伤能量至非致伤水平。如儿童勿穿易燃衣料缝制的睡衣，防止火灾灼伤；机动车司机及前排乘客应使用安全带及自动气囊，均属此类对策范围。

(5)将危险因素在时间和空间上与被保护者分开：如行人走人行道、戴安全帽、穿防护服、穿防护背心、戴拳击手套等。

(6)设置屏障把被保护者和危险分开：如用绝缘物把电缆与行人隔开。

(7)改变危险因素的基本性质：机动车车内突出的尖锐器件应改成钝角或软体，以防触及人体导致伤害；加固油箱防止撞车时油箱破裂，漏洞造成火灾。

(8)增强被保护者对伤害的抵抗力：人体对机械能量缺乏自然抵抗力，特别是血友病、骨质疏松症患者。但若反复暴露于机械能时，会使皮肤增厚、骨格肌肉耐力增强。甚至慢性暴露于缺氧状态，日久天长亦可逐渐适应高原缺氧环境。需要对影响伤害易感性的因素进行研究。以便在此基础上制定提高机体对伤害的抵抗力的预防措施。

(9)快速的探测或消除危险因素；如加强现代化通讯设施，让急救中心派车将受伤者运走，实施抢救措施，减少残疾率和死亡率。

(10)使伤害患者保持稳定，采取有效的治疗和康复措施：在伤害事件中往往由于急救中心缺乏设备、技术水平低下，工作人员责任心不强，而延误抢救时机，造成死亡。这些情况在农村基层，由于交通不便，条件不好更易发生。

（二）干预措施

许多干预策略的实施，可以被分为几个方面：教育及个体行为的转变、税收和其他经济刺激、立法、产品设计和环境改善。有些方面是重叠的，如产品设计的改变、行为改变和环境改变常常是由于立法所导致的，经济刺激也可能引起产品设计的改变。

1. **个人行为改变的教育** 促使人们行为改变的能力常常受到限制，例如在美国的一个社区中实施鼓励安全带使用的特殊教育项目，然而在该项目中广泛使用电视宣传广告对当地安全的使用率并没有产生作用。在强制使用安全带的立法和实施之前，尽管开展了广泛的提倡、促进活动，安全带的使用率仍只有12%～14%。虽然通过教育方式改变行为是困难的，但是教育活动的重要功能是使公众了解并改善他们对伤害的知识和态度，教育活动可以为其他干预措施获得更广泛的公众支持。

2. **税收及其他经济奖罚** 作为控制伤害的一种重要的手段，提出了对危险产品加税的建议，因为通常与伤害有关的有害产品的价格增加能减少它们的使用，如酒精饮料、烟草及危险设备等。价格增加及有害产品使用情况的效果受到价格弹性的影响，价格弹性是包括膨胀率的一个指标，常与收入及收入弹性效果的改变产生混淆。某些人群如青少年和年轻的成年人可能更易于受到价格弹性的影响，然而，对高度成瘾产品的需求弹性（如烟草）可能低于其他产品。成瘾但合法的物品加重税收，可能促使非法黑市的销售，在没有与周边管辖区的税收政策共同协调的情况下，也可促进边界地区的非法销售。

3. **立法与法规** 很多有效的干预措施包括鼓励或强制的安全行为的法律条文的颁布，也包括为确保贯彻执行而进行的适当强制，宣传教育有助于改善对新的法规的执行。关于汽车安全带或机动车头盔使用的法律条文，已在包括我国在内的一些国家制定和使用，在这些立法国家中，公众明显增加了汽车安全带或机动车头盔的使用率，对高速公路实施的限制在美国挽救了很多生命，也在发展中国家产生了较好的效果，至少目前在立法并实施的地区是可行的。

4. **产品设计** 很多国家的政府部门已认识到低劣的设计及不安全的消费产品所导致的伤害严重性，有些国家建立了专门的机构和组织，制定标准，监督消费产品的安全性，并建议政府应该改善产品质量或从市场上撤下不合格产品以保护公众。无论是对汽车、农用机械、农药、家用电器、儿童玩器或其他潜在的有害产品，它们的安全标准的发展都需要较高的代价。欧盟的实例是很有指导性的，在起草常见的安全标准时具有高标准的成员国一般拒绝在安全方面妥协，其结果是提高了安全标准低的国家的安全标准。

5. **环境改善** 很多高速公路设计的干预措施取决于对有害的环境特征的改善或消除，如道路网络远离大量行人、骑自行车者等措施使交通环境得到改善。其他实例包括通过建筑水源水周围的障碍物，预防儿童跌落水中而淹死，或通过提供横跨危险河流的小桥来预防儿童的溺水。成熟后落下的可可豆导致致命的头部伤害，可通过在远离居民区及村庄的地区种植可可豆植物来解决。在有些发达国家，针对产品安全性的法规对环境改变是很重要的刺激因素。

（陈 清 毛 琛 王喜文）

第九章

突发公共卫生事件的预防与控制

随着社会经济的发展，突发公共卫生事件(emergency public health events)正在逐步成为世界各国共同关注的热点问题。特别是近年来，发生了一系列重大突发公共卫生事件，如印度的鼠疫风暴、香港禽流感事件、美国炭疽恐怖、中国的SARS疫情以及流行多个国家的禽流感疫情等，人们日益认识到突发公共卫生事件对当今社会经济发展的重大影响。

为有效预防、及时控制和消除突发公共卫生事件的危害，迫切需要建立统一、高效、权威的突发公共卫生事件应急处理机制，完善相应的法律法规。2003年5月9日，我国制定并颁布了《突发公共卫生事件应急条例》(以下简称《条例》)。《条例》的实施标志着我国应对突发公共卫生事件管理走上了法制化轨道，也标志着我国处理突发公共卫生事件应急机制进一步完善。2004年8月28日，我国对《中华人民共和国传染病防治法》(以下简称《传染病防治法》)进行了修订，自2004年12月1日起施行。《条例》与《传染病防治法》为我国突发公共卫生事件的预防与控制提供了强有力的法律武器。

第一节　概　述

一、突发公共卫生事件的概念与特征

广义上，凡是突发事件中威胁或潜在威胁公共卫生时，从公共卫生角度来说，都可以看作是突发公共卫生事件。狭义上，只有当突发事件引发公共卫生问题时，这种突发事件才能称之为突发公共卫生事件。美国对公共卫生突发事件的定义是“一个疾病或一个卫生状况的发生或即将发生，这种疾病或卫生状况由生物恐怖主义、传染病、新致命传染因子或生物毒素造成，构成重大威胁，致重大人员死亡或永久、长期的伤残。这种疾病或卫生状况可能导致国家的灾难，也可能超出国家范围”。

我国《条例》中规定，突发公共卫生事件是指突然发生，造成或者可能造成社会公众健康严重损害的重大传染病疫情、群体性不明原因疾病、重大食物和职业中毒以及其他严重影响公众健康的事件。

重大传染病疫情，指发生《传染病防治法》规定的传染病或新的传染病暴发或流行严重的疫情，包括甲类传染病、乙类与丙类传染病暴发或多例死亡、罕见或已消灭的传染病、临床及病原学特点与原有疾病特征明显异常的疾病、新出现传染病的疑似病例等。

群体性不明原因的疾病，指在一定时间内，某个相对集中的区域内同时或者相继出现多

个临床表现基本相似患者，但又暂时不能明确诊断的疾病。

重大食物和职业中毒事件，指危害严重的急性食物中毒和职业中毒事件等。

突发公共卫生事件具备以下特征：

1. **突发性和意外性** 突发性和意外性指事件是突然、紧迫、非预期发生的。突发公共卫生事件的发生往往比较突然，较难预测，一般只能做一些模糊的预测，有的甚至不可预测。对于一个突发公共卫生事件，人们很难以最适合的方法进行准备。

2. **群体性或公共性** 突发性公共卫生事件是一种公共事件，往往同时波及多人甚至整个工作或生活的群体。如果所发生的突发公共卫生事件是传染病暴发，或引起突发公共卫生事件的原因或媒介具有一定普遍性(如食品、疫苗或药物)，还可能威胁其他地区甚至其他国家。

3. **严重性** 突发公共卫生事件发生后，轻者可在短时间内造成人群的发病和死亡，使公共卫生和医疗体系面临巨大的压力，致使医疗力量相对短缺、抢救物资相对不足等，甚至冲击医疗卫生体系本身、威胁医务人员自身健康、破坏医疗基础设施；重者可对经济、贸易、金融等产生严重影响，甚至引起一定程度的经济衰退以及对社会稳定和国家安全造成威胁。另一方面由于其发生突然，累及数众，损失巨大，往往引起舆论哗然，社会惊恐不安，危害相当严重。

4. **复杂性** 突发公共卫生事件种类繁多，原因复杂。例如引起传染病暴发的微生物多种多样，在我国2006年1月11日颁布的《人间传染的病原微生物名录》中，包括160种病毒类病原体、6种Prion类特殊病原体、155种(属)细菌、放线菌、衣原体、支原体、立克次体、螺旋体类病原体和59种(属)真菌类病原体。引起中毒事件的物质仅理化类，全球已登记的化学物种类超4000万种，对其毒性认识较深刻的仅数千种。另一方面，有的事件直接造成人体或财物损害，有的只是潜在的威胁、但可能持续较长时间。有的事件本身还可能是范围更大的突发事件的一部分。同类事件的表现形式千差万别，处理也难用同样的模式来框定，很难预测其蔓延范围、发展速度、趋势和结局。

5. **决策的紧迫性和时效性** 突发公共卫生事件事发突然、情况紧急、危害严重，如不能采取迅速的处置措施，事件的危害将进一步加剧，造成更大范围的影响。所以，要求在尽可能短的时间内作出决策，采取具有针对性的措施，以将事件的危害控制在最低程度。许多原因不明或特别严重的突发事件发生时，由于事发突然，对所发生的事件认识不清、准备不足，使应对和处理工作更为艰难和迫切。因此，突发公共卫生事件发生后，全力以赴救治患者，迅速调查事件原因，及时采取针对性的处置措施，控制事件的进一步扩大，就成为十分紧迫的任务。调查处理突发公共卫生事件的人员，必须争分夺秒，迅速、全面地开展工作，以求在最短时间内控制事件。

6. **处理的综合性和系统性** 由于突发性公共卫生事件发生突然，其现场抢救、控制和转运救治、原因调查和善后处理涉及多系统多部门，政策性强，必须在政府领导下综合协调处理，才能稳妥地解决问题。虽然突发性公共卫生事件发生突然，较难预测，但在一般情况下，只要坚持原则、依法办事、遵守操作规程和规章制度、工作认真负责则不会发生或极少发生。频繁发生则多与违法行为、违规违章操作和工作责任心不强有直接关系。

二、突发公共卫生事件的界定

在《国家突发公共卫生事件应急预案》中，根据突发公共卫生事件性质、危害程度、涉及范围，突发公共卫生事件划分为特别重大(Ⅰ级)、重大(Ⅱ级)、较大(Ⅲ级)和一般(Ⅳ级)四级。在《突发公共卫生事件分级内涵的释义(试行)》中，对不同等级的突发公共卫生事件分级情况给予了详细说明。

1. 特别重大突发公共卫生事件(Ⅰ级)

(1)肺鼠疫、肺炭疽在大、中城市发生并有扩散趋势,或肺鼠疫、肺炭疽疫情波及2个以上的省份,并有进一步扩散趋势。

(2)发生传染性非典型肺炎(SARS)、人感染高致病性禽流感病例,并有扩散趋势。

(3)涉及多个省份的群体性不明原因疾病,并有扩散趋势。

(4)发生新传染病或我国尚未发现的传染病发生或传入,并有扩散趋势,或发现我国已消灭的传染病重新流行。

(5)发生烈性病菌株、毒株、致病因子等丢失事件。

(6)周边以及与我国通航的国家和地区发生特大传染病疫情,并出现输入性病例,严重危及我国公共卫生安全的事件。

(7)国务院卫生行政部门认定的其他特别重大突发公共卫生事件。

2. 重大突发公共卫生事件(Ⅱ级)

(1)在一个县(市)行政区域内,一个平均潜伏期内(6天)发生5例以上肺鼠疫、肺炭疽病例;或者相关联的疫情波及2个以上的县(市)。

(2)发生SARS、人感染高致病性禽流感疑似病例。

(3)腺鼠疫发生流行,在一个市(地)行政区域内,一个平均潜伏期内多点连续发病20例以上,或流行范围波及2个以上市(地)。

(4)霍乱在一个市(地)行政区域内流行,1周内发病30例以上,或波及2个以上市(地),有扩散趋势。

(5)乙类、丙类传染病波及2个以上县(市),1周内发病水平超过前5年同期平均发病水平2倍以上。

(6)我国尚未发现的传染病发生或传入,尚未造成扩散。

(7)发生群体性不明原因疾病,扩散到县(市)以外的地区。

(8)发生重大医源性感染事件。同种同源的医源性感染(包括医院感染),发生5例以上病例或者直接造成3人以上死亡。

(9)预防接种或群体预防性服药出现人员死亡。

(10)一次食物中毒人数超过100人并出现死亡病例,或出现10例以上死亡病例。

(11)一次发生急性职业中毒50人以上,或死亡5人以上。

(12)境内外隐匿运输、邮寄烈性生物病原体、生物毒素造成我境内人员感染或死亡的。

(13)省级以上人民政府卫生行政部门认定的其他重大突发公共卫生事件。

3. 较大突发公共卫生事件(Ⅲ级)

(1)发生肺鼠疫、肺炭疽病例,一个平均潜伏期内病例数未超过5例,流行范围在一个县(市)行政区域以内。

(2)腺鼠疫发生流行,在一个县(市)行政区域内,一个平均潜伏期内连续发病10例以上,或波及2个以上县(市)。

(3)霍乱在一个县(市)行政区域内发生,1周内发病10～29例,或波及2个以上县(市),或市(地)级以上城市的市区首次发生。

(4)一周内在一个县(市)行政区域内,乙、丙类传染病发病水平超过前5年同期平均发病水平1倍以上。

(5)在一个县(市)行政区域内发现群体性不明原因疾病。

(6)一次食物中毒人数超过100人,或出现死亡病例。

(7)预防接种或群体预防性服药出现群体心因性反应或不良反应。

(8)一次发生急性职业中毒10～49人,或死亡4人以下。

(9)市(地)级以上人民政府卫生行政部门认定的其他较大突发公共卫生事件。

4. 一般突发公共卫生事件(Ⅳ级)

(1)腺鼠疫在一个县(市)行政区域内发生,一个平均潜伏期内病例数未超过10例。

(2)霍乱在一个县(市)行政区域内发生,1周内发病9例以下。

(3)一次食物中毒人数30～99人,未出现死亡病例。

(4)一次发生急性职业中毒9人以下,未出现死亡病例。

(5)县级以上人民政府卫生行政部门认定的其他一般突发公共卫生事件。

三、突发公共卫生事件的分类

突发性公共卫生事件的分类方法有多种,根据发生原因通常可分为:

1. 生物病原体所致疾病　主要指传染病(包括人畜共患传染病)、寄生虫病、地方病区域性流行、暴发流行或出现死亡;预防接种或预防服药后出现群体性异常反应;群体性医院感染等。

人类历史上,传染病曾肆虐数千年,造成过世界性巨大灾难,尽管随着科技进步,人类发明了抗生素及疫苗等药物和生物制剂,使传染病有所控制,但是目前传染病的发病率仍占全世界每年总发病率的第一位,其原因:①一些已被控制的传染病如结核、疟疾等死灰复燃,卷土重来;②一系列新传染病相继出现,如艾滋病、埃博拉病等,对人类构成严重威胁;③特别是第一、二次世界大战期间和战后某些帝国主义国家研制烈性传染病并用于军事战争,即开展生物战(或细菌战),给人类带来危害和恐慌。

20世纪70年代以来,相继发现了多种新的传染病,许多以暴发流行的形式出现。某些新传染病的危害已为世人所知,最典型的例子莫过于正在全球流行的艾滋病。1992年发现的新型霍乱,已使南亚数十万人发病,并呈世界性流行态势;在非洲出现的埃博拉出血热,其极高的死亡率使世人惊恐;莱姆病已在五大洲数十个国家和地区流行,严重感染者可致残,美国人称之为“第二艾滋病”。

目前,我国面临着工业化、城市化和人口老龄化,公共卫生随之出现许多新问题。有资料显示,全球发现的32种新传染病中,有一半左右已在我国出现。我国乙肝病毒携带者占世界总数的三分之一,结核患者占全球总数的四分之一,性病发病人数也正在大幅增长。

2. 食物中毒事件　食物中毒是指人摄入了含有生物性、化学性有毒有害物质或把有毒有害物质当作食物摄入后所出现的非传染性急性或亚急性疾病,属食源性疾病的范畴。

我国卫生部发布的2008年全国重大食物中毒的统计数字显示,通过网络直报系统共收到全国食物中毒报告431起,中毒13 095人,死亡154人,涉及100人以上的食物中毒13起。其中微生物性食物中毒的报告起数和中毒人数最多,分别占总数的39.91%和58.00%;有毒动植物食物中毒的死亡人数最多,占总数的51.95%。

重大食物中毒发生的主要原因可能是:①农药中毒问题突出,鼠药中毒触目惊心。所致中毒的主要原因首先是投毒,其次为误食,还有的是因农药使用不合理污染食品而引起。②细菌性食物中毒问题仍然严重。③食入有毒动植物中毒致死率高,误食的品种主要为河豚鱼和毒蕈。

3. 有毒有害因素污染造成的群体中毒、死亡　这类公共卫生事件由于是污染所致，如水体污染、大气污染、放射污染等，波及范围极广。据统计，全世界每分钟有28人死于环境污染，每年有1472万人因此丧命。并且由于是有毒有害物质所致的污染，常会对下一代造成极大的危害。

我国是生产、消费消耗臭氧层物质(ODS)和排放二氧化硫最多的国家，二氧化硫排放量世界第二，国际环境履约面临巨大压力。近几年，我国酸雨污染比较严重，西南、华南等地区更是形成了继欧美之后的世界第三大酸沉降区。对1993～2008年的酸雨观测站资料分析显示，近年来我国酸雨区主体位于青藏高原以东，覆盖了华南、江南、西南地区东南部、华中、华东和华北的大部分地区；非酸雨区主要位于我国西北地区中西部、西藏、内蒙古大部和川西地区。2006年，全国酸雨发生率在5%以上的区域占国土面积的32.6%，酸雨发生率在25%以上的区域占国土面积的15.4%。2008年酸雨发生面积约150万km^2，与2007年相比略有增加。

中国有毒有害因素污染总体范围在扩大、程度在加剧、危害在加重，一方保护，多方破坏，点上治理、面上破坏，边治理、边破坏，治理赶不上破坏速度。日趋严重的环境污染正在影响人民身体健康和社会经济的发展。

4. 自然灾害　自然灾害如地震、火山爆发、泥石流、台风、洪涝等的突然袭击，会在倾刻间造成大量生命财产的损失、生产停顿、物质短缺，灾民无家可归，眼见几代人为之奋斗创造的和谐生存条件毁于一旦，几十年辛勤劳动的成果付之东流，产生种种社会问题，并且还会带来严重的、包括社会心理因素在内的诸多公共卫生问题，从而引发多种疾病，特别是传染性疾病的发生和流行。

由自然灾害引起的公共卫生问题是多方面的。如洪水淹没房屋倒塌所致外伤，破坏生态环境，影响生态平衡，造成疫源地扩大，环境条件恶化，尤其是饮用水严重污染引起肠道传染病暴发流行，食物匮乏导致营养缺乏症及食物中毒，夏秋季节高温易发生中暑等。

5. 意外事故引起的死亡　煤矿瓦斯爆炸、飞机坠毁等重大生产安全事故让我们感到震惊，一些生活意外事故也在严重威胁着人们的安全。这类事件由于没有事先的准备和预兆，往往会造成巨大的经济损失和人员伤亡。有资料显示，在全球范围内，每年约有350万人死于意外伤害事故，约占人类死亡总数的6%，是除自然死亡以外人类生命与健康的第一杀手。

6. 不明原因引起的群体发病或死亡　这类事件由于系不明原因所致，通常危害较前几类要严重得多。一来该类事件的原因不明，公众缺乏相应的防护和治疗知识。同时，日常也没有针对该类事件的特定监测预警系统，使得该类事件常常造成严重的后果。此外，由于原因不明，在控制上也有很大的难度。

突发公共卫生事件的判断应强调突发性，某些严重危害公众健康但不具备突发性特点的事件不能称为突发公共卫生事件。例如某地长期存在的严重空气污染造成人群健康问题，可以称为重大(或严重)公共卫生事件，但不能冠以“突发性”。

四、近年来国内外发生的重大突发公共卫生事件

1. 突发性公共卫生事件的阶段划分　根据人类使用能源类型的变化、新工业部门的增加、新工业基地的建立和新应用技术的出现，突发性公共卫生事件大体可分为三个阶段：

第一阶段为18世纪末到20世纪40年代：这一阶段以煤为主要能源，产生煤烟尘、二氧化硫引起大气污染，另一方面矿冶和制碱业的发展引起水质污染。随着煤能源的进一步使

用，燃煤引起的污染日益严重，并开始出现石油和石油产品带来的污染；有机化学工业的污染问题也逐渐增加。

第二阶段为20世纪50年代至70年代：继石油和油产品造成大量的环境污染之后，又出现了新的污染源如有机农药和放射性物质；除大气污染日益严重外，水污染问题也非常突出，噪声、震动、垃圾、恶臭、地面沉降等其他公共卫生问题也纷纷出现。此外，汽车尾气引起光化学烟雾的危害面也逐年扩大。

第三阶段为20世纪80年代至今：这一阶段，以往发生的公共卫生事件再次出现的几率降低，但却出现了许多新型的公共卫生问题。主要包括食品污染、新型传染病和重新出现的传染病、核污染和生物恐怖，如国外发生的O157事件、疯牛病、博帕尔灾难、二噁英事件等；国内发生的上海甲肝大流行、SARS流行、假酒中毒案、食物投毒案等。

2. 近年来国外发生的重要突发公共卫生事件

(1)O157大肠杆菌感染事件：1996年6月日本多所小学发生集体食物中毒事件，至当年8月日本全国患者达9000多人，其中7人死亡，数百人住院治疗，曾一度造成日本国内恐慌。调查研究发现元凶为“O157：H7”大肠埃希菌(简称O157大肠杆菌或“O157”)。大肠杆菌根据其菌体抗原不同，目前被分为173种。“O157”是1982年被美国科学家发现并确定的大肠埃希菌属第157种，可产生志贺样(shiga-like)毒素，使患者出现血性腹泻等症状。感染O157大肠杆菌往往伴有剧烈的腹痛、高热和血痢，病情严重者可并发溶血性尿毒症综合征(HUS)和脑炎，危及生命。“O157”一般经粪口途径传播，所以人、畜极易感染，尤其是抵抗力弱的老人和儿童。“O157”引起的食物中毒事件近年来不仅在日本，而且在美国以及欧洲、澳洲、非洲等地也时有发生。据美国疾病预防控制中心估计，“O157”在美国每年可造成2万人发病，数百人死亡。

(2)疯牛病：疯牛病全称为“牛海绵状脑病”，是一种进行性中枢神经系统病变，发生在牛身上的症状与羊瘙痒症类似，俗称疯牛病。疯牛病在人类中的表现为新型克雅氏症，患者脑部会出现海绵状空洞，导致记忆丧失，身体功能失调，最终神经错乱甚至死亡。1997年，英国科学家曾经预计，可能会有1000万人最终死于新型克雅氏症。2002年这一预计数字降为5万人。疯牛病的传播途径被认为是通过给牛喂动物肉骨粉引起的。到2000年7月，英国有超过34 000个牧场的17多万头牛感染了此病，发病高峰是1993年1月，每月至少有1000头牛发病。20世纪80年代中期至90年代中期是疯牛病严重流行期，在主要流行国家如英国和其他欧洲国家，大量患病的牛被宰杀，发生疯牛病国家的牛肉及牛肉制品的出口受到了严格限制。联合国粮农组织(FAO)和WHO对尚未发生疯牛病的国家提出了警告，要求根据本国情况制定并实施相应的保护和预防措施。我国迄今尚未发生过疯牛病。

(3)二噁英事件：二噁英是一种有毒的含氯化合物，在目前世界已知的有毒化合物中毒性最强。它致癌性极强，还可引起严重的皮肤病并伤及胎儿。二噁英的主要污染源包括城市垃圾焚烧、含氯化学工业、食品包装材料等，90%以上的人体二噁英的来源是食品。1999年，比利时、荷兰、法国、德国等国家相继发生因二噁英污染而导致畜禽类产品及乳制品含高浓度二噁英的事件。

(4)博帕尔灾难：联合碳化物国际公司是美国的跨国公司，在印度中央邦首府博帕尔开办了一家农药厂。1984年12月2日子夜，因一个储气罐压力急剧上升，3日0时56分，储气罐阀门失灵，引起罐内的剧毒化学物质大量泄漏，发生爆炸。罐内的45t液态剧毒异氰酸甲酯是用来制造农药西维因和涕灭威的原料。有毒气体迅速向外扩散。毒气首先进入毗邻的贫民区，数百居民立刻在睡梦中中毒死亡。清晨，博帕尔市好像遭到了中子弹袭击一样，一座座房屋完好无损，但到处都是人和牲畜的尸体，博帕尔市立刻变成了一座恐怖之城。据报道，本次事故共造成3600多人死亡。印度政府估计，博帕尔地区有近100万居民受到不同程度的影响。美国联合碳化物国际公司为此向印度政府支付了4.7亿美元的赔偿费。

(5)人感染禽流感病毒H5N1疫情：禽流感是禽流行性感冒的简称，它是一种由甲型流感病毒的一种亚型(也称禽流感病毒)引起的传染性疾病，被国际兽疫局定为甲类传染病，又称真性鸡瘟或欧洲鸡瘟。按病原体类型的不同，禽流感可分为高致病性、低致病性和非致病性禽流感三大类。高致病性禽流感最为严重，发病率和死亡率均高，感染的鸡群常常"全军覆没"。自2003年以来，全球出现人感染高致病性禽流感病毒H5N1疫情，截至2009年2月9日，全球共报告实验室确诊人禽流感病例406例，死亡254例，病死率62.56%，分布在15个国家，包括阿塞拜疆、孟加拉、柬埔寨、中国、吉布提、埃及、印尼、伊拉克、老挝、缅甸、尼日利亚、巴基斯坦、泰国等国家。其中最严重的是印度尼西亚，病例数为139例，死亡113例。我国的病例数为38例，死亡25例，病死率65.79%。

3. 我国近年来发生的一系列重大突发公共卫生事件

(1)上海甲肝流行：自1988年1月19日起，上海市突然发现多起不明原因的发热、呕吐、畏食、乏力和黄疸等症状的病例，数日内成倍增长，截至当年的3月18日，共发生29 230例。流行病学调查表明，本次甲型病毒性肝炎流行是因毛蚶产地的毛蚶受到甲肝病毒严重污染所致，加之上海市民普遍缺乏甲肝免疫力，又有生食毛蚶的习惯，最终酿成暴发和流行。病因确定以后，政府提出针对性预防控制措施，禁捕、购、销毛蚶，并教育市民不要生食毛蚶，使疫情在3个月内得到有效控制。

(2)山西朔州毒酒事件：1998年春节前夕，山西省朔州市、大同市等地几天内数百人出现相似的中毒症状住院治疗，患者发生呕吐、头痛、呼吸困难，其中近30人救治无效死亡。经调查发现，此次中毒事件是由于饮用假酒中毒引起。不法分子为获暴利，使用甲醇勾兑散装白酒，然后批发给外地个体户。这些散装白酒流向社会后，被山西省朔州市、大同市部分群众饮用，引起食物中毒。经技术部门检测，这些勾兑的散装白酒每升含甲醇361g，超过国家标准902倍。

(3)南京汤山中毒事件：2002年9月14日，南京汤山发生一起特大食物中毒，395人因食用有毒食品而中毒，死亡42人。经调查是犯罪分子陈某将剧毒鼠药"毒鼠强"投放到某食品店的食品原料内，造成特大食物中毒。

(4)SARS流行：2002年11月从我国广东开始，蔓延至世界多个国家和地区的一种新发现的传染病，我国称为传染性非典型性肺炎(communicable atypical pneumonia)，WHO称为严重急性呼吸综合征(severe acute respiratory syndrome，SARS)，是一种由新型冠状病毒引起的以呼吸系统症状为主要表现的人类急性传染病。至2003年8月7日，全球共报告SARS临床诊断病例8422例，死亡916例，发病波及32个国家和地区。病例主要分布于亚洲、欧洲、美洲等地区。亚洲发病的国家主要为中国(包括我国台湾、香港、澳门地区)、新加坡等。中国内地总发病数达5327例，死亡349例。病例主要集中在北京、广东、山西、内蒙古、河北、天津等地，其中北京与广东共发病4033例，占全国总病例数的75.7%。

五、突发公共卫生事件的主要危害

突发公共卫生事件不仅给人民的健康和生命造成重大损失，对经济和社会发展也具有重要影响，主要表现在以下几个方面：

1. 损害人类健康　如前所述，每次严重的突发公共卫生事件都造成众多的人群疾患、伤残或死亡。

2. 造成心理伤害　突发公共卫生事件对于全社会所有人的心理都是一种强烈的刺激，必然会有许多人产生焦虑、神经症和忧虑等精神神经症状。如1988年上海甲肝流行曾造成上海市和其他一些地区人群的恐慌。

3. 造成严重经济损失　一是治疗及相关成本高，如治疗一位SARS患者需要数万甚至数十万元；二是政府、社会和个人防疫的直接成本；三是疫情导致的经济活动量下降而造成的经济损失；四是疫情不稳定造成交易成本上升产生的损失。据专家估计，2003年我国SARS流行至少造成数千亿元人民币的损失。

4. 国家或地区形象受损及政治影响　突发公共卫生事件的频繁发生或处理不当，可能对国家和地区的形象产生很大的负面影响，也可使医疗卫生等有关单位和政府有关部门产生严重的公共信任危机。严重突发公共卫生事件处理不当可能影响地区或国家的稳定，因此有些发达国家将公共卫生安全和军事安全、信息安全一并列入新时期国家安全体系。

第二节　突发公共卫生事件的应急处理

突发公共卫生事件的应急处理(emergency treatment)是指在突发公共卫生事件发生前或发生后，采取相应的监测、预警、物资储备等应急准备，以及现场处置等措施，及时预防引起突发公共卫生事件的潜在因素、控制已发生的突发公共卫生事件。同时，对突发公共卫生事件实施紧急的医疗救治，以减少其对社会、政治、经济、人民群众健康和生命的危害。

一、应急理论

应急理论是包括应急管理、应急网络以及应急预案的一套科学的理论。

1. 应急系统的管理技术　应急指挥、调动技术构成了应急管理技术的核心部分，良好的管理技术是应急计划成功的关键。

(1)应急组织的管理目的：建立组织健全、反应灵敏的应急组织体系和运行机制，为各类应急工作提供组织保证。

(2)应急管理内容与分工：各级疾病预防控制机构明确分管突发公共卫生事件处理的领导和职能科室，负责统一组织、协调应急工作。各级疾病预防控制机构实验室应准备常见突发公共卫生事件检验所需的仪器设备、采样和实验器材、培养基、诊断试剂、标准品等。组建由疾病预防控制机构领导直接负责、相关人员参加的应急队伍，各级机构要根据需要至少组成两支应急队伍。

(3)应急管理结果与评价：保存好应急组织建设的有关文件、活动记录；记录应急调查处理组织及其职责分工等落实情况。

2. 应急技术、信息和物资管理

(1)目的：加强应急工作的技术支持、信息管理和物资准备，不断提高处理各类突发公共卫生事件的反应能力和业务技术水平。

(2)内容与分工：国家和省级疾病预防控制机构协助卫生行政部门制定相应的突发公共卫生事件应急预案。严格执行法律程序、法定权限和应急预案、技术规范、工作程序。加强对下一级疾病预防控制机构的业务技术指导并定期组织考核。开展重大突发公共卫生事件的监测,收集突发公共卫生事件处理的信息,并做好汇总、统计、分析和反馈。国家疾病预防控制机构设立全国统一的突发公共卫生事件报告和应急处理计算机网络系统,对收到的相关信息进行筛选、处理、报告和反馈。国家疾病预防控制机构建立国内有毒化学品数据库,向各级疾病预防控制机构及有关部门提供毒物的毒性、诊断、临床救治、现场处理以及法规等相关信息,指导对事件的处理。建立突发公共卫生事件应急处理专家库,配备必需的交通、通讯和检测设备,并安排药品等储备物品。

(3)结果与评价:检查应急预案及执行情况记录;检查培训、考核、演练方案和记录;检查信息网络健全、监测、报告资料是否完整;检查仪器设备、物资储备的种类、数量及完好状况。

3. 应急网络系统　应急网络是以健康促进为主导,以社会人群为基础的群测、群防和群控的网络系统,它的内容不仅包括地理位置、人员组成、结构与功能,还应从平面、立体等多个角度建立网络系统。科学管理,加强网络建设,提高队伍应急能力,多学科协同,才能切实提高我国公共卫生突发事件的处理水平。三个网络组成公共卫生事件应急处理体系。以装备信息网络为框架,以法律、法规为依据,以科学管理为手段,以健全应急机构和队伍为主体,加强责任管理,以三个网络构建整体的突发公共卫生事件应急体系。三个网络建设为:

(1)加强突发公共卫生事件报告、信息和应急处理网络的建设:履行突发公共卫生事件报告是普通乡(镇)卫生院、村卫生室(所)最基本的职能。建立统一、规范的突发公共卫生事件报告格式。进一步完善自下而上的突发公共卫生事件的报告网络,规范自下而上的报告程序,保证有效、有序、准确报告。公共卫生事件信息由卫生行政部门审定后发布。

(2)加强应急处理机构和队伍建设,健全应急救助机构网络:省级组建由卫生行政领导、疾病控制、医疗、卫生监督等机构及多学科专家组成的公共卫生事件应急处理队伍。各地(市)、县应成立相应的机构和应急队伍。乡镇卫生院、村卫生所应明确相应的责任人。健全网络必须完善装备、强化培训、确保质量、提高效率。地(市)级突发公共卫生事件应急处理领导小组和应急队伍成员应报省、市、自治区卫生厅和当地政府备案。

(3)建设公共卫生应急救助责任网络:村卫生室、卫生所、乡(镇)卫生院,各级医疗疾病控制和保健机构及其医务人员均是法定的责任报告单位和责任报告人。疾病控制、医疗、卫生监督等机构应明确职责、分工合作、协同作战。省、地(市)、县(区)有关机构及乡镇、村有关责任人按照分级管理原则,各负其责,构成责任网络。实行政府领导负责制,落实突发公共卫生事件责任督查制。成立由政府分管领导挂帅的应急救治领导小组;按分级管理的原则,各级政府领导到现场组织指挥抢救和控制工作;从人、财、物保证应急措施的有效落实;健全并落实突发公共卫生事件责任督察制;各级政府及有关部门依法对重大突发公共卫生事件全过程处理进行督查;对不报、迟报、瞒报、漏报突发公共卫生事件的责任单位和责任人要依法进行查处。

卫生行政部门要转变观念,依法行政,加强对疾病预防控制工作的宏观管理,逐步探索新形势下疾病预防控制策略,加强与有关部门的协作,加强疾病的综合防治规划及监督。真正实现"预防为主";把"三网"真正建立起来,提高整体水平。卫生业务部门要加强业务学习,提出科学、合理的防治技术方案,并组织实施,加强督导、指导和防治效果评估,切实做好疾病预防控制工作。

4. 应急理论的内容及应急预案　制定灾害事故、突发事件的应急处理预案是战胜突发事件的关键。应急预案的基本内容包括:组织机构、情况报告及通报系统、紧急卫生防疫应急处理工作分工和职责与协调、现场卫生防疫应急处理和培训等。根据事件的性质不同，应急处理内容也要做相应的调整。

二、应急系统的内容

(一) 应急准备机制

应急事件准备包括以下要素：脆弱性降低的法律框架和可实现的政策；有关脆弱性的信息的收集、分析和传播；对应急事件做出反应和恢复的策略、系统和资源；公众意识；组织和人类资源的发展。

当应急事件或灾难来临时，每一要素的能力是有效做出反应和恢复的先决条件。没有这些要素，一方面应急事件准备和有效的对应急事件的反应将不会有联系；另一方面，从应急事件中恢复和发展也不会有联系。发展和执行应急事件准备计划也将产生有意义的二级目标，即激励地方行政上的责任、地区意识和部门间的合作。

(二) 应急准备的基本原则

责任分担原则；应急准备应该联系社区、政府和非政府组织的行政部门的实际情况；应急准备是所有发展政策和策略的重要方面；应急准备应该建立在脆弱性评估的基础上；应急准备与应急事件管理的其他方面相联系；应急准备应该集中于过程和人们，而不是文件；应急准备不应孤立发展；应急准备应该使用标准的管理技术；应急准备不仅集中精力于灾难，也要把预防和反应策略与应急事件的规模相结合。

(三) 应急系统的内容

1. 对应急事件的准备过程是一系列国家、地区、组织做出准备的相关方法或一系列针对应急事件采取的行动。这一过程包括政策立法、脆弱性评估、应急计划、培训和教育、监控和评价。

政策立法包括发展中的应急事件管理立法，这一立法通常由国家政府制定。它主要阐述对应急事件做准备的责任和专门处理应急事件的权力，也需要省和社区组织发展关于特殊地理区域的政策。同样，具有应急事件管理责任的私人和非政府组织，应该开发适当的关于合作的政策，并与当地的权威机构进行磋商。

脆弱性评估能用来鉴别脆弱社区的各部分细节以及灾难来临时各自可能发生的情形；灾难可能影响社区及其如何影响社区；导致一个社区脆弱的因素和如何降低脆弱性；对应急事件的预防和准备，应该考虑达到灾难程度时应急措施。脆弱性评估对于反应和恢复、预防和准备是有用的。它还用来显示可能受损的地区和用于评估受灾地区的损失，通过描述社区的正常状态提供恢复和发展策略的基线。

应急事件预防基于脆弱性评估，涉及减少应急事件可能性和后果的技术和组织的方法，也涉及社区的脆弱性。应急计划由以下决定因素组成：应急事件期间和之后贯彻反应和恢复策略；对这些策略的责任；应急事件需要的管理结构；资源管理需求。

培训和教育包括培训应急事件管理各方面的人员，如何通知社区应对各种灾难，应急事件期间需要采取的行动和参与应急事件管理的方法。

监督和评价决定准备计划开发和贯彻好坏，为了改进它需要什么。监督和评价是连续的过程，任何得出的结论应该包括在政策开发、脆弱性评估、应急事件管理和培训教育中。

应急事件准备过程的每一部分应按一定顺序开展，但事实上，政策、脆弱性评估和应急计划常同时进行，所以所有这些行动应该及时沟通以确保合作完成。

2. 社区参与 社区包含了在当地政治和行政水平中的人和环境。社区的积极参与对于应急系统的顺利运行具有重要作用。社区参与应该达到下述目标：增强社区应急意识、加强准备、降低脆弱性；允许根据当地的实际情况和专家的意见，提供参与决策的机会。这些决策关系到社区，确保那些允许自我决定和社区最大限度地涉及反应和恢复计划的政策和行动；确保社区的专业人员和志愿者之间的合作；利用已有的建筑物、资源和在任何可能地方的当地网络，利用社区本身的物质资源，尤其是当地的供应商；允许国家和国际组织通过预先同意的程序直接把物资运输给社区。

3. 应急方案的确立 无论是为了发展、实行全部的应急准备计划，还是为了实行脆弱性评估或应急计划方案，常常需要建立方案管理方法。方案管理方法不是自身的终结，方案管理不应该只接受方案。任何方案应有一系列产生成果的输入和输出过程。输入包括人的时间和精力、对脆弱性和应急事件管理的理解、资金和资源、责任和毅力。在这种情况下，过程是应急准备的过程。输出包括对灾难和灾难可能带来的影响的理解、意识到灾难和脆弱性的地区、意识到在应急事件预防、准备、反应和恢复中的责任的人、对应急事件计划承担的义务、加强应急准备。适当有效的应急事件准备的结果是改善对生命、财产和环境的保护，增进持续发展的能力。方案管理有三个主要部分，即方案定义、方案计划和方案执行。

(四) 突发公共卫生事件应急处理程序

1. 应急处理内容

(1)重大疫情，包括发生甲类传染病鼠疫、霍乱等；乙类传染病病毒性肝炎、痢疾、流行性出血热、流行性感冒等传染病暴发、流行。

(2)食物中毒和食品污染，包括中毒人数多或有危重患者的细菌性、化学性食品污染和中毒；有毒动、植物中毒。

(3)生活饮用水污染事故，包括城镇自来水出厂水及管网水污染、单位自备供水系统污染、高层建筑二次供水污染、村镇简易自来水污染。

(4)放射性污染和辐照，包括使用放射性同位素及强辐照时发生的事故、反应堆运转故障或事故排放的放射性污染。

(5)急性化学物品中毒，包括窒息性气体、刺激性气体、麻醉性毒物、神经性毒物等引起的急性中毒。

(6)其他重大疑难及不明原因的人群健康危害事故。

2. 调查处理原则 调查处理的基本原则是统一指挥、快速反应。处理重大疫情和中毒污染事故是一项应急任务，要求时间紧、行动快，需要投入多方面的人力、物力才能完成，因此必须加强领导，统一指挥，做到组织落实，责任明确，决策快，指挥灵，反应迅速。

严格执行“预案”。为了减少盲目性，发生突发事件时主动出击，必须制定应急“预案”，并以“预案”规范应急队伍的行为，防止各行其是和蛮干。要通过平时演练，掌握和熟悉“预案”，在实践中不断完善“预案”。

明确分工，各司其职。处理重大疫情和中毒污染事故往往涉及多部门、多单位，因此必须分工明确、各司其职、通力协作、共同完成。

熟练掌握现场检测检验技术，做到快速准确。应配备快速检测食物中毒、饮水污染及常见化学毒物的仪器，应急处理人员应熟练掌握测试技术，并保证检测仪器处于良好状态。

依法办事，处理重大疫情和中毒事故，必须认真执行有关法律和法规，不应强调应急任务而不执行法规。任何单位和个人不得非法干预重大疫情和中毒事故的调查处理工作。

3. 处理程序

(1)及时报告:发生重大疫情和中毒事故的单位及收治患者的医疗机构,应及时向卫生防疫机构报告。接报单位要详细询问疫情和事故发生情况,并做好接报记录。记录内容包括疫情和事故发生的单位、时间、地点;疫情和事故的性质,受威胁人数,发患者数,死亡人数;发病原因,初步分析事故发生原因,采取的应急措施;报告时间、报告人、联系电话。疾病预防控制机构接到报告后,要及时报告上级卫生行政部门。

(2)抢救传染和中毒患者:将传染患者和中毒患者及时送往医疗单位,或就地进行隔离、抢救、治疗或进行医学观察。

(3)保护和控制现场:发生疫情和中毒事故的单位及调查人员有责任对现场采取保护和控制措施。调查人员视情况可采取停止饮用受污染的水并妥善保存水样、封存患者食用过的食品等措施。要注意保存现场物证,包括工具、用具、生活用品、粮食、蔬菜等。

(4)控制和消除致病及中毒因素:根据疫情和事故的性质、特点,采取相应的控制措施,包括传染源的隔离,对传染病接触者的检疫,疏散人员,疫区封锁,卫生消毒,消杀病媒昆虫和动物,采样或留样,进行快速检验,封存或销毁有毒的食品,供给清洁卫生的饮用水,采取通风换气、防泄漏扩散等措施,改善卫生条件和环境质量等。

(5)要调查确诊:通过访问调查、采样检验、模拟实验、对患者的检查化验及传染源(污染源)的调查,查明原因,确定性质,明确诊断。

(6)对健康人群进行预防:有针对性地宣传预防传染病和中毒事故的知识,提高公众自我保护意识和能力。采取预防性投药等措施,保护健康人群。

(7)写出书面报告。

4. 各部门职责分工　各部门应该各司其职,其职责分别为:卫生部门组织卫生医疗急救单位,采取卫生防疫控制措施;公安部门负责做好现场的治安保卫,封锁疫区,疏散人员,对拒绝隔离治疗的患者和中毒患者采取必要的措施;医药供应部门负责组织药品、器械的生产和供应;供水部门负责提出和落实消除城市自来水污染的应急措施;环卫部门负责及时清运疫区的垃圾、粪便,并进行无害化处理;环境保护部门负责对被污染的环境和水源及时采取控制措施。预案还要求商业、交通、铁路等部门负责做好本系统应承担的应急工作。对各级卫生行政部门、医疗机构、疾病预防控制机构的职责也要进行明确的规定。

5. 医疗及疾病预防控制机构在应急处理疫情和中毒事故中的职责　医疗机构的职责:建立处理重大疫情和中毒事故的工作常规、预案;做好应急药品、器械的准备和贮备;迅速组织人员抢救治疗患者和中毒患者;根据卫生行政部门的安排,参与调查处理工作,承担流行病学调查、疫点的检疫及采样化验任务;疾病预防控制机构的职责:负责疫情及中毒事故的接报工作;组织应急队伍,及时赴现场调查处理;指导发生疫情和中毒事故单位保护和控制现场,及时采样化验,开展流行病学调查;对传染源及时隔离,对密切接触者进行检疫,对毒物或有害因素发生源采取控制措施;对疫源地进行消毒除害,指导开展消毒、杀虫工作;指导处理可疑污染、中毒物质,如食物、饮水、环境污染物等;采取预防性投药,保护健康人群;开展卫生防疫宣传,提高公众自我保护意识和能力;撰写调查报告。

第三节　突发公共卫生事件的预防与控制

突发公共卫生事件发生突然,突如其来,如果事先没有准备或准备不充分,必然顾此失彼,应接不暇，只有居安思危，才能做到有备无患，真正做好突发公共卫生事件的预防与控制工作。

一、预防控制策略

突发公共卫生事件预防控制工作应当遵循预防为主、常备不懈的方针，贯彻统一领导、分级负责、反应及时、措施果断、依靠科学、加强合作的原则。这是减少各类突发公共卫生事件的保证，是有效应对突发事件的前提。

预防为主是卫生工作的基本指导方针。做好预防工作，可以有效控制传染病的发生和传播，减少食物中毒、职业中毒和其他突发公共卫生事件。中国是一个发展中国家，经济和社会发展水平还不高。特别是广大中西部地区和农村地区，人均收入水平较低，公共卫生设施较差。一旦发生突发公共卫生事件，必将给广大人民群众的身体健康和生命安全带来严重伤害，也会使国家经济遭受巨大损失。因此，预防为主既是突发公共卫生事件应急处理的方针，也是我国卫生工作的基本指导方针。

做好突发事件应急工作，要贯彻统一领导、分级负责、反应及时、措施果断、依靠科学、加强合作的原则。

1. 统一领导是指在突发事件应急处理的各项工作中，必须坚持由各级人民政府统一领导，成立应急指挥部，对处理工作实行统一指挥。各有关部门都要在应急指挥部的领导下，依照条例的规定，开展各项应急处理工作。

2. 分级负责是指按突发事件的范围规定负责的部门。全国性的突发事件或跨省、自治区、直辖市的突发事件由国务院设立全国突发事件应急处理指挥部，负责统一领导和指挥全国的应急处理工作；地方性突发事件由省级人民政府设立突发事件应急处理指挥部，负责统一领导和指挥本行政区域内的应急处理工作。

3. 反应及时、措施果断是指突发事件发生后，相关政府部门要成立应急处理指挥部，决定是否启动应急处理预案等。有关部门应当及时作出反应，搜集、报告疫情及有关情况，立即组织调查，组织医疗队伍，积极开展救治，并向政府提出处理建议，采取果断措施，有效控制突发事件事态发展。

4. 依靠科学、加强合作是指突发事件应急工作要尊重科学、依靠科学，各有关部门、学校、科研单位等要通力合作，实现资源共享。

二、预防措施

针对突发公共卫生事件的预防措施是指在没有突发公共卫生事件发生的情况下所采取的预防或应对可能发生的突发公共卫生事件的措施。按照国家卫生部《突发公共卫生事件应急条例》的规定，突发公共卫生事件的预防措施主要包括以下方面。

1. 建立统一的突发事件预防控制体系 县级以上地方人民政府应当建立和完善突发事件监测与预警系统。监测与预警工作应当根据突发事件的类别，制定监测计划，科学分析、综合评价监测数据。对早期发现的潜在隐患以及可能发生的突发事件，应当依照条例规定的报告程序和时限及时报告。

SARS在我国以及世界上其他国家的流行，给我们带来诸多反思。我们必须以公共卫生应急反应的需求出发，来建设一支快速反应系统，包括中央指挥协调系统、全国电子网络疾病监测报告系统、都市症状监测系统、公共卫生与临床沟通系统、全国公共卫生实验室快速诊断应急网络系统、现场流行病学调查控制机动队伍和网络系统、全国医药器械应急物品救援快速反应系统、都市医学应急系统和医学教育改革、危机沟通(信息、教育、交流、心理学等)和危机管理系统、危机动态监测和评价系统等。

2. 制定突发公共卫生事件应急预案 国务院卫生行政主管部门按照分类指导、快速反应的要求,制定全国突发事件应急预案,并报请国务院批准。

省、自治区、直辖市人民政府应根据全国突发事件应急预案,结合本地实际情况,制定本行政区域的突发事件应急预案。

突发公共卫生事件应急预案应当包括以下主要内容:突发事件应急处理指挥部的组成和相关部门的职责;突发事件的监测与预警;突发事件信息的收集、分析、报告、通报制度;突发事件应急处理技术和监测机构及其任务;突发事件的分级和应急处理工作方案;突发事件预防、现场控制,应急设施、设备、救治药品和医疗器械以及其他物资和技术的储备与调度;突发事件应急处理专业队伍的建设和培训。

应急预案应当根据突发公共卫生事件的变化和实施中发现的问题及时进行修订和补充。

3. 搞好人才队伍建设 公共卫生应急系统能否成功取决于能否建立一支精干的专业队伍,要有现代全球—社区的国际型思维和方法技术,要有敢担风险负责任的领导,有实战经验的流行病学、环境卫生、毒理学等专业人员,要有掌握最新现场实验室技术的微生物和检验人员,以及擅长危机沟通的公关人员。公共卫生应急部队的性质决定了其对人员的特殊要求:现场危机预防和控制是他们的惟一任务,与现场无关的科研论文不能作为评价的标准。人员的选拔、培训和继续教育要程序化、制度化,现场流行病学队伍应直属中央,实行半军事化管理,以适应应急的需要。同时,应给予良好待遇,吸引公共卫生突发事件应对处理方面的优秀人才。

对医疗卫生机构和人员应当定期开展突发公共卫生事件应急处理相关知识、技能的培训,定期组织医疗卫生机构进行突发事件应急演练,推广最新知识和先进技术。

4. 建立突发事件应急救治系统 设区的市级以上地方人民政府应当设置与传染病防治工作需要相适应的传染病专科医院,或者指定具备传染病防治条件和能力的医疗卫生机构承担传染病防治任务。对于非传染病的突发公共卫生事件的救治体系建设也应受到地方各级政府的重视。

5. 做好应对突发公共卫生事件的物质储备 国务院有关部门和县级以上地方人民政府及其有关部门,应当根据突发事件应急预案的要求,建立各类应急设施,添置应急设备,储备足够的救治药品和医疗器械等物资。

6. 增强对突发事件的防范意识和应对能力 对公众开展突发事件应急知识的专门教育,增强全社会对突发事件的防范意识和应对能力。

三、控制措施

控制措施是指当突发公共卫生事件发生后所采取的紧急应对措施。主要包括以下几个方面。

1. 启动突发公共卫生事件应急预案 突发公共卫生事件发生后,卫生行政主管部门应当组织专家对突发事件进行综合评估,初步判断突发事件的类型,提出是否启动突发事件应急预案的建议。

全国范围内或者跨省、自治区、直辖市范围内启动全国突发事件应急预案,由国务院卫生行政主管部门报国务院批准后实施。省、自治区、直辖市启动突发事件应急预案，由省、自治区、直辖市人民政府决定，并向国务院报告。

2. 设立突发事件应急处理指挥部 根据突发公共卫生事件的性质、严重程度、涉及的范围等，迅速成立突发公共卫生事件指挥部。

需要全国协调和多部门合作的，国务院设立全国突发事件应急处理指挥部，由国务院有关部门和军队有关部门组成，国务院主管领导人担任总指挥，负责对全国突发事件应急处理的统一领导、统一指挥。

省、自治区、直辖市人民政府可成立地方突发事件应急处理指挥部，省、自治区、直辖市人民政府主要领导人担任总指挥，负责领导、指挥本行政区域内突发事件应急处理工作。

县级以上地方人民政府卫生行政主管部门，具体负责组织突发事件的调查、控制和医疗救治工作。

县级以下地方人民政府有关部门，在各自的职责范围内做好突发事件应急处理的有关工作。

3. 突发事件应急报告制度和举报制度 突发事件监测机构、医疗卫生机构和有关单位发现有下列情形之一的，应当在2小时内向所在地县级人民政府卫生行政主管部门报告。

(1)发生或者可能发生传染病暴发、流行的。

(2)发生或者发现不明原因的群体性疾病的。

(3)发生传染病菌种、毒种丢失的。

(4)发生或者可能发生重大食物和职业中毒事件的。

接到报告的卫生行政主管部门应当在2小时内向本级人民政府报告，并同时向上级人民政府卫生行政主管部门和国务院卫生行政主管部门报告。

县级人民政府应当在接到报告后2小时内向设区的市级人民政府或者上一级人民政府报告；设区的市级人民政府应当在接到报告后2小时内向省、自治区、直辖市人民政府报告。省、自治区、直辖市人民政府应当在接到报告1小时内，向国务院卫生行政主管部门报告。

任何单位和个人有权向人民政府及其有关部门报告突发事件隐患，有权向上级人民政府及其有关部门举报地方人民政府及其有关部门不履行突发事件应急处理职责，或者不按照规定履行职责的情况。接到报告、举报的有关人民政府及其有关部门，应当立即组织对突发事件隐患、不履行或者不按照规定履行突发事件应急处理职责的情况进行调查处理。

国务院卫生行政主管部门负责向社会发布突发事件的信息。必要时，可以授权省、自治区、直辖市人民政府卫生行政主管部门向社会发布本行政区域内突发事件的信息。

信息发布应当及时、准确、全面。

4. 采取控制事件扩散蔓延的紧急措施 为了控制突发公共卫生事件的蔓延或进一步的严重危害，根据突发公共卫生事件应急处理的需要，可以采取以下控制措施：

(1)对食物和水源等采取控制措施。

(2)尽早对传染源及易感接触者采取隔离措施。

(3)严格隔离并积极治疗患者。

(4)及时对易感人群和其他易受损害的人群采取应急接种、预防性投药、群体防护等措施。

(5)宣传突发公共卫生事件防治知识，提高公众的应对能力，稳定人心。

5. 组成强有力的突发事件控制队伍 在突发事件应急处理指挥部的统一领导下，在突发公共卫生事件应急处理专业技术机构的指导下，紧急调集科研、防疫、医疗、公安、媒体等人员具体实施紧急措施。

6. 开展突发公共卫生事件的科学研究 许多突发公共卫生事件具有突发、新发的特点，人们从来没有经历或认识，如SARS的发生与流行。只有通过科学研究才有可能更加清楚地了解造成事件的原因，制定有效的控制措施。因此，突发公共卫生事件发生后，要动员各级医疗卫生单位、科研单位和高等院校联合进行科技攻关，对突发公共卫生事件的控制提供科学依据和技术保障。

7. 保障相关医疗物资和其他物资的供给 突发公共卫生事件发生后，国务院有关部门和县级以上地方人民政府及其有关部门，应当保证突发公共卫生事件应急处理所需的医疗救护设备、救治药品、医疗器械等物资的生产、供应；铁路、交通、民用航空行政主管部门应当保证及时运送。

根据突发公共卫生事件应急处理的需要，突发公共卫生事件应急处理指挥部有权紧急调集人员、储备的物资、交通工具以及相关设施、设备。

四、突发公共卫生事件预防控制中临床医生的作用

应对突发公共卫生事件不仅仅是公共卫生工作者的责任和义务，它应由社会多部门、多行业共同协作完成。临床医生在应对突发公共卫生事件的行动中有着不可替代的作用。概括起来临床医生在应对突发公共卫生事件中有下列作用。

（一）突发公共卫生事件或重要疫情的报告

从国内外大多数突发公共卫生事件来看，首先接触突发公共卫生事件并做出相应报告的人员往往是临床医生。例如，世界上首批艾滋病病例的报告者，美国洛杉矶加州医学中心的Gottlieb医生是一名临床医生。我国发生的多起瘦肉精中毒事件、假酒中毒事件等的首位发现人或报告人多是临床医学工作者。临床医生工作在诊治疾病的第一线，他们有机会在第一时间接触第一个或第一批突发公共卫生事件的患者。

在临床工作中，如果遇到下列几种情况应考虑突发公共卫生事件发生的可能性。

1. 短时间内接诊或发现多例病因不明、临床表现相同或相似的患者。

2. 短时间内接诊或发现多例同种传染病的患者，特别是在这些病例之间具有存在相互传播关系或共同传染源的可能。

3. 短时间接诊大量的可能是食物中毒或可能与职业有关的中毒患者。

4. 发现可能对公众健康造成危害的事件，如毒物泄漏造成严重环境污染等。

5. 发现烈性传染病的患者。如肺鼠疫患者。

临床医生在意识到可能已经发生或即将发生突发公共卫生事件后，应以最快方式向当地疾病预防控制机构或卫生行政机关作出报告。突发公共卫生事件和重大传染病疫情的早期报告对于疾病预防控制、保持社会稳定、减少经济损失等都具有重要意义。

（二）采取有效可行的预防控制措施

在有关部门作出反应之前，临床医生可以根据具体情况立即采取相应的预防控制措施，避免事件的扩大，保护更多公众不受危害。采取的措施主要有：

1. 如果是传染性疾病或病因不明但可能具有传染性，应及时隔离传染源（包括患者、病原携带者、动物传染源）、易感接触者，同时对污染环境进行消毒以切断传播途径。接触传染源时应采取个人防护措施。

2. 遇到食物中毒或职业中毒时，应及时查封或停用可疑食品及其相关用品。如果不能判定可疑食物可将所有相关食物暂时查封，等待有关部门处理。

3. 保护可能受到进一步危害的人群，如传染病的免疫预防、环境污染时迅速疏散群众撤离污染现场等。

4. 采集人体、环境等相关样品，如粪便、血液、可疑食物等。

5. 对群众做好宣传、说服、教育等工作，稳定群众情绪。

6. 注意与有关单位和部门的协调和配合。

(三) 积极治疗突发公共卫生事件中出现的患者

在突发公共卫生事件发生过程中，可能会有大量的相关患者出现。临床医学工作者应积极参与，做好患者的救治工作。同时也应采取有效的措施进行自我防护，防止感染或中毒。

(四) 开展突发公共卫生事件相关疾病的防治研究

突发公共卫生事件发生后，各级医疗卫生部门和单位都应当迅速开展有关防治工作的研究。作为临床医学工作者需要研究的内容主要有：

1. 对于突发事件造成的疾病或健康问题的，要迅速解决疾病诊断或有关健康问题的判定等问题。

2. 如果是传染性疾病，特别是新发的传染病，要研究其可能的传播机制和途径、个体防护方法等，特别是医院感染的预防控制手段。

3. 对于突发公共卫生事件造成的原因不明疾病或健康问题，要迅速开展病因和危险因素研究。

4. 突发事件造成的患者和出现健康问题者的治疗和处理方案研究。

5. 突发公共卫生事件带来的其他健康和社会等问题研究，如突发事件造成的人群精神和心理健康问题、临床治疗和处理费用、社会经济损失等。

临床医生应根据自己的条件，迅速地开展相关研究工作，为做好突发事件的进一步处理和防止此类事件的发生，都具有重要意义。如 SARS 流行初期，广东的一些医务工作者就积极开展对该病的诊断、治疗、预防，尤其是医院感染的预防等方面的研究与探索，为国内其他地区乃至其他国家提供了很好的经验。

(五) 采用各种方式开展突发公共卫生事件应对相关知识的宣传

突发公共卫生事件的发生，一般容易引起社会的不安和人民群众不同程度的恐慌。临床医生应借助自己的职业优势开展宣传教育工作，使公众能够正确地理解和应对突发公共卫生事件。宣传工作主要包括以下几个方面的内容：

1. 向公众宣传预防控制突发公共卫生事件造成的疾病或健康问题的有关知识，使群众正确的理解和应对突发公共卫生事件。

2. 指导群众了解做好个体防护的正确方法。

3. 解答群众疑问，稳定群众情绪，为防治工作创造良好氛围。

总之，临床医学工作者在突发公共卫生事件出现的报告、突发公共卫生事件的处理等方面都具有无可替代的作用。同时也应当认识到，积极参与应对突发公共卫生事件是临床医学工作者的重要职责和使命。

(赵　卫　王效军　唐焕文)

第十章

健康教育与社会医学

健康教育学(health education)是研究健康教育和健康促进的理论、方法和实践的科学,它借鉴了医学、教育学、社会学、传播学、管理学等学科的基本知识和技能,是个具有很强的理论性和实践性的学科。其内涵包括健康教育和健康促进两个方面。

社会医学(social medicine)是从社会的角度,应用社会科学的理论和方法,研究社会因素和健康以及疾病之间的相互作用关系及其规律的一门学科。它研究社会因素(政治、经济、教育、法律、社会保障、环境保护、卫生服务等),探讨制定相应社会卫生措施,保护和促进人群的身心健康和社会活动能力,提高生活质量和生存环境,充分发挥健康的社会功能。

社会医学和健康教育学都是20世纪发展并壮大起来的新兴学科,两者之间有着密切的关系,是兄弟学科,同时两门学科内容都非常丰富,独立自成一门学科,它们对提高全民族的健康水平具有十分重要的意义。社会医学更多的是从社会学角度分析健康现象和相关规律,而健康教育则是利用教育、干预等方法,以达到行为改变为目的去改变影响健康的社会问题等。

第一节　健康教育和健康促进

健康教育学是一门涉及行为与健康、行为干预、教育等相关理论、方法和实践的科学,是研究健康教育与健康促进的理论、方法、实践的科学。其利用的原理来自于医学、行为学、心理学、教育学、社会学、传播学、经济学、政策学等,因此,它一方面具有很强的理论性,同时又具有很强的实践性。通过对健康教育学的研究以及其方法学的运用,对推动全民健康具有积极的意义。健康教育和健康促进是健康教育学的主要内涵。

一、健康教育学的形成与发展

从广义上来讲,世界范围内的健康教育思想及活动产生的很早,甚至可以追溯到上千年以前,具体发生在什么年代已无法追踪。我们所就讲的健康教育是指现代健康教育。

(一) 国际健康教育的发展过程

现代健康教育学可以追溯到19世纪80年代的美国,英国等发达国家,他们在学校教育中首先安排了卫生课程。美国是健康教育专业发展最早的国家之一。开始时,健康教育和体育放在一起作为促进人民强身和健康的一个策略加以推动和实行,后来健康教育单独分出来,成为一个独立的学科,并作为预防医学的组成部分。以美国为首,从19世纪末到20世纪50年代,人群死亡率呈持续、稳定的下降,卫生分析家指出,这主要是因为环境条件,例如与饮用水、污水处理、免疫接种等因素有关，但是医学界普遍认为是抗生素的问世、外科手术的迅速发展等医学科学进步和技术改进的结果，甚至认为只要在生物医学领域多投入，便能达到控制疾病的目的。在这种思想的影响下，便出现了重视医疗轻预防的倾向，致使国家和个人的医疗费用急剧增加，20世纪50年代到70年代，美国的医疗费用增加约10倍。但实践证明，增加对医疗的投入无法进一步降低人群的死亡率、病死率等。运用生物医学手段在降低死亡率方面显得束手无策。

健康教育的发展是和疾病谱的变化密切相关的，20世纪60～70年代的人们逐渐认识到增加医疗投入无法降低慢性非传染性疾病的发生时，开始转向改变人类自身的不利于健康的行为和生活方式方面来，并希望从行为和生活方式上找到解决慢性非传染性疾病的方法。生活方式和健康关系的证据在1972年，首次由美国加州大学公共卫生学院院长布瑞斯洛和加州公共卫生局人口实验室毕洛克等人提出，他们从1967年起，对6828名成年人进行了为期5年半的随访观察，发现了7项与人们的期望寿命和良好健康显著相关的简单而基本的行为：①每日正常而规律的三餐，避免吃零食；②每天吃早餐；③每周2～3次的适量运动；④适当的睡眠（每晚7～8小时）；⑤不吸烟；⑥保持适当的体重；⑦不饮酒或少饮酒。1974年，加拿大政府在国家公共卫生与福利部长拉朗德（Lalonde）领导下，发表了《加拿大人民健康的新前景》一文，将所有死亡和疾病的原因归因于四个要素：①不健康的行为因素和生活方式；②环境因素；③生物因素；④现有卫生保健系统的缺陷。而后加拿大政府制定了改善生活方式的行动计划，把卫生政策的侧重点由疾病的治疗转移到疾病的预防和健康促进上。同年，美国国会通过了《国家健康教育规划和资源发展法案》，明确健康教育是国家有限卫生项目之一。1976年，美国提出一组数字，对10种主要死因调查分析，由不良生活方式所引起的占50%，同年，英国学者Mckeown就对英格兰和威尔士近三百年的公共健康统计资料进行过分析，他得出的结论是，在长达三百年的时间里，传染病死亡率的下降，只有10%可归功于医学上的发明创造（包括抗生素），而绝大部分应归功于营养、环境和行为的改善。1978年9月，WHO和联合国儿童基金会联合在阿拉木图主持召开国际初级卫生保健大会，通过了著名的《阿拉木图宣言》，明确了初级卫生保健是实现“2000年人人享有卫生保健”全球战略目标的基本途径和根本策略。从20世纪20年代起，美国、英国、前苏联等国家都相继成立了健康教育的组织机构，现在就美国开设健康教育相关课程，并授予健康教育学士的高校有几百所，并具有培养硕士和博士的健康教育机构。WHO于20世纪60年代成立健康教育部门，使以传播健康信息为基础的卫生宣传，逐步发展成为一系列有计划、有目的的健康教育活动；随后产生了健康促进（health promotion）的概念。1979年，美国卫生总署发表了《健康的人民》（health people），宣告发动“美国历史上第二次公共卫生革命”，标志着健康促进的开始。20世纪80年代以后，行为和生活方式的改善很大程度上取决于社会和自然环境因素的制约，因而健康促进就成了健康教育深化和发展的必然趋势。1986年，在渥太华召开的第一届国际健康促进大会上发表的《渥太华宣言》指出，“健康促进是指促使人们提高和改善他们自身健康的过程”。同年，美国的《美国健康促进杂志》认为：“健康促进是一门帮助人们改变生活方式，以达到理想健康状况的科学和艺术”。1995年，WHO西太平洋区办事处发表的《健康新地平线》（New Horizons in Health）从发挥个人、家庭、社会健康潜能，促进个人、群体、政府行为改变方法确定了“健康促进是指个人与其家庭、社区和国家一起采取措施，鼓励健康的行为，增强人们改进和处理自身健康问题的能力”。

前苏联也是健康教育发展比较早的国家。19世纪20年代左右，前苏联政府从预防疾病的角度认识到健康教育的重要作用，提出“没有健康教育就没有苏联的保健事业”。在1920年成立了健康教育馆。1929年设计健康教育研究所，前苏联增加了在健康教育的经费投入。到60～70年代，前苏联的健康教育就已经发展成具有健全的工作网络，工作方式正规，工作范围广泛的状态，为全世界的健康教育做出了杰出的贡献。

英国于1927年成立全国健康教育委员会。德国最早在学校开展健康教育，1976年成立全国健康教育协会，将健康教育列为医学院校必修课程。芬兰、德国、瑞典的健康教育在卫生保健中也发挥了重要的作用，芬兰贝卡地区于1972年就开始针对该地区高血压、冠心病的问题，在全区实施改变不健康生活方式为主的健康教育干预计划，并取得明显的成绩。法国于1976年成立健康教育协会并将健康教育列为医学院校的必修课程之一。新加坡把健康教育计划列入全国卫生规划，采取健康教育和健康促进策略来控制慢性病。澳大利亚对健康教育和健康促进的人才培养方面作出了积极的探索，并获得骄人成绩和宝贵经验。

（二）我国健康教育的发展过程

1. 建国前的状况 建国前，我国健康教育几乎没有什么系统的发展，只是一些健康知识的传播、预防疾病的思想记载。两千多年前，《黄帝内经》中提出“上医治未病，中医治欲病，下医治已病”是中华民族健康教育思想的最早起源。20世纪初，我国的中华医学会成立时，首任会长宣布学会的宗旨是：“中国医生们从此登上了中国卫生（健康）教育的舞台”。1916年，我国又成立了“卫生教育联合会”。20世纪20年代以前，我国的健康教育活动是分散的，在民间自发进行的。20年代后，我国卫生和教育界众多学者对提高民族健康极为重视，提出“健康教育从学校抓起”等口号。1929年，在原北平市（现北京市）成立的“学校卫生委员会”是我国最早的市级学校健康教育行政机构。至30、40年代出现了健康教育理论与实践活跃的状态。1934年，陈志潜编译的《健康教育原理》是我国最早的健康教育专著。在学术团体方面，有“卫生教育联合会”、“中国卫生教育社”、“中华健康教育学会”等；在机构方面有市卫生教育委员会、卫生教育科等。中国的许多学者在健康教育的概念、目标、任务、实施方法、人才培养等方面做了积极的探索和研究，获得了一定的成绩。当时，全国各地健康教育工作成绩最好的是河北定县，陈志潜在河北定县建立了我国第一个农村卫生试验区，开展了大量的健康教育工作和实行一套农村卫生保健模式，定县的模式是当今农村初级卫生保健和社区健康教育有价值的早期尝试。

但是由于当时中国政府的腐败和经济的落后，帝国主义对我国的入侵等历史原因，我国的健康教育事业的设想和建议得不到实施和重视，发展空间较小，甚至出现停滞的状态。

2. 建国后的发展 新中国成立后，我国健康教育事业的发展经历了3个时期：

第一，20世纪50～70年代的卫生宣教与爱国卫生运动时期。所谓卫生宣教，是指在群众中进行有关卫生工作、环境保护及改造和健康保健等方面的信息传播活动，也包括对卫生政策、法规、条例和卫生科技信息的传播和扩散。其主要目标是改善个体卫生知识水平，改善个体，环境卫生状况、预防疾病，其主要方式是：领导和专家制定传播内容—制作传播材料—向群众宣传，是一种单向传播，不注重反馈和评价。

解放初期，我国面临着传染病、寄生虫病和性病等疾病的严重威胁，医疗卫生事业落后。建国不久中央就确定了“面向工农兵，预防为主，团结中西医，卫生工作与群众运动相结合”的卫生工作原则，即“四大方针”。前面三个原则是在1950年8月第一届全国卫生工作会议上确定的，而“卫生工作与群众运动相结合”是经过总结反细菌战时兴起的爱国卫生运动的经验之后确立的。1951年卫生部设立卫生宣传处，领导全国健康教育和宣传工作。1953年，全国开始开展“爱国卫生运动”，在全民中普及卫生知识。通过爱国卫生运动初步创造出了中国式的卫生工作方法，也就是在我们这样一个人口众多、经济贫困、卫生落后的大国，找到了一条迅速改变落后面貌和预防疾病的方法，城市在50年代末、农村在60年代初就基本实现了医学模式的转变。

20世纪60年代至70年代后期，由于“文化大革命”的影响，健康教育工作和其他工作一样，曾经一度出于低潮，70年代后期才逐渐得到恢复。1977年卫生部重新设立卫生宣传办公室。

第二，20世纪80年代的健康教育学科的建立与网络初步形成时期。进入80年代后，我国的疾病死亡谱与发达国家相似。我国成功的将婴儿死亡率、人口死亡率大大的降低，并提高了人均期望寿命。1984年，政府主管部门正式引入“健康教育”这个词汇，成立了许多专业机构，例如，“健康教育所”、“健康教育馆”、“健康教育教研室”、“社区卫生教研室”，并在大学本科教育设有健康教育专业，招收健康教育的本专科学生。上海医科大学、北京医科大学、河北省职工医学院是第一批创建健康教育专业的大专院校，后来，同济医科大学、华西医科大学也先后成立了健康教育专业。1986年中国健康教育研究所正式成立，标志着一个比较完整的健康教育组织体系的形成。20世纪80年代，我国也颁布了有关健康教育的法律、法规，如1986年12月4日颁布的《卫生部、中央爱国卫生运动委员会关于健康教育专业人员聘任专业职务有关问题的意见》，1989年4月7日颁布的《卫生部关于加强健康教育工作的几点意见》等。这期间我国的健康教育研究机构开展了一系列课题研究，开始重视包括设计、实施、干预、管理和效果评价在内的健康教育的全过程。

1988年，由贾伟廉主编，人民卫生出版社出版的《健康教育学》是我国的第一部自己编写的健康教育的理论书籍，为我国的健康教育理论发展起到了重要的作用。健康教育已经由以往的卫生宣传，转变为真正意义上的健康教育，由过去单一的大众宣传逐步走向宣传与教育并重，由以疾病为中心的医疗模式转为对行为危险因素的干预。即要改变个体卫生知识水平，改善个体、群体、社区的健康状况，预防疾病，改善健康相关行为，需要包括行政部门在内的多部门参与。这时候，虽然没有“健康促进”这一名词，但是，实质上已经形成了具有中国特色的社会主义初级阶段的健康促进模式，并显示了它勃勃生机。

第三，20世纪90年代以来的健康教育与健康促进时期。进入20世纪90年代，我国健康教育与健康促进工作继续借助经济发展的机遇大踏步前进。培训了一大批健康教育专业骨干，提高了理论和实践能力；发展国际、国内各部门之间的合作；各级政府对健康教育工作重要性的认识进一步提高，健康教育为越来越多的领域提供服务，也被各行各业所接受。

自1990年起，全国爱国卫生运动委员会将健康教育列为全国城市卫生检查评比活动的重要内容。1990年4月，在全国健康教育工作会议及中国健康教育协会第2届理事会扩大会议上，将“卫生宣传教育”改为“健康教育”。1995年8月，卫生部等7部委联合下发了《中国城市实现“2000年人人享有卫生保健”规划目标》和《中国城市实现“2000年人人享有卫生保健”评价指标体系》，以提高在一级、二级、三级城市中小学学生和居民健康教育的普及率。健康教育和健康促进被列为《中国农村初级卫生保健发展纲要(2001-2010)》8项任务之一。1997年1月，中共中央、国务院在《关于卫生工作改革和发展的决定》中指出，“健康教育是全民素质教育的重要内容，要十分重视健康教育。”这是我国中央政府从国家的高度对健康教育重要性的最好阐述，同时也是对重视和加强健康教育工作的最高强调。全国爱卫会、卫生部根据《决定》精神，制定了《中国健康教育2000年工作目标和2010年远景规划》。1997年调查全国共有健康教育机构2 654家，从事健康教育专职工作的人员两万多人。

进入21世纪以后，在经济和教育飞速发展的今大，人民对健康教育和健康促进的需求急速增长。2002年，我国为了适应疾病谱的变化，对疾病预防控制系统进行了机构改革，将过去的以单一预防传染病为职责的“卫生防疫站”模式改建为预防控制所有疾病的“疾病预防控制中心”模式，从中央到地方的健康教育专业机构与同级其他预防医学/公共卫生机构组成疾病预防控制中心，使健康教育与疾病预防和健康促进其他方面的工作机构整合为一体，促进了健康教育事业的发展。2002年全国城市社区健康教育调研显示健康教育已被纳入社区卫生服务的业务职能，成为“六位一体”的重要内容。2005年1月卫生部发布了《全国健康教育与健康促进工作规划纲要(2005-2010)》，提出了健康教育和健康促进的总目标：建立和完善适应社会发展需要的健康教育与健康促进工作体系，提高专业队伍素质；围绕重大卫生问题针对重点场所、重点人群，倡导健康的公共策略和支持性环境，以社会为基础，开展多种形式的健康教育与健康促进活动，普及健康知识，增强人们的健康意识和自我保护能力，促进全民健康素质提高。2006年卫生部出台了《亿万农民健康促进行动规划2006-2010》的第2个5年规划，目的是推动建立健全各级政府领导、多部门合作、全社会参与工作的长效机制，提高农村居民的健康素质与生活质量。

在国际合作方面，发展了双边以及多边合作项目，如WHO的健康促进学校项目、艾滋病项目、控烟项目、预防蠕虫感染项目；联合国儿童基金会的健康教育项目；世界银行贷款改水环境卫生与健康教育项目、卫生三(农村卫生)、卫生六(妇幼卫生)、卫生七(慢性病和计划免疫)、卫生八(农村卫生与扶贫)、卫生九(妇幼卫生与性病艾滋病)、卫生十(结核病)，预防碘缺乏病项目、SARS和其他传染病控制项目等。

综上所述，建国以来我国健康教育工作成绩显著。但是我们也必须看到我国的健康教育工作和发达国家相比，还存在滞后情况，无法完全满足我国人口健康状况与人民保健需求，存在一些与事业改革与发展不相适应的问题。主要问题归纳如下：①管理与相关制度法规不完善。缺乏健康教育的评价指标体系和相关法规，健康教育的职能与任务也无明确的界定与规划管理，健康教育运行机制和政府对健康教育的管理不够协调；②专业机构不健全，专业人员数量不足，健康教育的技术力量和手段还比较落后，缺乏专业的师资。城乡健康教育专业机构和工作网络尚不健全，机构运行和管理不够协调；③工作计划、实施与评价不科学。在计划过程中没有应用流行病学与行为科学来筛选合适的目标；地区间健康教育与健康促进工作发展不平衡，业务经费投入不足。健康教育专业人员应该认识到从卫生宣传模式到健康教育模式的转变还远远没有完成，我们还必须努力追求，才能完整真正意义上的转变。只有通过政府和专业工作人员共同努力，我国的健康教育才能尽快地走出初级阶段，为促进人民健康事业作出更大的贡献。

(三)健康教育的四个发展阶段

医学阶段：20世纪70年代以前，以疾病为中心的医学时代。该阶段主要是以机体机制为出发点，强调疾病为中心的生物医学模式，忽视了社会公正与平等，忽视了非卫生部门的作用，忽视了生活方式对健康的影响。

行为阶段：20世纪70年代早期开始引入行为与生活方式手段。从疾病谱的改变，认识到生物学手段在预防和治疗疾病，提高生活质量方面的束手无策，提出了对行为危险因素进行干预的观点，拓宽了健康教育的视野。

社会、环境阶段：20世纪80年代后，在认识到行为和生活方式的改变受到社会和自然因素的制约的基础上，提出了健康促进的观念。

新公共卫生与后医学阶段：提出以人为本、以健康为中心，从社会、经济和环境方面全面解决健康问题，健康问题必须坚持健康促进方向，强调政府的主导作用。

(四) 健康教育和健康促进的相关学科

健康教育与健康促进的研究领域广泛，是个跨学科，多学科的专业，和其密切相关的专业见如下：

1. **预防医学** 健康教育和健康促进实质上属于预防医学的范畴。在其实践过程中强调流行病学及统计学方法的应用，和儿少卫生、环境卫生、劳动卫生等卫生学学科相互渗透。

2. **社会医学** 健康教育和健康促进需要借鉴社会医学研究问题的战略性、理论性和方向性，从社会学角度研究和分析人群的主要健康问题并制定相应措施，提高人们的生活质量。

3. **教育学** 健康教育和健康促进的计划和实施，面向的是需要改变不良行为的个体，是对其进行教育，并改变其思想，最终改变行为的过程，要很好的发展健康教育工作，就必须熟悉教育学的一些基本理论和方法，了解受教育对象的特点和要求，才能因材施教，并进行效果评价。

4. **传播学** 健康传播学是传播学的一个新领域，主要涉及健康活动的发生和发展规律，以及影响传播效果的因素，传播策略的选择和拓展等。

5. **健康心理学** 健康心理学是在行为医学的基础上发展起来的一门新的心理学分支。

6. **健康行为学** 是行为科学的一个分支，也是健康教育和健康促进的基础学科。

二、健康、健康教育和健康促进

(一) 健康和健康的层次观

健康是全人类共同的理想和目标。我国的宪法明确规定：维护全体公民的健康，提高各民族人民的健康水平，是社会注意建设的重要任务之一。达到、维护和促进健康是健康教育和健康促进的目标。但是什么是健康，如何正确理解健康，这一个关键问题从理论到实践还没有真正的解决。由于人们所处的时代不同、环境条件不同、科技水平的差异等原因，导致了健康的认识也不相同，从“无病、无伤、无残”到整体的、现代的健康观，从个体的健康发展到群体的健康。

1. **健康的定义** 目前公认 1948 年 WHO 在其《宪章》中提出的关于健康的概念是现代关于健康的较为完整的科学概念。“健康(health)不仅是没有疾病或衰弱的状态，而且是一种在身体上、精神上和社会上的完好状态”(Health is a state of complete physical, mental and social well-being and not merely the absence of disease or infirmity)。

为达到身体、精神健康和社会良好适应的完美状态，每个人或人群必须有能力去认识和实现这些愿望，满足需求以及改变或处理环境。因此，1986 年，WHO 在《渥太华宪章》中重申：“应将健康看作是日常生活的资源，而不是生活的目的。健康是一种积极的概念，强调健康是社会和个人的资源，也可看作是体力表现”。WHO《组织法》明确规定：“健康是人类的一项基本权利，各国政府应对其人民的健康负责”。我国全面建设小康社会的目标也明确指出，形成全民健康和医疗卫生体系。

健康是社会进步的标志，是时代前进的动力，是人人应该享有的基本人权，要实现社会公平。但是，由于社会制度、经济、文化、环境等原因的不同，人类健康应该享有的平等权和事实上的不平等日益尖锐，甚至发展为全世界的问题。当然这种不平等不仅仅体现在贫困人群，在一些高收入的国家，同样存在健康状态的不平等现象。因此健康教育和健康促进就是要不仅保护和促进自身的健康，还要对他人，乃至社会的健康承担责任和义务。

2. **健康的特性**

(1)相对性：健康是相对的，没有绝对的健康。时代不同，认识不同，人们对健康的标准也不一样。

(2)动态性:健康和疾病之间常处于动态平衡状态,是个连续体,在健康和疾病之间存在着一些中间状态:极佳健康状态—很好的健康状态—良好的健康状态—健康—亚健康—极度不健康—死亡。

(3)可得性:是指每个人都可以通过自己的主观努力,尽可能的获得健康。

3. 三维健康观 所谓三维健康观就是指健康是生物的、心理的和社会的三个基本面组成的。

(1)生理健康:是健康的基础,即肉体的健康。无伤残和病痛,全身各系统无疾病。由于社会的发展,人们对身体健康的认识在不断深化,因此,生理健康是个发展的概念,所以我们不可能对身体的健康下一个金标准,通常用目前的医疗水平下未发现异常则认为躯体的健康。

(2)精神健康:包括心理健康、情绪健康和道德健康。精神健康是一个真正完整意义上健康的一个组成部分,以生理健康为基础,高于生理健康,主要是指一个人在社会生活中有进取心、接纳心、宽容心。表现为积极向上,情绪稳定、热爱生活、有良好的人际关系等。道德健康是近年来 WHO 极力主张列入健康的范畴的。并指出当人的道德观和道德行为不健康时,即使人的躯体是健康的,仍然不能认为健康。

道德健康的最高标准是无私奉献、最低标准是不以损害他人的利益来满足自己的需要。

道德健康是人类健康体系的统帅,只有在道德健康的基础上,生理健康、心理健康、情绪健康等才可以有机整合,推动社会的健康发展。

(3)社会适应完好:即能胜任各种社会及生活角色。人是社会的人,不能离开社会而存在,只有对社会具有良好的适应性,才能有效地发挥个人潜能和社会功能,人才能健康的生活。社会适应的完好,是在逐步成长的过程中形成的,是一种持续的、积极的内心体验。

健康的人与社会保持密切的关系,拥有和谐的人际关系,宽容大度,但不人云亦云,努力保持自身人格的独立和完整,他们不断在社会和生活上合理满足自身身心发展的需要,包括精神的和物质的需要,不断调整自己的观点和行为方式,以更好的适应社会和生活的各个方面。

“三维健康”的三个方面并非是孤立存在的,是相互依存的,任何一个方面的不健康都会影响其他两个方面,都不能称为健康。

4. 健康的标志 1977 年,WHO 提出了 10 条健康标准:

(1)充沛的精力,能从容不迫地担负日常生活和工作而不感到紧张与疲劳;

(2)处事乐观,态度积极,乐于承担任务不挑剔;

(3)善于休息,睡眠良好;

(4)应变能力强,能适应外界环境的各种变化;

(5)对一般感冒和传染病有一定抵抗力;

(6)体重适当,体型匀称,站立时,头、臂、臀比例协调;

(7)眼睛明亮,反应敏捷,眼睑不发炎;

(8)牙齿清洁,无缺损和龋齿,不疼痛,牙龈无出血,颜色正常;

(9)头发有光泽、无头皮屑;

(10)肌肉丰满,皮肤有弹性,走路轻松。

2000 年,WHO 提出了促进健康的新准则或者健康的四大基石:合理膳食、适量运动、戒烟戒酒、心理平衡。

世界各国也根据自己的实际情况，研究并提出了符合本国国民特点的健康的具体标准。

5. 健康的决定因素　健康的决定因素（determinants of health）是指决定个人健康和群体健康的因素。《渥太华宪章》指出：健康的基本条件和资源是和平、住房、教育、食品、经济收入、稳定的生态环境、可持续的资源、社会的公正与平等。为改善健康，上述必要条件必须具有坚实的基础。1974年，加拿大学者从预防医学的角度归纳了健康和疾病的影响因素，得到国际学术界的一致认可，并被实践所证明。这四类影响因素分别是：行为和生活方式；生物学因素；环境因素；卫生服务系统（健康服务因素）。

（1）行为和生活方式：行为和生活方式因素是指因为人们自身的不良行为和生活方式，直接或间接给个人、群体，甚至社会的健康带来不利影响。例如糖尿病、心脑血管疾病、结肠癌、前列腺癌、乳腺癌、肥胖症、性传播疾病、精神性疾病、自杀等均与行为和生活方式有关。

行为因素（behavior factor）：行为是指人们有目的的由简单动作构成的活动，它受遗传因素、环境因素等多因素影响。行为也是影响健康的重要因素。例如吸烟与肺癌、慢性阻塞性肺病的发生发展；性乱导致性传播疾病的蔓延；酗酒导致肝硬化；驾车不扣安全带等等。据报导，美国前10位死因疾病中，不良行为和生活方式在致病因素中占70%。美国通过30年的努力，使心血管疾病的死亡率下降50%，其中2/3是通过改善行为和生活方式取得。

生活方式（life style）：生活方式的内容相当广泛，是一种特定的行为模式，这种行为模式受个体特征和社会关系所制约，是建立在社会经济、生活条件、文化继承、社会关系、个性特征和遗传等综合因素基础上形成的一种稳定的生活方式。包括人们的衣、食、住、行、劳动、工作、休息、社交以及精神生活的价值观、道德观、审美观。由于生活方式的不同，也会导致不同人群的疾病谱有很大差异。

（2）环境因素：环境有内部环境和外部环境之分，前者指机体的生理（内部）环境，后者指自然环境和社会环境。内部环境与外部环境交互影响，交互作用，推动着人的心理和生理的发展。

自然环境：自然环境主要由空气、阳光、水、土壤、各种矿物质、植物、动物等组成，是人类赖以生存和发展的物质基础。主要指地壳表面和围绕它的大气层的一部分，一般指海平面以下约12km到海平面以上约10km的范围内，也称作生物圈（biosphere）。只有保护好自然环境，才能对人类的健康产生积极的意义。某些时候，有益于健康的生活环境比有效的医疗服务更能促进健康。一旦自然环境遭到破坏，人们将会遭到大自然的报复，尽管人类已经适应了在不同的气候条件下生活，但从赤道热带到极地寒带，这两种气候和天气对人类生活和健康还是有很大影响的。短时间内发生（如几天）的极端气候（如暴雨、洪水、飓风）能够严重影响到人类的生命安全和身体健康。如1998年我国暴发新中国成立50年以来最大洪水灾害，有1亿8千万人口受到影响，近4000人失去生命，700多万户房屋完全被毁。

社会环境：又称文化-社会环境，社会环境包括政治、经济、文化、教育等诸多因素。人们的行为生活方式、社会生产力、生产关系、经济状况、社会保障、教育、人口、科学技术、社会制度、法律、婚姻家庭、医疗保健制度等都会通过影响人们的生存和生活条件影响人群的身体健康。社会环境还包括人际关系、社会状态等。

（3）生物学因素：生物因素对健康的影响主要表现为细菌、病毒、寄生虫和动物咬伤等。生物医学时代主要重视生物因素对健康的危害。生物因素目前仍是影响健康和引起疾病的主要原因之一。

遗传：已知人类的遗传性缺陷和遗传性疾病有近3 000种（约占人类各种疾病的1/5）。遗传还与高血压、糖尿病、肿瘤等有关。例如，广东地区是鼻咽癌的高发地区。

病原微生物:20世纪中期以前,人类死亡的主要原因是病原微生物引起的感染性疾病。随着医学模式的改变,行为与生活方式因素日显突出。

个人的生物学特征:包括年龄、性别、形态和健康状况等。例如,不同的人处在同样的危险因素下,对健康的危害性大不相同。女性在经期时,就容易烦躁等。女性更易受到性或者其他暴力的侵犯,男性往往容易受到冠心病、意外伤、癌症等伤害。

(4)健康服务因素:健康服务又称卫生保健服务。卫生保健服务由卫生服务系统提供,是卫生机构和卫生专业人员为了防治疾病、增进健康,运用卫生资源和各种手段,有计划、有目的的向个人、群体和社会提供必要服务的活动过程。卫生保健服务不仅仅是医疗服务,医疗服务是其中一个组成部分。

综上所述,由于疾病谱等发生改变,四类因素中,行为和生活方式因素越来越受到人们的重视。行为干预将是促进健康最有力的措施,而以行为改变为着眼点的健康教育和健康促进成为全球第二次卫生革命中的核心策略。

(二)健康教育

从世界范围来讲,健康教育始于20世纪20年代,发展于70年代,但是世界上关于健康教育和健康促进的概念没有统一的被公认的概念和定义。在我国,1984年正式使用健康教育的词汇,并由此开始发展我国的健康教育学。

1. 概念 健康教育(health education)是通过有计划、有组织、有系统的社会和教育活动、促使人们自愿地改变不良地行为和影响健康行为的相关因素,消除或减轻影响健康的危险因素,预防疾病,促进健康和提高生活质量。健康教育是旨在帮助对象人群或者个体改善健康相关行为(health-related behaviors)的系统的社会活动,是在调查研究的基础上通过信息传播和行为干预,帮助个人或者群体掌握卫生保健知识,树立健康观念,自觉采纳有利于健康的行为和生活方式,其目的是消除或减轻影响健康的危险因素,预防疾病,促进健康和提高生活质量。其核心行为的改变,尤其是组织行为的改变。健康教育学是一门研究健康相关知识的传播技术、健康干预和教育的方法和手段,通过改变不利于健康的行为和建立有利于健康行为来促进健康的一门科学。健康教育学是一门交叉学科,其领域涉及教育学、社会学、行为学、预防医学、传播学等多学科。

我们强调健康教育是有计划、有组织、有系统的教育活动,这是从完整的实施健康教育计划的方面来考虑的,计划性、组织性、系统性是健康教育工作的特点。但如果是个人按照健康教育的原理和方法系统或片面、预先有计划或者无计划的情况下对自身或他人不健康的行为进行干预,提高对疾病和健康的知识、信念,并最终引起行为改变的活动,也应该属于健康教育。

2. 健康教育的研究领域 健康教育的研究领域非常广泛。

(1)按目标人群或场所分类

1)学校健康教育:是指通过学校、家长及学校所属社区内成员的共同努力,向学生提供完整、积极的健康经验和知识结构。包括设置正式和非正式的健康教育课程,创造安全健康的学校环境,提供合适的健康服务,以促进学生健康。学校健康教育的对象包括学龄前儿童、中小学生及大学生。

2)职业人群健康教育:是指通过提供健康知识、技能、服务,促使职业人群自觉地采纳有益于健康的行为和生活方式。

3)医院健康教育:是指以患者为中心,针对到医院接受医疗保健服务的患者个体及其家属所实施的有目的、有计划、有系统的健康教育活动,其目的是防治疾病,促进身心康复。

4)城市/农村社区健康教育：是指以社区为基本单位、以社区人群为教育对象、以促进居民健康为目标，有计划、有组织、有评价的健康教育活动。社区健康教育的目的是挖掘个人、家庭、社区以及社会的保健潜力，从而增进健康，减少残障。

5)患者健康教育。

6)消费者健康教育。

7)与卫生有关的健康教育等。

(2)按教育目的或内容分类：防治疾病的健康教育、营养健康教育、环境保护健康教育、生殖健康教育、心理卫生教育、安全教育、控制吸烟酗酒和滥用药物教育、死亡教育等。

(3)按业务技术或责任划分

1)健康教育的行政管理；

2)健康教育的组织实施；

3)健康教育的计划设计；

4)健康教育人才培训；

5)健康教育的评价；

6)健康教育材料的制作与媒介开发；

7)社区开发的组织。

3. 健康教育的特点　健康教育是有计划、有组织、有评价的系统干预活动，它以调查研究为前提，以传播健康信息为主要措施，以改善对象的健康相关行为为目标，从而达到预防疾病，促进健康，提高生活质量的最终目的。

(1)是个综合的学科：健康教育既具有自然科学的特征，也具有社会科学的特征，是从多门学科中发展起来的。

(2)目标或者其核心是行为改变：健康教育的核心内容和目标就是促使个体或群体改变不健康的行为和生活方式，尤其是组织的行为改变；改变或消除研究目标的不健康的行为，培养和建立有利于健康的行为模式。

(3)以传播、教育、干预为手段：主要是通过传播、教育、干预是健康教育非常重要的环节。

(4)注重计划设计和效果评价：健康教育的计划、实施和效果评价是健康教育管理的设计、执行、评价等全过程，这也是健康教育和卫生宣教的一个本质区别，健康教育是双向流动的，而卫生宣传以单向传输为主。

4. 健康教育的研究方法　如何发展健康教育学是时代的需要，需要方法论的指导。健康教育学的研究方法是采用多方位、多层面、多学科的综合方法，既要应用自然科学的方法，又要应用社会科学的方法；要以人类健康发展为中心，向人们揭开健康本质；健康教育是一门综合了卫生统计学、传媒学、流行病学等学科的一个综合性学科，因此健康教育的研究和工作方法具有多元性、综合性和特殊性等特点。

(1)调查研究的方法

1)实态性调查研究：是直接从已经存在的现象中，或从人们的认识和行为中搜集资料，记录事实，即通过不同的方式获取有关客观存在事实的资料，通过分析以找出其规律或发现问题的方法，属于描述性流行病学的范畴。例如对于某知识的认知率，某疾病的发病率等等。

2)分析研究：通俗地说就是分析原因和结果之间有没有联系，是通过有计划、有目的地收集各种已有资料，依据所要研究问题的目的，对其分析，以找出健康教育与健康促进决策的科学依据。它又可以分为：

前瞻性调查:原因—结果:就某一可疑致病因素是否与某病的发生有联系所进行的追踪调查,是群体调查的基本方法之一。一般是将特定范围的人群划分为暴露于某因素的暴露组和非暴露于该因素的对照组,在一定时间内追踪观察和比较两组的健康差异和发病情况,并对两组的该病发病率和死亡率作比较,以研究该因素是否与该病的发生或死亡有关。前瞻性调查多用于分析病因,考察特定因素的致病作用和社会保健措施的效果。进行前瞻性调查,明确调查的因素和目的,恰当地划分调查范围和对象,设置有代表性的暴露组和对照组,规定追踪调查的时间和方法,详确地登记所调查人群的人口变化,对可疑因素的关系进行分析和统计处理。

回顾性调查:结果—原因:回顾性调查是一种从结果到原因的调查。追溯人群中已经发生的某种疾病过去有无可疑的共同病因和发病性质。

3)社会调查研究:社会调查研究是在系统地、直接地收集有关社会现象的资料的基础上,通过对资料的分析和综合来科学地阐明社会生活状况及社会发展规律的认识活动。社会调查常用于健康教育需求评估及信息反馈。社会调查研究又分为定性和定量的调查研究。除了问卷调查属于定量调查研究,其余均属于定性调查研究。常用的方法有选题小组工作法(nominal group process);专题小组讨论法(focus group discussion);德尔菲法(Delphi technique);观察法(observation);个人深入访谈法(personal deep visiting)。

选题小组工作法:又称 Nominal 群组技术。通过群组活动,对解决问题的意见和主张进行收集和判断,并确定优先方案的过程。通过 Nominal 群组技术做出的决策,体现了民主和集中的综合结果,既提供了表达个性和权威的机会,也考虑到大多数人的看法和意见。该方法常用于社会需求评估,是一种在试点地区先行摸索情况的实验技术,用于定性了解一个问题都存在哪些成分,是一种结构化的讨论方法,其目的是从所有的与会者中取得最大量的信息,可用此方法得到目前还没有的资料。Nominal 群组技术是一种定性方法,适用于卫生计划前期对问题的发现和对目标人群状况和态度的掌握。具体来讲,Nominal 群组技术可以用于下述目的:

通过定性判断,使卫生计划者明确和丰富对问题本质、影响因素和相互关系的认识。

定性地验证卫生计划者对问题本质及其影响的假设。

初步掌握目标人群的态度和表达特点,为今后的问卷设计提供具体的建议。

Nominal 群组技术是一种特定格式的会议。参加这个会议的人是与卫生计划问题直接相关的人员。

Nominal 群组技术程序如下:

主持人介绍:主持人介绍自己,并介绍参与群组研究的各位人员。介绍本次群组研究的主题和目的,并提出研究的问题。群组的参加人员一般以 10～15 人为宜。事先主持人要准备好一张表格,以便参与者根据要求写出自己的意见和看法。

请参与者列出他认为影响社区卫生服务可及性的主观和客观因素。

参与者独立地写出自己对问题的看法和答案。

给参与者 15 分钟的时间,让其独立地在表格中列出自己的看法和意见。主持人要强调这个阶段必须保持安静,不能相互讨论,完全凭自己的想法填写表格。

展示各位参与者的意见。

主持人将大家填好的表格收集起来,在一个大家全能看到的黑板或大白纸上列出各位参与者的意见和看法。对于意见相类似的观点也要列出,不要任意合并意见。

讨论和交流:进入15分钟的讨论时间,大家面对黑板或大白纸发表自己的看法。在讨论的过程中,对发现的表达不同但含义完全相同的意见进行合并同类项,同时对新出现的意见和看法要添加在黑板或大白纸上。

暂停:休息10分钟,让大家有一个头脑休息的时间来整理思路。

进行重要性或优先问题的选择和赋权重。

重新开始前,主持人给每个人发一张新的表格,进行优先项目排序;要求请各位参与者面对黑板和大白纸,独立地做出自己的判断和选择。

讨论:在大家全部填写完表格后,将表格收集起来,由辅助人员将大家的表格在黑板上进行统计,同时主持人再组织大家进行进一步的讨论。

得出结论。

主持人将黑板或大白纸上的统计结果进行记录,并提交决策者。

专题小组讨论法:在目标人群建立专题讨论小组,收集目标人群的信息。

德尔菲法(专家反馈咨询法):德尔菲是古希腊的一座城堡。现位于希腊首都雅典以西。相传阿波罗神在德尔菲城堡的神殿下达过神谕,这种神谕是预卜未来的,而且是放之四海而皆准的。美国的兰德公司于1964年的冷战时期首先使用这种方法进行技术预测和决策,并为这个决策方法起了一个代号。它是一种预测和决策方法,通过匿名方式,让专家独立地针对一个问题进行讨论和"辩论",并采用信函方式与研究者建立信息联系。研究者对多次的信函意见进行汇总整理,将主要结果反馈给各位专家,并根据上轮结果设计下轮调查表,供专家再次对问题进行分析判断,提出新的论证。如此反复多次后,专家的意见将趋于一致,结论的可靠性也越来越大。

德尔菲法的时间问题:经典的德尔菲法应该持续6个星期的时间(约40天)其中包括4个函询过程。

案例调查:调查社区实际发生的事件并写成案例报告,帮助人们学习和思考如何解决问题,并从他人成功和失败的地方汲取经验。

观察法:常用于行为观察。观察行为产生的背景及其文化、经济、社会、环境等影响观察法包括参与性观察,即研究者直接参加研究人群的日常生活活动,通过观察,听取人们谈论及用各种方法提出问题,真实地获取调查所需资料;非参与性观察,不参与观察客体的活动,只是非公开的观察并记叙观察到的现象和事实。

(2)实验研究与准实验研究

1)实验研究:将评价对象按严格随机原则分为实验组和对照组,分别观察他们在干预前后的情况,此研究方法一般难以执行,因为在研究过程中很难做到随机化原则。所以是要经过精心设计的。

2)准实验研究方法:类似实验研究,但实验组与对照组未能按照随机化原则进行分组,此类设计相对容易实施,在进行大规模评价研究时,能省时省钱,更具可行性,但因为没有完全遵循随机化原则,所以说服力不如实验研究。只是选择主要因素方面相似的人群,人为确定一为实验组,一为对照组。

(3)教育干预方法:健康教育干预方法很多,大致可分信息传播、行为干预两大类。

1)信息传播:正确的信息是转变行为的基础。通过各种传播渠道和技术媒介传递健康信息,普及卫生保健知识,提高人民群众的健康意识和知识水平,引导人们采纳健康的行为。

2)行为干预:行为干预是实现健康教育计划目标的重要手段。通过具体的一些方式,例如咨询、帮助促使等手段使受试者发生行为的改变即为行为干预。

(三) 健康促进

1. 健康促进(health promotion)的概念 健康促进是在健康教育的基础上发展起来的。早在20世纪20年代就已经见于文献,但在近20年来才引起广泛重视的。健康促进是当今世界健康教育事业发展的趋势。

健康促进是使人们维护和提高他们健康的过程,是协调人类与他们环境之间的战略,规定个人与社会对健康各自所负的责任。

从WHO的概念中,我们可以看出健康促进比健康教育又在更高的战略层次,"环境"、"战略"、"责任"是理解健康促进的核心要点。

健康促进是综合运用多学科理论、采用多种形式(传播、教育、立法等)促进人群健康,其着眼于整个人群的健康,致力于促进个体、家庭、社会充分发展各自的潜能,促使社会的、经济的、环境的等等向有利于健康的方向发展。

健康促进一方面强调社区参与,要求个体和群体对积极的参与到健康促进的工作中,对自身的健康,另一方面还要求社会要积极动员,要求各部门、各领域互相协调,共同来维护健康,健康既是个人的事情,又不仅是个人的事情。

在健康促进的概念中,着重指出了环境的问题,提出了环境在健康促进中的作用。我们要形成一个可持续发展的环境,而不是破坏环境,我们要形成一个有利于个人身心健康的环境,而不是压抑、紧张的环境。

2. 健康教育和健康促进的关系 在一项疾病的预防工作中,例如吸毒的预防,卫生宣教的主要任务是向大众进行宣传,改善他们对吸毒危害的认识和行为,使已经吸毒但还没有被国家和医疗部门知道的那些人改变吸毒行为或吸毒方式(比如不公用针头),从而可以避免艾滋病在吸毒人群中的传播。健康教育的作用,是使他们认识到吸毒的危害,通过各种措施(例如家庭的影响等)并进而改变他们吸毒的行为,达到戒毒的作用。健康促进则就需要在更高层次服务,除了上述健康宣教和健康教育的内容,还需要进一步努力,例如国家制定一些政策,公安部门抓贩毒分子,等等。

(1)健康教育是健康促进的基础,健康教育在健康促进中起主导作用。例如通过对领导的健康教育,可是使得他们知道健康教育的意义,知道如何促进健康,才能制定有利于健康的策略。通过对普通大众的健康教育,才能使他们掌握获得健康的正确方法,知道怎么维护环境的良好状态。没有健康教育就没有健康促进。

(2)健康促进是健康教育发展的新阶段,健康促进比健康教育涵盖的范围更广。健康教育是健康促进的一个手段。在健康促进制定的宏观政策等基础上,健康教育的成果才能得以巩固,并持续良好的发展。健康教育着重于个人与社会的参与意识和参与水平,是以健康为中心的全民参与,通过自身认知态度和价值观念的改变而自觉采取有益于健康的行为和生活方式。健康促进融主观的参与和客观的支持于一体,不仅包括健康教育的行为干预内容,还包括行为改变所需要的组织支持、政策支持、经济支持和环境支持等各项策略。健康促进不仅仅是卫生部门的职责,也是全社会参与和多部门合作的社会工程。

3. 健康促进的活动领域

(1)制定健康的公共政策:把健康问题提到了各个部门、各级领导的议事日程上。

健康促进的政策由多样而互补的各方面组成,包括立法、财政措施、税收和组织的改变。

健康促进政策要适用于非卫生部门,并考虑在执行过程的障碍及克服的方法。健康促进涉及整个人群的健康和生活的各个层面，而非仅限于疾病预防。

领导的重视应体现在组织、政策和资源上。

(2)创造支持性环境：人类与其生存的环境是密不可分的，这是对健康采取社会-生态学方法的基础；只有在良好的生存环境之下，人们才能更好地发挥各自的潜能，才能更好的获得健康。

生活、工作和休闲模式（健康资源）的改变对健康有重要影响，应帮助创造一个健康的社会。

任何健康促进的政策必须提出：保护自然，创造良好的环境以及保护自然资源。

健康促进在于创造一种安全、舒适、满意、愉悦的生活和工作条件。

健康促进直接作用于影响健康的各种因素，包括生物、生态、社会、行为和健康服务等。

(3)强化社区行动：社区动员和社区行动是健康促进的策略。人们总是生活在某个特定的社区中，要赋予社区特定的权利和义务，使得他们能够获得健康所需要的必要条件。赋予社区以当家做主，积极参与和主宰自己命运的权力（社区赋权）。

当然仅仅是赋权并不行，我们还积极发挥社区的功能，即社区开发。

社区开发在于利用社区现有人力、物力资源以增进自我帮助和社会支持并形成灵活的体制，促进公众参与卫生工作和指导卫生工作的开展。形成以社区为主体，条块结合，以块为主的工作模式。

(4)发展个人的技能：要获得个人和社会的健康，最终点还是要归到个人身上，要个人能够积极执行这些健康策略，所以健康教育的工作之一也就要充分发挥个人的技能，使其在健康促进的过程中发挥应有的作用。

通过提供信息、健康教育和提高生活技能以支持个人和社会的发展。

促成群众终生学习，了解人生各个阶段和处理慢性疾病和伤害是极为重要的。学校、家庭、工作场所和社区都有责任这样做。

(5)调整卫生服务方向：联合国儿童基金会前执行主席詹姆斯·格兰特曾说过：无论是工业化国家，还是发展中国家，目前都站在标记清晰的通往人类保健之路的十字路口上。如果我们依赖医疗技术的道路，那么它将是一条崎岖陡峭的路，它将越来越多地消耗我们的资源，而取得的成就却越来越少，能够通过这条由于费用昂贵而日趋狭窄的谷道的人也越来越少。相反，如果我们选择的路是在群众中普及卫生科学知识，使他们掌握自身健康的命运，那么，这条路就会越走越宽广。

卫生部门的作用不仅仅是提供临床和治疗服务而必须坚持健康促进的方向。

卫生服务中的责任是要求个人、社区组织、卫生专业人员、卫生服务机构和政府共同承担。

调整卫生服务方向也要求更重视卫生研究及专业教育与培训的转变。

医疗卫生体制改革要坚持以人为本、以健康为中心、以初级卫生保健为方向。

4. 健康促进的基本特征

(1)健康教育是以健康为中心的全民教育：其核心是行为的改变，所以从原则上讲，健康教育是通过各种方法，达到改善行为的目的，健康促进则为行为的改变提供各种支持环境，例如政策、法规、良好的环境等。

(2)健康促进涉及整个人群和人们生活的各个方面。

(3)健康促进强调一级预防。

(4)社区参与是巩固健康发展的基础,人群的健康观念是主动参与的基础。通过健康教育,使人们产生健康的欲望,了解获得健康的方法,进而才能得到获得健康的环境和氛围,因此健康教育是健康促进的先导和基础。

(5)健康促进融主观和客观一体。不仅是个人主观行为的改变,还要政府行为(社会环境)改变达到环境的改变,政策的改变等,使社会各部门的协调统一。

总之,健康促进不仅包括了健康教育的行为干预内容,着重于个人与社会的参与意识与参与水平。健康促进不仅涵盖了健康教育信息传播和行为干预的内容,同时,还强调行为改变所需的组织支持、政策支持、经济支持等环境改变的各项策略。在改变不良行为中,健康教育比较强调自愿,而健康促进则带有约束性。

5. **健康促进的基本策略** 健康教育和健康促进的任务是使人们在任何地方都能更早、更方便、更愉快的做出健康的选择,《渥太华宪章》指出,健康促进的3大基本策略是倡导、赋权、协调。

(1)倡导(advocacy):是一种有组织的个体及社会的联合行动。为了创造有利于健康的社会、经济、文化和环境条件,要倡导政策支持,开发领导,争取获得政治承诺;倡导社会对各项健康举措的认同,激发社会对健康的关注以及群众的参与意识;倡导卫生及相关部门提供全方位的支持,最大限度地满足群众对健康的愿望和需求。

(2)赋权(empowerment):赋权与权利和政治密切相连。健康是基本人权,健康促进的重点在于实施健康方面的平等,缩小目前存在的资源分配和健康状况的差异,保障人人都有享受卫生保健的机会与资源。为使人们最充分的发挥各自健康的潜能,应授予群众正确的观念、科学的知识和可行的技能,获得控制那些影响自己健康的有关决策和行动的能力。把健康权牢牢地掌握在群众自己手里,这是实现卫生服务、资源分配平等合理的基础。

(3)协调(mediation):健康促进涉及卫生部门、社会其他经济部门、政府、非政府组织(NGO)、社会各行各业和社会各界人士、社区、家庭和个人。在改善和保护健康的健康促进活动中,必须使个体、社区及相关部门等各利益相关者之间协调一致,组成强大的联盟和社会支持体系,共同协作实现健康目标。

健康促进是通过倡导,促成、协调与多部门的行动,促进人民提高和改善自身健康的过程。是一个动力学和发展的概念,它包括通过每天的生活促进所有人民达到最高限度的身体、精神健康和社会的良好适应。

6. **社会动员**(social mobilization) 社会动员是健康促进的核心策略。

所谓社会动员,就是广义的社会影响,也可以称之为社会发动。它是指人们在某些经常、持久的社会因素影响下,其态度、价值观与期望值变化发展的过程。过去,在革命战争时代,在政治运动中,社会动员就是政治动员,政治动员是发动群众投身革命、英勇奋斗的重要方式。正是这种经常的政治动员,帮助人们明确了革命的方向,激发了革命积极性,提高了思想政治觉悟,增强了胜利的信心。现在,时代不同了,社会发生了变化,社会动员的内容和方式也发生了变化。

我们把过去时代的社会动员,称之为传统社会动员,把现在的社会动员称之为现代社会动员。传统社会动员的内容主要是革命内容、阶段斗争的内容。传统社会动员的内容是为当时党的中心工作服务的。现代社会动员的内容,主要是社会主义现代化建设的内容,经济建设是中心,政治的、文化的内容与经济的内容结合在一起,通过党的"一个中心,两个基本点”的基本路线集中体现出来，内容全面、综合。这一动员内容既突出了我国社会发展的重点，又反映了现代社会的发展是一个全面、协调的发展。社会动员在内容上的变化，标志着时代的变化。

那么在健康促进中的社会动员就是人们在长久的各种与健康有关的因素的影响下，其态度、健康观等发生变化。对于健康教育来说，社会动员又分几个层次。

(1)领导层的动员：一个项目能否成功，关键的一步就是领导层的动员，得到了领导层认可和支持，这个项目基本上就成功一半了。

(2)社区、家庭和个人的动员：健康教育和健康促进的最终实施者也就是家庭和个人的参与，所以为了使项目能落到实处，我们就必须动员社区、家庭和个人的参与，而这种参与最有效的办法就是健康教育。

(3)非政府组织的参与：宗教组织，一些社会团体，非政府研究机构、基层组织等。

(4)专业人员参与：专家的言语要比普通老百姓的话更管用，领导也愿意听，老百姓也愿意听，所以积极的把专家调动起来也非常重要。

第二节 社会医学

一、社会医学的形成和发展

(一) 社会医学的萌芽

人类的健康是受到社会因素和自然因素的共同作用的科学认识，在古今中外的医学著作中都有记载。古希腊希波克拉底(公元前 450 年至公元前 337 年)在他的一些著作中提出：医师进入城市首先要熟悉风向、阳光、水等自然环境、注意居民的居住情况、饮水情况和生活方式等；医师不仅是医治疾病，更重要的是患者，患者的整体；四种体液(血液、黏液、黄疸汁、黑胆汁)的混合失调会引起疾病等。被欧洲人称为医学之父的阿维森纳(公元 980～1037 年)，在他所著的《医典》中称医学是一种维护健康和健康丧失后恢复健康的技艺；指出土壤、水等能传播疾病；强调精神和情感活动对健康的影响，但由于历史局限性，他对此的描述止于个体水平的阐述。同样，我国古代医学也注意到社会和心理因素对健康的影响。名医扁鹊就提出六类人无法医治，包括不听道理，重钱但不关心自己的身体，沉迷于吃喝，迷信的人等。《黄帝内经》中有气候变化、饮食起居、精神因素、经济条件、政治地位等和疾病有关的论点。西周初期，我国就建立了社会医事组织，并制定相应考核制度，要求治病要有记录，患者死亡要报告等。汉朝设计了为贫民看病的机构，南宋设“医学”，置太医博士和助教。不过，在我国漫长的封建社会，卫生设置和医事制度基本上是为封建统治者服务，而民间的医疗问题主要靠民间医生，并没有建立良好的医事制度和组织。

欧洲文艺复兴后，人们逐渐认识到社会因素对健康的重要作用。医学革命的先驱帕拉斯尔萨斯(1493～1541 年)观察了铜银矿山工人的职业病并写出了《水银病》一门，文中他说：“我们将把医学从极坏的谬见中解放出来，不能去追随古代的教条，而是要通过自己的观测，长期的实践并加以验证”。被称为劳动医学之父的意大利拉马兹尼(1669～1714 年)在他所著的《论手工业者的疾病》中描述了 52 种职业工人的健康状况，探讨职业因素对工人健康产生的影响。18 世纪，欧洲产业革命后，手工业生产方式逐渐被大工业生产所代替，生产社会化加快了医学社会化的进行。资本主义的早期发展带来了社会卫生状况的恶化，使人们进一步认识到医学的社会性，人类的健康及疾病流行同社会生活条件有着密切的关系。一些进步医学家提出健康和疾病问题要“医学监督”；国家和社会应该对人们的健康负责。例如，被认为公共卫生事业奠基者的德国的卫生学家弗兰克（1745～1821年）就崇尚“国家医学”，提出居民悲惨的生活是疾病的温床，并提出以政治、法律协助促进公共卫生管理及福利制度。

资本主义进一步发展及城市人口的集中带来了一系列社会问题，例如童工和女工的健康、城市下水道、食品卫生及营养不良、传染病流行等问题。英国伦敦的首任医官西蒙（1816～1904年）专门研究了伦敦的食品、住宅和工厂卫生，认为这些因素与英国工人健康不良有关。恩格斯在他的著作《英国工人阶级状况》一书中也明确指出，英国的工业发展是建立在破坏工人的健康的基础上。工人运动促进了社会卫生组织的建立和社会卫生措施的发展。

（二）社会医学的创立及发展

1848年3月，法国的医生盖林（1801～1908年）第一次对社会医学进行归纳，提出社会医学概念。他提出要把医学监督、公共卫生和医学法学等作为一个完整的学科，统称为“社会医学”。他将社会医学看成是当时卫生改革的最重要的命题，号召医务人员要自觉运用社会医学的观点去观察社会问题。盖林将社会医学分为四个组成部分，分别是：研究人群的身体和精神状态与它的法律及其他社会制度、风俗习惯等内在关系的社会生理学；研究关于健康和疾病的社会问题的社会病理学；研究各种增进健康、预防疾病措施的社会卫生学；研究对付社会发生异常情况时的治疗措施（包括提供各种社会卫生措施）的社会治疗学。

1848年，在法国大革命的影响下，德国一批医学界的人士发动了医学改革运动，目的是解决工业化所带来的一系列卫生问题，这些运动标志着社会医学在德国创立。19世纪后半期，因为细菌学的发展使有些科学家重视病原生物体的致病作用而相对忽视社会因素对于健康和疾病的影响。但是，医学界的改革者们不同意夸大细菌的作用。例如，德国医学家诺尔曼（1813～1908年）和细胞病理学家魏尔啸均强调社会经济条件对健康和疾病的重要作用，提出医学的核心是社会医学，医学是一门社会科学的观点。他们积极制定一系列改革方案，提出发展公共卫生事业的原则；人群健康关系这个社会发展；社会经济条件对健康有重要影响。又如，德国的格罗蒂扬（1869～1931年）在《社会病理学》首次提出健康和疾病与社会相互关系和作用，卫生发展与社会发展同步性和社会病因学观点等，并据此提出用社会观点研究人类疾病的一些原则，认为社会状况的恶化有利于引起疾病，疾病对社会的发展起反作用等，并主张将社会医学列入医学课程。1920年，他首次在柏林大学开设社会卫生学的课程，提出了社会卫生学的一整套理论和观点。在当时的欧洲，社会医学和社会卫生学两个学科名词并用，并以社会卫生学为主。在第二次世界大战以后，才逐步改用社会医学。

19世纪末到20世纪中期，死亡率持续稳定下降，卫生学家指出：死亡率大幅度下降是由于环境条件的改善，如公共卫生设施的改善，包括饮用水、污水处理、免疫接种的大面积推广等。然而在当时，美国医学界的人士却普遍认为这是医学科学和科技进步的结果，是因为抗生素的发现、外科手术的发展等原因，因此，在此思想的指导下，国家通过一些立法，强化对医疗服务的投入，结果不但使医疗费用急剧增加，国家和个人负担过重，甚至还使初级卫生保健和家庭医师濒临消失的边缘。20世纪70年代以后，疾病谱发生明显的变化，许多发达国家慢性非传染性疾病取代了传染性疾病及营养不良，而这些疾病主要是由于行为和生活方式、环境污染等因素所造成，医学界越来越接受必须深入研究社会因素对健康的作用，改变社会卫生状况必须依赖有效的综合性社会卫生措施等观点，从而使社会医学在各国进一步发展。但是各国因为社会制度、经济状况、文化背景等因素的不同，所以社会医学研究的内容和重点也不一样。

社会医学在英国取得了进一步发展。19 世纪末就开设了公共卫生学课程，并在 20 世纪 40 年代改为社会医学。1926 年，在伦敦佩卡姆地区创立健康中心，1943 年在牛津大学建立第一个社会医学研究院。牛津大学社会医学教授克鲁将社会医学界定为：社会医学是指有关人群的医学，不只涉及预防和消除疾病，而且涉及到研究一切有关影响和增进健康的社会诸多因素。20 世纪 60 年代以来为了适应英国国家卫生服务制度改革的需要，将社会医学改称为社区医学，内容包括社区卫生服务的理论和实践。

在美国，不把社会医学作为一个独立的学科，而是以医学社会学和社区医学为重要学科的表现形式，甚至在美国，可以认为医学社会学几乎是社会医学的同义词。社会医学的内容在卫生管理学和卫生政策的课程中讲授。

在日本，社会医学和基础医学、临床医学并列，使之成为医学和社会结合的桥梁，包括公共卫生、环境医学、卫生统计学、法医学、医院管理和保健心理等内容，课程内涵和我国的预防医学相似。

前苏联于 1922 年在莫斯科大学成立了社会卫生学教研组，由当时的卫生部长谢马什柯和索洛维约夫任教。谢马什柯认为社会卫生学的基本任务就是深入研究社会环境对人群健康的影响，制定有效的干预措施以消除这些不良影响。1941 年，前苏联将社会卫生学改为社会卫生与保健组织学，以保健史、保健理论、卫生统计和保健组织为主要内容。20 世纪 60 年代中期，又改名为社会卫生与保健组织学。

20 世纪下半叶，社会进步很快，医学领域兴起了“整体疗法”，即从系统的观点解决人类健康的问题，医学模式也由生物医学模式向生物心理社会医学模式转变，建立了生物、心理、社会“三维”健康观。社会医学的发展也顺应了整体医学的发展，世界各国的医学教育部都在改革，增加了社会医学方面的教学时数，吸收临床医学、经济学、心理学等方面的专家兼任教授，除课堂讲授外，安排现场参观、调查家庭、工厂、学校等的社会问题，既增长学生理论知识和技能，并达到转变学生的思维模式和态度。

总之，目前各国社会医学的发展都具有一个共同点：它们的基本研究内容一致，注重研究社会因素和疾病、健康的关系及其相互作用规律，并且深入到公共卫生和临床医学等相关领域。

19 世纪初，一些外国医生在我国开设医院和医学校，使近代西洋医学传入我国。1898 年上海公共租界工商部卫生处是我国最早成立的地方卫生行政机构。1905 年，清政府设立在警政部警保司下设卫生科，这是我国最早的中央卫生行政机构。最早的城市基层卫生机构是 1925 年成立的北京市左一区卫生事务所。最早成立的农村基层卫生机构是上海市吴淞区在 1928 年成立农村卫生实验区，1931 年后又在河北定县、山东邹平县、南京晓庄乡等建立乡村卫生实验区。1932 年成立的中央卫生设施实验处（1937 年改为中央卫生实验处，1941 年改为中央卫生实验院）中设立了社会医事系，主要任务是登记和考核社会医务人员。1949 年以前，一些有事业心的医学卫生专家也提出过建立社会卫生组织，倡导“公医制度”，但由于当时政治经济条件的限制，所以均未有建树。

新中国成立以后，在党和政府的领导下，成立了从中央到地方的全国性卫生行政组织和卫生服务机构，发展社会卫生事业，保护人民的健康成为了国家的职责和任务。1950 年的全国首届卫生工作会议上，党和政府制定了“面向工农兵”、“预防为主”、“团结中西医”的卫生工作方针。1949 年，中国医科大学建立公共卫生学院并设立卫生行政学科，开设卫生行政学。1951 年，原上海第一医学院开办卫生行政干部进修班，《卫生行政学》是该班主要课程。50年代的中期的教改中，从前苏联引进《保健组织学》（即早期的社会卫生学）作为医学生的一门必修课程，各高等医学院校的卫生系均设立保健组织学教研室，开展教学研究工作。1956年，卫生部成立中央卫生干部进修学院，负责培训省市卫生管理干部，并于第二年举办了第一届保健组织学和医学史师资讲习班，由钱信忠兼任班主任，该班学员后来都成为各院校社会医学的骨干和学科带头人。讲习班结束时编出我国《保健组织学》教材。60年代前，我国的保健组织学发展势头良好，学科发展很快，但60年代后，由于“修正主义”被批判，1965年起一度顺利发展的保健组织学也被迫中断，十年动乱期间，整个教学被迫停止。

十一届三中全会后，我国的社会医学又迎来了一个新的春天。1978年，卫生部决定在中国医学百科全书中列入保健组织学分卷。1979年，经过认真讨论后将保健组织学改为社会医学，医学百科全书分卷名为《社会医学与卫生管理学》，由钱信忠任主编。20世纪80年代初期，卫生部在六所医学院校成立卫生管理干部培训中心，推动社会医学学科建设和卫生管理干部的培训工作。1984年在成都召开了首届全国社会医学与卫生管理学术研讨会。1985年起招收社会医学硕士研究生。1988年在西安召开了全国社会医学学术会议，成立了中华社会医学学会，我国第一部《社会医学》专著出版。1994年第一个社会医学博士研究生学科点成立。目前，社会医学已经成为高等医学院校及中等卫生学校学生的必修课和（或）选修课，有一大批有志之士专门从事社会医学的教学和研究工作。

二、社会医学的研究对象和研究内容

社会医学的兴起，是医学现代化进程的一个标志，是科学技术发展的必然结果。社会医学是从社会学角度研究和人群的生、老、病、死有关的社会问题，在人生命的准备、生命保护和提高生命质量三个不同阶段中研究社会因素发挥的综合作用。

社会医学的研究内容包括三个主要方面：社会卫生状况，主要是人群的健康状况；影响人群健康的因素；制定社会卫生策略和措施。

（一）社会卫生状况

社会医学以人群为研究对象，运用流行病学、统计学及社会学的原理和方法，进行社会卫生调查，研究社会卫生状况（主要是人群的健康状况）及其变化规律，寻找主要的社会卫生问题，发现重点保护人群及重点防治的对象，查找危害健康的主要危险因素以及应该采取的重点策略，并进一步作出社会医学“诊断”。

测量社会卫生状况可通过多种途径进行，基本上可以分为两个方面：①利用原有的资料，包括统计部门、卫生部门等部门的常规等级资料和国际上的已经公布文献资料；②根据研究和工作的需要自行设计和搜集资料。人群健康状况评价，也可以采用统计学和流行病学手段，同样资料也利用原有资料和自己搜集资料。

（二）影响人群健康的因素

社会医学运用前瞻性调查、现况调查、回顾性调查等多种研究原理和方法，研究各种因素特别是社会因素，包括社会制度、经济状况、文化因素、人口发展、生活劳动条件、医疗卫生服务以及行为生活方式等对人群健康的影响，对现有的社会医学问题进行社会病因学分析，为提出和制定社会卫生策略提供科学依据。

1. 社会经济环境对健康的影响　大量研究表明，社会经济环境是重要的健康决定因素。健康状况随着社会经济环境的提高而改善。社会经济环境包括个人收入和社会地位；文化背景和社会支持网络；教育就业和生活条件。

健康状态的每一步改进都和经济收入与社会地位相关。一个合理繁荣和社会福利公平的社会,人们会享受更高的健康水平。高收入和高社会地位往往能导致更好的对生活环境和受挫状态的控制,决定人的消费能力、营养、住房和医疗保健状况。另外,研究表明社会财富分布得越均匀,全人群的健康水平就越高,所以发达国家中健康水平最高的国家不是最富有的国家,而是最平等的国家。

健康状况也与文化程度密切相关。文化程度与就业的机会、收入水平、自我保健能力等相关,健康水平会随着教育水平的提高而提高。调查显示,教育水平越低更易失业和贫穷,继而对健康产生负面影响。

就业是能获得健康的基本保障,决定了人的社会地位、责任感、体力活动和与工作相关的健康风险,对个体的身体、心理和社会的健康都有着重要的影响,WHO 有关文献指出:"社会失业率越高,社会就越不稳定,最终导致家庭和社区的不良反应和失业者本身的健康问题"。

文化背景包括人们的价值观、行为规范、风俗习惯、历史传统、宗教信仰等,他直接或间接的影响人们的健康。例如宗教信仰和宗教行为可能对健康相关行为产生正面或负面的行为,正面行为包括禁止吸烟、多性伴侣等。在一些强调正统教义和言行一致的宗教群体中,癌症死亡率较低。

社会支持网络是一个人在社会中所形成的人际关系。健全、和谐的社会支持网络和健康密切相关。社会支持网络有利改变人们健康意识,提高解决身体和心理健康问题等。

2. **社会心理因素对健康的影响** 人类精神和躯体之间相互作用也是影响健康的关键因素。医学研究发现,受社会心理因素影响较大的疾病有冠心病、高血压、肿瘤、精神病等,而最近几十年,这些疾病的发病率、死亡率逐年升高。

(三) 制定社会卫生策略和措施

通过社会卫生调查和社会病因研究,找出当前存在的主要社会医学问题及其原因是社会医学的一个基础内容,更重要的是要针对存在的社会医学问题及其原因,提出改善社会卫生状况,保护和促进人群健康的社会卫生对策和措施,即开出社会医学的"处方"。

社会卫生策略是建立在对整个社会个人健康和人群健康评价的基础上。社会医学的最终目的是让人们,尤其是领导层和决策层理解和接受健康不仅是个人的问题,而是社会应当保障的基本人权。任何一个社会制度,都要重视卫生工作,尤其是涉及到公众健康的公共卫生问题,健康是社会的责任。当然这里所指的社会卫生策略与措施不仅仅是医疗卫生技术措施,更重要的是卫生发展的战略、重点及策略、政策、目标与指标、对策和措施等,包括合理开发、有效使用和正确分配卫生资源,科学组织卫生服务,发展社区卫生服务及初级卫生保障,研究保护人群健康的政治、经济、法律、教育及组织措施等。

社会医学的研究对象和研究内容会因社会经济发展状况以及各国的具体情况不同而有所区别。

三、社会医学的基本任务和研究方法

(一) 社会医学的基本任务

社会医学的基本任务主要有以下几点

1. **倡导积极的健康观** 早在 1948 年,WHO 就指出健康不仅仅是没有疾病,而是躯体上、精神上和社会适应方面的完好状态。但是经历了半个多世纪,正确的健康观对人类的影响程度和效果却不尽如人意。影响健康的不良生活方式和社会因素还广泛存在,心理健康的理念也没能对维护健康的措施产生有益的影响，所以，社会医学必须进一步宣传和倡导正确的健康观。

2. 改善社会卫生状况，制定社会卫生政策和策略 通过系统的分析社会卫生状况、特征、变化及发展趋势，及时发现社会卫生问题，并分析其原因，提出防治措施并进一步改善社会卫生状况是社会医学的重要任务。制定社会卫生政策和措施的基本程序是：通过调查研究明确疾病和健康损害事件的分布，查明社会因素和人群健康之间的关系；进而分析这些问题产生的根源；最后提出解决问题的措施和策略。

3. 加强社会医学教育 社会医学的教育的目的是宣传社会医学的思想、观点等，它包括针对医学生和医务人员的社会医学教育和针对一般人群的社会医学教育。在一般人群中，通过科普教育倡导积极的健康观，促进健康观念和行为的改变。在医学生和义务人员中，通过对社会医学的基本理论、研究方法等的深入学习，使医学生和医务人员树立正确的医学观，认识疾病和健康的本质，提高专业素质和技能等，从而能更好地为人民健康服务。

4. 开发和应用新的理论和方法 人类对个体及群体的健康认识是不断发展的，而社会医学关注的是个人，尤其是群体的健康，所以社会医学的理论和方法必然要随着对健康认识的发展而发展，开发和应用新的理论和方法有助于更加全面具体地掌握人群的健康状况，更好地为人群健康服务。

（二）社会医学的研究方法

社会医学基本的研究方法是社会医学调查和社会医学分析，其主要任务是了解社会经济文化状况、卫生服务状况及人群健康状况等，为制定卫生政策和卫生规划、采取卫生措施提供科学依据。当然社会医学研究也采用了其他许多学科的方法，如医学、社会学、统计学及心理学方法等。

社会医学的研究类型繁多，根据收集资料方法和研究手段不同，可以分为文献研究、现场调查研究和现场试验研究，根据研究方法的性质，可分为定性研究、半定量和定量研究。

1. 调查研究 调查研究分为现场调查和文献调查两种方法。

调查研究是对社会卫生状况、人群健康的危害因素、人群的卫生服务要求和利用、社会卫生资源等进行的一种社会调查，社会医学调查是各级卫生管理人员必须具备的基本功之一。社会医学研究中应用非常广泛，在不同的研究项目中，可以有不同的方法，但是其基本程序一致，一般分为五个阶段：准备阶段、调查设计阶段、调查实施阶段、统计分析和总结阶段。

（1）准备阶段：主要的工作是提出课题并明确研究目的和内容，课题提出是否合适是社会医学调查成败的管制之一。需要研究的社会医学的课题很多，但是因为我们的资源是有限的，所以一次调查不可能解决所有问题，所以我们可以根据是否具有可行性、重要性以及有效性三个原则来确定项目，最优先的项目应该是非常重要的、经过干预后效果非常好、可以执行的项目。明确研究目的要通过查阅文献、咨询专家、实地考察等方法广泛收集有关研究进展的信息资料的基础上做出相应的总的目标和具体目标、具体研究内容等。

（2）调查设计阶段：题目和目的确定后，就要根据调查目的进行调查设计，提出调查计划。调查设计阶段的主要任务是确定调查的技术设计，包括调查计划和资料分析整理计划。调查设计的技术设计包括调查的目的和意义、调查对象和范围、抽样设计和样本量的大小、调查的内容和项目、观测指标和测定方法、基线调查、人员的培训、调查的质量控制等。

（3）调查实施阶段：即按照调查设计，组织调查人员的培训并进行实地调查，在调查过程中，如发现问题，可进一步修改并完善调查设计。为保证调查的原始资料的完整和正确，应做好调查表的及时复核工作，每张调查表至少要经过4～5次审查。

(4)统计分析阶段：运用统计学的方法和手段，对收集到的原始资料进行整理和分析，以推导总体的特征和规律。只有经过正确的统计分析，才能使原始资料成为系统化的、由表及里的统计结果，才能成为有说服力的信息。当然统计分析时，要对结果进行综合和合理的解释。

(5)总结阶段：研究工作结束时，客观评价研究是否达到预期效果，认真检查研究过程的每一个环节，查找存在的问题和产生的原因，并为下一次的研究提供经验，最后要写出研究的总结汇报，资料足够的情况下，要及时撰写相应的论文等。

2. 社会医学分析　社会医学的分析是对社会状况、卫生资源和社会卫生服务的资源和需求进行分析研究。社会医学分析主要有两类：描述性分析和探索性分析。描述性分析是对现有的情况进行具体的描述，并不探究其内部规律。探索性分析是通过大量的调查结果，深入理解各种不确定因素对于健康的影响。卫生资源分析就属于描述性分析，而健康危险因素分析属于探索性分析。

社会卫生状况分析包括社会经济状况、人口状况、居民生活和劳动卫生条件等内容。

社会卫生资源分析包括卫生机构(直接和间接)、卫生费用、卫生人员(专职和兼职)、卫生设备和卫生信息等内容。

卫生服务需求和利用分析包括医疗服务和预防保健两个方面。

3. 试验研究　社会医学的试验研究又称为社区干预研究，把社区人群分为干预组和非干预组，分别给予干预措施或对照措施，随访观察一段时间，比较两组人群某些事件的发生情况，目的是评价干预措施的效果。

四、社会医学与相关学科之间的关系

社会医学是一门新兴的交叉学科，具有自己特定的研究对象、研究内容和研究方法，同时还和很多学科之间相互渗透，相互联系。和社会医学相关的学科主要有预防医学、社区医学、医学社会学、医学心理学、卫生事业管理学、临床医学等。

(一) 预防医学

社会医学是从预防医学中分化、发展起来的一门学科。广义的预防医学既要研究影响疾病及健康的各类因素，保护和促进人们的健康，提高生活质量，延长寿命，又要研究控制和消灭疾病的策略。其研究目的和内容都与社会医学有相同之处，社会医学是在疾病谱的改变等背景下从预防医学中发展起来，是预防医学深化发展的必然产物。可以认为社会医学是起源于预防医学，同时又超出预防医学的一门学科。

(二) 社区医学

社区是若干社会群体(家庭、氏族)或社会组织(机关、团体)聚集在某一地域里所形成的一个生活上相互关联的大集体。社区是一个"微观社会"，但它又具有自己的目的和规律。社区是社会的基本组织，是展开卫生服务的基本单位。20世纪20～30年代，在英国等西方国家，公共卫生服务逐渐走向以社区为实施单位，强调不同社区的自主性与需求，并认识到社区资源在公共卫生服务中的重要作用，并将这部分工作称为社区卫生(community health)。后来社区卫生和流行病学、社会医学和预防医学相结合，形成了一门以社区人群的健康为研究和服务对象的医学学科即社区医学(community medicine)。社会医学和社区医学都是以群体为研究对象，以保障人民的健康为目的。但社会医学研究的范围更宏观和广泛,侧重于医学战略性、理论性和方向性问题;而社区医学比较具体,它是整体医学观用于卫生实践,更具有实践性。社会医学可为社区医学提供理论指导,社区医学是实践社会医学的各项措施的重要途径。

(三) 卫生事业管理

卫生事业管理(health care management)和社会医学是两个姐妹学科。这两门学科的基本任务一致,即根据人群的健康的需求,合理利用卫生资源、组织卫生服务、提高卫生事业的科学管理水平及卫生事业的社会效益和经济效益。社会医学的侧重点是研究社会卫生状况和社会卫生措施,科学的组织卫生服务,制定社会卫生策略和措施。卫生事业管理是应用管理学的原理和方法,研究卫生事业的计划、组织和管理、控制和决策等,以提高卫生事业的科学管理水平。

(四) 医学社会学

医学社会学(medical sociology)是社会学的一个重要分支。主要从社会学的角度研究社会环境、结构、社会变动及社会行为与医学的关系;研究医学职业、医疗组织和医疗卫生活动中的人际关系。社会医学和医学社会学都是以群体为研究对象,都要应用社会学研究方法、组织社会调查和统计分析等,但是它们又是有区别的。它们的主要区别是:①学科性质不同:社会医学是医学的一个分支,属于医学的范畴;而医学社会学是社会学的一个分支,属于社会学的范畴。②研究的侧重点不同:社会医学主要研究社会因素对健康和疾病的影响;医学社会学则从社会学角度研究医疗卫生活动中的社会环境、社会结构、社会状况、医患关系等。③学科队伍构成不同:从事医学社会学的主要是具有社会学背景的专业人员,而从事社会医学的则是以有医学背景为主的专业人员。④两门学科的起源的时代背景也不同:社会医学比医学社会学的提出早约半个世纪。

(五) 临床医学

社会医学与临床医学有着密切的联系。临床医学是医学的重要组成部分,是一门具有很强的实践性的学科。社会医学需要借助临床医学的理论和方法来认识疾病现象的发生、发展以及采取社会卫生措施的效果。社会医学同时又是临床医学的基础,而在思路与方法上,对临床医学又起着指导作用。医学模式从生物医学模式向生物-心理-社会医学模式转变,是医药卫生工作的一场革命,对临床医生人员来讲,用新的医学模式去指导临床实践将是观念上的重大更新。

(六) 医学心理学

20 世纪 40 年代以后,随着对疾病和健康认识的提高,人们意识到影响人类健康的各种因素中,不仅有生物因素,还有心理因素和社会因素,在此基础上才发展起来社会医学和医学心理学,所以二者都是医学科学发展,社会进步的产物。

医学心理学(medical psychology)是心理学的一个分支。主要研究心理因素在疾病的发生、发展、治疗和转归中的作用。社会医学和医学心理学都是为了提高人们的身心健康,培养健全的人格,提高生活质量的学科,社会医学倡导的积极的健康观就包括心理的健康,社会心理因素是社会医学和医学心理学的共同研究内容。但是社会医学更多地从群体和社会的角度考虑社会心理因素对健康的影响,而医学心理学则是更多的关注个体为基础的健康。

(王家骥 周美娟 张立威)

第十一章

卫生法规与监督

第一节　卫生法规与监督学的形成与发展

一、中国卫生法与卫生监督的形成和发展

(一) 我国古代的卫生法与卫生监督

1. 古代的卫生法　卫生法是以卫生立法为基础，并随着卫生立法的发展而产生。我国古代卫生法最早可追溯至商代。在已发掘的商代殷墟遗址中已发现有畜圈、厕所和排水沟。商代对违反公共卫生规定采取严厉的制裁手段，如“弃灰于道者断其手”。另外，对环境卫生也作了一些合理的要求，如除虫、灭鼠、扫房、淘井、疏渠、排水等。《周礼》中有类似护井公约的记载，以保护饮水卫生。《春秋》中有“国人逐瘈狗”的记载，以防狂犬病传播。《左传》中记载的“男女同姓，其生不善”，更反映了当时对繁衍健康后代的认识和要求。周代建立了我国最早的专门医事制度，周代宫廷医生分为食医(营养医生)、疾医(内科)、疡医(外科)和兽医四科。国家制定了一套医政组织和医疗考核制度，规定医师为众医之长，“掌医之政令，聚毒药以供医事”，医师之下又设有上士、中士、下士(皆为医官)、史(管文书医案)、府(管药物、器械、会计)和徒(供使役、看护)等官职。周代有世界上最早的病历记录和报告制度：“凡民之有疾病者，分而治之，死终则各书其所以，而入于医师。”另外，周代还对医师实行年终考核制度。“岁终，则稽其医事，以制其食。十全为上，十失一次之，十失二次之，十失三次之，十失四为下。”

从春秋战国开始，一直到清朝灭亡，中国经历了长达2000余年的封建时代。与奴隶社会相比，这一时期的卫生法有了相当的发展。从秦代起，我国封建社会便有了较系统的法典，如《秦律》、《汉律》、《唐律》等。在这些法典中，也有对医药卫生方面的具体规定。如《秦律》规定了禁止杀婴、堕胎等，《唐律》对医师误治、合药和针刺差错、卖药不实、贩卖毒药、行医诈伪等，都规定了惩罚措施。北宋王安石为相时，颁布《市场法》，规定由政府控制药品交易。宋代颁布了《安剂法》，规定医务人员人数和升降标准，这是我国最早的医院管理条例。宋代还有著名医学家宋慈所著的死伤断狱法典《洗冤集录》。元朝的《元典章》规定，政府禁售剧毒药品和堕胎药，禁止假医游街售药；医生医死人必须酌情定罪；医生和百姓发生争执和诉讼时，管民的官和管医的官共同决断。到了明代，《大明会典》规定了医家要世代行医，太医院的医生必须经考试录用，对医生失职或庸医杀人应予处罚等制度。清朝政府同样在

其法典中对卫生问题进行了具体规定，比如对庸医和失职人员，清《新清律》规定了具体明确的认定标准和处刑方式。总之，整个中国封建时代，由于诸法合体，当时国家并不存在专司卫生行政职能的卫生行政机关，纯粹调整卫生问题的法律文件也不多见。值得一提的是，鸦片战争之后，中国沦为半殖民地半封建社会，在此期间，作为与清政府对立的太平天国农民革命政权，在药医卫生方面有了一些进步措施，比如推行公医制度，重视公共卫生等。为保障人民健康，太平天国政府明令禁止鸦片、酗酒、缠足、娼妓、溺婴等。

2. 古代的卫生监督 《周礼》(公元前3世纪)："司掌行火之政令，四时变国火，以救时疾"。在周代有专人指挥，不同季节点燃不同之木以避四季不同之时瘟疫流行。在管理方面，要求"凡民之有疾病者，分而治之，死终则各书其所以，而入于医师"。可见此是最早的疾病分科治作死亡登记报告制度。秦代秦律规定"疠迁所实行隔离"，"疠者有罪，定杀"。疠者，即麻风病患者，要求迁往政府指定的地方实行隔离，发现有罪者，可处死刑。为了控制传染病，采取了严厉的法律措施和隔离政策。可见古代对传染病隔离、设院集中治疗及传染病人际传播已有较深刻的认识和一定的规定。

我国古代对饮水、食品卫生之要求很严格，"井"字，《说义解字》解释为"法也"；《风俗通》："井者，法也，节也，言法制居人，令节其饮食，无穷竭也"。古代井边设有持刀武士守卫等是我国最早的有关保护水源的公共卫生执法。《易经》中提到："井收勿幕有孚无吉"，告诉人们汲水后盖好井盖，否则就要予以处罚。《唐律疏议卷》对腐败变质的肉规定不准出售并要求焚毁，违者杖九十，明知有毒出售致人疾者徒一年，故意致人死亡者处以绞刑。

对个人卫生，《礼记内则》规定的官府制度确定"三日休沐"。《汉律》规定"吏五日得一休沐，言休息以洗沐也"等制度，经过历代王朝不断继承和发展，形成了一套较为完善的公共卫生法规，并在实践中不断充实，对推动医学的进步具有一定的意义。

(二) 近代的卫生法与卫生监督的发展

1. 太平天国农民革命政权的卫生法建设与卫生监督 在医药卫生方面也是建立了较健全的卫生组织与规定。《太平天规》、《刑律诸条禁》规定城市每天打扫街道，农村要洒扫街道。《行营规矩》规定"凡营盘之内俱要洁净打扫，不得任意运化作践，有污马路，以及在无羞耻处润泉"，要求部队要讲究卫生，禁止随地大小便等重视公共卫生的规定。

2. 中华民国时期的卫生法建设与卫生监督 1911年武昌起义，清朝覆灭，1912年1月1日中华民国建立。中华民国中央政府成立后，公布了一系列医药卫生法规，如《传染病预防条例》，在《民法》、《刑法》中也有相应的规定。《民法》指明，人身体之健康受到侵犯，被害人因此而丧失或减少劳动能力或增加生活之需要时，加害人员负赔偿责任。《刑法》在公共危险罪中规定了"妨害公共饮水罪"，违背预防传染病法令罪及散布传染病菌罪等维护生命健康条款。这一时期的政府通常设有专司卫生行政管理职责的行政机关，同时也颁布了大量的卫生法律，内容涉及卫生防疫、公共卫生、医政、药政、食品卫生、医学教育等，如《解剖规则》、《全国海港检疫条例》、《西医条例》、《传染病预防条例》、《医师暂行条例》、《公立医院设置条例》、《县卫生行政实施办法纲要》等。由于当时政府的腐败，加上战争不断，虽然卫生立法得到了相当发展，但这些法律终究没有得到认真实施。

3. 革命根据地的卫生法建设与卫生监督 1921年中国共产党成立。在中国工农红军初创时期，党就非常重视根据地军民的疾病防治和社会卫生，制定了一些卫生法规。

1922年中国共产党第二次代表大会纲领，明确提出了要保护劳动者的健康和福利要求。1932年中央军委总后卫生部第三次会议颁布了《卫生法规》，同年中央军委发布《暂行传染病预防条例》，规定鼠疫、霍乱、痢疾、疟疾等为传染病及疫情报告、消毒隔离制度。1933年，苏维埃临时中央政府颁布了《卫生运动纲领》、《卫生防疫条例》，要求苏维埃注意卫生防疫，研究疾病防治，检查工厂安全卫生和饮水卫生，号召开展群众性的卫生运动。1934年成立了中央防疫委员会，中央军委颁布了《暂定传染病预防条例》。

抗日战争时期，党和各抗日根据地政权，坚持“预防为主”的方针，不断加强公共卫生法制建设，制定了一系列卫生法律，如陕甘宁边区政府制定的《陕甘宁防疫委员会组织条例》等。1939年《陕甘宁边区第一届参议会对陕甘宁边区政府工作报告决议》号召“发展卫生保健事业，增进人民健康”。同年边区政府制定了《陕甘宁边区卫生委员会组织条例》和《陕甘宁边区政府民政厅卫生处组织条例》。1940年党中央在边区召开防疫会议，又开展防疫运动周，使污水、垃圾处理、个人卫生、食品、商店卫生有条例可循。

解放战争时期，各解放区政府把加强卫生工作，贯彻预防为主、防止疾病蔓延作为施政纲领的重要内容。延安总卫生部在1936年制定了《工作计划大纲》，广泛发动群众，改善卫生条件，支援革命战争。像《连队工作条例》、《战时卫生勤务条例》都是这个时期制定的卫生法律。1946年6月晋察冀边区高等法院《关于特种案犯运用刑法的指示》，把散布传染病等伤害他人之身体健康，或者故意以重病传染他人致伤人身体或致人于死，作为特种罪打击。这些法规的颁布与执行既对改善卫生状况，保障军民健康，支援革命战争，推翻国民党反动统治发挥了重要作用，也为我国社会主义时期的公共卫生立法及其实施提供了丰富的经验。

(三) 新中国的卫生法与卫生监督的发展

中华人民共和国的成立，标志着我国的卫生立法工作进入一个新的历史时期，卫生监督不仅从法规上进一步完善，在组织、管理体制上也逐步从无到有，从有到全，向具有中国特色的卫生立法和监督体系逐步过渡。这一进程大致可分以下4个阶段：

1. 1949～1956年初创阶段 1949年9月中国人民政治协商会议通过的《共同纲领》规定，提倡国民体育，推广医药卫生事业，并保护母亲、婴儿和儿童的健康。1949年10月27日周恩来总理指示，组织中央防疫委员会。1949年11月成立中央人民政府卫生部，颁布了《中央人民政府卫生部工作方针与任务草案》，把防止各种传染病流行，杜绝地方病、社会病、职业病的蔓延作为当前首要任务。

1950年8月召开第一届全国卫生会议，对组织中央防疫总队、恢复和新建各地海陆空检疫机构、以及寄生虫病防治专业机构、建立和实行传染病报告制度作了规定。在这期间，发布了《种痘暂行办法》、《交通检疫暂行办法》等。据统计，这一时期，由当时的中央人民政府政务院(后改为国务院)制定发布或批准发布的卫生法有46件之多，如《关于严禁鸦片烟毒的通令》(1950年)、《关于发动秋季种痘的指示》(1950年)、《传染病管理办法》(1955年)等，内容包括：卫生检疫、职业病防治、医院管理、初级卫生保健、药品管理和食品卫生等方面。

1953年原政务院第167次政务会议决定在全国成立各级卫生防疫站，把卫生监督作为主要任务之一。1954年8月，原政务院批准了《第一届全国工业卫生会议决议》对加强工业卫生逐步开展卫生监督提出了具体要求。第三届全国卫生行政会议明确提出“应逐步建立国家卫生监督制度”，把卫生监督从部门监督提到国家监督的高度。在此期间，国家卫生部成立了卫生监督室，各省、自治区、直辖市卫生厅相继建立了卫生监督机构，卫生部颁发了《卫生防疫站暂行办法》，明确规定了卫生防疫站的任务是预防性、经常性卫生监督和传染病管理。1955年7月，国务院批准发布了《传染病管理办法》，对传染病暂定为二类18种，并对其疫情报告及防治处理措施作了具体规定,成为建国后卫生防疫工作的第一个法定性文件。1956年原国家建委、卫生部联合颁布了《工业企业设计暂行卫生标准》、《饮用水水质标准》,更充实了卫生监督的内容。

2. 1957～1965年建设阶段 1957年12月第一届全国人大常委会第88次会议通过的《中华人民共和国国境卫生检疫条例》是新中国历史上正式通过立法机关制定和认可的第一部卫生法律,也是以立法形式对我国卫生监督制度予以确认,进一步明确了国家卫生监督制度。卫生部还制定发布了上百件规章和规范性文件,如《职业病范围和职业病患者处理办法的规定》、《放射性工作卫生防护暂行规定》、《食品卫生管理试行条例》。到1964年底,卫生防病监督机构在全国22个省、自治区、直辖市及所属地、市、县(旗)建立起2499个卫生防疫站。铁路系统、较大的厂矿企业也相继建立了卫生防疫站,公共卫生监督执法工作进一步加强。

这一阶段国务院发布或批准发布了31件卫生法规,这些法规的实施,使我国公共卫生事业逐步从行政管理、技术管理向法制管理的轨道转移。

3. 1966～1976年停滞阶段 1966～1976年我国的卫生立法基本上处于停滞状态,已有的卫生法规也不能发挥应有的作用。

4. 1976年至今完善与发展阶段 在党的十一届三中全会以后,社会主义民主和法制建设得以加强,卫生立法和执法工作有了突破性进展。1978年以后,特别是党的十一届三中全会以来,社会主义民主与法制得以加强,卫生立法也受到了应有的重视。1982年通过的《宪法》为新时期的卫生立法提供了根本法的依据。1978年9月卫生部发布了《中华人民共和国急性传染病管理条例》,1979年2月与公安部、国家科委联合发布《关于放射性同位素工作卫生防护管理办法》,1979年10月颁发了《全国卫生防疫站工作条例》,1980年颁布《全国职业病防治院(所)工作试行条例》、《预防接种工作实施办法》。1982年11月19日第五届全国人民代表大会常委会第25次会议通过《中华人民共和国食品卫生法(试行)》,1986年颁布了《中华人民共和国国境卫生检疫法》,1987年国务院颁发《公共场所卫生管理条例》,1989年2月21日第七届全国人大常委会第6次会议通过《中华人民共和国传染病防治法》等一系列公共卫生法律、法规,使公共卫生执法范围进一步扩展。尤其是1982年颁发的《中华人民共和国食品卫生法(试行)》是我国公共卫生执法发展史上的一个重要转折,标志着我国公共卫生管理从传统的卫生行政管理开始转向法制管理,开创了我国卫生法制建设和卫生监督建设的新时期。

这一阶段,人大常委会颁布的公共卫生法律有3部,由国务院发布的或批准发布的卫生行政法规近100件,由卫生部制定的各种规章卫生技术标准有1000余件。随着公共卫生法律法规的完善发展,卫生监督机构从中央到地方逐步建立,1989年卫生部成立了卫生监督司,由卫生防疫司、卫生监督司,地方病防治办公室承担全国卫生监督工作的宏观领导。1998年卫生部机构改革,组建了卫生法制与监督司,加强了对卫生法制与卫生监督的综合管理。

二、外国卫生法的形成和发展

(一)古代外国卫生法制建设和卫生监督发展

在奴隶制社会,四大文明古国均有卫生方面的立法。据文献记载,公元前3000年左右,古埃及就颁布有卫生方面的法令,这些法律对公共卫生和清洁居室、屠宰食用动物和正常饮食、性关系、尸体掩埋等都有明确规定。公元前3000年末和公元前2000年初，在两河流域的中部形成的巴比伦奴隶制国家，制定了人类历史上迄今发现的最早的一批成文法，其中有著名的《汉谟拉比法典》，该法典有关医药方面的条文有四十余处，约占整个条文的七分之一，内容涉及公共卫生、食品保洁、医事组织、医疗事故赔偿等方面。通过对考古遗址的发掘，发现印度河谷在公元前2000年就有了高度发展的卫生系统。富丽的浴室建筑物和系统的排污管沟无不显示那个时代的伟大，尤其是同一时期产生的《摩奴法典》对卫生问题更有严厉的规定。例如，只有为祭神而屠宰的动物肉方可食用，要时常洗眼，妇女在经期和产后应遵守严格的卫生要求，医生治病引起事故后要受处罚等。特别值得一提的是，古老犹太人医学对卫生制度的建立做出了卓越贡献，如安息日休息的规定是迄今发现的人类最早的休息法；再如对生下的男孩在出生后第八天必须行包皮环切术。当然，在所有奴隶制社会中，罗马奴隶制社会的卫生法律最为发达和完备，它对城市公共卫生、食品卫生监督、疾病预防、妓女管理等都作了具体规定。其中著名的《十二铜表法》规定：不得饮河水，而要饮泉水；禁止在城市内埋葬；医生疏忽而使奴隶死亡要赔偿；医生失职要受惩罚；禁止出售腐败变质食品等。这些规定表明古罗马在公共卫生和医事制度方面已建立了相对完善的卫生法。

公元5世纪。西罗马帝国灭亡，欧洲封建国家先后兴起。至17世纪后半叶，各国逐步加强了卫生立法。随着卫生管理的发展，各国卫生法所调整的范围逐步扩展，内容涉及公共卫生、食品和医药管理、医事制度、卫生检疫、学校管理等，部分领域甚至出现了专门的成文卫生法规和专门的卫生管理部门。13世纪欧洲麻风流行，为此，各国实施严格的隔离措施，建立了许多麻风病院。14世纪被称为“黑死病”的鼠疫在欧洲泛滥，为防止鼠疫传播和蔓延，各国颁布了防治法令。意大利的威尼斯港口在1374年成立了第一个检疫组织，实行港口检疫。亚得里亚海东岸的拉古萨共和国规定疫船或疫区来船及海员等必须在指定的登陆地点停留40天，这就是现行“海港检疫”的由来。在医事制度方面，1140年，西西里亚罗杰二世颁布了欧洲历史上最早的关于医生资格及活动的法令，13世纪法国的腓特烈二世在继承前人成果基础上还制定了《医生开业法》和《药剂师开业法》。在公共卫生方面，法国、德国、罗马等国的部分城市先后颁布法律禁止群众在供饮用的河水中洗衣服，禁止制革人在河岸洗皮子，禁止染色工人往河里倒染料渣滓。米兰在14世纪甚至制定了下水道的管理法规。在药品管理方面，欧洲各国先后制定了《佛罗伦萨药典》、《纽伦堡药典》和《伦敦药典》。

（二）近代外国卫生法制建设和卫生监督发展

17世纪中叶的英国革命，18世纪的美国革命和法国革命，使资产阶级在西方国家取得了政权，从此资本主义制度代替了封建主义制度。大工业生产、科技的发展既为医药学发展提供了契机，也对卫生法的需求提出了挑战。在资本主义早期的英国，为解决工业革命带来的城市人口激增、贫民窟等问题，1960年制定了《伊丽莎白济贫法》，该法规定教区有义务向贫民提供包括医疗在内的救济。19世纪以后，专门性的卫生法律不断出台，1757年议会为泰晤士河上的运煤工人颁布了一项社会健康保险方面的法令，1802年为改善纺织厂童工的劳动条件颁布了《学徒健康与道德法》，1833年作为《卫生法》(1848年颁布)序曲的《清除污染物与预防疾病法》和《澡堂和洗衣房法》得以制定，1872年颁布了《严禁食品或饮料掺假法》，1876年颁布了《河流防污法》，1911年颁布了《全国检疫法》。以后又逐步制定了《助产士法》、《妇幼保健法》、《精神缺陷法》、《国家卫生服务法》、《全国卫生保险法》等。在美国，作为后来居上的资本主义大国在卫生立法方面也得到了大规模发展。1878年颁布了《全国检疫法》，1899年制定了《河流与港口法》，1906年公布了《纯洁食品和药物法》，1912年制定了

《公共卫生署法案》,1914年颁布了《联邦麻醉剂法令》,1921年公布了《产妇与婴儿法》。

(三)现代外国卫生法制建设和卫生监督发展

二战以来,各国卫生立法进入了一个新阶段。首先是宪法上,各国都相继规定了保护公民健康权的条款。其次是原有的卫生立法得到了进一步完善和加强。在公共卫生、疾病控制、医政管理、药政管理、医疗保健等方面,各类有系统的卫生配套法律得以制定。比如:英国先后制定颁布了《国家卫生服务法》、《食品卫生法规》、《药品法》、《国家精神卫生法》等;日本先后制定了《传染病预防法》、《医师法》、《药事法》、《精神卫生法》等;美国制定了《职业安全与卫生法》、《公共卫生服务法》、《食品、药品、化妆品法》、《病人权利法案》、《精神障碍治疗设施与社区精神卫生中心组织法规》等;法国制定了《医院管理法》、《开业医师法》、《护士法》、《传染病管理法》、《妇幼保健法》等。特别值得一提的是,二战以来,社会主义国家的卫生立法也得到了大力加强。比如前苏联在1969年制定了《苏联和各加盟共和国卫生基本法》,在1974年批准了新的《苏联国家卫生监督条例》;罗马尼亚于1978年颁布了《全民安全和保健法》;前东德1973年制定了《关于医学检查及证明的规定》、《麻醉药的经营》,1976年制定了《药典》等。二战以来,世界各国卫生立法发展的另一个新特点是科技进步导致卫生立法在新问题上的立法。比如,美国自加利福尼亚州1976年制定《自然死亡法》以来,目前已有一半以上的州制定了安乐死法案。再如,脑死亡的定义和标准,已被许多国家广泛承认。试管婴儿、器官移植等新问题,不少国家均在研究立法对策。

三、国际卫生立法的发展

在介绍世界卫生法发展历史时,我们不能不注意到,世界性卫生法的发展。国际卫生法是调整国家、地区及国际组织之间在保护人类健康活动中所产生的各种社会关系的有拘束力的原则、规则和规章制度的总称。随着全球经济的一体化,以及各国之间相互交流与合作的加强,必须确定在保护人类健康和保护动植物卫生活动中需要共同遵循的基本原则、规则和制度,这就导致了国际卫生法的产生。早在1851年在巴黎举行的第一次国际卫生会议上,11个国家签署了第一个地区性的《国际卫生公约》。1905年美洲24个国家签订了泛美卫生法规。第二次世界大战后,国际卫生立法步伐明显加快。特别是1948年WHO成立后,为了实现其“使全世界人民获得可能的最高水平的健康”的宗旨,将提出国际卫生公约、规则和协定,制定食品、生物制品、药品的国际标准以及制定诊断方法的国际规范和标准作为自己的任务之一。如在防止传染病在国际间传播方面制定的《国际卫生条例》;在药品质量控制方面倡导药品生产质量管理规范(GMP);与国际放射防护委员会(TCRP)合作,制定放射防护基本安全标准;与联合国粮农组织(FAO)合作,建立食品法典委员会,制定并公布食品卫生标准等。WHO还主办《国际卫生立法汇编》(International Digest of Health Legislation)季刊,积极推动国家间的卫生立法交流与合作。

联合国也订立了多项与卫生有关的国际条约,如《1961年麻醉品单一公约》、《1971年精神药物公约》、《儿童生存、保护和发展世界宣言》等。其中影响较大的是1947年成立的世界医学会(WMH),它成立至今已制定了一系列世界性医学原则,如1964年规定人体实验原则的《赫尔辛基宣言》,1970年关于医学流产问题的《奥斯陆宣言》,1968年关于死亡确定问题的《悉尼宣言》等。1977年第六届世界精神病学大会通过了对精神病患者准则的《夏威夷宣言》,1981年在马尼拉召开的第二十四届国际红十字会会议通过了《献血与输血的道德规范》等。此外在世界贸易组织(WTO)的若干个协定中,也涉及与医疗卫生相关的内容,如

《实施卫生与植物卫生措施协定(SPS)》和《技术性贸易壁垒协定(TBT)》及其附件，以及在《服务贸易总协定》中关于医疗卫生服务的规定等，这些都极大地推进了国际卫生立法的发展。需要强调的是，国际卫生法则只有经各个国家承认方能成为各国的卫生准则。

第二节　卫生法学与卫生监督学的概念与内容

一、卫生法学的概念和任务

卫生法学的概念：卫生法(health law)是指由国家制定或认可，并由国家强制力保证实施，旨在调整保护人体生命健康活动中形成的各种社会关系的法律规范的总和。

卫生法的概念包括：具有国家意志性；调整对象是在保护人体健康活动中形成的社会关系；以保护人体生命健康权益为根本宗旨、保护人体生命健康权益是一切卫生立法和卫生执法活动的根本出发点，也是其全部内容。

"卫生"一词，在先秦即已出现。最初含义为"养生"、"护卫生命"之意。《辞海》对"卫生"一词的解释是：为增进人体健康、预防疾病，改善和创造合乎生理要求的生产环境、生活条件所采取的个人和社会的措施。随着社会的发展，卫生概念也发生变化。尤其到近代，由于生产力的发展，人类逐步从被动适应自然发展到主动适应和改造自然。对于疾病的防治，也从被动适应到主动适应和战胜疾病转化。人们对卫生问题进行了探索，认为卫生的主要含义是采取个人和社会措施实现防治疾病、增进健康。因此，卫生一词在这里应作广义的理解，即泛指为维护人体健康而进行的一切个人和社会活动的总和。

卫生法学是自然科学和社会科学相互渗透和交融，并随着生物-心理-社会医学模式的产生而发展起来的一门新兴的边缘交叉学科。从医学角度看，卫生法学属于理论医学的范畴；从法学角度看，卫生法学则是法律科学中一门有关医药卫生问题的应用科学。

卫生法学的任务是将生物学、医学、药物学、卫生学等自然科学的基本理论和法学的基本理论结合起来，运用于卫生事业实践，用法律手段促进卫生事业的发展，保护公民的生命和健康。

二、卫生法学的理论构成和研究对象

卫生法学是一门实践性很强的理论性学科，其构成可分为两大部分。其一是理论构成，即综合运用社会科学和自然科学知识，阐述卫生法学的基本理论，为卫生立法提供科学理论，发挥正确的理论导向作用；其二是实践构成，即制定和实践卫生法律规范，发挥保护人体健康的作用。

卫生法学以卫生法律现象及其发展规律作为研究对象，主要研究卫生法的产生及其发展规律，卫生法的特征、调整对象、基本原则，卫生法律体系；研究我国现行各种卫生法律制度及其制定；研究卫生法的实施和监督执行；研究卫生法学与相关学科的关系；研究国外卫生法学理论、立法和司法实践；研究如何运用卫生法学理论来解决医疗实践与医学科学发展中出现的新的法律问题等，使医药卫生活动"有法可依、有法必依、执法必严、违法必究"，以促进社会主义卫生事业的发展，使其走向法制化轨道。

三、卫生监督和卫生监督学的概念

卫生监督是政府卫生行政部门依据公共卫生法律、法规的授权，对公民、法人和其他组

织贯彻执行卫生法律、法规的情况进行监督检查，对违反卫生法律、法规、危害人体健康的行为追究法律责任的一种卫生执法行为。

卫生监督的目的是行使国家公共卫生职能，实现国家对社会的卫生行政管理，保护人民健康，维护国家卫生法制的统一和尊严。

"监督"一词，最早见于汉代。《周礼・地官・乡师》："大丧用役则帅其民而至，遂治之"，郑玄注："治谓监督其事"，也就是监察、督促。监督(supervision)一词，古今中外的基本含义是上级对下级行为的督察、纠偏。作为一种法律制度，监督一直伴随着人类社会历史发展的全过程。无论是罗马共和国的监察官还是中国古代战国时期的御史，都表明人类社会的稳定发展与监督制度之间的密切关系。近代资产阶级思想家提出的分权理论，催生了以分权制衡为宪政基础的资产阶级共和国的建立，监督作为一种法律制度也随之分解，形成了部门化的监督机制，如立法监督、行政监督和司法监督等。监督不仅包含了对人们行为的监视、检查、察看、督促，同时也包含对某种行为或权力的约束、控制和纠正，而且在不同领域，监督具有不同的内涵和外延。

(一) 卫生监督的概念

"卫生监督"一词，从字面上理解，是对一切卫生事项和活动的监督。但是长期以来，由于人们所处的角度和地位不同，对卫生监督的含义有着不同的理解和认识，概括起来主要有以下几种观点。

第一种观点，认为卫生监督即卫生监督检查，是卫生行政机关和法律、法规授权组织、受委托的组织及其工作人员，按照法定的职权和法律、法规、规章规定，对卫生管理相对人遵守卫生法律、法规、规章，执行行政命令、决定的情况、卫生基本状况进行检查、了解、检测、监督的具体活动。是行政监督活动的一种形式，并不直接改变相对人的权利和义务。主要包括预防性卫生监督和经常性卫生监督。这种观点是对卫生监督的狭义理解，也可以说是卫生监督的狭义概念，是从具体的、单一的监督活动的角度认识卫生监督的，并没有包含卫生监督的全部，仅是卫生监督的一种具体的有针对性的活动和行为。

第二种观点，认为卫生监督专指公共卫生领域和健康相关产品的卫生监督，是卫生行政机关和法律、法规授权组织、受委托组织及其工作人员，按照法定的职权和法律的规定对公共卫生领域的生产、经营等行为，实施监督管理的全部活动，即卫生监督主体执行公共卫生和健康相关产品法律、法规、规章的全部活动，也称之为公共卫生执法。这是一种较为传统的观念和习惯上的认识。这种观点虽然是从整体意义上理解和认识卫生监督，较第一种观点有很大的进步，属于一种较为广义的概念，反映了卫生监督的一个历史发展阶段。但其仍有一定的局限性，在一定程度上缩小了卫生监督的范畴。

第三种观点，认为卫生监督是指卫生行政主体执行所有卫生法律、法规、规章的一切活动，在范围上既包括对公共卫生和健康相关产品的监督，也包括对医疗卫生机构和专业人员的监督；在形式上既包括卫生行政主体作出的抽象行政行为，也包括卫生行政主体作出的具体行政行为；在手段上既包括卫生行政主体根据相对方申请做出的卫生行政许可、审批、登记，也包括卫生行政主体主动进行卫生监督检查、卫生行政控制、卫生行政处理和卫生行政处罚等。卫生监督即为卫生行政执法。这是从发展的角度、法治的角度，广义地理解和认识卫生监督的概念，体现了卫生监督的法律性、完整性、专业性和全面性，客观地反映了卫生监督的基本含义。

根据《中共中央、国务院关于卫生改革与发展的决定》确定的卫生服务、医疗保障、卫生执法监督三大体系和《卫生部关于卫生监督体制改革的意见》，无论是从理论上还是实践上，都提出应当站在法律的角度，广义地理解和认识卫生监督的概念，界定卫生监督的基本含义。

卫生监督即卫生行政执法，是国家管理社会卫生事务政府职能的特定称谓，系指卫生行政主体依据法定职权，将卫生法律规范适用于现实的社会关系的活动，是卫生行政主体依法处理具体卫生行政事务的活动的总称。这个概念体现了以下几层意思：

1. 卫生监督是政府的一项职能，是国家行政权的一部分，是国家行政执法体系中的一个特定的专业类别，是卫生行政执法的具有特定含义、体现其基本特征的专有称谓。在法治社会中，政府对社会的管理是通过法律授予政府的各项职能的实施来实现的。而政府的任何一项职能都有其专门的称谓，卫生监督就是其中一种，它平行于质量监督、工商监督、税务监督等。

2. 卫生监督在静态上，是国家确定的一项行政执法制度，体现了国家对社会卫生事务管理的基本方式和机制；在动态上，是卫生行政主体依法处理卫生事务的行政执法活动，是卫生行政主体执行卫生法律的活动。

3. 卫生监督是卫生行政执法的全部活动，包括卫生行政主体作出的具体行政行为和抽象行政行为；卫生监督在法律的实施上，主要指卫生行政主体依法处理具体卫生行政案件的行为，也就是卫生法律规范适用的过程。

4. 卫生监督是国家的一种特定的行政职权、是国家以法律形式授予卫生行政主体行使的公共权力，是国家管理社会公共事务的一种特定的形式，并不是卫生行政主体处理某一个具体案件的具体活动。

（二）卫生监督学的概念

简单地说，卫生监督学就是以卫生监督为研究对象的一门学科，是研究卫生监督制度和卫生监督实践，揭示卫生监督工作一般规律的综合性边缘科学。所谓边缘学科，这里指的是自然科学和社会科学的边缘，是自然科学与社会科学相结合的产物。具体地说，卫生监督学的理论基础是自然科学中的公共卫生学和社会科学中的行政学、行政法学、监督学等学科。

四、卫生监督学的研究内容

卫生监督学是一门较新的学科，目前，在理论上对于卫生监督学完整的、统一的科学体系的研究探讨正处于起步阶段，尚有大量的须研究和探讨的工作要做。按照辩证唯物主义认识论的观点，人们对事物的认识过程，总是先由特殊到一般，然后再由一般到特殊，先认识个别的特殊的事物，然后逐步扩大到认识一般的事物。当认识诸种事物的共同本质后，再以此为基点，去继续研究指导那些尚未研究或未深入研究过的具体事物，揭示其特殊本质，并补充、丰富和发展对共同本质的认识。卫生监督学的研究工作，当然也不能例外，必然也应以个别卫生监督行为为起点，然后根据对各种卫生监督行为的研究，揭示卫生监督的本质和行为规律。由于卫生监督学研究对象规定和制约着它研究的具体范围。因此，卫生监督学研究的范围是极有针对性的。但是由于卫生监督制度和卫生监督实践内容纷繁复杂，几乎涉及社会经济和社会生活的各个方面，因而，卫生监督学研究的范围和领域也就相当广泛。限定在卫生行政执法范畴之内，其主要研究内容是：

1. 卫生监督的性质与分类、内容与形式；

2. 卫生监督的起源及历史演变；

3. 卫生监督制度在国家体制中的地位和作用；

4. 卫生监督法律关系；

5. 卫生监督体制的确立、改革与完善；

6. 卫生监督的对象、范围、手段、依据、程序和责任；

7. 卫生行政执法文书的制作与书写；

8. 具体的卫生监督内容，如医疗机构卫生监督，卫生技术人员的管理与监督，传染病防治监督，国境卫生检疫，职业卫生监督，食品卫生监督，健康相关产品卫生监督，放射卫生监督，特定场所卫生监督，妇幼卫生与计划生育监督等；

9. 卫生监督的社会和工作评价指标及评价方法；

10. 中外卫生监督理论、信息与交流。

随着卫生监督实践的逐步深化和卫生监督学理论研究的不断深入，卫生监督学研究的范围也必将会随之拓展，这是时代发展的必然趋势。

第三节　卫生法与卫生监督学的性质和特征

一、卫生法的性质与特征

（一）卫生法的性质

对卫生法的性质，我们可以从以下几方面来认识：从卫生法的总体职能来理解，卫生法具有阶级性和社会性；从科学技术进步和调整纷繁复杂的社会关系来看，卫生法具有综合性；从卫生法是边缘学科来分析，卫生法又具有交叉性。

（二）卫生法的特征

1. 以保护公民健康权为根本宗旨　健康权是指人的机体组织和器官功能的安全受到法律保护的权利。公民健康仅是公民人身权中一项最基本的权利，我国宪法第21条有“保护人民健康”等内容，《药品管理法》、《食品卫生法》、《国境卫生检疫法》、《传染病防治法》中，都把保护人体健康列入总则作为立法宗旨。其他衍生的法律、法规也都体现了这一宗旨。

2. 综合性和多样性　这是指卫生法带有诸法合体、多种调节手段并用的特征。首先，卫生法的表现形式具有综合性和多样性；其次，卫生法的调节手段具有综合性和多样性，既采用纵向的行政手段调整卫生行政管理活动中产生的社会关系，又采用横向的契约手段调整卫生服务活动中的权利义务关系；第三，卫生法除采用自己独有的法律措施外，还借用刑法、民法、劳动法、诉讼法等部门法的调整手段，以有效地保护公民的健康权。

3. 科学性和技术规范性　卫生法是依据生物学、医学、卫生学、药物学等自然科学的基本原理和研究成果制定的。卫生法与现代科学技术紧密结合，体现了卫生法的科学性；同时，卫生法保护的是人体健康这一特定的对象，这就必然要将大量的技术规范法律化，即卫生法将直接关系到公民生命健康安全的科学工作方法、程序、操作规范、卫生标准等确定下来，成为技术法规，把遵守技术法规确定为法律义务，使公民的健康权得到保障。

4. 社会共同性　随着社会的发展，人类的健康受到越来越大的关注，卫生问题已成为当今人类所面临的共同问题。全世界都在探求如何解决人人享有卫生保健，为人们营造一个清洁适宜的环境，预防和消灭疾病，保护人体健康，促进社会经济发展等问题的办法。而且，各国在卫生立法方面不断加强国际合作和交流。以便能更好地互相借鉴，使卫生法不断完善,从而推动了国际卫生法的发展,体现卫生法的社会共同性的特征。

(三) 卫生法的基本原则

卫生法的基本原则是指用以调整卫生关系的具有普遍指导意义的原则,它是卫生立法的基础,卫生司法的依据,卫生活动的准则。

从广义上讲,四项基本原则是我国一切工作的基本指导思想,也是我国卫生法所应遵循的基本原则。民主原则、社会主义原则等是社会主义法制的原则,当然也是卫生法的基本原则。从狭义上讲,卫生法的基本原则仅指卫生法所特有的原则。

1. 保护公民身体健康的原则　这是指公民每个人都依法享有改善卫生条件,获得基本医疗保健的权利,以增进身体健康,延长寿命、提高生命质量。在我国,人民群众是国家的主人,是一切物质财富和精神财富的创造者,是社会主义现代化建设的主力军。所以,开展卫生工作必须从全体公民出发,保护人体健康,使人人享有卫生保健。这是一切卫生工作和卫生立法的最终目的,也是我国卫生法的基本原则之一。

2. 预防为主的原则　这是指卫生工作要坚持"预防为主,综合治理"的方针,对待疾病首先从预防着手,主动地和疾病作斗争,以达到减少疾病和消灭疾病的目的,做到无病防病,有病治病,防治结合,立足于防。实践证明,预防为主的方针对控制疾病的发生和流行,保护和增进人体健康,具有投入少、效益高的特点,也是人类与外界环境及其致病因素长期斗争所积累的知识结晶。

3. 依靠科技进步的原则　卫生部门是一个以生命科学为核心的高科技部门;生命科学是当今世界科技发展最活跃、最重要的领域之一,它将不断给医学发展以巨大的动力,使人类对自身生命现象和疾病本身的认识不断进入新的阶段。实践证明,卫生事业的发展,健康目标的实现,归根到底有赖于科学技术的发展。因此,医学科技的先导和依托功能,越来越显示其强大威力。

4. 中西医协调发展的原则　它要求我们正确处理中国传统医学和西方医学的关系,要认真学习现代医学,包括新理论、新技术、新方法、新成就,努力发展和提高现代医学的科学技术水平。同时还必须努力继承和发展祖国医药学遗产,运用现代科学技术知识和方法对其加以研究、整理、挖掘,把它提高到现代科学水平,从而使中西两个不同理论体系的医药学互相取长补短、协调发展,推进医学科学的发展,造福于人类。

5. 动员全社会参与的原则　这是指卫生工作必须做到政府领导、部门配合,社会支持、群众参与,使卫生事业成为全民的事业。这一原则又是党的群众路线在卫生法制建设中的体现,反映了卫生工作的社会性。

6. 国家卫生监督的原则　这是指卫生行政机关或国家授权的卫生职能部门,对辖区内有关单位和个人执行国家颁布的卫生法律、法规、规章和标准情况进行的监察督导。实行国家卫生监督原则,必须把专业性监督与社会监督、群众监督紧密结合起来,严格依法办事,同一切违反卫生法的现象作斗争,以保证有一个良好的社会卫生环境。

7. 奖励与惩罚相结合的原则　卫生法和其他法律一样,具有强制性,对于违法者,依法追究相应的法律责任,给予法律制裁。同时,我国卫生法又规定对作出成绩和贡献的单位和个人,给予精神上的表扬和物质上的奖励。

(四) 卫生法的渊源

法的渊源是法的具体的外部表现形态,指法由何种国家机关制定或认可,具有何种表现形式或效力等级。我国卫生法的渊源主要有以下几种:

1. **宪法**　宪法是我国的根本大法，宪法中有关卫生方面的规定，是我国卫生法的立法依据，也是我国卫生法的重要渊源。

宪法第21条规定，国家发展医疗卫生事业、发展现代医药和我国传统医药，鼓励和支持农村集体经济组织、国家企事业组织和街道组织举办各种医疗卫生设施建设，开展群众性的卫生活动，保护人民健康；宪法第25条规定，国家推行计划生育，使人口的增长同经济和社会发展计划相适应。宪法第41条规定，中华人民共和国公民在年老、疾病或者丧失劳动能力的情况下，有从国家和社会获得物质帮助的权利。国家发展为公民享受这些权利所需要的社会保险、社会救济和医疗卫生事业。第49条规定，夫妻双方有实行计划生育的义务。这些就是制定卫生法律、法规的来源和依据。

2. **卫生法律**　卫生法律是指由全国人大或其常委会制定颁布的卫生法律规范。其效力仅低于宪法，可分为两种：一是由全国人大制定的卫生基本法，目前我国还未制定卫生基本法。二是由全国人大常委会制定的卫生基本法律以外的卫生法律，现已有《中华人民共和国食品安全法》、《中华人民共和国药品管理法》、《中华人民共和国国境卫生检疫法》、《中华人民共和国传染病防治法》、《中华人民共和国红十字会法》、《中华人民共和国母婴保健法》、《中华人民共和国献血法》、《中华人民共和国执业医师法》、《中华人民共和国职业病防治法》。

3. **卫生行政法规**　卫生行政法规是指由国务院制定发布的有关卫生方面的专门行政法规，其法律效力低于卫生法律。卫生行政法规有的是以国务院名义直接发布的，如《医疗机构管理条例》；有的经国务院批准，由卫生部发布的，如《艾滋病监测管理的若干规定》。

4. **地方性卫生法规、卫生自治条例与单行条例**　地方性卫生法规是指省级人大及其常委会，省会所在地的市或经国务院批准的较大的市的人大及其常委会依法制定和批准的，可在本行政区域内发生法律效力的有关卫生方面的规范性文件，如《上海市城乡集市贸易食品卫生管理规定》。地方性卫生法规在推进本地卫生事业的发展，为全国性卫生立法积累经验等方面具有重要意义。

卫生自治条例与单行条例是指民族自治地方的人民代表大会依法在其职权范围内根据当地民族的政治、经济、文化的特点，制定发布的有关本地区卫生行政管理方面的法律文件。

5. **卫生行政规章**　卫生行政规章是国务院卫生行政部门在其权限内发布的有关卫生方面的部门规章，其效力低于宪法、卫生法律和卫生行政法规，是我国卫生法数量最多的卫生法渊源。

6. **地方性卫生规章**　地方性卫生规章是指省、自治区、直辖市以及省会所在地的市或经国务院批准的较大的市的人民政府，依法在其职权范围内制定、发布的有关本地区卫生管理方面的卫生法律文件。

7. **卫生国际条约**　卫生国际条约是指我国与外国缔结的或者我国加入并生效的有关卫生方面的国际规范性法律文件。依我国宪法和有关法律的规定，除我国声明保留的条款外，这些条约均对我国产生法律约束力。

二、卫生监督的性质与特征

（一）卫生监督的性质

卫生监督的性质是卫生监督区别于其他社会现象的根本属性。实际上在卫生监督的含义中，已经反映出卫生监督区别于其他社会事务具有本质性的内涵和外延，体现了卫生监督的根本属性。卫生监督含义的本身就是卫生监督性质的概括和总结，是以卫生监督的性质为基础，概括出来的结论。因此，对卫生监督的性质的理解不能离开卫生监督的基本概念；正确认识卫生监督的性质，有利于加深对卫生监督的理解。

1. **卫生监督的国家意志性**　卫生监督是国家为保护公民的健康，维护正常、有序的卫生秩序，以法律形式确立的一项卫生基本制度。它体现了在保护公民健康方面的国家意志，是国家意志在卫生与健康领域的表现，绝不是某些集团利益、个人利益的反映，而是社会主义国家中全体人民利益在卫生与健康领域中的集中表现。国家确定了卫生监督的法律制度，必然要使其得以实施，最终实现卫生监督的目的。因此卫生监督本质是一种国家意志，卫生监督的实施包含了国家强制力，具有国家的强制性，卫生监督是一种特定的国家行为。

2. **卫生监督的公共权力性质**　在现代法治社会中，法律是政府及其公共权力存在的依据。法律确定了社会成员必须遵循的共同规则。守护和执行这种共同规则必须有特定的权威组织和形式，这就是政府公共权力。卫生法确立了全体社会成员必须遵循的共同性规则，同时也确定了执行共同卫生规则的特定公共权力形式，这就是卫生监督。卫生监督是国家通过法律赋予政府及其卫生行政部门的一项社会职能，是国家公共权力的一种表现形式。卫生监督不是一项服务措施，也不是任何人私有的一种产业形式和私有权利，是不能转化为商品或者可以用价格衡量的活动，而是国家通过法律的执行者、社会的管理者，即政府对社会公共事务实施的一种行政管理。其目的就是通过政府这种社会职能的实施，实现对卫生的行政管理，保证共同卫生规则的执行。以实现保护公民健康、维护正常卫生秩序、维护社会主义法制的统一和尊严的法律目的。卫生监督的过程实际上就是国家公共卫生权力的运行过程。

3. **卫生监督的行政性质**　行政是一种管理，但不是简单的管理，不是一般意义上的管理。行政是国家行政机关对国家公共事务的决策、组织、管理和调控。卫生监督是国家行政的一种形式，卫生监督的主体是享有卫生监督职能的、作为国家行政机关的各级卫生行政部门，卫生监督的对象是卫生监督的相对方，包括公民、法人和其他组织。卫生监督的客体是一切与健康相关的产品、行为和智力成果。因此，卫生监督是国家为实现对社会公共卫生事务的组织与管理而采取的一种行政活动形式。首先，卫生监督既不是企业和社会组织的卫生管理活动，也不是社会成员自觉遵守共同卫生规则的自我约束行为，而是政府执行卫生法律、法规的活动，是政府对社会公共事务实施的管理，是执法者依法对社会成员遵守卫生法律规范的监督，是一种公共行政。其次，卫生监督既不是司法机关对卫生违法行为裁判和制裁的一种司法活动，也不是其他社会团体、组织或公民对卫生行为、活动、产品的“社会监督”。卫生监督仅是一种行政权意义的执行活动，是行政主体适用法律处理社会公共事务的活动，体现的是国家行政职能。

从这个意义上讲，卫生监督其本质就是“卫生行政”。因此，卫生监督也可以称为“卫生行政执法”，必须自始至终遵循行政的基本原则和规律，按照行政程序的基本规则运行。

4. **卫生监督的技术性质**　卫生监督是一种国家行政活动，特定的医学科学技术性是它区别于其他国家行政管理的显著标志之一。卫生监督作为一项法律制度，决定了它的基本属性是一种国家意志，是一项国家公共权力，是一种国家行政管理。卫生监督的对象、内容、客体和任务决定了其内在的科学性和操作上的技术性。卫生监督的目的无法用简单的行政活动实现，必须依赖于大量的医学卫生技术手段来实现。卫生监督离开了其特有技术是难以想象的，但是卫生监督的技术性质与卫生监督的行政性质并不冲突，而是一个紧密联系的统一体，单纯的行政观念和单纯的技术观念都是错误的。卫生监督是一种以医学技术为依托的国家行政管理活动，是具有特定技术内容和要求的行政管理活动。卫生监督在运行上需要遵守行政的原则和程序，在操作上需要适用医学技术手段，遵循医学卫生科学规律，两者缺一都不符合卫生监督的基本规律，不能实现卫生监督的目的。

（二）卫生监督的特征

1. 卫生监督的一般特征　卫生监督是国家行政执法的一个专业类别。是国家行政权的一部分，是国家整体行政执法活动的一个重要组成部分。具有一切行政执法都存在的区别于其他活动的特点，需要遵循行政执法的普通规律和国家规定的关于行政执法的一系列法律法规和行为准则，具有一切行政执法活动所具有的共性基本特征，这就是卫生监督的一般特征。

（1）主体特定性：卫生监督的主体主要是各级卫生行政机关，只有卫生行政机关才是真正意义上的卫生行政主体，才具有政府职能部门的资格。在特定的条件下，法律法规才将卫生执法权授予某一组织，这种组织称为法律、法规授权组织，一般应视同于行政主体。卫生行政机关要把执法权委托给其他组织行使。必须由法律、法规或规章明确规定，并承担法律责任。

（2）职权法定性：卫生监督主体所执行的法律规范，只能是法律规定应当由卫生监督主体执行的法律、法规、规章。执法主体只能在法定职权内履行卫生行政管理责任，不得越权执法。

（3）行为主动性：卫生监督是一种直接影响相对人权利和义务的主动行为，不以相对人的意愿为转移。一般讲法律规范颁布后它仅是一种抽象规范。有关公民、组织不自觉遵守，又没有行政主体去执行，就不会对公民、法人和其他组织产生权利和义务的实际影响。相对人的权利义务、关系不会自动的发生、变更和终止。卫生监督行为，则是在卫生法律法规的制定和实施之间建筑起来的桥梁和纽带。

（4）国家强制性：卫生监督是国家卫生管理行政权运转的一种特殊方式，是由卫生行政主体单方面决定的国家管理活动。是国家意志的体现，具有国家强制性。

2. 卫生监督的特有特征　卫生监督执法不仅是国家整体行政执法活动中的一部分，而且是这些行政执法活动的一种特殊的类型。卫生监督执法无论是在理论，还是实践，在内涵，还是外延，都存在着许多无可替代的、区别于一般行政执法活动的特殊性。我国多年的卫生执法实践和国际上卫生监督执法经验，都证明了一个事实，就是卫生监督执法活动必须遵循卫生监督执法自身存在的特殊规律。才能伴随着国家整体行政执法的完善、发展而发展，才能适应现代化国家管理的需要，发挥其应有的作用。

（1）特殊目的性：卫生监督，是以保护公民健康权为宗旨的行政执法活动。所谓健康是指“人在身体上、精神上和社会适应上的良好状态”。健康是一项基本人权，是公民以其身体的生理功能的完整性和保持完满的心理状态、良好的社会适应能力为内容的权利。以保护公民的健康权为目的的卫生执法，需要遵循生命科学规律，围绕成长过程不同阶段的生理、心理需求；围绕使人体在生活、劳动过程中，增强体质，避免和抵御不良影响，并保持完满的心理状态和社会适应能力；围绕对已患病的人体进行治疗，使之恢复健康，按照医学科学规律运用其他行政执法活动无法具备的方式和手段开展工作。这是任何一种普通行政执法活动所不能比拟和替代的。

卫生监督的这种特殊目的性，决定了卫生监督执法的特定运行规律，是以人为中心。以生命和健康为轴心辐射其行为范畴、规范其行为模式。卫生监督是从健康出发规范社会，是从人的需要出发反映出社会问题。而其他任何一种行政执法活动，都不具有这种特定的运行方式和规律。即使一些活动也涉及健康问题，那也只是从外界的行政管理活动中，对公民健康权的辐射和影响，是以社会某一方面为中心对人产生的作用，其作用点和兴奋阈值并不在“人体生理功能、心理状态和社会适应性”这一特定的健康内涵上。卫生监督执法，这种以生命和健康权为中轴点的运行方式，既是体现卫生监督执法以保护公民健康权为目的，区别于其他行政执法活动的重要标志，也是卫生监督执法必须遵循的一个特定规律；假定把其一项卫生监督执法活动，人为地与整体卫生监督执法割裂开来，使其脱离基本人群、脱离保护人体健康的基本活动，仅遵循、运用一般行政执法的规律和方式开展工作，就违背了卫生监督的客观规律。即使在其一特定的条件下和特定的时间内，获得某种成效，也将是短暂的，不会长久。

(2)科学性：卫生监督是一项以自然科学为基础，社会科学方式与自然科学方式紧密结合的行政执法活动。这是卫生监督与其他行政执法活动的又一个不同。卫生法律法规作为调整人们各种卫生活动的法律规范，它并不是孤立存在的、也不是凭空编造出来的，而是有着非常坚实的社会基础和科学基础。法律属于社会科学范畴，但卫生法律法规决不仅限于社会科学范畴，它与自然科学存在着任何法律部门都无法比拟的紧密联系。卫生法律法规是社会科学与自然科学相互结合、相互渗透、相互交融的产物。是以社会科学方式展现出来的自然科学原理。卫生法律法规的许多内容是根据基础医学、临床医学、社会医学、卫生学、流行病学、药学、营养学的基本原理和研究成果制定的。卫生法律法规是这些医学科学原理和研究成果的法律化、制度化、规范化。医学科学是卫生法律法规的科学基础，离开医学科学的基本原理和研究成果，卫生法律法规就失去了其本质上的特征。同样卫生行政执法活动，离开医学科学基本原理和技能也就无法正确地执行卫生法律法规，就会失去卫生监督执法的本质意义。

法律属于社会科学范畴，执行法律需要研究和遵守社会科学法则和方式。医学是一门自然科学，需要研究和遵循自然科学的法则和方式。法律注重事物的“合法性”和“相当性”，而医学则注重事物的“客观性”和“必然性”，两者往往存在矛盾。因此，执行卫生法律法规与执行一般的法律法规的区别，在于卫生监督不仅要研究社会科学法则，还要研究自然科学法则。简单的运用一般社会科学法则或者自然科学法则，均不能解决卫生监督执法中的所有问题。必须将两者有机地结合起来，运用到卫生监督执法的实践中去，才能正确地处理卫生监督执法中的问题，实现卫生监督执法的根本目的。这一点对卫生监督执法工作者提出了更高的要求，也就是说卫生监督人员必须具备医学科学知识和法律知识两种技能，才能胜任工作。

(3)技术性：卫生监督是一项专业性、技术性非常强的行政执法工作，需要强有力的技术支持系统作保障。这一点也是国际上普遍公认的一个基本特征。卫生法律法规的特点和功能决定了卫生法律法规在制定过程中，必须融入大量的卫生技术规范。这些技术规范，是人类的一个宝库。国家通过立法程序将这些技术规范法律化，赋予其普遍约束力和国家强制性，这些技术规范便构成了卫生法律法规的重要内容。卫生监督要保证卫生法律法规中的这些法律化的卫生技术规范得以正确的实施，如果没有强大的卫生技术支持系统作为保障，是难以想象的。卫生监督需要进行预防性卫生学评价；对从事特定行为的人群要进行预防性健康检查；对健康相关产品要进行卫生学分析；对药物要进行不良反应监测；对产品要进行卫生检验；对场所要进行卫生监测；对健康危害因素要进行卫生学处理等。总之卫生监督需要运用医学科学手段，验证和预测社会行为和产品对健康现存的和潜在的影响性，预防和控制社会行为和产品损害公民健康的可能性，并准确地制裁一切卫生违法行为。无论是对食品、药品、化妆品还是放射卫生、学校卫生、职业病防治等的任何一项卫生监督中的卫生许可、卫生审查、日常监督、行政处罚、行政处理等都需要专门的知识和专门技能，需要高水平的技术支持系统做后盾，离开了专业性和技术性的工作，卫生监督就失去其实质的含义和作用。我国长期的卫生监督执法实践，形成了一整套卫生技术检验、卫生技术评价、卫生监督基础技术研究体系和一支专门从事卫生监督执法技术工作的专业队伍，这是卫生监督的技术保障。正是因为有了这样一个系统、一支队伍，卫生监督的目标方能得以实现，人民群众的健康权益才能得以保护，卫生监督的成效才能得到公认。也正是卫生监督的技术性特征，世界各国都非常重视卫生监督执法的技术支持保障系统的建设，实行技术认证制度，保证技术保障系统的质量和水平，并且使技术保障系统成为卫生监督执法系统中的一部分。

(4)整体性：卫生监督是一项整体性很强的行政执法活动。卫生监督执法涉及的专业范围很广，包括食品、药品、化妆品、保健品、饮用水、放射卫生、公共场所卫生、学校卫生、职业卫生、医疗、保健、疾病预防与控制、国境卫生检疫等，可以分为十数个不同类别。但卫生监督的各专业类别之间，存在十分密切的、内在的相互联系，是一个统一的整体，是一项系统工程，不可任意分割。

1)各专业的卫生监督，都是因人和人的健康需要而产生的对社会不同行为和产品卫生要求的监督管理。以人为本，以健康为中心使卫生监督执法各项内容紧紧地联系在一起，无论是理论上还是实践上都不能相互脱节。

2)在法律关系上，各项卫生监督执法所涉及的法律关系都是卫生法律关系，其基本内容是一致的。卫生监督执法所要保护的基本权利，归根结底都是公民的健康权益，所涉及的一切行为和产品等客体都是为保护公民健康权服务的。

3)卫生监督执法活动中，与行政执法主体相对应的管理相对人的活动，往往同时受数个卫生法律法规调整，同时与多项社会卫生行为和产品相关，其一个行为可能同时产生数个法律后果。

4)在理论上卫生法律法规所规范的内容包括社会行为、产品的卫生要求和卫生标准，其规范内容产生的基础都是医学科学的基本原理、基本实践和研究成果，而医学科学又是一个不可分割的整体，因此，从这一点也必须整体看待卫生监督执法活动。

5)卫生监督执法的本质是一致的，其对象也是一致的，在实际工作中无法分割。如对药品和医疗器械的监督管理，不能离开对医疗卫生服务和医务人员的监督管理，使用药品是医学处置方法，是医疗措施不可缺少的手段。离开医疗，药品就失去了存在意义；离开药品，医疗就失去了手臂。《药品管理法》规定药品不经临床试验和验证不得批准生产；《执业医师法》规定医师不得随意进行试验性医疗，如果离开整体分别监督，法律就难以执行。食品和药品、药品和保健品、化妆品和药品，又有很多无法分割的重叠；卫生检疫和疾病预防、疾病预防与健康保健也难舍难分。

6)在法律条文上，各单行卫生法律法规之间，基于保护公民健康权益的一个基本目的，其规范条款的交叉、重叠很多，一个行为、一个产品、一个标准在诸多卫生法律文件中，以不同程度表现出来，同时作用于一个或几个法律关系，如果割裂卫生监督执法的整体性，就会出现混乱，卫生监督执法就无法产生整体社会效果，甚至会适得其反。所以，重视卫生监督执法的整体性，实行统一的管理，避免没有必要的法律冲突是十分重要的。

(5)关联性：卫生监督与国家的整体卫生工作紧密相连，不可分割。在某种意义上讲也是国家卫生工作的一部分，是不可缺少的一个分系统。《中共中央、国务院关于卫生改革与发展的决定》中提出的建立有中国特色社会主义的完善的卫生体系的宏伟目标，共包括三大系统，其中非常重要的一个系统，就是卫生监督执法。

任何一项卫生监督执法活动，都与人民群众的生命健康息息相关，与疾病预防和控制、医疗康复、人群保健、健康教育等紧紧相连，是其他部门所不能替代的。卫生监督执法要实现执法目标、达到保护公民健康的目的、在实际运行过程中，必须和相应的卫生工作，社会卫生措施，产生联动反应，而不是孤立的、单纯的监督检查、许可、处罚活动。食品卫生的监督活动与食源性疾病、食物中毒事件的防治和处理紧紧连在一起，往往需要同时启动医疗救护和卫生控制措施；职业卫生的监督和职业病的预防与控制、职业病的诊断与治疗、职业环境卫生学评价、职工的健康保健、健康教育等紧密相连；药品的监督管理，与医疗服务规范、疾病治疗原则、医疗方案措施的执行和完善、患者的抢救、不良反应监测、医疗科研、教学密切相关，离开医学的临床实践，药品管理法就无法深入彻底执行，药品的研制和开发就成为空谈。同时，卫生监督执法的结果，与相应卫生政策研究密切联系，相互作用、相互促进，卫生监督执法的结果往往是国家制定卫生政策，实施卫生措施，进行决策的重要依据。卫生监督执法也是卫生事业发展的重要保障，在法制环境下，没有卫生监督执法作为保障，卫生改革与发展的目标则难以实现。因此，世界各国都非常重视卫生监督执法，将其纳入政府职能，并实行统一管理，作为国家整体卫生工作的一部分，统一由卫生行政部门管理，实行监督执法、疾病控制、医疗服务三位一体的体制，发挥卫生监督、疾病控制、医疗服务的相互支持、相互保障、相互作用的整体优势，促进国家整体卫生水平的提高。

(6)社会性：卫生监督是涉及复杂社会人群和多种社会关系的行政执法活动。卫生监督改善人们劳动和生活环境的卫生条件、保护人体健康、促进经济发展的目的，体现了全社会的利益和愿望，所以从整体上讲卫生监督具有社会性。

(7)共同性：卫生监督是一项国际影响很强的行政执法活动。在国际上卫生监督执法往往是衡量一个国家卫生水平和卫生管理水平的重要标志。在对外开放和国际交流中占有非常重要的位置。近年来，医学科学发展很快，国际经济贸易日益扩大，新的卫生问题不断出现，针对卫生问题的国际标准、准则和行为规范也在不断完善。世界各国为保护本国人民健康和经济利益，不断加强国家对公共卫生的监督控制。特别是加强对食品、药品、生物制品、健康相关产品、职业卫生等领域的监督控制。在相应卫生标准、卫生要求和卫生监督体制上，也在顺应国际发展趋势，寻求国际间的接轨。我国已加入 WTO，卫生监督执法的国际影响性将进一步体现，更需要与国际上的相关惯例和规则接轨，这一点是非常重要的。

第四节　卫生法与卫生监督的功能和手段

一、卫生法的实施及其特征

卫生法实施是卫生法律规范在社会生活中的贯彻与实现，指国家机关及其工作人员、社会团体和公民实现卫生法律的活动。卫生法实施的实质在于将卫生法律规范中所规定的权利义务关系，将体现在卫生法中的国家意志转化为人们开展医疗、医药和卫生活动的规范行为。

卫生法同其他执法活动相比较，具有如下特征：

1. **以保护公民健康权为根本目的** 即对公民、法人、社会团体和其他国家机关贯彻执行卫生法的情况进行监督，并对违法者给予必要处理的一种特定活动，以达到正确运用法律手段更好地保护公民健康权为目的。

2. **主体必须是国家授权的有关机关和组织** 包括卫生行政部门、司法机关、卫生监督机构等。由于它们在职能上的不同，因而体现在形式、方法及处理结果方面各有不同特点。

3. **严格遵守法律规范和技术规范** 在处理卫生案件和纠纷时，应严格以卫生法律、法规和卫生标准为准绳。

4. **国家监督和群众监督相结合** 在实施卫生法过程中，要坚持卫生执法机构的专门工作即国家监督与社会性群众性、卫生监督相结合。

二、卫生法实施的效力范围

指卫生法的适用范围，即卫生法在什么时间、什么地方、对哪些人发生法律效力。

1. **卫生法的空间效力** 指卫生法发生效力的地区范围和领域。卫生法的形式是多样的，凡属全国性的，应当在全国范围内普遍有效，凡属地方性的，仅在本地区范围内有效。有些卫生法仅在限定生效范围有效。如《中华人民共和国国境卫生检疫法》仅限在国境口岸范围内生效。有关防治血吸虫的卫生行政法规，也仅在有血吸虫流行可能的地区生效。

有关国际卫生法规的效力，主要有两种情况：一是被一个主权国家认可的国际卫生法规，签约国应严格遵守，不得违背。二是国际卫生法规如果未被某一主权国家承认，则该法规对这一主权国家没有效力，是否遵守该法规，完全由该主权国家决定。

2. **卫生法的时间效力** 指卫生法开始生效和失效时间，以及对其颁布实施前的事件和行为无溯及力。卫生法生效时间，主要根据卫生法本身的内容、性质和客观实际情况来确定。通常有两种情况：①从卫生法公布之日起开始生效；②卫生法公布后并不立即生效，经过一段时间后才开始生效。多数卫生法生效属第二种情况。

卫生法失效时间有三种情况：①新的卫生法公布实行后，原有的同类旧卫生法自然失去效力；②新卫生法代替了同样内容的原有卫生法，同时在新的卫生法中明文宣布原有卫生法废止；③国家机关颁布专门决定、命令，宣布废除某项卫生法律、法规，或宣布废除其中某一项，从宣布废除之日起，停止生效。

关于卫生法溯及问题。卫生法一般遵守不溯及既往原则。即新的卫生法颁布后，对它生效以前发生的事件和行为并不适用。

3. **卫生法对人的效力** 卫生法对人的效力，是指卫生法对哪些人具有法律约束力。我国卫生法适用于在中国境内的中国公民、在中国境内的外国人或无国籍人，特别适用于参与医疗卫生保健活动的一切卫生工作人员和相关法人。

三、卫生法实施的途径

1. **卫生法遵守** 指一切组织和个人必须在卫生法规定的范围内行事。它包括：①卫生工作者应当自觉地遵守卫生法，严格依法办事，保护人民身体健康。②卫生行政和监督机关带头遵守卫生法。③要采取切实措施运用多种形式广泛深入地宣传卫生法，使广大医务人员、卫生行政人员和卫生监督人员了解和掌握卫生法规的具体要求，明确自己工作中法律权利与相应的法律义务，正确履行职责，依法开展卫生工作，保障卫生事业的顺利发展。

2. **卫生法执行** 指国家卫生行政和卫生监督机关以及有关司法机关依法定的职权和程序实现卫生法的专门活动，它包括：①作为卫生工作主管部门的卫生行政机关，要依照卫生法的要求，组织建立卫生监督机关，审查药品、食品等与健康相关产品的生产经营企业的开办条件，对进出口药品、食品等与健康相关产品进行管理，处理卫生工作中的纠纷，对违法者进行行政处罚等。②卫生监督机关设立卫生监督员，负责有关食品、药品的检验、防疫和有关卫生监督和监测。③司法机关对有关医疗纠纷、医疗事故以及卫生工作中出现的各种纠纷和法律责任，有权按照《中华人民共和国刑法》、《民法》等有关法律规定，做出处理和裁决。

四、卫生监督的功能

卫生监督作为国家的一项重要的法律制度和行政管理活动，有着特定的社会功能，对社会及其成员产生特定的影响。卫生监督的功能是其本质属性的外在表现力和其存在的社会意义。卫生监督的功能不是单一的、对个体和行为的作用力表现，而是一种内在的、多方位、多角度的效能统一体。这种功能也是在卫生监督的运行和发展过程中逐渐形成、发展、完善起来的。因此，卫生监督的功能也不是静止的、一成不变的；而是伴随着社会的发展、法制的健全和卫生监督的发展而不断变化和发展的。卫生监督的整体功能是由具体的功能相加而成的，我们不能割裂卫生监督功能的整体性，单纯片面地仅注重其某一方面的具体功能。

（一）规范和约束功能

如前所述，卫生监督是一项行政执法活动，是国家的一种行政管理活动。卫生监督的依据是国家的卫生法律、法规。卫生监督是卫生法实施的最重要的途径。法是一种行为规则，是调整人们行为的社会规范。卫生法从抽象意义上规定了社会成员应当普遍遵守的行为规范。但是要使这种规范转化为人们生活中的现实，一是要靠全体社会成员的自觉遵守，二是要靠卫生法的执行。卫生监督作为一种行政执法，就是将抽象性法律规范具体化的过程，就是使法律规范转化为现实的一种活动，从而体现法律规范的规范作用。卫生监督在运行过程中通过其具体的卫生监督活动，肯定了社会成员某些行为的正确性，确定了社会成员某些行为的违法性并予以制裁，从而对社会成员的行为和活动产生指导作用，使之正确地认识和理解法律规范，遵守法律规范。同时，卫生监督通过其各种具体的活动，对相对方某种权利和行为予以约束或制约，给予各种必要的限制，发挥约束或制约功能，保证人们行为的规范性和合法性，维护正常的社会卫生秩序。

（二）预防和保护功能

预防和控制各种对人体健康不利影响的因素，是卫生监督的重心和其突出的社会作用，也是卫生监督价值的重要体现和区别于其他任何行政管理活动的一个重要标志。卫生监督的预防功能不仅表现在它对社会各种与公众健康相关活动的监督检查管理，对各种违反卫生法律规范行为的禁止和制裁，更重要的是体现在卫生监督活动要渗透和深入到许多社会活动的全过程中。特别是注重对某些社会行为、活动的事前的监督。就卫生监督的任务和其监督作用的相对方和对象而言，任何一项与公众健康相关的社会事务和行为，或者与卫生有关的活动都要经过一定的过程，需要一定的场所和条件，需要经过规划、选址、设计、施工、配套、验收、运行等过程阶段。卫生监督的关键和中心并不是待这些过程完成才实施的一种一般意义的行政监督，而是要把卫生监督的具体工作深入到上述过程的每一个阶段、每一个环节进行卫生指导、监督、检查，对不符合卫生要求的及时予以制止，提出改进意见，防止危害公众健康的隐患，以达到预防的作用，并在其运行的过程中通过经常性卫生监督，达到新的预防作用。保护功能是指卫生监督通过其预防功能的实施，和对相对方行为的规范和制约，最终实现的目的就是对公众健康的保护。保护公民健康是一切卫生法的宗旨，也是卫生监督功能最终体现的价值，是卫生监督各项具体功能的最终落脚点。

（三）调整和促进功能

调整和促进是法对社会的重要作用，也是卫生监督的一项重要职能。卫生监督不仅要规范和制约人们行为，发现存在的社会卫生问题，更重要的是要通过卫生监督的实施，调整各种公众健康和社会卫生事务相关的各种社会关系，对社会有关卫生内容的系统运行过程及各环节、各种要素中的不和谐现象进行协调和调整，使其在卫生法律规范规定的范围内协调地发展，达到保护公民健康的目标。同时，卫生监督通过积极的、合法的监督活动，启动国家管理和卫生工作的方方面面，起到调整政府卫生工作的重心，调整社会对卫生工作的注意力，提升公众卫生素质的作用，进而促进国家卫生事业的发展，促进公民健康水平的提高，促进社会生产力的发展。

（四）制裁和教育功能

卫生监督作为一项专业卫生执法工作，是将卫生法律规范适用现实生活的过程，惩罚违法行为是法不可缺少的作用，卫生监督通过其活动过程，发现违反卫生法的行为、制止违反卫生法的行为，对不同的违法行为依据法律规定给予应有的惩戒，是卫生法权威性的重要体现，也是卫生监督具有国家强制性的体现。卫生法律规范规定了对不同违法行为的警告、罚款、没收、吊销卫生许可证照等项行政处罚，而这些行政处罚都是要通过卫生监督活动才能依法得以实施的。卫生监督的制裁功能，不仅体现法的权威性，同时也体现法对社会成员合法卫生权益的保护，增强社会的卫生安全感，增强人们对卫生法和卫生监督的信赖感。卫生监督制裁功能的另一面，除了对合法正当卫生权益的保护外，还有对社会成员普通的教育意义和功能。完善监督活动通过对卫生法的宣传，对违法行为的制裁，使社会成员普遍感受到法的威慑力，认识到卫生法对人们行为的规范、要求，从而对社会成员的思想和行为产生影响，达到教育的目的。除此之外，广泛的卫生法制宣传教育，开展有针对性的卫生法制教育活动是卫生监督的一项重要任务，通过这种教育活动将卫生法律规范向监督对象灌输，使之逐渐变成社会成员自己的法律意识，影响和改变行为模式，达到教育目的。

五、卫生监督的手段

卫生监督手段，是指卫生监督主体依法行使卫生监督行政职权，实施卫生监督所采取的具体措施和方法。一般讲卫生监督的手段包括卫生监督主体应当具备的能力和卫生监督过程中可以实施的行为两个方面。前者主要指卫生监督主体必须具备的条件，后者实际上是指具体行政行为的种类，卫生监督主体行使职权的具体方式和范围。

（一）卫生行政许可

卫生行政许可，是指卫生监督主体应相对人的申请，通过颁发许可证、执照等形式，依法赋予相对人从事某种活动的法律资格或实施某种行为的法律权利。卫生行政许可的起因是应相对人申请，是否批准和予以许可的前提是审查是否合格。因此，卫生许可在实际工作中也称为卫生行政审批。其目的是对与人民健康密切相关的社会活动和与人民健康密切相关的产品实行事前控制，以维持良好的社会卫生秩序，保障人民健康。卫生行政许可是国家管理公共卫生事务一种重要的手段，是卫生监督主体对相对人实施的一种具体行政行为。卫生行政许可有以下特征：①卫生行政许可是建立在法律对某种特定的事物、行为和活动普遍禁止的基础上的一种例外准许制度。所谓许可实际上是在法定条件下，解除对某一事物或者某一主体从事某种活动的禁止。因此，只有在出现法律规定事实，并符合法律规定的条件时才能有卫生许可的行为。②卫生行政许可是一种依申请而产生的卫生监督行为，没有相对人的申请则不发生卫生行政许可，卫生监督主体不能主动做出卫生行政许可行为。③卫生行政许可一般是以颁发卫生许可证或者执业证书、批准文号等形式为结果的要式卫生监督行为，没有这种特殊形式，许可行为不能成立。④卫生行政许可是具有法律效力和法律意义的卫生监督行为，其意义是直接赋予相对人某种权利或资格。实施卫生行政许可行为一般要经过受理申请、进行法律审查、颁发证件等法定程序才能完成。

（二）卫生行政确认

卫生行政确认，是指卫生监督主体依法对相对人的法律地位、法律关系和法律事实进行审查甄别，予以确认或认可的卫生监督行为。卫生行政确认行为的主要特点表现为：①卫生行政确认必须以要式的文字形式表示或宣告。②卫生行政确认不具有创造性，必须以法定的规范为标准进行审查后确认，因此说是一种严格的羁束性行为，不应当自由裁量。③卫生行政确认一般的外在表现形式是确认书、鉴定书、鉴证书等。卫生行政确认不是卫生行政许可。卫生行政许可是赋予权利或资格的行为，而确认只是对法律地位、法律关系、法律事实的一种认定，并不赋予权利。所以不能将卫生行政确认与卫生行政许可相互混淆。但卫生行政确认往往与卫生行政许可、裁决等卫生监督行为联系在一起，作为卫生行政许可、卫生行政裁决的前置条件存在，在大多数情况下先进行确认然后再予以许可或者处理。

在卫生监督的实际工作中，需要卫生监督主体依法确认的事项很多，但是大多卫生监督主体对卫生行政确认一词较为陌生，主要是缺乏行政法学的基本理论的研究，虽用之已久，但并不认识。卫生监督中依法确认的项目主要反映在大量的日常工作中。例如，卫生监督主体对有关企业新建、扩建、改建项目设计方案的审查和工程的验收；对医疗机构有关技术能力的审查；对医疗技术项目的鉴定评审；对医疗事故的判定，依法交由技术鉴定机构鉴定，实际上也是一种行政确认的过程等。

卫生行政确认的意义在于：①通过确认卫生管理相对人的法律地位和有关的法律事实，为卫生监督工作和卫生行政许可、卫生行政裁决、卫生行政处罚提供依据。②有助于卫生监督主体依法正确地保护卫生监督相对人的合法权利。③有助于各种卫生权益纠纷的处理和预防，减少社会矛盾，维护社会稳定。④提高卫生行政机关依法行政水平，提高科学执法的能力。

（三）卫生监督检查

卫生监督检查，是指卫生监督主体依职权对卫生监督相对人遵守法律、法规、规章等情况进行检查、了解、督促的卫生监督行为。这是卫生行政执法、卫生行政管理活动中最普遍的一种卫生监督行为，是卫生监督主体行使卫生行政管理职能的不可缺少的环节。这种行为可能引起其他卫生监督行为，也可能不引起其他卫生监督行为，可以引起行政处罚，也可以引起行政奖励。卫生监督检查的目的是为了防止和纠正卫生违法行为，保证卫生法的实施。卫生监督检查的作用是及时反馈卫生法律、法规实施的社会效果，预防和及时纠正卫生违法行为，保证卫生法律、法规的执行和卫生监督管理目标的实现。这种卫生监督检查具有国家的强制性，被检查者必须接受和配合。卫生监督检查是卫生执法中大量的具体行政执法活动，也是一项专业性相当强的具体工作。主要分为预防性卫生监督和经常性卫生监督两大类，卫生法律规范对监督检查的方式、种类、频率、技术要求等都有明确规定。在实际工作中卫生监督检查还可以分为全面卫生监督检查和重点卫生监督检查；一般卫生监督检查和专项卫生监督检查等。卫生监督检查方法和手段也可以多种多样，包括：检查、调查、审查、勘验、检验、查验、抽验、监测、登记、统计等。

（四）卫生行政强制

卫生行政强制，是指卫生监督主体为保障卫生监督管理目标的实现，依法采取强制手段促使相对人履行义务，或者为维护公共卫生利益、保护人民健康、安全，对有关场所和卫生监督相对人人身或财产采取的紧急性、即时性的强制措施的具体卫生监督行为。卫生监督中的行政强制，最多的是卫生行政控制措施。卫生行政控制措施是一种卫生行政强制措施。也是许多卫生法律、法规授予卫生行政执法主体的特别职权，主要是指卫生监督主体及其工作人员，对已经危害或可能危害人群健康和社会利益的行为、物品以及特定人或场所，依法采取的一种紧急控制措施。实施这种紧急控制，主要是预防和控制危害健康的行为和事件，因此，要快、要准，并且要尽量减少损失。

实施卫生行政强制必须要有法律、法规的明确规定，必须以相对方违法拒绝履行义务或者处于某种危险状态下为前提。不能滥用行政强制权。卫生行政强制可以分为对人身的强制、对财产的强制和对场所的强制。还可以分为即时强制措施和执行性强制措施，前者如强制带离现场、强制检查、强制检疫、强制隔离、强制治疗、封锁疫区等，后者如查封、冻结、取缔、收缴等。

（五）卫生行政处罚

卫生行政处罚是卫生监督中的一种制裁手段，是指卫生监督主体依据卫生法律、法规、规章对违反卫生行政管理秩序，但尚未构成犯罪的公民、法人和其他组织给予的惩罚。卫生行政处罚对卫生监督主体而言，是依法实施的一种具体行政行为；对相对人而言，是运用行政管理秩序而依法承担的一种法律后果。卫生行政处罚的主要特征是：①卫生行政处罚是一种法律责任，是公民、法人和其他组织，因违反卫生行政管理秩序所应承担的一种带有制裁性的法律后果。②卫生行政处罚的前提是管理相对人实施了违反卫生行政管理秩序的行为，而这种行为按照卫生法律、法规或规章的规定，应当给予处罚。③实施卫生行政处罚的主体，只能是卫生监督主体，而且必须在卫生监督主体法定的职权范围内，依据法定的程序实施。④被处罚的对象，只能是作为卫生监督主体行使卫生监督管理职权的相对一方的公民、法人或其他组织。⑤没有法定依据或者违反法定程序的卫生行政处罚无效。

（六）卫生行政裁决

卫生行政裁决，是指卫生监督主体依照法律授权，对平等主体间发生的与行政管理活动密切相关的特定的民事纠纷（争议）进行审查并做出裁决的具体卫生监督行为。卫生行政裁决是一种特殊的卫生监督行为。其特点是：①行政裁决必须是卫生监督主体根据法律、法规授权而具有裁判权才能实施。没有这种专门授权卫生监督主体不会主动实施。②行政裁决是一种裁判活动，其对象是特定的民事纠纷，卫生监督主体的身份是居间公断，不是一般的管理者身份。③行政裁决具有准司法性质，不能按一般行政程序进行，应当依据准司法的程序进行。④行政裁决作为一种具有强制性的卫生监督行为，属于可申请行政复议和可提起行政诉讼的行为。

这里应当注意的是不能将行政裁决与行政仲裁相混淆，虽然两者都是卫生监督主体对民事纠纷的一种公断，但是行政裁决是一种运用行政职权的过程，其结果是一种具体卫生监督行为，对相对人具有确定力和执行力。因此相对人不服可以申请行政复议或提起行政诉讼。而行政仲裁是一种民间活动性质，进行行政仲裁要基于双方当事人自愿，不是卫生监督主体运用行政权力的过程，其仲裁结果在双方当事人自愿的情况下才产生效力，双方当事人不服仲裁仍可对纠纷问题作为民事争议进入诉讼。例如，卫生行政机关依据 1987 年国务院颁布的《医疗事故处理办法》对医疗事故的处理，就具有裁决的性质，因此是可以提起行政诉讼的行为。而在新的《医疗事故处理条例》中，将卫生行政部门对医疗事故民事责任的行政处理改为“行政调解”，行政调解是基于双方自愿的基础上的，就不是裁决性的行为，因此也就不是可诉的行为。

（七）卫生行政指导

卫生行政指导，是指卫生监督主体在自身职责和任务的范围内，根据卫生监督工作的需要为监督管理相对人提供的一种服务性行为。实施这种卫生行政指导行为，是卫生监督主体在管理相对人的同意或者协助下，依据卫生法律规范的要求，采取较为灵活的非强制性的方法，对管理相对人进行卫生专业和卫生法律方面的指导和帮助，促使其行为达到卫生法律规范的要求，从而实现卫生监督目的的一种有效手段。

卫生行政指导可以是宏观的，也可以是较为具体的；可以是促进发展提高卫生水平的，也可以是限制其某些不当行为的；可以是管制性的，也可以是调整和教育性的；可以是建议性的也可以是有一定强制要求的。总体上讲，这种指导性的行为不像那些直接影响相对人权利和义务的行为，有严格的规范要求和固定的模式。注重卫生行政指导是我国卫生监督工作多年来的一个特点，也是卫生监督工作的一个经验。加强卫生行政指导是对卫生监督其他手段的一种补充，既对管理相对人起辅导和促进作用，也对卫生违法行为有一定的预防和控制作用，符合卫生监督的原则和目的。

（八）卫生行政调解

卫生行政调解，是指卫生监督主体依据法律法规的规定，对卫生法律关系平等主体间的民事权益纠纷，在双方自愿的基础上，依法进行调解，促使争议双方平等协商、自愿达成协议解决纠纷问题。如 2002 年 9 月 1 日施行的《医疗事故处理条例》规定，医患双方发生医疗事故争议，可以申请卫生行政部门调解解决医疗事故赔偿，经调解解决达成协议的应当制作调解书，双方当事人应当履行。行政调解是建立在双方自愿的基础上，需要双方自觉履行。双方对调解结果反悔的，只能通过民事诉讼直接解决争议的问题，不能对调解行为提起行政诉讼。

（九）卫生行政奖励

卫生行政奖励，是指卫生监督主体依照法定条件，对在国家和社会卫生事业以及卫生监督中做出优异成绩或重大贡献的单位和个人，给予物质或精神奖励的具体卫生监督行为。其目的是表彰先进，鞭策落后，充分调动和激发人们的积极性与创造性。如发放奖金、奖品；授予法定荣誉称号，晋升职务或工资等。

第五节　卫生法与卫生监督的现状和展望

一、卫生法与卫生监督的主要现状和成绩

（一）现状

随着改革开放的不断深入和社会主义市场经济体制的逐渐确立，卫生监督工作在促进

社会经济发展、保护人民健康方面起着越来越重要的作用，加强和完善卫生监督体系建设对坚持依法行政、加强党的执政能力、建设和谐社会具有重要的现实意义。1997 年 1 月 15 日，中共中央、国务院发布了《关于卫生改革与发展的决定》（中发[1997]3 号），拉开了卫生监督体制改革的序幕，明确要求："各级政府要强化卫生行政执法职能，改革和完善卫生执法监督体制，调整并充实执法监督力量，不断提高卫生执法监督队伍素质，保证公正执法。努力改善执法监督条件和技术手段，提高技术仲裁能力，坚决打击和惩处各种违法行为。"

2000 年 1 月 19 日，经商中编办、财政部、国务院法制办并经国务院同意，卫生部出台了《关于卫生监督体制改革的意见》（卫办发[2000]16 号），确定了"依法行政、政事分开、综合管理"的基本原则，明确了体制改革的主要内容，并提出了具体要求。

2001 年 4 月 13 日又印发了《关于卫生监督体制改革实施的若干意见》（卫办发[2001]112 号），指导并推进全国卫生监督体制改革。此后，卫生部又会同财政部、人事部等部门相继制定了有关保障卫生体制改革工作顺利实施的系列政策，不断深化推进卫生监督体制改革，规范指导各地的卫生监督体制改革的开展。但由于卫生监督体制改革无成熟模式可循，加之各地经济发展不平衡，卫生投入不足，各级政府对卫生监督工作认识不一致，导致各地卫生监督体制改革进展很不平衡，出现了多种模式，有些地方的卫生监督体制改革进展缓慢，困难重重。

2003 年的非典型性肺炎（非典）疫情，我国卫生工作经受了严峻的考验，在与非典疫情斗争的过程中，大家清楚地看到了我们的公共卫生体系暴露的弱点和存在的问题。非典疫情之后，党的十六届三中全会做出了"深化公共卫生体制改革，健全卫生监管体系，保证群众的食品、药品和医疗安全"的决定。对卫生监督工作提出了明确要求，各级政府也加大了对卫生监督工作的重视，这极大地推进了卫生监督体制改革进程。2004 年全国卫生工作会议，把"深化卫生监督体制改革，加强卫生执法监督体系建设"作为 2004 年全国卫生工作要点。在各级政府和卫生行政部门高度重视下，各地的卫生监督体制改革工作扎实稳步推进。据统计，截至 2004 年底，全国有 387 个地级市和 1867 个县（市）的卫生监督体制改革方案获地方政府批准，分别占总数的 91%和 72%，较 2003 年分别提高了 20%和 41%，不少地方的卫生监督机构得到加强，覆盖全国大部分地区的卫生监督体系框架基本形成。

2005 年初，为进一步加强卫生监督体系建设，针对卫生监督体制改革进程中出现的各种各样的问题，卫生部在总结经验和大量调研论证的基础上，于 1 月 15 日发布了《关于卫生监督体系建设的若干规定》（卫生部令第 39 号），对卫生监督的主要任务和职责、保障措施等做出了具体的规定，于 3 月 3 日发布了《2005～2010 年全国卫生监督员教育培训规划》（卫监督发[2005]75 号）和《卫生监督机构建设指导意见》（卫监督发[2005]76 号），分别从促进卫生监督综合执法、加强卫生监督机构和卫生监督队伍建设等方面提出了具体的要求，对卫生监督体系建设具有重大指导意义。

（二）主要成绩

近 10 年来卫生监督体系建设的主要工作成绩有：

1. 公共卫生法律、法规体系基本形成　我国改革开放和社会主义市场经济的确立，进一步促进了公共卫生的立法进程。"八五"期间，卫生部制定或修订公共卫生配套性规章 53 件，标准 561 个，是"七五"时期的两倍。现有 10 部卫生法律 29 部行政法规和与之配套的大量卫生行政规章再加上地方性法规和规章，使我国公共卫生领域的法律、法规体系已基本形成。

2. 卫生监督力量进一步发展壮大　“七五”期末，全国各类卫生监督员总数仅5.1万名，目前已发展为食品、传染病、职业卫生、公共场所、化妆品、学校、放射防护、医疗机构和采供血、消毒及涉水产品等十类近十万名卫生监督员。除此以外在乡镇(街道)的派出(延伸)机构和中心卫生院中，还有许多卫生检查员，协助县(区)以上卫生监督机构从事经常性卫生监督工作。

3. 卫生监督工作全面展开　近年来，卫生执法工作着重在以下3个方面开展：一是把住预防性卫生监督关，对新、改、扩建的工业、食品生产经营企业等选址和设计加强卫生审查和竣工验收，核发卫生许可证。二是抓好定期监测、不定期抽查、巡回检查，强化经常性卫生监督；三是对从业职工进行预防性体格检查和卫生知识培训。卫生监督紧紧围绕人民群众关注的热点和社会存在的主要公共卫生问题，通过强化日常监督检查，加强卫生抽查，积极参与整顿和规范市场经济秩序工作，开展专项整治，加大执法力度，及时查处违法行为，严厉查办大案要案，打击非法活动。为维护正常公共卫生秩序，保护人民健康发挥了重要作用。

4. 深化改革建设具有中国特色的卫生监督体系　随着我国对外开放的不断扩大和经济体制改革的逐步深入，卫生监督工作也显露出一些不足。主要表现为卫生监督与有偿技术服务行为不分，卫生监督队伍分散，难以形成监督合力，行政效力低下等情况。针对存在的弊端，国家进行了一系列的改革。1996年《中共中央、国务院关于卫生改革与发展的决定》提出，到本世纪末建立起具有中国特色的卫生监督体系。卫生部在研讨论证和不同层次试点的基础上，为解决执法主体由卫生防疫机构向卫生行政部门转变，依法行政，颁发了《关于进一步改革完善公共卫生监督执法体制的通知》，要求各地卫生行政部门在卫生防疫部门内设立公共卫生执法办事机构。2001年国务院召开了全国卫生法制工作会议，做出了《关于卫生监督体制改革的意见》，为我国卫生监督体制改革进一步指明了方向，推动了卫生监督体制改革的全面开展。截至2004年4月统计，全国有31个省、自治区、直辖市都已建立省级卫生执法监督机构，全国274个地(含地级市)、1246个县(含县级市)的卫生监督体制改革方案已获地方政府批准，分别占总数的82%和48%。

但是在改革进程中，也出现了一些问题，如卫生监督机构基础薄弱，资金不足，专业人员流失，职责不清等，这些问题应当得到及时解决，否则，就会影响卫生监督体系建设的整体进程。同时，各地也摸索出一些好的经验，及时总结这些经验，并在各地推广，将会大大加快卫生监督体系建设的进程。

二、我国卫生监督体系改革总的目标与原则

(一) 卫生监督体系改革的目标

卫生监督体系建设应当依照精简、统一、效能的原则和政事分开、综合执法、依法行政的要求，统筹规划，整合现有卫生资源，加大投入，建立职责明确、行为规范、执法有力、保障到位的卫生监督体系。

(二) 卫生监督体系改革的原则

1. 依法行政　强化政府卫生行政执法职能，实现卫生监督工作法制化管理，为卫生执法监督提供组织保障。

2. 政事分开　合理划分和明确卫生监督与卫生技术服务职责，理顺和完善卫生监督体制。

3. 综合管理　组建统一的卫生监督机构行使卫生监督职能，规范卫生监督行为，建立

卫生执法监督统一、高效的机制。

4. 总体规划，分步进行，逐步到位

三、21 世纪我国卫生法与卫生监督工作的展望

目前，我国的公共卫生事业正面临新的挑战，环境污染、城市化加快，建设工地遍布，农药化肥大量使用，中小矿山无序开采，大量食品摊点无证经营以及保健品市场的混乱，已控制的传染病死灰复燃，新的传染病不断出现。特别是我国加入 WTO 后，跨国贸易、投资和人员流动的规模更加庞大，国际交往更加频繁，有地区局限性的未知病毒、细菌或其他生物可能迅速传播；食品等相关行业的贸易更加活跃，境外污染密集型、有毒有害产业向发展中国家转移等，都将构成对我国现行卫生监督执法体系新的挑战。

到目前为止，我国尚无一部作为基本法的《中华人民共和国公共卫生法》，对整个公共卫生体系的法律规范，特别是在卫生医疗资源配给方面，没有相关的规定。医疗资源的供应也不平衡，地区之间差距明显，同一地区不同医院之间也存在不同，造成资源不足和浪费并存，靠市场机制难以解决，必须通过法律机制，从宏观上规范与引导公共资源的合理配给，缓解公共服务供需矛盾，规范和引导中小型医疗机构的发展，全面提高我国的公共卫生水平。

法律和规定的配套需进一步加强。涉及社会和多数人的生命、健康的公共安全，如食品安全、公共卫生等与卫生法的配套仍需完善。建立一套从“田头到餐桌”的食品安全体系与卫生监督体系配套法规，降低因食品问题导致的发病率，是当前急需解决的问题。

同时，根据 WTO 卫生和植物卫生措施应用协定（SPS），我国现行的卫生动植物检疫的行政程序、透明度和相关政策，都必须做出相应调整和改革，才能符合国际规则和我国承诺。因此，加入 WTO 促进我国卫生监督执法体系的改革，建立符合市场经济规律、符合国际惯例的卫生监督执法体系势在必行。为此我们首先应该完善现有的法律、法规，使之既符合 WTO 规则，又具备保护我国人民健康利益的功效；其次，加快卫生监督体系改革，明确职能，培养人才，建立高效、廉洁的卫生监督执法队伍；第三，按照 WTO 的要求和我国的承诺，统一标准、简化程序、强调公开、公平、公正，严格技术规范，提高服务质量；第四，依法行政，建立并实施符合国际标准的卫生监督执法程序。总之，卫生监督将面临新的挑战，任务将更加艰巨，任重而道远。

（邹宇华　邹宗峰）

第三篇

公共卫生组织与人才培养

第十二章

预防医学发展简史

预防医学的概念是在医学家长期和疾病作斗争中形成的。“预防”一词最早见于《周易·下经》，“君子以思患而预防之”。春秋时期，知识界已普遍形成防范于未然的思想，如《管子》说：“惟有道者，能避患于未形，故祸不萌”。这种避祸防患的观念影响到医学界，被引申、发展成为预防疾病的思想。

第一节　古代的预防医学

预防医学的思想源远流长，公元前 21 世纪夏代中国人已了解饮水与疾病关系、凿井而饮。公元前 15 世纪已有古埃及人安置排水管、清除垃圾排泄物及隔离麻风患者的记载。公元前 11 世纪至公元前 2 世纪中国人先后注意到雨水排泄、护井、灭鼠、防狂犬病和修建厕所。中国古代已有“上医治未病”的预防医学思想，《内经·四气调神大论》：“是故圣人不治已病治未病，不治已乱治未乱，此之谓也。“夫病已成而后药之，乱已成而后治之，譬犹渴而穿井，斗而铸锥，不亦晚乎？”即源于此。《山海经》所载，防蛊 8 种，防疫 4 种，还有预防其他疾病的 20 多种药物等，说明此期疾病预防已为人们所重视。

预防医学的历史要追溯到古希腊医学的鼻祖——希腊医生希波克拉底（Hippocrates）。公元前 4 世纪希波克拉底写了《空气、水和居地》一书，认识到疾病与各种环境因素的因果关系，摒弃了超自然的病因，在历史上第一次为预防医学建立了科学基础。希波克拉底提出“环境在疾病的发生中起重要作用”这一理论，虽然环境学说更多地指向宇宙、天象等相关理论，但其精髓之处在于强调物理因素对健康和疾病的影响。

公元前 331 年罗马帝国就已修建了城市给水道和暗沟，输送饮用水和排放污水。人们有了非常初步的社区卫生的概念，如建立公共浴池、厕所和进行公共垃圾的处理，建立用水和排水系统。古罗马帝国于公元前 50 年将埃及并入，公元 1 世纪，亚历山大里亚失去科学上的重要地位，罗马医学兴起。

人类的发展一直受到传染性疾病、炎症性疾病、肿瘤等疾病的困扰。对埃及古尸的研究发现，3000 年前的古埃及人就患有结核病。最早对传染疾病记载的是在古希腊时代，白喉病是第一个被古希腊医生注意并记载下来的传染病。2400 多年前的一场瘟疫几乎摧毁了整个雅典，在一年多的时间里，身体强壮健康的年轻人会突然发高烧，咽喉和舌头充血并发出异常恶臭的气味，雅典的市民们生活在噩梦之中。尽管当时对于某些疾病的病因不明确，但其传染性已被人们认识。公元前 15 世纪有疟疾及其发病特点的记载，对它的描述常发于春、夏季节，有明显的季节性，这些特点与我们现在的认识是完全一致的。公元前10世纪，就有天花的记载。

人们对环境卫生与健康的关系也早有一定的认识，人们注意到疾病与空气、水和食物有着密切的关系。如在罗马时代，为减少饮水污染，从海拔1000m左右的水库，建立了从远处而来的引水系统，满足人们的饮水。而在当时，大多数地区仅是从当地或依靠下雨而获得水的供应。除了水的供应系统，集体洗澡也逐渐开始并普及。

罗马时代也注意到职业与疾病的关系，如从事硫化物作业的人员可能患病，矿工患病比例明显高于其他职业人员。工业防护的一些措施在当时也得到建立，如通风系统和防尘工具的使用等。

在罗马时代也有地方病和流行病的记载，包括白喉、疟疾、伤寒、结核病等。在罗马帝国的早期，教士是医疗人员的主体，随着大量的希腊医生移民到罗马行医，出现了个体医生与宗教医生。由于罗马帝国的衰落，社会经济状况的恶化、贫穷的广泛化、初步公共卫生的解体以及随之而来的传统文明的衰退，最终导致了中世纪影响全球的瘟疫的大流行。

第二节　中世纪的预防医学

历史学界认为中世纪大约为1000年，即从公元500年到公元1500年。在西方，中世纪被称为是一个“黑暗的时代”。很多历史记载将这个时期描述为“全球性饥饿”、“全球性疾病”，人群期望寿命由30～35岁下降为20岁。中世纪亦是公共卫生经历的黑暗时期，宗教和魔术的方式常被用来处理健康问题。异教徒和基督教徒为西方提供了一种超自然的色彩。异教徒一直按照自己的生活习惯来对待个体和群体的健康问题，基督教将罪恶和疾病联系在一起，认为疾病是对罪恶的惩罚方式，祷告和忏悔便成为防治疾病的重要措施，教堂也成为医治疾病的主要场所。

随着罗马帝国逐渐走向衰落，希腊罗马医学的核心价值和精神——以科学态度和自然哲学的方法对自然、人、生命和疾病的探索，也开始出现转变。盖仑的著作、思想和方法被他的后继者以僵化方式接受并继承，古典医学的核心精神在继承过程中逐渐散失。当时教会是主流，由于崇尚禁欲修身、摒弃物质享受、食物粗劣、环境污秽，加上天灾而造成瘟疫大流行。

历史上首次鼠疫大流行发生于公元6世纪，起源于中东，流行中心在近东地中海沿岸。公元542年经埃及南部塞得港沿陆海商路传至北非、欧洲，几乎殃及当时所有著名国家。这次鼠疫流行疫情持续了50～60年，极流行期每天死亡上万人，死亡总数近一亿人，这次大流行导致了东罗马帝国的衰落。12世纪后，麻风借十字军东征自埃及传遍欧洲各国。

14世纪，鼠疫在欧洲、中东发生第二次大流行，这次鼠疫大流行在历史上称为“黑死病”。估计疫区有1/3人口死于该病，仅欧洲后来就有2500万人死亡。此次流行此起彼伏持续近300年，遍及欧亚大陆和非洲北海岸，尤以欧洲为甚。到1665年8月，每周死亡人数达2000人，一个月后竟达8000人。直到几个月后一场大火（史称“伦敦大火灾”），烧毁了伦敦的大部分建筑，老鼠也销声匿迹，鼠疫流行才随之平息。

中世纪的城市变化很大，一些是在古罗马的基础上建立起来的，一些是新建立的。后者主要是坐落在重要商业途径中的河流的两边，另一些是在城堡的基础上延伸以防止外敌的侵入。每个城市均有用于防范敌人攻击的环城城墙和防御设施。这种环境的改变不能满足城市人口增长的要求，导致一系列的公共卫生问题。环城城墙和防御设施限制了人口增长带来的对公共服务体系的需求，其结局是中世纪的城市是相当拥挤的，街道没有铺设，人们的生活习惯仍保留了居住农村的习性，垃圾到处乱扔。

饮水的问题是每个城市都要解决的重要问题之一。开始，人们通过挖井解决用水，如埃及的开罗当时就挖了大量的井。但是随着城市人口的增加，人们考虑利用河水作为饮用水的水源。人们被禁止在饮用水的河流中洗东西、扔杂物等。在大多数的社区，都任命和选举了管理饮用水供应的官员和相关人员。

中世纪的城市生活出现了商业、政治集会和宗教集会的机会和场所，保持市场的清洁成为市政关心的内容。如在意大利的佛罗伦萨，市场要求每天晚上进行清洁，每星期二或宗教日子的前夕，都要将所有的桌子、椅子等彻底清洁。街道垃圾的处理是一项重要的任务，同时也是一件困难的事情。中世纪垃圾多的原因主要是人们的生活依然保留农村的习性，居民喂养了大量的动物，如狗、鹅、鸭等。在巴黎的皇宫和很多的私人房屋都有养狗的小棚。直到 15 世纪，德国一些城市禁止建立面向街道的猪棚等，德国的柏林在 1641 年才开始使用该禁令。政府还规定在市场 1000 步内不准堆放或兜售垃圾，否则将面临严重的处罚。

一些疾病被认为与食物的腐败有关，市政府制定了禁止销售腐败食品的条例。在食品方面的严格措施是中世纪公共卫生管理的一个非常有影响的积极措施，当时也制定一些条例来限制某些食品的出售。如在苏黎世，上星期五出售而未卖掉的肉不准拿到星期一来再卖；但也存在一些问题，如有的地方病死动物的肉被允许送到医院等。

在中世纪人们对传染病十分恐惧，当人们面对传染病时，显得束手无策，只好依赖并不发达的医学或是宗教。中世纪出现的主要传染性疾病和流行病是麻风（leprosy）、天花（smallbox）、白喉（diphtheria）、麻疹（measles）、流感（influenza）、疥疮（scabies）、丹毒（erysipealas）、炭疽（anthrax）、沙眼（trachoma）、躁狂（mania）。

天花是中世纪出现的一种疾病，当时的医生 Rhazes 证实了这一疾病，他还能够区别天花和麻疹。研究发现天花可能首先出现在阿拉伯的国家，由埃及传到欧洲。天花引发的健康问题引起社会的重视，在当时建立了报告制度。当有人患病时，要向有关机构报告疫情。当时的医疗机构和教堂对天花的防治做了些工作，患者在得病后被隔离、休息。由于宗教的原因，患者也被认为是不干净的人，必须离开社区。

在中世纪，对人们影响最大的疾病是麻风。麻风使中世纪的人们生活在一个巨大的阴影之中，使他们每天都感到威胁的存在。在中世纪的早期，大约在第六、七世纪，麻风开始在欧洲广泛传播，成为一个非常严重的健康问题，在穷人中的发病率相当高，在 13～14 世纪时达到高峰，被称为“黑色死亡”（black death）。直到 16 世纪，麻风的发病率才有所下降。麻风患者是对公众安全的一个威胁和恐惧，因而他们被遣送到人们生活的社区之外，以防止健康的人群被感染。由于当时这种疾病是不能够被治愈的，患者也就被社会遗弃，被剥夺了公民的权利，被认为是社会性的死亡。诊断麻风不是一个公开的过程，而是由一个特别的委员会作出诊断。在 1347 年，意大利开始将麻风患者移居到城市以外的一个地方，患者在那里生活、恢复或者直至死亡。与患者交往的工作人员在与社区健康人群交往前，要被隔离 14 天；在病区的旅行者和商人也要被观察一段时间。在威尼斯还不允许感染的旅行者、包括他的运输工具和船只进入，这一条例维持了好几年。在此之后，当局规定来自疫情地区的人员要被隔离 30 天，然后隔离时间又被延长为 40 天。这 40 天被称为“检疫”（quarantine）或“检疫期”。1383年在Marseillles成立了第一个检疫站(quarantine station),其功能主要是严格地检疫来自疫情区域的船只、旅行者和其他相关的工具等,感染或被怀疑的船只要停留40天,并暴露在空气和阳光下。正是由于中世纪黑色死亡的影响,14世纪时,意大利、法国的南部和他们的周边地区共同建立了与传染性疾病作斗争和控制传染性疾病的卫生系统。这个卫生系统就是今天公共卫生的雏形,这个系统逐渐地适应社会的需求和社会的发展成为今天的公共卫生系统。

疾病的防治需要整个社会参与的概念在中世纪得到了很大的发展,无论是东部的穆斯林还是西部的基督教徒均是如此。在东部,医院一般由统治者和社会官员在城市的中心建立。早在9世纪在巴格达就有医院建立,当时有25名医生,并用作医学生的教育基地。到了10世纪,由伊斯兰教(Islamic)统治的医院近34所,这些医院的管理和运作良好,反映了当时社会对医疗的重视程度。

西方的医院是在教堂的基础上发展起来的,由基督教教堂建立的医院遍布各地,甚至达及东部。中世纪修道院或僧侣的思想对此发展有非常重要的影响。僧侣们首先担心自身也会生病,生病时也需要诊断和各种药物治疗,因此建立了修道士医院,当时的规模是很小的,仅仅是几个房间和数量很少的医护人员。到了12世纪,建立了一些规模较大的医院,如1283年的开罗医院设立了不同的科室,并有妇女的专科病房,医院有医生和男女护士。到了中世纪的后期,欧洲各地都建立了医院,那时的医院科室较为齐全,有男性和女性及儿童的科室,并有难民的医院等。修道院的僧侣们和修女们仍然提供医疗的服务,社会或市政承担了更多的责任和资金的资助。从12世纪到14世纪,英国建立了750多所医院,217所为麻风患者所用。在14世纪初,巴黎有40所医院。

中世纪教会修道院和阿拉伯学者以各自的形式保存了一部分古代文化,构成中世纪欧洲文化和科学文化迈向启蒙时代的基础。医学知识的积累和医学世俗化在修道院逐步形成,医学从僧侣转向世俗的人,出现萨勒诺学派,并将医学纳入为大学学术科目,建立了最早的医学校——萨勒诺(Italy,Salerno)。公元9世纪,萨勒诺医学校成为欧洲著名的医学校,在11～12世纪达到辉煌。

第三节 文艺复兴时期的预防医学

文艺复兴时期是公共卫生的萌芽时代。14世纪时,随着工厂手工艺业和商品经济的发展,资本主义关系已在欧洲封建制度内部逐渐形成。在政治上,封建割据已引起普遍不满,民族意识开始觉醒,欧洲各国大众表现了要求民族统一的强烈愿望。从而在文化艺术上也开始出现了反映新兴资本主义势力的利益和要求的新时期。新兴资产阶级认为中世纪文化是一种倒退,而希腊、罗马古典文化则是光明发达的典范,他们力图复兴古典文化——而所谓的“复兴”其实是一次对知识和精神的空前解放与创造。

文艺复兴时期公共卫生的代表人物之一瑞士医生帕拉塞尔萨斯(Paracelsus P. A.)将医学与化学结合起来,提出“物质本身并非毒物,只有在一定剂量下才成为毒物”,这是一句至今适用的至理名言。

医学改革家帕拉塞尔萨斯(Paracelsus,1493～1541年)是一位十分重视临床观察的医学家,提出“没有科学和经验,谁也不能作医生”、“我的著作不像别的医生那样,抄袭希波克拉底和盖仑,我是以经验为基础,用劳动写成的”等。此外,巴拉塞尔萨斯对癫痫作了重要的观察，认为麻痹和语言障碍与头部的伤害有关。他提倡应用许多化学品，主张简化处方。1546年，意大利医生夫拉卡斯特罗(Fracastoro G.)在当时提出皮肤直接接触可传播疾病的新见解。

文艺复兴时期的医学在人体解剖学方面建立了基础，这是一个划时代的突破，西医学就是在16世纪解剖学的基础上，经过了17世纪的生理学，18世纪的病理解剖学，19世纪的细胞学、细菌学等发展以及19世纪末和20世纪的临床医学的发展，成为今日的医学科学。

第四节 工业革命时期的预防医学

公共卫生和预防医学真正的发展是在18世纪欧洲工业革命的时期。工业革命席卷欧洲，工业经济的兴起，使工业集中，人口都市化。环境破坏、工人的贫困和城市居民公共卫生状况恶化成为这一时期的突出特点。那时欧洲大量的农民从乡村涌向城市集中，工业生产从小作坊过渡到大工厂。居住密集，超时劳动，营养不良，饮水污染，粪便垃圾堆积如山，蚊蝇孳生，造成伤寒、霍乱、痢疾等疾病流行，肺结核等蔓延，居民健康状况下降。

18世纪欧洲天花流行严重，死亡人数非常多，人们陷入极度恐慌之中。1798年，英国农村医生詹纳(Jenner E. 1749～1823)发明了种牛痘预防天花的方法，标志着预防医学和免疫学的新开端。自詹纳发明牛痘接种法起，全世界医学工作者经过了180多年的努力，终于在全球范围内根除了天花。1980年第33届世界卫生大会宣告，天花已被完全消灭，人类终于彻底征服了这一病魔。

在英国，12～14岁的儿童成为童工，每天进行15～18小时的重复性劳动。在英国扫烟囱的童工中，时有因劳累过度掉入烟囱中被烧伤或烫伤者，由于没有洗浴卫生设施，发生了在历史上著名的扫烟囱工人阴囊癌事件。由于工人生活贫困，营养不良，居住环境卫生条件恶劣，霍乱、结核等传染病流入城市，使居民死亡率迅速增加。1842年在英国工人的孩子中有一半不满5岁即死亡，伦敦工人、商人和贵族的平均死亡年龄分别为22岁、33岁、44岁。为改变这种状况，1848年，英国设立了全国卫生局，并制定了世界上最早的卫生立法《公共卫生法》(Public Health Art)，立法规定，城市必须设立上下水道，专家参与地方卫生行政部门的管理。

1858～1871年，英国实行全国卫生状态年报，其中包括霍乱、痢疾、结核、职业性肺疾患的发病状况、居民的饮食、住房及医院卫生状况。英国的公共卫生理论和实践影响了整个欧洲和美国，德国立法规定禁止雇佣14岁以下童工，限制危险工作的劳动时间，进行车间通风，预防工业毒物中毒，保护孕妇等，并规定了全国统一的医师选拔办法。1842年，被誉为“现代公共卫生之父”的英国人查德威克(Chadwick E.)发表了《大英不列颠劳动人口状态总报告》，并促使英国国会1884年通过了“公共卫生法”，此为世界第一个制定的卫生法。

1851年在巴黎召开了第一次世界卫生大会，有12国出席，当时疾病分类尚不明确。19世纪后半叶，霍乱弧菌、结核菌等许多危害人类的传染病病原体陆续被发现。公共卫生以应用微生物学为实践，卫生学则以研究病原微生物为主流，使得细菌学和免疫学成为卫生学的一个分支，而寄生虫学和寄生虫病学也从卫生学中分离出来。

19世纪卫生学成为预防医学体系中的一门最重要的学科。德国公共卫生学家皮腾科费尔(Pettenkofer M. 1818～1901年)使卫生学成为一门精确学科，《卫生学指南》为当时城市卫生状况的改善提供科学依据，促进了预防保健事业的发展。皮腾科费尔于1866年首次开办了卫生学讲座，他以调查和实验的方法，研究社会环境对健康的影响；风俗习惯、社会经济、政治体制与健康和疾病的关系。因此，皮腾科费尔也成为实验卫生学的创始人。其后在各国大城市都设立了类似的卫生研究所，极大地推动了卫生和公共卫生的研究。

19世纪的中期，公共卫生的发展主要是关于减少工业化对健康带来的副作用，而没有对病原方面和社会经济在公共卫生方面的重要作用予以认识。1848年Virchow（法国）证实了伤寒是一个社会性的疾病，提出社会、经济、文化与伤寒流行的关系，并提出劳工雇佣和广泛教育的建议。但是他的报告不受政府的欢迎，因而没有起到很好的作用。查德威克（Chadwick）是英国皇家委员会的助理，他认为人民的健康是公众关心的事情，政府对公众健康的责任是政府的主要任务，即公共卫生是政治和社会活动的一部分，希望通过政府的努力和改善环境而减少疾病。由于时代的局限，他虽然认识到环境在健康与疾病中起着重要的作用，但是对病原致病菌和疾病的关系缺乏认识。尽管如此，他的理论对公共卫生事业的发展所作出的贡献仍是不可忽略的。

总之，工业革命时期，人们在与疾病的斗争中，发展了传染病学、流行病学和消毒、杀虫、灭鼠、预防接种、检疫等防疫措施；在改善劳动条件，防治职业病过程中，发展了劳动卫生和职业医学；在与营养不良和营养缺乏症的斗争中发展了营养与食品卫生学；从人们生老病死等全方位的预防保健出发，发展了围产医学、妇幼保健、学校卫生、老年保健等学科；并建立和发展了一系列为上述学科作基础的卫生统计、卫生微生物和卫生化学等学科。

第五节　近代的预防医学

近代是公共卫生与预防医学的快速发展时期。近代公共卫生与预防医学的发展经历了两个重要的标志性时期，即第一次卫生革命和第二次卫生革命。

一、第一次卫生革命

19世纪的预防医学可分为两个时期：一个是环境卫生时期（1840～1890年），另一个是科学控制社区疾病时期（1890～1910年）。后者是由于细菌的发现，Winslow称后一时期为“黄金时期”。

19世纪末到20世纪初，人类通过长期积累的战胜天花、霍乱、鼠疫等烈性传染病的经验，以及针对工业革命的人口城市化，人口增长，环境污染等所造成的一系列卫生问题，逐渐认识到，个体预防疾病的效益不高，必须对整体进行预防才能取得显著效益。此外，还认识到在改善环境和劳动条件的同时，还要注意保护宿主，控制病因。而在实践中，人类已经积累了免疫接种、隔离检疫、消除和杀灭病媒动物、处理垃圾粪便、重视食品和饮用水卫生的经验以及认识到国家在城市规划中，应首先考虑上下水道和居民、工厂的卫生设施，环境卫生和卫生立法等。由此才真正地把卫生学概念扩大至公共卫生，由个体预防扩大到社会性群体预防，这就是医学史上著名的第一次卫生革命。这次卫生革命，使预防医学形成了较完善的体系，特别是为当时降低严重威胁人类的各种传染病和寄生虫病的发病率和死亡率，做出了重大贡献，使人类平均期望寿命提高了20～30岁。

自然科学的进步推动了公共卫生的发展，疾病病原学研究的成果大大提高了公共卫生预防疾病的效果。19世纪90年代，英国细菌学家罗斯首次证实疟疾由蚊子传播，为成功地防治疟疾奠定了基础，他于1902年获得诺贝尔奖。德国细菌学家科赫在1873～1881年间发现了炭疽杆菌、伤寒杆菌、结核杆菌、霍乱弧菌等传染病病原菌；并发明了细菌的固体培养技术、细菌染色法、用于诊断结核病的结核菌素和预防炭疽病、霍乱病的免疫接种法；在1873～1876年间对炭疽热进行研究，并分离出病原体；在1881～1882年间研究肺结核，分离出病原芽胞杆菌，并在1883年阐明了科赫基本原理；1883～1884年间他进行霍乱的研究，并分离出病原体。由于科赫在医学上的重大发现，于1905年获得诺贝尔奖。法国寄生虫学家拉韦朗是第一位论证了原生动物能够引起疾病的科学家。在1878～1883年间拉韦朗开始研究疟疾病原，并在1884年发表了有关疟疾病发热的研究论文。19世纪末，疾病是由细菌引起这一观点已成为一种共识，但拉韦朗发现疟疾是由血液中的一种原生动物引起的，这一发现给医学界带来了极大的震动。拉韦朗对疟疾的研究使他获得了1907年诺贝尔生理学医学奖。由于拉韦朗在细菌、寄生虫和传染病研究方面的杰出贡献，他被人们尊称为“公共卫生的拓荒者”，而罗斯和科赫，同样当之无愧于这一称号。

20世纪早期由于卫生运动和细菌学发展大大降低了肠道疾病的死亡率，由于母婴卫生的开展，儿童死亡率大大降低。职业病和工业伤害的高发生率促使了职业卫生的发展，而特异的营养缺乏被认定为一系列疾病的危险因素。1902年，美洲21个国家成立了第一个国际卫生机构——泛美卫生组织。从19世纪后半叶起大学里逐步开设了预防医学课程；1916年，美国霍普金斯大学成立了世界第一所公共卫生学院。

二、第二次卫生革命

第二次世界大战结束至20世纪60年代，世界上大多数国家，尤其是工业化国家的经济发展速度超过了历史上的任何时期。伴随着工业快速发展和技术进步，人口也迅速增长，人类需求的能源增加，各种工业产品和副产品大量生产。与此同时，环境污染和生态破坏也达到了人类历史上前所未有的程度。人们的生活方式也随着科技进步、物质文明发生了重大变化。人口大都市化、工作紧张、社会竞争激烈、体力劳动负荷减轻、摄入能量过剩、运动减少、吸烟、酗酒等不良生活方式流行，疾病的发生由过去的生物医学模式转变为生物-心理-社会医学模式。疾病谱和死亡谱发生了重大变化，心脏病、脑血管病、恶性肿瘤发病率显著上升，而传染病减少或出现新发传染病。这种变化，使人们认识到，环境污染、社会压力、心理承受能力及不良生活方式和行为与慢性疾病关系密切，疾病预防不能光靠生物医学手段，而更有赖于改善社会环境、社会行为、生活方式，依靠社会大卫生才能有效防治这些构成主要疾病谱的慢性疾病，这就是预防医学史上的第二次卫生革命。这次卫生革命使人们对预防医学的认识更加深刻，预防医学也从单纯的生物预防扩大到社会医学、行为医学和环境医学的社会预防阶段。

半个多世纪以来，传染病的发病率、死亡率有了明显下降，但慢性非传染性疾病，如心、脑血管病及恶性肿瘤等疾病，上升为主要死因，死因顺位发生了变化。流行病调查发现，不良行为方式是许多慢性病的危险因素。其中代表范例是英国人多尔（Doll R.）与希尔（Hill A. B.）关于吸烟与肺癌关系的研究以及美国公共卫生署在弗明汉（Framingham）地区进行的心血管疾病危险因素的研究。基于慢性病的特点和公共卫生措施的局限，传统的单纯以人群为对策的公共卫生措施难以很好地控制慢性病，而健康教育、健康促进等一级预防措施和疾病筛检、周期性健康检查等二级预防措施被强调，并逐步发展为重要的人类预防。

1948年WHO成立，WHO在指导协调国际卫生工作中取得了相当的成就，其中最令人瞩目的有三大历史功绩：第一，1948年在宪章中对健康概念作了界定，其目标是“使所有的人都尽可能地达到最高的健康水平”；第二，1979 年全球根除天花；第三，1977 年在第 30 届世界卫生大会上提出“2000 年人人享有卫生保健”。1978 年在阿拉木图(Alma-Ata)会议上，WHO 又发表了《阿拉木图宣言》，明确指出人人享有卫生保健的关键措施是初级卫生保健。其目标在于要使世界全体人民，不分国家、地区、民族、性别、宗教，每个人都能方便地享有基本卫生保健服务，“最终实现使所有的人都尽可能的达到最高保健水平”的 WHO 的宗旨。

三、中国的卫生问题

从全球来说中国的公共卫生革命比其他任何国家都要显得重要，因为中国的人口约占世界人口的 20%，过去的半个世纪，中国的公共卫生取得长足的发展，期望寿命从 1950 年的 32 岁增加到目前的 70 多岁。在中国的经济发展水平下，人群健康方面取得巨大的改善是非常成功的。中国公共卫生的成功要归功于国家的卫生系统、安全用水和环境卫生的改善、以及营养、教育和家庭计划服务等方面的改进。

1911 年我国东北的肺鼠疫暴发导致了西方医学进入中国。1916 年在洛克菲勒基金(Rockfeller Foundation)的资助下，建立了北京协和医学院。在这一时期，中国还没有国家和市级的卫生服务。北京协和医学院发展了公共卫生的项目，1924～1942 年间在河北定县培养了 313 名公共卫生的学生，并开展了一些公共卫生项目。这些工作促进了中国农村公共卫生的发展，但影响范围相当有限。

1949 年新中国成立时，中国的公共卫生面临的挑战是巨大的。虽然中医在中国具有悠久的历史，但是预防医学和现代医学在占 85%全国面积的农村十分缺乏。我国 50 年代复制了前苏联的公共卫生模式，1950 年的全国卫生大会上提出了卫生工作的 4 个基本点：①医疗应该为工、农、兵服务；②预防医学应该优先于治疗医学(预防为主)；③中国的中医应该和西方医学融合；④卫生工作应该和群众运动相结合。最后一项原则产生了巨大的影响，最有影响的一项运动是消灭“四害”。开展群众性卫生运动的宗旨是解决与人民大众相关的重要卫生问题，这种群众卫生运动开展于 1951 年，在以后的 30 年中，每年在全国爱国卫生运动委员会的指导下进行 4～5 次规模较大的群众性卫生运动。这种运动对传染性疾病的控制组织机构建立有相当大的贡献，防疫站也是在此基础上建立的，负责疾病的监控和控制。

改革开放后 30 多年，中国的经济得到了很大的改善，人们的生活水平有了较大的提高，尽管农村和城市的生活水平仍然存在差距。在农村，20 世纪 60 年代到 70 年代的“赤脚医生”在疾病的防治中起到了很大的作用。改革开放后，农村的医疗服务也成为服务、收费的体系，赤脚医生转变成乡村医生，预防体系变得薄弱，妇幼的疾病预防和老年性疾病成为较为突出的问题。进入 21 世纪后，特别是非典型性肺炎(SARS)出现以来，中国政府加大了对公共卫生的重视，卫生防疫机构与人力进一步发展，农村三级卫生保健网的逐步建立，全民爱国卫生运动得到加强；目前正在逐步建立农村合作医疗制度，将农村人口纳入国家社会保障系统，加强农村预防体系的建立和健全，城市的社区卫生服务体系逐步完善，国民健康素质普遍提高。

近年来我国对疾病的监控、食品和饮用水的卫生监督、空气污染、职业病管理等有了更完善的监督系统；对各种突发公共卫生事件也有了预警机制和明确的应急处理方案。

(凌文华)

第十三章

公共卫生组织

第一节 中国的公共卫生组织

一、公共卫生组织的含义

传统的公共卫生组织包括政府公共卫生的管理部门、公共卫生服务提供机构、公共卫生学术机构以及其他主要从事提供公共卫生服务的机构。而美国医学会在定义公共卫生系统时,将社区、学校、企业和雇主以及媒体都定义为公共卫生的潜在组成部分,因为他们认为这些部分的协作和努力,将能有效地改善居民的社会经济状况、健康知识和工作环境,这对公共卫生项目的执行和结果都会产生直接的影响,也影响到公共卫生实施的效率。

二、中国的公共卫生组织系统

中国的公共卫生组织系统主要包括以下四种体系。

(一)卫生行政组织体系

卫生行政组织体系是整个公共卫生组织体系的主干,即公共卫生行政组织体系是卫生行政组织体系的重要组成部分。越是高层次的卫生行政机关,如卫生部或卫生厅(局),其公共卫生管理部门分工越细,而在地(市)与县(区市)卫生局则只有卫生防疫处或科。

根据政府组织法规定,国家卫生行政机构按行政区划设立。从中央、省(自治区、直辖市)、地(市)、县(区、市)各级人民政府均设有卫生行政机构,这种设置与国家政权机构相一致,并在各级政府领导下及上级卫生行政机构的指导下,负责辖区内的卫生行政工作。在我国,中央有中华人民共和国卫生部,省(直辖市、自治区)设卫生厅(局),地(市)设卫生局,县(区、市)也设卫生局。而在农村乡(镇)政府或城市街道办事处则多为设立卫生专职干部负责所辖地区内的卫生工作。地方各级卫生行政部门的主要工作是:①调查了解实际情况,总结、推广和交流各地的经验;②贯彻党和国家有关卫生事业的方针、政策和各项规章制度;③按照实际情况因地制宜制定卫生事业发展规划,并督促、检查实施;④与卫生部不同,地方各级卫生行政部还要实施具体的卫生监督执法工作。

1. 中央卫生行政组织——卫生部 卫生部是国务院的一个组成部门,是主管全国卫生工作的最高卫生行政领导机关。它负责实施党和政府的卫生工作方针政策,组织医疗卫生人员开展防病治病工作,保护人民身心健康,提高全民族的身体素质。

2. **省、自治区、直辖市卫生厅（局）**　省、自治区、直辖市人民政府卫生厅（局）设厅（局）长，一般下设办公室、政策法规处、规划财务处、食品安全综合协调处、疾病预防控制处、农村卫生管理处、妇幼保健与社区卫生处、医政处、公共卫生与监督处、药物政策与基本药物制度处、卫生应急办公室、科技教育处、人事处等。随着卫生管理体制的改革，和各省的工作重点有所不同，各省级卫生厅局的机构设置也不尽相同。

3. **地、市卫生局**　市卫生局的机构设置与省卫生厅基本相似，负责所辖区内的卫生行政工作。

4. **县、区、县级市卫生局**　县、区和县级市人民政府卫生局，管理本辖区内卫生行政工作。县（区、市）卫生局内部机构设置较少，一般只有办公室、医政科、预防保健科、会计科等。工作重点是抓好农村卫生工作，负责辖区内基层卫生组织建设，具体实施防治疾病规划和各项卫生法规，对医疗机构、公共卫生、食品卫生、传染病、妇幼保健等进行执法监督，开展卫生应急、爱国卫生等工作。

5. **乡（镇）、街道办事处**　农村乡（镇）政府或城市街道办事处，一般只设有专职或兼职人员负责卫生工作，而无单独的卫生行政组织。有些地区还将这种卫生行政管理工作交给乡（镇）卫生院承担。

地方各级卫生行政组织是在同级人民政府领导下进行工作，同时接受上一级卫生行政部门的工作指导或业务指导。

（二）卫生专业组织体系

卫生专业组织可分为：医疗机构、疾病控制机构、妇幼保健机构、血液及血液制品生产机构、药品检验机构、基层卫生组织、医学科研机构以及医学教育机构。

1. **医疗机构**　医疗机构指经卫生行政部门批准，并取得《医疗机构执业许可证》，从事疾病诊断、治疗的卫生专业组织，但本部分仅指各级各类医院。乡（镇）、街道卫生院、各种诊所等列在基层卫生组织部分。

2008 年全国共有医院计 19 712 家，其中综合医院 13 119 家，中医医院 2688 家，中西医结合医院 236 家，民族医院 191 家，专科医院 3437 家，护理院 41 家。卫生人员 616 万余人，其中执业医师 171 万余人，注册护士 165 万余人。床位 403 万余张。

县及县以上医院中，又可分为综合医院、中医医院、医学院校附属医院及各种专科医院，如传染病院、精神病院、结核病院、妇产医院、儿童医院、麻风病院、职业病医院、肿瘤医院、康复医院、口腔医院、眼科医院、耳鼻喉医院、骨科医院、整形医院、中西医结合医院等。

综合医院中一般都设有内、外、妇、儿、眼耳鼻喉、皮肤、检验、检查等专业科室。较大的综合医院的临床科室又分为亚科，如内科还分为心内科、神经内科、呼吸内科、消化内科、肾病内科、内分泌内科等亚科；外科也分为颅脑外科、骨科、胸科、肛肠科等。科室的设置是根据群众的需求、专业特长及管理的需要而设置。专科医院，如儿童医院、肿瘤医院、口腔医院等也根据专业发展和群众的需求而设置不同的科室。各级各类医院的科室设置基本类同，但每个医院也都有自己独特的科室设置。

2. **疾病控制机构**　疾病控制机构主要指疾病控制中心、卫生防病中心、预防保健中心、专科防治站（所）、食品卫生检验所、环境监测站等，但不包括国境卫生检疫机构。随着卫生防疫体制的改革，原有省级卫生防疫站和部分地（市）、县（区、市）卫生防疫站已更名为"疾病预防控制中心"，同时从卫生防疫站分离出部分从事"五大卫生"的工作人员与卫生行政人员共同组成卫生行政部门的卫生行政监督执法的执行机构——"卫生监督所"。2008 年全国共有疾病预防控制中心计3534家，19.7万余人，卫生监督所（中心）2675家，7.9万余人。卫生防疫站的设立是按照行政区域设立的，一个行政区域只有一个防疫站，且卫生防疫站只设立到县（区、市）。

为适应我国社会经济和卫生事业，尤其是公共卫生事业的发展要求，经对原中国预防医学科学研究院撤销、改造，并将原卫生部直属的工业卫生实验研究所、中国健康教育所合并后，于2002年1月23日新成立了“中国疾病预防控制中心”。该中心是政府实施疾病预防控制与公共卫生技术管理和服务的公益事业单位。在卫生部领导下，围绕国家疾病预防控制重点任务，加强对疾病预防控制策略与措施的研究，做好各类疾病预防控制工作规划的组织实施；开展食品安全、职业安全、健康相关产品安全、放射卫生、环境卫生、妇女儿童保健等各项公共卫生业务管理工作，大力开展应用性科学研究，加强对全国疾病预防控制和公共卫生服务的技术指导、培训和质量控制，在防病、应急、公共卫生信息能力的建设等方面发挥国家级的指导作用。

该中心除设有办公室等14个管理科室外，还设有若干个与卫生政策、卫生信息等有关的直属研究室（中心）。共有12个专业所（中心）：传染病预防控制所、病毒病预防控制所、寄生虫病预防控制所、性病艾滋病预防控制中心、慢性非传染性疾病预防控制中心、营养与食品安全所、环境与健康相关产品安全所、职业卫生与中毒控制所、辐射防护与核安全医学所（卫生部核事故应急中心）、健康教育所、农村改水技术指导中心、妇幼保健中心。

3. 妇幼保健机构　妇幼保健机构是指妇幼保健院、儿童医院及妇幼保健站（所），但不包括计划生育指导站（所、中心）。

妇幼卫生机构的专业工作内容兼有医疗与预防保健双重特点，因此在我国的专业组织中具有特殊地位，且近年来在不断加强和提高。2008年全国省妇幼保健院3011个，卫生人员21.9万余人。

4. 基层卫生组织　基层卫生组织是指：乡（镇）卫生院，现有39 080余个，110万余人；门诊部（所）180 752个，7.9万余人；社区卫生服务中心（站）24 260个，39.7万余人。同时还有数十万各种形式开办的诊所、卫生保健所、医务室或私人诊所。无论在城市、在农村，或在工矿企业，基层卫生组织的作用在于融医疗、预防、保健工作为一体。因此基层卫生组织为人民群众获得初级卫生保健发挥了重大作用。

5. 血液及血液制品生产机构　血站、单采血浆站及生物制品生产单位在医药卫生事业发展中具有特别地位，其生产管理比较上述各种卫生组织的管理更加严格。2008年全国共有采供血机构520个，从业人员24 759人。包括上海、北京、长春、武汉、兰州和成都生物制品研究所在内的血液制品生产厂家有36个。同时全国还设有数百家血库，设有血库的医院具有采血资格，其采血业务受血液生产系统指导和管理。

6. 药品检验机构　该机构是对药品质量进行监督检验的法定专业机构。虽然随着药政管理体制改革而划归各级药品监督管理行政部门管辖，但仍然为重要的卫生专业组织。

7. 医学科研机构　主要包括中国医学科学院系统和中国中医科学院系统。这些系统中主要分为中央级研究机构、省（市、自治区）级研究机构，某些专业领域还包括地（市）级研究机构。各级各类医学科研机构往往与实际工作单位同时存在，其目的是将研究的成果尽快应用到实际工作中去，尤其是临床医学研究必须结合临床工作的需求才有科学研究的价值。在医学科研机构中，专门从事卫生事业管理的有卫生部卫生经济研究所和卫生部医院管理研究所。

(1)中国医学科学院:1950年经对建国前遗留下的中央卫生实验院改造后,成立了中央卫生研究院,1956年更名为中国医学科学院,并于1957年与协和医学院合并。现下设基础医学研究所、医学生物学研究所、抗生素研究所、放射医学研究所、生物医学工程研究所、药物研究所、心血管病研究所、生物技术研究所、肿瘤研究所、药用植物研究所、微循环研究所、输血研究所、皮肤病研究所、医学信息研究所及医学实验动物部等,同时设有北京协和医院、阜外心血管病医院、肿瘤医院、整形外科医院等。

(2)中国中医科学院:中医科学院(原中国中医研究院)成立于1955年12月,现下设中医基础研究所、中药研究所、针灸研究所、中药信息研究所及医史研究所等,同时附设广安门医院、西苑医院、望京医院和长城医院。

(3)中国预防医学科学院:1982年前有关预防医学科学研究由中国医学科学院管理和实施。1982年底经国务院批准,有关机构从医学科学院分离出来,并在1983年正式成立了中国预防医学中心,1986年更名为中国预防医学科学院,下设病毒研究所、流行病研究所、劳动卫生与职业病研究所、食品卫生监督检验所、营养与食品卫生研究所、环境监测研究所及环境卫生工程研究所等。2002年1月更名为"中国疾病预防控制中心",仍承担预防医学领域里的应用性科学研究。

(4)卫生部卫生经济研究所:主要职责是:①承担国家卫生事业发展战略和卫生体制改革的政策研究,为国家卫生发展与改革的重大政策决策提供政策建议。②承担卫生经济理论、经济管理与经济政策研究,为制定卫生事业宏观经济政策和微观管理制度提供理论依据和建议。③开展卫生改革与经济管理的实验研究和个案研究。④开展国内和国际合作研究和学术交流。

8. 医学教育机构 医学教育机构主要包括各高、中等医药院校,在2000年教育管理体制改革之前,高等医药院校几乎都归卫生部或省级卫生行政部门管理。其中卫生部所属的北京医科大学、上海医科大学、同济医科大学、华西医科大学等院校现都与当地综合大学合并,归国家教育部或省教育厅所管辖,目前卫生部所属的仅有协和医科大学。原各省(市、自治区)卫生厅(局)所属的高等医学院校也逐步与当地综合大学合并。在高等医学院校中有些还为企业部门建立,如铁道部所属的南京铁道医学院、原煤炭部所属的唐山煤炭医学院等,现都划归所在地省教育部门管理。

(三) 群众性卫生组织

医学学术团体是医学科学领域里的最重要的群众性卫生组织,它包括各种学会、协会、研究会、基金会等。随着国家政府职能的转变,学术团体在卫生管理中的作用将会越来越重要。

(四) 爱国卫生运动委员会

爱国卫生运动委员会(爱委会)是一种特殊形式的政府组织,在公共卫生管理方面具有特殊功能,近年来在创建卫生城市的过程中,主要由爱委会组织实施、监督检查,因此爱委会在改善人们生活环境,控制和预防传染病,进行健康教育和提高人们健康意识等方面都做出了积极贡献。

从大卫生观念出发,公共卫生组织还包括:①公共安全组织,如警察、消防队、医疗急救中心。他们的工作常常是预防和处理外伤和其他与健康有关的紧急情况。②环境保护、劳动保护和食品安全机构,主要是依靠执法或提倡健康安全的环境和组织,保护人群的健康。③教育、体育促进机构和组织,他们帮助告知、教育、培养儿童青少年作出决定,并负责任地为他们的健康和生活选择合适的行动，以及为社会作出积极的贡献。④娱乐和文艺组织，主要是为社区和在那里居住、工作和娱乐的人们提供物质和精神生活的环境。

第二节　国际公共卫生组织

一、世界卫生组织

世界卫生组织(World Health Organization，WHO)是联合国专门机构之一，是国际上最大的政府间卫生组织，现有192成员国。1946年国际卫生大会通过了《世界卫生组织宪章》，1948年4月7日世界卫生组织宣布成立。总部设在瑞士日内瓦。

1. 世界卫生组织的目标和职能　WHO的章程规定了该组织在国际卫生工作中是一个起指导和协调作用的权威机构。其宗旨是“使全世界人民获得最高水平的健康”，其健康的定义是“身体、精神和社会的完美状态，而不单是没有疾病”。

1978年，WHO和UNICEF联合召开了关于初级卫生保健的国际会议，正式通过了《阿拉木图宣言》，它是一个以初级卫生保健为重点，2000年人人享有卫生保健为目标的声明。“2000年人人享有卫生保健”并不意味着疾病和残疾将不再存在或人人都将受到医生和护士的照顾。它意味着，健康资源的均匀分配，整个社区的参与，使每个人都将获得基本卫生保健，它意味着保健始于家庭、学校、工作场所，也意味着人们将使用更好的措施来预防疾病，减轻那些不可避免的疾病和伤残，它也意味着人们将认识到他们有能力决定自己的生活及其家庭生活，而不受可以避免的疾病的困扰，并意识到健康的衰退不是无法避免的。

“21世纪人人享有卫生保健”的总目标是：①使全体人民增加期望寿命和提高生活质量；②在国家之间和在国家内部改进健康公平；③使全体人民利用可持续发展的卫生系统提供的服务。

2. WHO的主要任务

(1)根据会员国的要求，协助政府加强卫生服务。

(2)根据需要建立并进行管理及技术服务，包括流行病学和统计学的服务。

(3)为卫生领域提供信息、咨询和帮助。

(4)促进流行性、地方性疾病及其他疾病的根治工作。

(5)促进改善营养、住房、卫生、工作条例和其他环境卫生方面的工作。

(6)促进专业组织间的合作，以利于加强卫生工作。

(7)提出关于卫生事业的国际公约及协议。

(8)推动并指导卫生领域的研究。

(9)制定食品、生物制品及药物的国际标准。

(10)协助开展群众性的卫生宣传工作。

3. WHO的主要工作　WHO主要从事国际公共卫生工作，20世纪70年代提出了“2000年人人享有卫生保健”的战略目标，调整了各项工作的方向，使之为这一目标服务。

(1)发展全面卫生规划：提倡采用简单适用、经济合理的方法，来拟定发展和管理卫生规划。

(2)传染病的预防和管理

1)实施《国际卫生条例》，对鼠疫、黄热病、斑疹伤寒、回归热等传染病实施国际卫生检疫，对霍乱、疟疾、流感、脊髓灰质炎等传染病进行国际监测，收集、处理、出版和散发传染病疫情资料。

2)扑灭天花，确证 1977 年 10 月在索马里发现的天花病例是全世界最后一例天花。1980 年 5 月 8 日第 33 届世界卫生大会宣布全球消灭天花。

3)霍乱的流行病学监测。

4)建立流感国际监测网。

5)肝炎、脊髓灰质炎、黄热病的流行病学调查。

6)制定控制腹泻病例的特别规划。

7)加强疟疾、血吸虫病、丝虫病、锥虫病、利什曼病和麻风六种热带病的防治研究和培训工作。

8)协助会员国发展基层的综合性结核防治网，充分利用现有的有效技术手段防治结核。

9)建立了“扩大免疫规划”，加强对白喉、百日咳、破伤风、麻疹、脊髓灰质炎和结核病的免疫和监测。

10)开展传染媒介的生物学、生态学研究及安全。

11)与联合国粮农组织合作，积极开展传人动物病的流行病学监测、预防和检测。

12)性传播疾病、艾滋病等流行病学研究。自 1988 年以来，12 月 1 日已被确定为“世界 AIDS 日”。

(3)非传染性疾病的防治：主要包括癌症、心血管疾病、遗传病、口腔卫生、精神卫生、免疫学等的研究。

(4)预防、诊断、治疗药物方面的主要工作：包括制定药物政策和管理规划；药品质量控制；制定生物制品国际标准和控制质量；制定化验技术和试剂的国际标准，等。

(5)环境卫生协助会员国加强环境卫生管理，拟订并实施基本环境卫生措施，评价和预防公害。

(6)家庭卫生和计划生育。

(7)发展卫生服务推行初级卫生保健。

(8)发展卫生人力资源的工作积极帮助会员国确定对卫生人员的需要和拟订发展规划。

(9)卫生情报和文献服务帮助会员国建立和改进卫生统计，收集、综合、保存和散发各国死亡率和发病率统计，帮助会员国改进卫生档案管理，向会员国提供图书业务服务，及时发布有关卫生方面的新闻。

(10)出版工作：几乎所有的 WHO 出版物都是以英文和法文出版，有些也以阿拉伯文、中文、西班牙文及俄文发表。

4. WHO 的主要机构

(1)世界卫生大会：WHO 的最高权力和决策机构，每年 5 月在日内瓦举行，由所有会员国参加，大会主要任务是审议总干事工作报告，通过两年一度的规划预算，决定重要的政策问题。

(2)执行委员会：是 WHO 的最高执行机构，由 31 名在卫生领域技术上合格的人士组成，每个人都是由大会选出的会员国指派的，被选出的会员国任期 3 年，被指派为执委的人员都是以个人身份参与工作，每年至少举行两次全体会议。执委会的主要职能是执行卫生大会的决议及政策，并为其提出建议，总的来说执委会是促进卫生大会的工作。

中文、英文、法文、俄文、西班牙文、阿拉伯文是卫生大会和执行委员会的正式语言和工作语言。

(3)秘书处：是WHO的常设机构，是由大约4500名在卫生及其他领域的行政及专业人员组成，他们分散在总部、6个地区办事处及各会员国工作。秘书处由总干事领导，总干事由执委会提名，卫生大会任命。由1名副总干事及5名助理总干事协助工作。

(4)地区组织：有6个地区组织，每个地区组织由地区委员会及地区办事处组成，每个地区办事处就是该地区的主任。非洲区办事处设在布拉柴维尔；美洲区办事处设在华盛顿，东南亚区办事处设在新德里；西太平洋区办事处设在马尼拉；欧洲区办事处设在哥本哈根；东地中海办事处设在亚历山大，中国属于西太平洋区。

(5)驻国家代表和规划协调员：由WHO地区办事处派驻在同该组织有技术合作活动或有该组织援助项目的国家和地区，代表WHO协调WHO与政府卫生当局的关系，协助合作项目的执行，监督检查该组织派出的专家顾问的日常工作，1981年5月WHO在中国设办事处，并委派一名协调员常驻北京。

5. WHO的规划和经费　WHO的工作规划分为中期规划和年度规划，中期规划为6年，确定总任务、工作方向和方针政策，两年一度的规划预算分为全球性、地区级和国家级。

WHO的经费来源有二：一是会员国交纳的会费(正常预算)；二是泛美卫生组织、促进组织志愿基金、联合国系统(联合国开发计划署、人口活动基金、儿童基金会、控制药品滥用基金、环境规划署、紧急活动、难民事务高级专员署、救灾署、世界银行等)提供的捐款和其他收入。

二、联合国儿童基金会

联合国儿童基金会(United Nations Children's Funds，UNICEF)于1946年12月11日成立，为联合国专门机构。其前身为联合国国际儿童紧急基金会，1953年改为现名，简称儿童基金会。总部在纽约，刊物是*UNICEF News*，英文季刊。

该基金会提倡保护儿童的权益，帮助他们获得基本需要，并增加开发儿童潜质的机会。宗旨是帮助发展中国家儿童的保健、福利和教育等问题，援助对象主要是少年、儿童和年轻的母亲。

该组织于1965年设立了莫里斯·佩特奖，以纪念联合国儿童基金会第一任执行主任莫里斯·佩特。目前，儿童基金会在161个国家、地区工作，86%的UNICEF工作人员在发展中国家，帮助贫穷的儿童和家庭实现他们的权利。目前的执行主席是Carol Bellamy，来自美国。

1. 儿童基金会的任务　儿童基金会受联合国大会之命目的在于保护儿童权利，协助满足儿童的基本需要，并扩大机会以充分实现其潜能。

儿童基金会受《儿童权利公约》指导，确定儿童权利是对待儿童行为的持久的道德原则和国际标准。

儿童基金会坚持认为儿童的生存、保护和发展是人类进展中不可分割的任务。

儿童基金会通过动员政治资源和物资资源以协助各国，特别是发展中国家，确保"儿童第一"，并帮助建立适当政策，向儿童及其家庭提供服务。

儿童基金会承诺确保处境最不利的儿童——战争、灾难、极度贫困、一切形式的暴力和剥削受害者及残疾者——受到特别保护。

儿童基金会在紧急情况下做出反应以保护儿童权利。在与联合国和人道主义机构的合作之下，儿童基金会向其合作伙伴提供其独特的设施以供迅速响应，来减除儿童及向他们提供照顾的人的苦难。

儿童基金会无党无派，其合作也无歧视，在它从事的所有工作之中，处境最不利的儿童和有最大需要的国家享有优先。

儿童基金会的目标是通过其国别方案促进妇女和女童的平等权利，并支持他们充分参与其社区的政治、社会和经济发展。

儿童基金会与所有它的伙伴共同努力，以实现社会所采用的可持续的人的发展目标，及实现《联合国宪章》所载的和平与社会进步的理想。

2. 组织机构　基金会下设机构有执行局，是领导机构，其成员由理事会按地区分配和主要捐款国、受援国的代表性原则选举产生，任期 3 年。秘书处负责处理日常事务，在各有关国家设有办事处。

三、联合国人口活动基金会

1966 年联合国大会通过一项决议，促请联合国系统的组织在人口方面提供技术援助。1967 年秘书长设立人口活动信托基金，1969 年定名为联合国人口活动基金（United Nations Fund For Population Activities，UNFPA），1979 年成为联大附属机构。1987 年大会决定改名为联合国人口基金，英文缩写保留。总部设在纽约。

1. 主要活动　该基金宗旨是在人口活动中增进知识和能力，以适应国家、区域和全世界在人口活动和计划生育方面的需要；在计划和规划工作方面进行协调，促使各国根据各自计划寻找解决人口问题的可行办法；向发展中国家提供资金援助，人口活动基金是由一些国家政府和公私机构自愿捐款资助的。主要机关刊物为《年度报告》、《人口》月刊。

2. 组织机构　人口基金直属联合国大会，它是向发展中国家提供人口活动技术援助最大的多边援助机构，理事会由联合国开发署理事会兼任，领导机构是执行局。执行局成员由理事会按地区分配原则和主要捐款国、受援国的代表性原则选举产生，任期 3 年。执行局每年举行三次常会、一次年会。执行局负责审核批准人口基金向发展中国家提供的援助方案、审查批准人口基金的行政、财务预算等。秘书处在执行主任领导下处理日常事务，并在 60 多个国家设有办事处。执行主任任期 5 年。

四、联合国开发计划署

联合国开发计划署（United Nation Development Program，UNDP）是联合国技术援助计划的管理机构，其前身是 1949 年设立的“技术援助扩大方案”和 1959 年设立的“特别基金”，成立于 1965 年 11 月。总部设在美国纽约，是联合国系统内的最大的多边援助机构。

1. 主要活动　该计划署的宗旨是帮助发展中国家加速经济和社会发展，向它们提供系统的、持续不断的援助。

联合国开发计划署的援助项目是无偿的、资金主要来源于各国政府的自愿捐款，由联合国工会组织、联合国粮农组织、联合国技术合作部、世界卫生组织、联合国教科文组织、贸易和发展会议等 30 多个机构承办和具体实施。计划署本身不负责承办援助项目或具体将其付诸实施，它主要是派出专家进行发展项目的可行性考察，担任技术指导或顾问。

2. 组织机构　领导机构是管理理事会，由 48 个埋事国组成，任期 3 年，席位按地区分配，可连选连任。总部设秘书处和4个地区局，还在116个国家和地区设驻代表处。署长由联合国秘书长任命，总部在纽约，出版物为《世界发展》月刊、《联合国开发计划署通讯》、《人类发展报告》等。

五、国际红十字会

1863年10月26日至29日，在国际委员会督促下，在日内瓦召开了一次有16国代表参加的国际会议。1864年8月22日在日内瓦签订了第一个《改善战地陆军伤者境遇之日内瓦公约》，国际红十字会（The International Red Cross，IRC）从此正式得到国际公约的承认。

1. 主要活动 该会的主要任务是向战争和暴力的受害者提供帮助，在危急中指导和调配国际救助活动。红十字运动7项基本原则分别为：

人道（humanity）：国际红十字与红新月运动的本意是要不加歧视地救护战地伤员。在国际和国内两方面，努力防止并减轻人们的疾苦，不论这种痛苦发生在什么地方。本运动的宗旨是保护人的生命和健康；保障人类尊严；促进人与人之间的相互了解、友谊和合作；促进持久和平。

公正（impartiality）：本运动不因国籍、种族、宗教信仰、阶级偏见和政治见解而有所歧视，仅根据需要，努力减轻人们的疾苦，优先救济困难最紧迫的人。

中立（neutrality）：为了继续得到所有人的信任，本运动在冲突双方之间不采取立场，任何时候也不参与带有政治、种族、宗教或意识形态的争论。

独立（independence）：本运动是独立的。虽然各国红十字会是本国政府的人道助手并受本国法律的制约，但必须经常保持独立，以便任何时候都能按本运动的原则行事。

志愿服务（voluntary service）：本运动是个志愿运动，绝不期望以任何方式得到利益。

统一（unity）：任何一个国家只能有一个红十字会或红新月会。它必须向所有的人开放，必须在全国范围内开展人道主义工作。

普遍（universality）：国际红十字与红新月运动是世界性的。在运动中，所有红十字会享有同等地位，负有同样责任和义务，相互支援。

2. 组织机构 由红十字国际委员会、红十字协会以及得到红十字国际委员会承认的各国红十字会和红新月会组成。它们的职权所涉及的范围与事务虽然各有不同，但都是按照本运动的基本原则，朝着同一目标，向同一方向努力。因此，这些机构都不是单独的个体，而是互有关联的整体性组织。

红十字与红新月常设委员会是国际大会休会期间的常设机构。常设委员会由9名成员组成，其中5位是来自不同国家的代表，以个人身份由红十字与红新月国际大会选举产生；两位是国际委员会代表，其中一位是委员会主席；另外两位是国际联合会代表，其中一位是联合会主席。常设委员会的主席是由上述成员选举产生。

在与各国政府的关系中，由于红十字会在战时的特殊地位，所以即便红十字会的精神要求“中立”于政治之外、“独立”于政府之外，但许多国家的红十字会都由国家领导人担任荣誉负责人职务，而实际主事者许多也由政府官员转任，或有极为密切的关系。

3. 中国红十字会的主要工作

备灾与救灾：发生大的自然灾害时，开展社会募捐活动，为灾区筹集赈济款物，发放到受灾群众手中，派出医疗队到灾区服务。中国红十字会建有区域性的和省级的备灾救灾中心，储备救灾物资，培训救灾人员。

卫生救护：开展群众性初级卫生救护训练，培训初级卫生救护人员，以减轻意外伤害造成的伤亡。

社区服务：各级红十字会组织广大红十字会会员和志愿工作者，对散居在社会上的孤老病残者开展社会救助和社会服务。兴办社会福利事业，参与国家社会保障体系，服务于社会上最易受损害的群体。

宣传和传播：宣传《中华人民共和国红十字会法》及《中华人民共和国红十字标志使用办法》，传播日内瓦公约及其附加议定书，宣传红十字会的宗旨、任务。

推动无偿献血工作：宣传动员群众无偿献血，协助政府表彰奖励无偿献血先进单位和个人。经政府批准负责中国造血干细胞捐赠者资料库（中华骨髓库）的建设、管理。

红十字青少年：在全国各级各类学校中建立红十字组织，发展会员；开展国际红十字青少年的友好交往。

台湾事务：为海峡两岸同胞服务，处理查人转信，探亲衍生等问题，两岸红十字组织积极开展卫生救护交流、赈灾及红十字青少年活动。

对外交往：中国红十字会根据独立、平等、互相尊重的原则，发展同各国红十字会和红新月会的友好合作关系，参加国际人道主义救援工作。

（邹 飞）

第十四章

预防医学与基础医学、临床医学的比较

随着自然科学和社会科学的发展而形成的现代医学，根据研究内容、对象逐渐分化成基础医学、临床医学和预防医学三大体系。三者虽各有分工，但又相互紧密联系、交错综合，构成完整的科学体系。临床医学和预防医学作为现代医学的两个重要的应用领域，在现代医学领域中肩负着不同的使命。

基础医学是研究人的生命和疾病现象的本质及其规律的科学，是医学科学体系的重要组成部分。按照各学科研究的内容和性质的不同，一般可分为形态学科和机能学科两大类，如人体解剖学、组织胚胎学、医学微生物学、人体寄生虫学和病理学通常认为属于形态学科群，其余各学科则属于机能学科群。也可将基础医学各学科分为正常人体学科和临床基础学科两大类。基础医学的主体内容包括近 20 门学科，它们相对独立，又相互联系，相互渗透，相互促进。这些学科从本质上说是为医学服务的，是探求生命现象、疾病现象、健康和衰老等的原理和机制及认识方法的科学。当前基础医学正在形成一个多维的庞大的以分子生物学为带头学科，以生物工程为先进手段的现代化医学体系与传统的医学课程中形态结构与功能相结合的课程结构，基础医学是临床医学、预防医学的理论基础，对提高疾病的诊断、治疗和预防水平具有重要意义。近年来，分子生物学和细胞生物学渗透到基础医学的各个学科，是医学领域的重要研究内容。

临床医学是医学科学中研究疾病的诊断、治疗和预防的各专业学科的总称。它根据患者的临床表现，从整体出发结合研究疾病的病因、发病机制和病理过程，进而确定诊断，通过治疗和预防以消除疾病、减轻患者痛苦、恢复患者健康、保护劳动力。临床医学是以个人尤其是患者为主要研究对象的科学。随着基础医学的不断发展，临床医学逐渐形成了许多分科和专业，如传染病科、神经科、心脏科、肾病科、内分泌科、消化科、呼吸科、普外科、泌尿外科、矫形外科、胸心外科、神经外科、肿瘤科、儿科、妇产科、老年病科、放射科、急症医学科和重症监护学科等。

预防医学以“环境—人群—健康”为模式，以人群为主要研究对象，分析研究不同环境因素对人群健康的影响乃至疾病的发生、发展和流行的规律，探讨改善和利用环境因素，改变不良行为生活方式，减少危险因素，合理利用卫生资源的策略与措施以达到预防疾病、促进健康的一门综合性应用医学学科。预防医学各学科是伴随着应用医学的发展应运而生的，一般分为流行病学、卫生统计学、职业卫生与职业医学、环境卫生学、营养与食品卫生学、儿童少年卫生与妇幼保健学、卫生毒理学、军事预防医学等。然而预防医学范畴随着社会科学、自然科学的进步而逐渐扩展，诸多新的边缘学科逐渐出现，如卫生化学、卫生微生物学、社会医学、卫生事业管理学、健康教育学、卫生法规与监督学、卫生经济学、卫生信息管理学、社会医疗保险学等。

预防医学和基础医学作为现代医学不可分割的组成部分，存在着必然的联系，相互补充，相互影响，前者需以后者为基础，当然，前者对后者也有反作用。例如基础医学中的分子生物学、病理学、微生物学、免疫学、遗传学等，都是预防医学用来寻找并分析病因的理论依据。预防医学要充分运用基础医学的进展及现代化的快速、高效、微量的测定技术为预防医学服务，促进预防医学发展，而预防医学的发展，又可促进基础医学学科的发展。但是由于历史条件、社会条件和科学条件的限制，预防医学、基础医学和临床医学各有自己的理论和方法，本章就其差异作一简要介绍。

第一节　预防医学与基础医学、临床医学的研究对象比较

一、预防医学的研究对象

预防医学的研究对象包括个体和群体，患者和健康人，但侧重于健康人群。医学发展的趋势之一，就是从个体医学发展到群体医学，今天许多医学问题的真正彻底解决，不可能离开群体和群体医学方法。预防医学的任务要求它必须面向医学的未来，从战略的高度考虑人类的疾病和健康问题。这里人群是指研究所关注的全部个体的集合，可以是某地区某国家全体居民，也可以是某一地区或具同一特征（如性别、年龄、职业或疾病）的人群。群体预防必须建立在个体预防基础上，预防医学也重视针对个体的预防。例如近年来明确提出的临床预防服务是针对无症状患者的在临床照料过程中提供的预防服务，包括个体健康危险因素评价、健康咨询、预防接种、化学预防、定期体检等。

到目前为止，预防医学完成了从个体到群体，再到以全人类为对象的三个发展阶段。

1. **个体预防**　随着人体解剖学在医学中地位的奠定，显微镜的发明，人类开始进入了微观世界。随着微生物学和免疫学的进步，牛痘接种的发明，成为18世纪预防医学的一大成就。19世纪病理学家魏尔啸倡导了细胞病理学，使人们对疾病的病因有了进一步的认识，从对疾病在躯体的表面现象，逐步认识到细胞在疾病中的表现。在生物医学迅速展的基础上预防医学得到了快速的发展，但当时仅限于以个体为对象进行疾病的治疗预防。

2. **群体预防**　19世纪末到20世纪初，人们从战胜天花、霍乱、鼠疫、白喉等烈性传染病的经验中认识到仅从个体预防疾病的效益不高，必须以群体为对象进行预防，其方法除个人接种牛痘外，还需采用隔离消毒、检疫监测、消灭病媒动物、垃圾粪便处理等。这样个体防病扩大到社会性预防。医学史上的此次卫生革命，主要任务是防止传染病和寄生虫病，也是预防医学的研究对象由个体转化为群体的标志。

3. **人类预防**　世界卫生组织成立后，其目标是“使所有的人都尽可能地达到最高的健康水平”。半个多世纪以来，传染病的发病率、死亡率有了明显下降，但慢性非传染性疾病，如心、脑血管病及恶性肿瘤等疾病，上升为主要死因，死因顺位发生了变化。从防治措施来看，单采用传统的生物医学手段是不能奏效的，这就意味着医学必须从单一的（生物）医学防治，转向同心理一社会行为预防相结合的防治。疾病预防的重点从急性传染病转向慢性疾病、老年退行性疾病及生活方式疾病，这就是所谓的第二次卫生革命。目前，预防医学是以

促进全人类健康和实现人人享有卫生保健为目标，以防治社会病（如自杀、车祸等意外伤害，吸毒，抑郁症等精神障碍）为特征，以发展社区卫生服务，强调社会、行为心理的整体预防为主要策略，预防医学的研究对象也就从个体、到群体、再扩展到了全人类。

二、基础医学的研究对象

在基础医学中，基于生物学的部分是核心，这包括以正常人体为对象的生物学科，其中传统的学科有生物化学、细胞学、组织学、解剖学、生理学、免疫学、遗传学和胚胎学等。20世纪50年代起，学科有新的分化和组合。新出现的分子生物学、细胞生物学和发育生物学等的内容都比传统学科广得多，例如分子生物学就包括分子遗传学和分子免疫学的内容。

以异常人体为对象的生物学科主要有病理形态学和病理生理学，目前常把一切疾病发生、发展和转归过程的研究都归入病理生理学的范围内。研究药物作用机制的药理学主要是探讨药物对人体的作用机制，它也是基础医学的传统内容。

以群体为对象的生物学科主要是医学生态学，它把人、病原体，以及其他环境因子，统一放在环境大系统中加以考察。另一方面，以病原体、媒介生物为对象的生物学科也是基础医学的重要组成部分，其中包括病毒学、细菌学、真菌学、寄生虫学和医学节肢动物学等。

这里举出的是基础医学的主要学科，但基础医学的范围并不是固定的，随着医学的需要和条件的成熟还会出现新的分支学科。如基于数学的医学统计学、基于物理学的医学物理学、基于化学的药物化学、基于心理学的医学心理学、基于社会学和人类学的医学社会学和医学人类学、结合法学的法医学，以及基于工程技术的生物医学工程等等。此外还有起步较晚的医学伦理学、医学情报学等。

三、临床医学的研究对象

临床医学是以研究患病个体及其相关病理状态的诊断、治疗为主要内容的学科。通过利用病史、症状和体征等资料，利用影像、检验和内镜等的检查结果，对疾病作出准确的诊断。同时，利用药物以及其他方法，对疾病进行有效的治疗，以解除患者的痛苦，挽救患者的生命和提高患者生存质量。

临床医学的研究对象主要是患者，一个具体的人。人体本身就是世界上最复杂的有机整体，而人类疾病同样也是极其复杂多样。加上个体间的差异，使得病理变化，临床表现千变万化，因此，临床医生对疾病的认识，也是极其复杂而又曲折的过程。对临床医学研究而言，虽然主要以患者为主要研究对象，然而仅针对单个或几个病例的报道对于描述疾病的特点是有益的，但仅凭病例报道尚不足以反映某种疾病所有患者的全貌。鉴于此，临床医学研究也越来越多地采用群体研究的方式，在一次研究中观察几十、几百甚至上千名患者，探索疾病发生、发展及其转归的规律。从学术期刊发表的论文看，近年来临床群体研究已经成为现代临床医学研究的重要组成部分，是临床病因学研究、诊断学研究、治疗学研究和疾病预后研究的重要方法。然而，我国目前的临床群体研究在方法学方面还存在相当多的问题，表现为研究效率较低、费时费力，甚至数据的准确性也不能得到良好的保障。因此，临床群体研究方法学水平不高是限制我国临床研究水平提高的瓶颈之一。

综上所述，预防医学的研究对象主要是健康群体，基础医学的主要研究对象是健康或患病机体的微观形态、结构和功能，两者的研究对象不同，却存在着紧密联系。群体的研究必须建立在个体结构和功能的正常或异常基础研究之上，基础医学的研究方法可以为预防医学研究所用，但是仅仅针对正常或异常机体的形态学、结构和功能研究，不能完全反映整个人群的健康和疾病发生、发展和转归规律，影响因素，从而无法提出群体预防控制策略和措施及对其评价。基础医学是医学的基础，但预防医学为基础医学的发展提出了新的课题。

临床医学的主要研究对象是患病个人，与预防医学的群体预防侧重点不同，但又存在着必然的联系。群体预防必须建立在个体预防基础上，预防医学也重视针对个体的预防。例如近年来明确提出的临床预防服务（clinical preventive service），就是在临床照料过程中针对无症状患者所提供的预防服务，包括个体健康危险因素评价、健康咨询、预防接种、化学预防、定期体检等。在临床医学研究中，也在逐渐采用群体研究的方式，探索疾病发生、发展及其转归的规律。目前临床群体研究已经成为现代临床医学研究的重要方法。因此预防医学与基础医学、临床医学三大医学学科应有分工，但却不应分离，应有正确的学习态度，不应轻此重彼。

第二节 预防医学与基础医学、临床医学研究方法的比较

一、预防医学的研究方法

预防医学面向人群，着眼社会，立足现场，它需要用现场社会调查作为基本工作方法，卫生统计对制定预防医学计划，评价卫生预防工作的质量和效果提供重要依据。

1. **调查研究** 通过观察了解环境因素性质、强度及其变动规律，判明不同条件下人群生物学反应或行为方式，查明人群健康水平，探讨病因、危险因素及影响疾病分布频率的原因。调查研究的对象通常采用抽样方法确定。通过问卷、文献数据资料、理化分析、体格检查等来收集资料，再经过对数据资料的统计学处理，减少与避免偏差，最后对结果做出分析解释。例如20世纪60年代在德国等国家，通过回顾调查孕妇的药物接触史，查明妊娠早期服用止吐药沙利度胺，可使胎儿产生畸形。70年代我国开展全国范围的恶性肿瘤三年回顾性调查，摸清楚我国的癌谱（依次为胃癌、食管癌、宫颈癌、肝癌等），了解每个癌症的地理分布情况和规律，绘制出《中国恶性肿瘤地图集》，为研究肿瘤病因和开展防治工作提供了十分宝贵的资源，这是现场调查研究的范例。在调查研究中，研究者只是被动地进行观察描述，研究的影响因素是客观已存在的情况，无法人为控制（仅可通过合理分组、对照等办法，尽可能减少非研究因素的干扰）。

2. **实验研究** 在实验研究中，实验者能主动给予研究对象某种干预措施，根据研究的环境和实验对象不同分为实验室（实验）研究和现场实验研究。

实验室研究是在严格控制的实验条件下，排除非研究因素的干扰，研究者能够对受试对象进行随机分组，人为设置研究因素的条件，模拟环境因素的作用条件施加于受试对象。工作场所主要在实验室，以实验动物或实验样品为对象，采取理化分析和微生物检验对各种环境介质（空气、水、土壤、食品）样品及生物材料中污染物进行测定，或采用动物试验方法了解环境因素的生物学效应。可通过精密的仪器设备和高科技手段，探明环境因素对机体的作用机制。如预防医学研究中常用的毒理学试验，即在一定期限内，采用灌胃、饲喂、呼吸道吸入或皮肤涂敷等不同方式，给予实验动物一定剂量的受试化学物，然后观察不同剂量组动物出现的效应差别，判断化学物的毒作用。通过动物试验的资料可推测化学物对人体的作用。

现场实验研究的工作场所是在现场(社区、家庭、工厂、学校等)。按随机分配原则,将现场研究人群分为两组。实验组给以某因素,对照组不给该因素,然后观察人为改变环境条件,消除或加入可疑因素后两组发病率的变化,以证实可疑因素的作用。在临床环境下,以患者为研究对象进行的随机双盲对照试验也属此类。

3. **社会科学方法**　是从社会角度研究预防医学问题的方法。人兼有社会特性和生物学特性,预防医学也有社会性,如果不用社会科学方法去研究问题,就违背社会经济和科学规律,这不免带来片面性。社会科学方法包括历史学、法学、社会学、经济学,还包括社会心理学(目前把社会心理学、心理学、社会学、人类学等学科综合称为行为科学)。例如,用法律学研究颁布驾驶机动车系安全带法规后,减少车祸死亡情况。目前一些主要死因与人们的社会行为和生活方式关系很密切,因此,国外很重视行为医学的研究。

调查研究和实验研究是预防医学的两类基本研究方法。特别是调查与统计分析被广泛应用,是预防医学工作的一项基本功。通常把针对人群的调查与实验研究统称为宏观研究方法,而使用生物进行的整体与离体试验研究称为微观研究方法。

二、基础医学的研究方法

基础医学研究可为探索疾病与健康分布、影响因素、防制疾病所采取的措施提供科学的理论依据。它是新技术、新发明的源泉。基础医学的研究方法几乎可应用于所有医学科学研究,尤其是现代生物学技术的快速发展,使其不仅应用于医学科学研究,而且农业、林业、工业等广泛应用,如转基因大豆就是应用基因工程的典范。实验方法近年来发展很快,如动物实验、细菌培养、染色体分析、病毒检验、血清免疫学测定等,都有助于研究发病因素。基础医学的研究方法很多,随着科学技术的发展,无论是形态学还是机能学的研究方法都在不断改进与扩展。这里仅就最常用、最基本的一些方法做简要介绍。

1. **尸体解剖**　即对死亡者的遗体进行解剖,观察正常或患病个体器官、组织大体形态、所在位置、大小、形状等,属于形态学研究方法,从宏观上整体把握其形态结构,如人体解剖学、病理学、病理生理学常用该研究方法。

2. **显微镜技术**　显微镜是观察细胞形态结构的主要工具。根据光源的不同,显微镜分为光学显微镜和电子显微镜,前者用于观察研究细胞的显微结构,后者用于观察研究细胞的亚显微结构。光学显微镜主要包括普通光学显微镜、相差显微镜、荧光显微镜、暗视野显微镜、偏光显微镜、倒置显微镜等。

3. **动物实验**　指运用动物进行实验的方法,可以在适宜动物身上复制出某些人类疾病的模型,并通过疾病复制过程可以研究疾病的病因学、发病学、病理改变及疾病的转归。动物实验中对各种功能活动的观察能更细致、准确、较易于作客观记录和定量分析。

4. **细胞化学技术**(cytochemistry)　细胞化学技术是利用某些化学试剂与细胞内某些物质发生化学反应,在局部范围内产生有色沉淀物的原理,对细胞内的化学成分进行定位、定性和定量研究。进行细胞化学反应时,是在保持细胞结构、化学成分和活性完整的条件下,借助细胞中的化学反应,研究细胞乃至细胞器的结构与功能的关系的一种技术,采用的方法应是具有高度特异性的已知化学反应,反应产物是一种有色的、稳定的沉淀,以供精确定位,或者是电子密度高的物质以供电镜观察。细胞化学的方法很多,包括显微和超微结构水平上的酶细胞化学技术、免疫化学技术、放射自显影技术、特殊染色技术等多种内容。

5. **组织培养和细胞培养**　将某种组织或单细胞用适宜的培养基在体外培养,可以研究在各种病因作用下细胞、组织病变的发生和发展。组织培养又称体外实验(in vitro)，该技术是一种比较简便、反应敏锐的实用方法，目前已建立多种细胞株，并已广泛用于实验研究。也可应用组织培养细胞研究各种物理、化学及生物因素对细胞的直接作用。组织培养术与其他技术密切配合，可获得单纯从体内实验难以达到的效果。

6. **原位杂交技术**(in situ hybridization)　是在研究 DNA 分子复制原理的基础上发展起来的一种技术。其原理是两条核苷酸单链片段，在适宜的条件下，能形成 DNA-DNA、DNA-RNA 或 RNA-RNA 双键分子的特点，用带有标记的 DAN 或 RNA 片段作为核酸探针，与组织切片或细胞内待测核酸(RNA 或 DNA)片段进行杂交，然后可用放射自显影等方法予以显示，在光镜或电镜下观察目的 mRNA 或 DAN 的存在与定位。

7. **Southern 杂交法**　先把细胞内的总 DNA 提取出来，经限制内切酶消化，成为大小不一的许多片段。用琼脂糖凝胶电泳后在凝胶片上形成从上到下的连续分布，然后经原位转移，将所有 DNA 片段按其在凝胶片上的位置原位地转移到硝酸纤维滤膜上。再用目的基因制成的探针进行杂交，杂交后的硝酸纤维膜与 X 线底片重叠，具有放射性的杂交分子会使 X 线底片曝光。经显影、定影后底片上会呈现相应的黑色条带，从而指明目的基因所在的 DNA 片段。

8. **聚合酶链反应**(PCR)　利用耐热 DNA 聚合酶依赖于 DNA 模板的特性模仿体内 DNA 复制过程。利用人工合成的一对引物，在被扩增 DNA 模板链的两端形成双链，由 DNA 聚合酶催化一对引物之间的聚合反应。该技术在基础医学和临床医学研究和临床诊断上得到最为广泛应用，是一种应用最为广泛和普遍的技术。它可以用于克隆基因、DNA 序列测定、基因结构分析、检测基因表达水平、遗传性疾病、病毒感染、细菌、寄生虫疾病等的诊断。

9. **反义技术**(antisensetechnology)　能与有功能 RNA(主要是 mRNA)互补结合，并干扰其功能的 RNA 或 DNA，称反义核酸。利用反义 DNA 或反义 RNA 来阻断 DNA 的复制、转录、翻译，从而改变细胞的生物学功能的技术称反义技术。反义 RNA 和反义 DNA 能阻断与其有互补序列的基因的表达，在分子生物学和细胞生物学中得到广泛应用。还可用于肿瘤治疗，特定的反义核酸可抑制癌基因，阻断癌细胞的增殖；或抑制促进癌细胞侵袭转移的基因表达，从而抑制癌细胞的侵袭转移。

10. **基因转移技术**　应用物理、化学或生物学等技术和方法将外源基因转移到受体菌或细胞内，并使之在细胞内实现转入基因的扩增或表达称基因转移技术，它是重组 DNA、基因功能研究和基因治疗的关键技术之一。基因转移技术包括基因敲除和敲进，由此产生的转基因动物在医学研究中有重要应用价值。转基因动物技术理论和实践意义主要有基因表达与调控的研究、改选动物个体遗传性状、抗病毒转基因动物育种、制作人类疾病及遗传病的转基因动物模型、肿瘤发生机制研究及肿瘤预防和治疗方面的应用、利用转基因动物作为“生物反应器”，生产目的蛋白等。

11. **细胞工程技术**　广义上的细胞工程包含遗传工程(gene engneering)又称基因工程，即重组 DNA 技术的实际应用，它是把在体外重新组合的 DNA 引入到适当的细胞中进行复制和表达。细胞工程的主要技术领域包括：细胞培养、细胞融合、细胞重组、哺乳动物克隆技术，如克隆羊“多莉”诞生后，克隆技术研究立即成为世界各国生物学家竞相开展的生物学高新技术研究。目前，克隆动物主要有胚胎分割和细胞核移植等方法，目前此法已开始实际应用，牛、羊等主要经济动物都已通过胚胎分割方法获得克隆动物后代。

三、临床医学的研究方法

1. 临床观察和实验检查

(1)传统的临床群体研究模式:早期临床医学研究采用个案研究的方法,通过个案观察疾病发生、发展及转归的规律,探讨各种可能的治疗方法的疗效和安全性。个案研究很难探讨不同患者之间的差异,要找到类似的病例验证个案研究中总结的经验较为困难,研究工作缺少合适的对照进行比较。为了克服个案研究的局限性,人们将一组患有相同疾病的患者作为研究对象,用群体研究方法观察疾病发生、发展及转归在这一组患者中的规律,探讨新的治疗方法的疗效和安全性。群体研究可以发现疾病发生、发展及转归过程中具有共性特点的规律,具有可重现性。其科学性得到学术界的认可,成为目前临床研究的主要方式之一。限于研究资源,早期临床群体研究大多是通过查阅既往患者的病历来总结临床经验,称之为临床群体研究的传统模式。这种研究模式目前还在广泛的应用,其优点是可以利用现有的临床病历资源,在较短的时间内获得多年来积累的临床资料,研究周期短,成本低,只要少数人参与即可完成研究工作,研究方法很容易被临床研究者接受并掌握。但是,这种研究模式是一种被动的研究方法,研究者在很大程度上受限于病历记载资料的不完整性,容易出现大量缺失数据,甚至不得不放弃部分病例。同时,病历记载者的专业水平、个人素质和记录习惯等方面的差别对资料的质量影响较大。另一方面,通过查阅病历方式很难找到具有可比性的同期对照,降低了研究的科学性。更为重要的是,查阅病历获得的样本无法控制病例选择过程中的主观偏差,样本的随机性和代表性较差,对数据统计的结果分析会造成较大的干扰,影响研究结果的真实性。由于查病历总结经验的临床研究设计存在这些缺陷,其科学性经常受到质疑,研究的质量和水平处于较低层次。

(2)现代的临床群体研究模式:随着社会的发展、进步和医学研究水平的提高,临床医学研究者有可能调动更多的资源,开展更科学、更合理的临床群体研究。传统的临床群体研究模式是资料记录(病历书写)在前、研究设计在后,研究者的意图和目标往往由于缺乏足够的资料而夭折。针对这一问题,合理的研究思路是先确定研究目标,然后进行研究设计,再依据设计方案主动地收集资料,此法称之为临床群体研究的现代模式。先做研究设计,可以在设计阶段对整个研究设计方案进行全面考虑,同时注意今后研究实施中可能遇到的各种问题,将研究工作可能出现的缺陷消灭在设计阶段,从而达到提高研究质量的目的。常见的新药临床实验、大样本多中心临床研究都采用这一模式,研究的科学性、质量和水平较高,更容易得到国内外学术界的认可。

(3)实验室检查:通过临床观察的治疗实践不可避免地带有很大的盲目性,虽然盲目的摸索也曾取得一些十分有用的经验,如罂粟的止痛、金鸡纳霜(奎宁)的治疟等。但是靠“拾取”这种偶然发现来积累经验,医学的进步就会是十分缓慢的。随着临床医学的发展,在疾病的诊断方面引入的微观临床医学的研究方法——实验室检查,这种方法一直受到较高的重视,并得到迅速的发展。近年来临床医学在不少领域取得了许多进展,具有代表性的包括计算机断层摄影(CT)、磁共振(MRI)、二维超声、血管造影、核医学显像、内镜技术等用于临床,使许多疾病的诊断以直观的图像代替了单纯根据临床症状和简单的物理学检查的推理,使疾病的诊断水平有了极为显著地提高;介入治疗、内镜治疗、放射治疗的发展,微创外科的兴起使许多疾病的治疗水平有了显著的进步;器官、组织和细胞移植,人工器官、人工组织的研究使器官功能衰竭、组织严重损伤的治疗有了新的转机;分子生物学、细胞生物学、组织化学、基因工程等技术的发展在阐明病因、发病机制以及诊断和治疗方面显示了重要的前景。

2. **科学实验** 人类进化至今尚有许许多多疾病的发病原因和发病机制未搞清，尚有许许多多疾病的早期诊断和有效治疗缺少方法，因此临床医学研究中引入动物试验，主要在动物、微生物、人的离体组织和分泌物、包括人的尸体上进行，也就是说局限在基础医学的实验室中来探索疾病发生的机制及其治疗方法。

3. **人体实验** 临床医学中的研究对象是人，人体既不能伤害，人权也不容侵犯。在一般科学实验中，实验对象的命运取决于实验的目的和方法的需要；而在临床医学中，则恰恰相反，实验的目的和方法必须符合实验对象——人的需要和利益，而不能像对无机物或其他生物那样进行实验。动物实验不能代替人体实验，例如青霉素这一对人体十分有用而又安全的重要药物，对于常用的医学实验动物——豚鼠却是剧毒药。因此，医学的发展要求临床医学研究进行一定的人体实验，以取得经验。

二战时期纳粹与日本军国主义，用战俘和难民进行惨无人道的人体实验，这引起了社会对人体实验伦理法规的重视，后来确定了著名的受试者“知情同意”原则。这里“知情”指受试者对实验目的与危险能够理解的知情，“同意”则应是自由意志下的同意。现代的医学伦理学承认人体实验是医学发展所需要的，但为了防止人体实验的滥用，有许多严格的限制，如规定药物只能在完成药理、毒理等动物实验，证实其疗效和安全剂量后才能进行人体实验（称为临床前试验），再经过医学伦理学委员会的审查同意才能在人体试用。因为在医生严密的监护下，由少数人承担可能出现的风险，借此取得可靠的经验，医学伦理学要求在人体试验中应当使受试者的安全权益得到最大的保障，因此，首先应考虑临床前试验的资料是否完备；其次，临床试验的设计是否合理，特别是受试者的安全有无保障，是否真正做到了受试者的知情同意。《药品注册管理办法》规定：新药的临床试验分四期：Ⅰ期临床试验是验证新药在人体内的可接受性及在人体内的药物代谢动力学，一般在健康人中进行；Ⅱ期临床试验是疗效的验证，是新药验证的最重要的阶段，需要选择患者并设立对照组（给予安慰剂）；Ⅲ期临床试验是通过前两期后观察药的疗效；Ⅳ期是新药在临床推广应用后的监测，目的是及时发现较少见或潜伏期较长的毒副作用。凡不符合上述规定的人体实验，应视为非法。受试者从正常成年人及适宜的患者中选择，均以自愿为原则，男女数量最好相等，例数应视验证的需要而定，妊娠妇女和儿童（除非儿科方面的特殊需要）不作为受试者。并应强调：必须自始至终对受试者的安全负责，必须准备好应付意外的急救措施，对用药后的不良反应要给予有效的治疗，应给予受试者必要的报酬。

预防医学多以群体为研究对象，开展人群调查和实验研究（详见第一章绪论）；基础医学多以整个人体或内部器官、组织、细胞、基因等作为研究对象，开展整体与离体实验；临床医学则是以整个人体及其有关的发病因素和阶段作为研究对象，开展临床观察、实验检查、调查研究和统计分析。因此三者因为研究对象的不同而在研究目的和方法需要方面存在差别。

第三节 预防医学与基础医学、临床医学研究目的的比较

一、预防医学的研究目的

预防医学是研究如何通过采取适当干预措施达到防止疾病发生、控制疾病发展、尽可能

维持和恢复机体功能、最终促进个体和群体健康之目的。预防医学从临床医学、基础医学发展分化和拓展而来，是整个医学体系的顶端和先导，其特色是研究的角度、对象、方法更加着力于预先采取措施防止疾病发生和进展。预防医学的研究目的可概括为以下四个方面：

1. 研究疾病发生发展进程中人类生活、劳动所处的环境因素对人类的影响，阐述自然环境和社会环境与健康的关系，提示疾病发生的原因或危险因素。

2. 用人群健康研究的统计学和流行病学方法，分析不同时空条件下人群的健康水平及疾病谱、死亡谱动态变化。

3. 提出增进健康、预防疾病的宏观政策和策略，为制定卫生政策和策略、调整资源分配原则、设置卫生组织机构等，提供决策的科学依据。

4. 采取有效的个体和群体预防措施，提出控制致病因子的具体卫生要求，预防疾病的发生、蔓延和恶化。这是疾病预防最本质的功效所在。

二、基础医学的研究目的

基础医学各学科虽然都有其具体的研究任务，但它们都是以研究人体为主，只是研究方法和手段、观察认识侧重点不同。同时，由于生命现象的复杂性，需要不同层面提出问题，进行研究。它们的研究目的可概括为以下五个方面：

1. **阐述人体的正常形态结构**　基础医学分别从不同角度、不同的水平研究细胞、组织、器官、系统以及人体整体的形态结构。例如，人体解剖学研究人体各器官系统的正常形态结构，而组织学则从微观水平阐明机体的细微结构和相关的功能。

2. **阐明人体的功能活动及其机制**　机体在正常形态结构的基础上所进行的各种功能活动是其研究的重点。不仅在组织、器官、系统水平研究各人体器官系统活动的规律，还要深入到细胞、亚细胞结构和分子水平，探讨生命活动的本质和规律。

3. **探讨人体病理变化及其机制**　通过研究疾病发生的一般规律与机制，研究患病体的功能改变、代谢变化及其机制，从而探讨疾病的本质，为临床医学实践提供理论依据。

4. **揭示导致人类疾病的病原生物及其致病机制**　通过研究与人体健康有关的病原物的形态结构、生活活动、生殖繁殖规律，阐明病原生物与人体和外界环境因素相互关系。

5. **阐明药物在人体内的作用机制**　通过药物与机体（包括病原体）相互作用的规律及其原理，研究在药物影响下机体细胞功能如何发生变化，另一方面研究药物本身在体内的过程，即机体如何对药物进行处理，改善药物质量、提高药物疗效、开发新药、发现药物新用途并为探索细胞生理生化及病理过程提供实验资料。

三、临床医学的研究目的

临床医学服务的对象是疾病和患者。对于疾病应从概述和定义、临床流行病学、病因和发病机制、病理解剖和病理生理、临床症状和体征、并发症和夹杂症、影像检查和实验室检查、诊断和鉴别诊断、病情转归和预后，以及疾病的预防和治疗等作全面的认识和研究。临床医学的研究目的主要有以下四个方面：

1. 通过对疾病病因包括内因（遗传性因素、先天性因素、免疫性因素、代谢性因素和肿瘤性因素等）和外因（生物性因素、机械性因素、理化性因素、营养性因素，以及精神、心理和社会性因素等）的研究，明确各种疾病的病因，为疾病的治疗提供科学依据。

2. 目前除少数疾病的发病机制已基本搞清外，大部分疾病的发病机制尚不清楚，临床医学需要应用基础医学等的基本理论来探索、阐明各种疾病的发病机制。

3. 根据患者的病史（现病史、过去史、家族史等），临床表现（症状、体征），然后影像检查、实验室检查、内镜检查和病理检查的结果，通过医生的全面综合、深入分析，对疾病作出正确诊断。若干疾病可有相似或相同的病史和临床表现，要做好鉴别诊断。

4. 以疾病病因和发病机制为基础，进行适当的治疗。包括物理疗法、药物疗法、手术疗法、放射疗法、免疫疗法，以减轻患者痛苦、提高患者生存质量。

预防医学从研究人群健康和疾病与环境之间的关系出发。它着眼于群体的健康，从维护群体健康出发，研究环境中各种有害健康的因素，制定各种对策。基础医学的研究侧重于对个体（患病或正常）形态、功能的病因、发病机制、诊断、治疗和预防。临床医学的研究侧重于对患病个人的病因、发病机制、诊断、治疗和预防。三者的研究目的随着研究对象的不同而侧重点各不相同，但是也存在着一定的联系。预防医学的社区医疗实践必须建立在基础医学理论基础上，后者为其提供新理论、新技术；反过来，预防医学医疗实践又不断为基础医学验证新成果，提出新课题，如此往复，不断解决医学中出现的题，促进医学事业的发展。群体的预防必须建立在个体预防的基础上，预防医学也同样重视了针对个体的临床预防问题，但只有做好群体预防才能保证个体的健康。

（卫秦芝　丁振华　邹　飞）

第十五章

预防医学人才培养

第一节 基本要求与培养模式

《辞海》对“人才”的解释是：有才识学问的人，德才兼备的人。人才归纳起来主要强调了以下几方面的内容：①时代性、社会性和进步性：人才是一定社会历史条件下的人才，离开了社会和历史就无所谓人才。人才能以其创造活动改造自然、改造社会，因而能够推动人类社会的发展进步。②内在素质的优越性：人才除拥有优于一般人的知识和技能外，还具有较高的素质。③普遍性和多样性：不仅“行行出状元”，而且不同劳动性质的工作岗位上也有人才。人才可以是科学家，也可以是工匠或艺人；可以是一般人才、中级人才、高级人才，也可以是特殊人才乃至超级人才。④创造性：强调人才的劳动是创造性的，不同于一般人的模仿性和重复性。因此人才应定义为，具有知识和技能，能够进行创造性劳动，在社会发展和人类进步的实践活动中积极作贡献的高素质的人。就公共卫生与预防医学而言，人才有其基本要求。

一、基本要求

随着社会经济的发展、生产生活方式的变化以及人口结构的改变，我国面临众多新的公共卫生问题与挑战。一些传染病死灰复燃，新发传染病不断出现，慢性病问题日益突出，突发公共卫生事件乃至危机频发，公共卫生工作及预防医学教育面临前所未有的挑战。预防医学专业人员队伍的素质和能力是应对这些挑战、解决这些问题的关键。预防医学教育肩负着培养从事公共卫生领域人才的使命。

培养方案对预防医学专业学生基本能力的要求通常为：①掌握预防医学的基本理论知识和防疫工作的基本能力；②掌握对人群劳动、生活、学习、环境和食品进行卫生检测和监督的基本能力；③具有分析影响人群健康的各种因素和疾病流行规律，制定预防疾病和增进人群健康措施与计划的能力；④熟悉国家卫生工作方针、政策和法规；⑤熟悉临床医学的基本理论知识和常见病、多发病的防治技术，熟悉健康教育工作；⑥掌握文献检索、资料查询、计算机应用及统计分析的基本方法，具有一定的科学研究和实际工作能力。

2006年在教育部高教司和卫生部科教司的支持下，四川大学华西公共卫生学院制定了《公共卫生教育基本要求》(Essential Requirements in Public Health Education，ERPHE)，界定了预防医学专业学生必须具备的核心知识和能力结构。该文件指出，现代公共卫生工作和预防医学教育需要博大的人文精神、广泛的社会参与性、多元的文化特征、严格的伦理原则和法律规范、人与环境的和谐、国际视野和全球合作，以及与管理和信息技术的交叉融合。因此，ERPHE 的制定从公共卫生实践对专业人员知识结构和核心能力的需求出发，参考国际经验，突破固有的思维定势，可作为我国预防医学教育改革的倡导性学术文件，具有较高的参考价值，该文件涵盖 6 个领域，共 37 个条目：

领域 1——专业精神

自觉建立、强化和维护公共卫生专业价值。

1. 认识公共卫生职业的基本道德规范、伦理原则和法律责任，以及公共卫生对人类生存和社会发展的作用。

2. 以严谨的科学态度、高度的敬业精神、强烈的社会责任感履行维护和促进健康的崇高使命。

3. 以深切的人文关怀珍爱健康，敬畏生命。

4. 维护卫生服务公平性，捍卫公众健康利益。

5. 尊重文化多样性，理解公共卫生问题相关亚文化，尊重个人权益和隐私。

6. 尊重知识产权，恪守学术道德规范。

7. 具备自主和终身学习意识，适应技术和社会的快速变化。

8. 具备积极的合作态度、良好的团队精神及社会工作适应性。

领域 2——医学基础

学习和正确运用医学基础知识和技能。

9. 熟悉正常人体结构和功能，理解维持机体平衡的生理学和生物化学机制。

10. 掌握遗传和环境因素对机体的作用及其机制。

11. 了解人类生命周期的生理、心理和行为特点及其对健康的影响。

12. 掌握机体结构和功能在疾病状态的异常改变。

13. 熟悉常见疾病的诊断及治疗原则。

14. 具备对有较大公共卫生意义的疾病、危及生命的紧急情况的临床识别能力，并掌握其基本处置原则。

领域 3——群体健康

牢固树立群体观念，深刻理解生态健康模式，运用相关知识和技能。

15. 掌握调查、监测疾病和公共卫生事件在人群中的分布及其影响因素的技能，具备制定干预策略并评估干预效果的基本能力。

16. 认识自然和社会环境因素、遗传及心理行为因素同群体健康的关系。

17. 理解妇幼、青少年、老年人和残疾人等人群以及职业人群的卫生问题及卫生保健需求。

18. 具备生物和理化因子的现场采样和快速检测，以及开展卫生学和安全性评价的基本技能。

19. 认识在预防疾病和伤害，以及促进个人、家庭和社区健康中应采取的行动。

20. 具备诊断社区公共卫生问题、提出健康促进策略、开展健康教育及疾病预防服务的能力，以及开展健康风险评估与控制的基本技能。

21. 具备识别和预警各类突发公共卫生事件和危机的基本知识和处置原则。

领域 4——管理与社会动员

具备现代管理理念、有关知识和技能，以及动员卫生相关资源的意识。

22. 了解卫生系统尤其是疾病预防控制和卫生监督执法部门的各种要素及其运行机制，以及公共卫生服务管理的基本原则。

23. 了解分析和评估卫生资源配置、卫生服务公平和效率的基本知识。

24. 具备公共卫生项目设计、实施和评估的基本知识和技能。

25. 具备卫生政策开发意识，了解卫生政策分析和评估的基本知识。

26. 具备循证思想以及循证管理与决策的基本知识和技能。

27. 熟悉卫生相关法律和法规、技术规范和标准，具备依法实施卫生监督、监测和疾病控制的基本能力。

28. 具备与政府部门、相关机构和组织、媒体、公众、同事及其他卫生专业人员进行口头和书面有效沟通和互动的基本技能。

29. 具备促进政府及相关部门应对公共卫生问题的意识，以及从专业角度策划和动员卫生相关资源的基本能力。

30. 了解全球公共卫生状况及动态，以及各类国际卫生组织和相关非政府组织的作用。

领域 5——信息管理

正确收集和分析各类卫生相关信息，并能在实践中合理运用。

31. 具备社会学定性调查技能，以及整理、归纳、总结和提炼定性资料的能力。

32. 具备收集、分析、解释和表达定量资料的能力。

33. 运用现代信息技术从各种数据源检索和分析卫生相关信息的能力。

34. 具备比较和判断不同来源和性质的各类信息，从中发现问题，并在分析或解决问题中有效利用信息的能力。

领域 6——科学研究

批判性评价现有知识、技术和信息，在职业活动中开展科学研究。

35. 保持职业敏感性、探索未知或不确定事物的好奇心。

36. 具备科研思维方法，提出研究问题并开展科学研究的基本能力。

37. 具备综述文献、总结并报告研究结果的能力。

二、培养模式

预防医学本科专业的培养目标通常描述为：具有良好的政治素质和道德修养，扎实的基础医学、临床医学、预防医学的基本理论、基础知识和基本技能，有一定发展潜力、具有创新精神和实践能力，能从事疾病预防与控制、卫生监督、社区卫生服务以及预防医学研究工作的复合型公共卫生专业人才。

（一）我国预防医学培养模式

预防医学专科和本科教育是进行预防医学人才培养的起点，公共卫生硕士、科学硕士以及预防医学各专业的博士学位教育是培养预防医学及公共卫生专门人才的继续。当前，我国预防医学人才培养的主要模式有：

1. 预防医学专业专科和本科教育 主要有5年制预防医学专业本科和3年制预防医学专业专科教育。完成本科教育可授予医学学士学位。专科和本科生毕业后可通过考试获得公共卫生助理执业医师或执业医师资格，主要从事公共卫生实践工作。这是我国预防医学人才培养的主要途径。

2. 公共卫生硕士学位教育 随着我国预防医学事业发展的需要，公共卫生硕士学位

(master of public health，MPH)教育将成为培养预防医学人才的重要途径。MPH 教育为非学历教育，它为公共卫生在职人员提供了接受继续教育、更新知识、提高专业业务水平的机会，是一种培养适应公共卫生服务需要的高素质、高层次实用型专门人才的途径。

3. 科学硕士教育　对已经获得本科学位的医学或其他专业人才，进行预防医学的某个专业，如流行病学、卫生统计学、营养与食品卫生学、环境卫生学、劳动卫生学、卫生毒理学、妇幼卫生学等专业的进一步培养。通过 3～5 年专业培训，获得预防医学较全面的基础理论知识，掌握相关专业的科研方法。它是为公共卫生服务机构、科研单位和学校培养专门人才的主要途径。

4. 预防医学各专业博士学位教育　对已经获得硕士学位的医学或其他专业人才，进行预防医学的某个专业，如流行病学、卫生统计学、营养与食品卫生学、环境卫生学、劳动卫生学、卫生毒理学、妇幼卫生学和放射卫生学等专业的进一步培养。它是为科研单位和学校培养专门人才的重要途径。

(二) 国外预防医学培养模式

比较中外医学门类学科培养模式和专业设置，有以下不同点：①学科专业目录的作用不同，中国的学科专业设置是指令性的；而国外大多是指导性的。②授予学位的类型不同，中国按照学科门类授予学位，医学门类又分为“医学科学学位”和“医学专业学位”两种类型；国外按照学科大类授予学位，并予以学位的补充说明。③医学教育层次的定位不同，中国的基础医学、临床医学、口腔医学、公共卫生和药学，既有研究生教育，也有本科生教育；美国的医学院、牙医学院、公共卫生学院、药学院大多是“专业研究生院”，进行的是“学士后教育”。(表 15-1)

表 15-1　公共卫生与预防医学专业人才培养模式的比较

学制	学位	我国培养模式	欧美培养模式
本科，5 年	学士	主要模式	无
专业学位，2～3 年	硕士	在职攻读(MPH)	MPH(主流学位)
	博士	无	Dr. P. H. /D. Env
科学学位，3 年	硕士	M. M. /M. S.	M. S. /M. A.
	博士	M. D. /D. S.	Ph. D.

在核心课程比较方面，欧美国家也有许多值得我们借鉴的地方。国外比较重视知识面广、实践性强、自主学习、创新思维能力方面的培养。如美国医学院校协会(AAMC)提出：预防医学教学范畴包括最常见的课程：预防医学、社区医学、公共卫生、流行病学、生物统计学、信息学、循证医学等课程。美国公共卫生教育理事会(The Councilon' Education in Public Health)规范了 MPH 学位点应包括五方面的教育内容，即行为科学、生命统计、环境卫生科学、流行病学及卫生事业管理。法国高等医学教育公共卫生教学内容进行了多次改革，巴黎第六大学(Broussais Hotel-Dieu)医学院教学计划的第二阶段(简称为 DCEM)中，基础教学内容有：①交流：交流技巧、卫生教育技术、文献收集、信息论。②流行病学：描述性与分析性流行病学、统计学、人口学。③规划：卫生机构评估、卫生与预防的行动计划。④经济：卫生机构与卫生制度管理、卫生经济。⑤法学：行政、组织及民事的法学基础，社会保护，卫生法和社会法。⑥环境：物理环境的研究方法与环境卫生学；应用社会科学方法：组织职

能与卫生-社会政策的分析。除了上述课程之外，公共卫生专业的医学生还必须自主选择学习下述选修教学中的两门课程：环境与环境卫生学、流行病学、卫生机构与卫生服务部门的管理、社区保健(表 15-2)。

表 15-2 我国与欧美著名公共卫生学院的核心课程比较

核心课程 (core courses)	哈佛大学公共卫生学院 (HSPH)	加州大学伯克利分校公共卫生学院 (UCBSOH)	北卡罗来纳州立大学公共卫生学院 (UNCSPH)	波士顿大学公共卫生学院 (BUSPH)	约翰·霍普金斯大学公共卫生学院 (JHSPH)	我国预防医学主要课程
职业与环境卫生学	√	√	√	√	√	√
生物统计学	√	√	√	√	√	√
流行病学	√	√	√	√	√	√
卫生政策与管理学	√	√	√	√	√	√
健康与社会行为	√	√	√	√	√	√
公共卫生伦理学基础	√					
卫生法学				√		
公共卫生史					√	
公共卫生生物学基础					√	
卫生毒理学						√
营养与食品卫生学						√
学校/儿少卫生学						√

第二节 预防医学人才的相关知识

知识结构是指求知者头脑中所吸收和掌握的各种知识的构成情况，包括各类知识的数量、种类和比重。预防医学人才的知识结构包括两个大的方面的内容，即精深的医学专业知识和宽广的相关知识。

一、知识和素质能力的关系

知识是人类认识的成果，包括自然科学知识、社会科学知识和思维科学知识。能力是学习者对知识的内化、转化、迁移、组合、融合、拓展、运用、创新的水平和程度，是个体顺利进行某种活动的个性心理特征。包括观察力、思维力、学习能力、实践能力和社交能力。素质是指个体在先天的基础上通过后天的环境影响与教育训练而形成的顺利从事某种活动的基本品质或基础条件。一般分为五个方面，即思想道德素质、科学文化素质、专业素质、身体素质和心理素质。

知识与能力紧密相连，知识为能力的发展提供基础。不以知识为基础的能力充其量只能是一种低级的技能，甚至是本能。正是由于已掌握的知识的广泛迁移，个体才形成系统化、概括化的心理结构，从而形成某种能力。对人的认识活动而言，其所需的两种最基本的能力，无论是观察力还是思维力，都离不开知识。现在人们极为强调创新能力，丰富、系统的知识不仅是创造不可缺少的材料，而且直接激发创造的直觉或灵感。只有知识在人脑中形成独特的有机系统，才能从多角度考虑问题，具有开阔的视野与灵活多样的思维模式，最终飞跃成原创性的思维成果。

素质的基本要素是知识和能力，核心是能力和价值观。由于能力是在各种活动中体现的，因此能力是素质的外显形式，素质诉诸于实践就表现为能力，离开能力，素质就无从表现、观察、确证和把握。能力作为素质的外化，属实践活动范畴，较素质而言，更容易操作与评价。

可见，素质不是知识、能力的简单相加。有的人知识多却能力低下，有的人能力强却缺少修养。一个人的综合素质是丰富的知识和卓越的能力交互作用、合理搭配的结果，其知识和能力只有在合理搭配、有机结合、和谐建构的条件下，才有可能发展成一个高素质的、全面发展的人才。

二、医学专业知识

医学专业知识构成了预防医学人才知识结构的核心。合格的预防医学人才要努力学习预防医学的专业知识，对预防医学专业学科的概念、理论体系、研究方法、历史现状以及国际国内的最新进展要有充分的了解和把握。熟悉和掌握这些知识，不断跟踪国际国内前沿进展，并熟练运用这些知识来解决工作中的种种问题，是预防医学人才的立身之本。

临床医学和基础医学的专业知识须认真学习，因为只有这样才能解决群体医学中的实际问题，构建坚实的知识结构的核心。临床医学主要涉及个体的诊断、治疗和临床技能等。预防医学从群体的角度进行疾病防制和健康促进时，离不开临床医学的专业知识。例如预防医学的主干学科——流行病学在研究疾病的流行规律时，首先要对患者做出正确诊断，这就需要流行病学工作者具备坚实的临床医学基础。毒理学在研究特定暴露与疾病之间的关系时，以及探讨未明原因疾病的病因时，对于疾病的诊断和治疗也需要用到临床医学的知识和技能。环境卫生、营养与食品卫生以及劳动卫生与职业病学，在研究环境因素及遗传因素对某些疾病的影响，研究人群营养问题以及研究职业性疾病时，都不可避免地会用到临床医学的知识。

基础医学主要从微观的角度研究疾病，也是预防医学人才知识结构不可或缺的成分。例如流行病学研究传染病在人群中的分布，常常需要微生物学、血清学、免疫学和寄生虫学等方面的知识；卫生学研究环境因素与肿瘤的发病关系时需要分子生物学、免疫病理学、生物化学和遗传学等方面的知识和技能。预防医学人才如能很好地运用基础学科的理论和方法进行科学研究和探索，可以把研究提高到一个新的水平。

三、社会医学知识

社会医学是研究社会因素与健康和疾病之间相互作用及其规律的科学。社会医学的知识基础主要有两个方面，一是医学科学，包括基础医学、临床医学、公共卫生和预防医学等；二是社会科学，包括社会学、政治学、经济学、管理学和伦理学等。医学研究的对象是具有自然属性和社会属性的人，而社会性是人区别于其他生物的本质特性。人的社会性深刻影响人类对健康与疾病的认识，疾病发生、发展和转归的进程，以及预防、治疗和保健实践。人的生、老、病、死不仅仅是自然现象，更是一种社会产物。社会的政治、经济、法律、教育、社会保障、环境保护、行为生活方式以及卫生服务等众多因素，对人类健康有着重要的、甚至是决定性的影响。

随着生产社会化和科技现代化，越来越多的医学科学技术成就阐明了社会因素对健康与疾病有着不可忽视的作用。社会医学的兴起，是医学现代化进程的一个标志。社会医学的研究内容主要包括：

1. **研究社会卫生状况，主要是人群健康状况**　社会医学以群体为研究对象，应用社会调查的方法，研究社会卫生状况，主要是人群的健康状况，寻找主要的社会卫生问题，发现健康弱势人群及重点防治的对象，找出危害人群健康的主要危险因素以及应对策略，对社会卫生问题作出社会医学的"诊断"。

2. **研究影响人群健康的社会因素**　社会医学应用现况调查、回顾性调查及前瞻性调查等多种研究方法，研究各种因素特别是社会制度、经济状况、文化因素、人口发展、生活劳动条件、行为生活方式以及卫生服务等众多社会因素对人群健康的影响，对现有的社会卫生问题进行社会病因学分析，为制定社会卫生策略提供政策依据。

3. **研究社会卫生策略与措施**　社会医学不仅要通过社会卫生调查及社会病因学研究找出当前存在的主要社会卫生问题以及严重程度，更为重要的是针对存在的卫生问题及其产生问题的原因提出改善社会卫生状况，提高人群健康水平的综合性、社会性策略与措施，即提出社会医学的"处方"。这里所指的社会卫生策略与措施不是单纯的医疗卫生技术措施，而是指卫生发展的战略与策略、目标与指标、政策与措施等，通常包括合理配置卫生资源，科学组织日常卫生服务和突发公共卫生事件应急机制，发展医疗卫生事业，研究与保护人群健康相适应的政治、经济、法律和文化教育等方面的策略与措施。

预防医学侧重于医学预防，研究自然和生物环境致病因素，制定以生物学手段为主的防治对策；社会医学侧重于社会预防，研究社会环境、卫生服务、行为生活方式等因素与疾病和健康的关系，制定综合性社会卫生策略与措施。随着预防医学的发展，人们的生产和生活环境大大改善了，许多急慢性传染病已经得到有效控制，疾病谱已经发生了重要变化，心脏病、恶性肿瘤、脑血管病、意外伤害和精神病已经成为人类生命和健康的主要威胁，而这些疾病的主要致病因素不单是生物病原，而是生物、心理和社会因素综合作用的结果，特别是社会因素、心理因素和行为生活方式对慢性非传染性疾病的发生和发展有决定性影响。因此，预防医学人才需掌握连接自然科学与社会科学的社会医学相关知识。

四、卫生事业管理学知识

卫生事业管理学是研究卫生事业发展规律的学科，它的任务是研究中国卫生事业管理的理论和方法；研究与中国国情相适应的卫生政策；研究与正确的政策相适应的组织管理和工作方法；研究中国及世界各国卫生事业管理的经验和教训等。研究对象包括卫生事业管理的理论、方法、政策、资源、组织、系统、行政和绩效等。卫生事业管理学来源于卫生管理工作的实践又反过来对卫生事业管理实践发挥着不可忽视的指导作用。

管理分为三个层次：对全社会的管理；对部门或者区域的管理；对组织的管理或对专业的管理。

宏观管理一般指对全社会的管理，如政治学和宏观经济学，这些学科以国家或世界为范围研究人们的经济和政治关系，研究这些关系演变的内部规律，研究这些关系的成败得失，并在此基础上研究在全社会的层面上如何实施管理。

微观管理一般指对组织(也称为单位、机构或专业)的管理。研究对组织(单位或机构)管理的学科被称为管理学,管理学主要研究在一个组织内如何实施计划、领导、激励、控制。研究对专业管理的学科则根据专业的名称分别命名,如医院管理学、护理管理学、医院后勤管理学等,这些都属于微观管理学。需要注意,各专业管理学并不是管理学的一个分支,虽然它们都涉及了管理学的一些内容,但是它们都存在自己独立的知识体系和特定的研究对象。

位于前两者之间的是对社会部门或区域的管理,研究对社会部门或区域管理的学科有很多,如卫生事业管理学,教育事业管理学,科学事业管理学,城市管理学等,还有一些应当建立而目前尚未建立的学科,例如省会城市管理学,民族自治区域管理学,首都管理学,等等。

我国的卫生管理正处于从经验管理向科学管理的转变之中,卫生管理实践中产生了许多新的问题,迫切需要从卫生事业管理学学科发展的角度予以研究,上升到理论的高度。卫生事业管理学是伴随着卫生管理实践的发展而进步的,我国卫生改革和发展的大形势和丰富的实践活动对卫生事业管理学不断提出了新的要求。预防医学人才须学好卫生事业管理学,才能减少工作中的盲目性,增进科学性和预见性。

随着公共卫生和预防医学领域的不断发展,要求在公共卫生领域中,借用许多管理学和社会学的研究方法。例如,我国公共卫生面临的主要问题将是环境恶化、人口老龄化、疾病谱变化以及不良生活方式的泛化。这些问题的社会性决定了疾病预防控制需要全社会参与,而只有政府参与才能动员全社会参与。社会是人与人之间相互发生关系的总和,社会中人与人之间存在各种各样的关系,这一客观事实决定了预防控制疾病(无论是感染性疾病,还是非感染性疾病)必须要全社会参与。而要组织社会人群有序、高效的进行疾病的预防和控制,必须通过相关公共卫生管理政策来实施。因此,公共卫生人才也需要具备较全面的卫生管理学方面的知识。以更好地研究卫生事业发展规律和宏观卫生发展规划,寻求最佳卫生服务,科学合理地配置和使用卫生资源,最大限度满足人们对医疗预防保健需求。这样,公共卫生事业机构才能积极应对新的机遇和挑战,为广大民众提供更加个性化和人性化的服务,取得卫生事业良好的外部效益。

预防医学专业人才掌握这方面的知识,还能了解卫生事业管理学基本原理,卫生改革和发展的方针和政策,卫生计划和评价的基本理论和方法,卫生组织现状和管理、卫生人力管理等。并具备分析和解决卫生领域实际问题的能力。该学科的系统知识包括:卫生服务体系、卫生保健制度、卫生政策分析、卫生规划、卫生服务经营管理、卫生服务质量管理、卫生人力资源管理、卫生信息管理、卫生改革与发展、卫生系统绩效评价、初级卫生保健、社区卫生服务、医政管理、疾病控制管理、妇幼卫生管理、药品监督管理等方面的内容。

五、卫生经济学知识

卫生经济学是研究卫生服务、人民健康与社会经济发展之间的相互关系,卫生领域内的经济关系和经济资源的合理使用,卫生领域内经济规律发生作用的范围、形式和特点的学科。它是多种经济学科在卫生领域中的应用,与医学、卫生学、人口学、社会学也有着密切的联系。卫生经济学在发展过程中又产生若干分支,包括医疗经济学、保健经济学、卫生计划经济学、卫生技术经济学、医院经济管理学、医学经济学等。

卫生经济学首先是在西方发达国家产生和发展起来的,它的理论体系和方法是当代西方经济学的理论体系和方法。近年来，西方卫生经济学在卫生发展的计划与管理方面，发挥了十分重要的作用，形成了一整套的概念与方法。我国卫生经济学结合中国的具体国情，研究西方经济学关于市场经济宏观与微观运行机制的理论与方法，了解各国卫生经济学在卫生计划与管理中的作用、经验和教训的基础上，努力发展和建设有中国特色的卫生经济学，理论联系实际，在卫生改革与发展中不断发展和完善。

卫生经济学的知识体系主要包括：卫生服务需求与供给、卫生服务市场、卫生筹资的理论与实践、卫生总费用、公共卫生服务体系、医疗服务体系、健康保障制度、医疗保险、卫生资源配置、卫生人力资源、医疗服务成本核算、卫生服务价格与管理、药品市场与价格管制、卫生事业单位预算与管理、卫生财务管理与分析、卫生机构资产管理、疾病经济负担、卫生经济分析与评价、计量经济方法与应用、卫生经济政策分析等。

公共卫生与预防医学的人才掌握卫生经济学的知识，将有助于了解卫生资源的开发（人力资源、物质资源、财力资源、信息资源）；卫生资源的筹集和合理分配；卫生资源的最优使用；卫生服务产出的评价；健康保障制度；公共卫生与卫生经济的关系等。

公共卫生实践与卫生经济学关系十分紧密，如：①卫生事业的经济性质和经济作用问题，包括医务劳动的性质、卫生事业与劳动力再生产、卫生事业与人民生活消费、卫生事业与社会主义福利、卫生事业中的商品关系等。②卫生事业的经济管理体制问题，主要是对原有管理体制进行分析，总结各种形式卫生经济责任制的经验，探讨改革经济管理体制的方案和措施。③卫生保健制度的经济问题，探讨改进卫生保健基金的筹集、分配和使用的方式，调整和处理卫生领域中国家集体、医务工作者个人和服务对象的经济关系，完善卫生保健制度，杜绝浪费，提高健康投资的社会经济效益。④卫生费用的构成和发展变化的趋势，卫生费用的来源、分配、使用、补偿以及合理使用问题。⑤价值规律在卫生领域发生作用的范围、形式和特点，医务价格的理论政策和医疗收费标准的制定。⑥卫生领域如何贯彻按劳分配原则，改革医务技术人员工资制度问题。⑦卫生技术经济分析，包括卫生经济资源的合理组织、卫生技术费用效益分析、卫生技术经济指标体系问题。⑧卫生事业的宏观经济管理和医院的经济管理，特别是医院的经济核算制问题。

六、卫生信息管理学知识

随着社会发展和科技进步，信息在预防医学中的作用日益增强，成为学科发展与进步的关键要素之一。卫生信息可以认为是与卫生有关的任何形态的信息，它是反映卫生系统的活动特征及其发展变化情况的各种消息、情报（知识）、数据和资料的总称。传统的卫生信息建立在机构统计的基础上，基本数据来自卫生系统的常规报表，往往只反映了卫生机构利用服务的人群情况。现代卫生信息则以整个人群为基础，包括卫生服务的患病者和健康者、利用者和未利用者各方面的综合情况。即反映人们生育、成长、生活中有关卫生服务的一系列供求信息以及公共卫生技术当中的信息处理。

卫生信息管理学是信息管理学的一个分支，它是信息管理学的理论与方法在卫生信息管理领域中应用，是卫生信息管理实践活动赖以生存与发展的理论基础。它是将卫生信息管理科学理论与现代信息环境下卫生信息传播实践融为一体，研究卫生信息收集、存储、传播、交流、利用，对涉及卫生行业领域的信息活动和各种要素（包括信息、人、技术与设备等）进行合理配置，从而有效地满足卫生事业信息的需求。基本内容包括以下几个方面：

1. **卫生信息管理的基本理论问题**　包括卫生信息管理的概念范围、性质与任务、原理与方法及其学科理论基础。

2. **卫生信息资源管理** 包括卫生信息资源的采集与组织的内容、原则与方法等。

3. **卫生信息系统管理** 包括各类型卫生信息系统(诸如医院管理信息系统、卫生文献管理信息系统、公共卫生信息系统、医疗保险信息系统等)建设的原则与方法、规划与目的、标准与程序、应用与效益等问题。

4. **卫生信息服务管理** 包括卫生信息分析决策服务、卫生信息流通服务、卫生信息检索服务等服务项目的规范、开发与管理问题。

5. **卫生信息管理政策与法规** 卫生信息咨询服务包括国家信息政策与法规、卫生信息政策与法规以及医疗卫生知识产权保护等问题。

6. **卫生信息产业管理** 包括卫生信息市场的形成与发展规律及其产业化管理的方式方法。

7. **卫生信息管理方法论研究** 主要包括信息技术及管理科学与技术在卫生信息管理实践中的应用研究。

七、医学伦理学知识

医学伦理学是运用一般伦理学原则解决医疗卫生实践和医学发展过程中的医学道德问题和医学道德现象的学科,它是医学的一个重要组成部分,又是伦理学的一个分支。医学伦理学是运用伦理学的理论、方法研究医学领域中人与人、人与社会、人与自然关系的道德问题的一门学问。

伦理学或称道德哲学,是对道德的哲学研究。道德是关于人类行为是非善恶的信念和价值,体现在关于人类行为的规则或准则中。伦理学是对道德的哲学反思,对人类行为的规则或准则进行分析,提供论证,以解决在新的境遇中不同价值冲突引起的道德难题。

刻画医患关系基本性质的是信托模型,信托关系基于患者对医务人员的特殊信任,信任后者出于正义和良心会真诚地把前者利益放在首位。医学伦理学来源于医疗卫生工作中医患关系的特殊性质。患者求医时一般要依赖医务人员的专业知识和技能,并常常不能判断医疗的质量。患者常要把自己的一些隐私告诉医疗卫生人员,这意味着患者要信任医疗卫生人员。这就给医疗卫生人员带来一种特殊的道德义务,把患者的利益放在首位,采取相应的行动使自己值得和保持住患者的信任。

在医学伦理学中有三个最基本的伦理学原则:患者利益第一、尊重患者、公正。

患者利益第一这个原则要求医务人员不仅在主观上、动机上,而且在客观上、行动效果上对患者确有助益,又不伤害患者,即有义务不去有意地或因疏忽大意而伤害患者。但医疗行动难免会给患者或第三者带来有害的后果,对此可以用双重效应原则作为这种医疗行动的依据。即这些有害的后果不是直接的有意的效应,而是间接的可预见的但无法避免的效应。如化学疗法可抑制肿瘤(直接的有意的有利效应),但有副作用(间接的可预见的不利效应)。

尊重患者或受试者的自主权利这一原则要求,医务人员或研究人员在试验或实验前取得前者的知情同意。受试者在作出接受实验的决定前,应知道实验的性质、持续时间和目的、方法和手段;可能发生的不方便和危害,以及对他的健康和个人可能产生的影响。

公正的形式原则指在形式上要求对在有关方面相同的人要同样对待,对在有关方面不同的人应该不同对待。这些有关方面可以是个人的需要、能力、已经取得的成就，或已经对社会作出的贡献、对社会可能作出的潜在贡献等。公正原则在讨论医疗卫生资源的宏观分配和微观分配时十分重要。

医学伦理学的知识体系主要包括：医学伦理学的主要观点和基本理论，医学伦理学的基本原则、规范与范畴，医患关系的伦理道德，预防医学工作中的伦理道德，临床诊治工作中的伦理道德，特定人群诊治工作的伦理道德，护理工作中的伦理道德，医学科研工作中的伦理道德，卫生管理工作中的伦理道德，生育控制与临终关怀的伦理道德，现代医学技术发展中的伦理问题，医学伦理道德的评价和监督，医学伦理道德的教育和修养等。

与临床医学不同，公共卫生寻求的是一种能够使人们保持健康的优良环境。其最重要的一个特征就是努力改善群体的功能和寿命。公共卫生工作的目的是监测和评价群体的健康状况，制定战略和干预措施，以减轻损伤、疾病和残疾的负担。因此，公共卫生干预是在统计学意义上挽救群体的生命，降低损伤、疾病和残疾发生率。但是，这个生命并不与特定的某个个体的生命联系在一起。因此，公共的利益和个体之间的伦理学冲突是普遍存在的：例如，疫苗免疫会使公众受益，但有时候会有个别人的不良反应；需要对怀疑传染病而死亡的病例进行流行病学调查和病理解剖，但家属不同意参加流行病学调查或者家属拒绝同意解剖死者尸体；在收集个人信息时，如果确保完全的知情同意，会因为个人不愿意参与的选择偏好而危及监督工作；需要知情（为公众利益）与需要保护（为个人利益）之间的冲突等等。因此伦理学判断冲突普遍存在。因此，学习伦理学知识，掌握相关的伦理学原则，有助于公共卫生人才更有效地开展工作。

（俞守义　邹　飞）

主要参考文献

1. 吕筠,李立明.现代公共卫生体系的基本职能及其内涵[J].中国公共卫生,2007,23(8):1022-1023.
2. 程天民.军事预防医学[M].北京:人民军医出版社,2006.
3. 傅华.临床预防医学[M].上海:复旦大学出版社,2006.
4. 孙贵范.预防医学[M].北京:人民卫生出版社,2005.
5. 黄吉武.预防医学[M].北京:人民卫生出版社,2004.
6. 梁万年.全科医学导论[M].北京:中国协和医科大学出版社,2005.
7. 谭晓东.预防医学与公共卫生学科理念再思考[J].公共卫生与预防医学,2004,15(6):1-2.
8. 林立.预防医学专业人才培养中的问题与对策[J].中华医学教育杂志,2006,26(3):10-11.
9. 蔡宏道.现代环境卫生学[M].北京:人民卫生出版社,1995.
10. Alyce Bezman,Tarhez M D. Principles and practice of EnvironmentalMedicine,Plenun medical Boolc Compag,1992.
11. 陈学敏.环境卫生学[M].第5版.北京:人民卫生出版社,2003.
12. 王振刚.环境卫生学[M].北京:人民卫生出版社,2000.
13. 李焰.环境科学导论[M].北京:中国电力出版社,2000.
14. Stuart M,Brooks M D. Environmental Medicine. Mosby-Year Book,Inc. 1995.
15. Koren H,Bisesi M. Handbook of Environmental Health. Lewis Publishers,2003.
16. Curtis D. Klaassen. Toxicology. 6th ed. 北京:人民卫生出版社,McGraw-Hill. 2002.
17. William,N. Rom. Environmental Occupational Medicine 3rd ed. New York:Lippincott-Raven Publishers,1998.
18. Mckinney ML,Schooh RM. Environmental Science. West Publishing Company,1996.
19. 庄志雄.靶器官毒理学[M].北京:化学工业出版社,2006.
20. 蔡晓明.生态系统生态学[M].北京:科学出版社,2002.
21. 郭新彪.环境医学概论[M].北京:北京医科大学出版社,2002.
22. 陈友华,赵民.城市规划概论[M].上海:上海科学技术文献出版社,2002.
23. 任仁.化学与环境[M].北京:化学工业出版社,2002.
24. 周中平.室内污染检测与控制[M].北京:化学工业出版社,2002.
25. 叶恭绍.儿童少年卫生学[M].北京:人民卫生出版社,1965.
26. 唐锡麟.儿童少年卫生学[M].第2版.北京:人民卫生出版社,1986.
27. 叶广俊.儿童少年卫生学[M].第3版.北京:人民卫生出版社,1994.
28. 叶广俊.儿童少年卫生学[M].第4版.北京:人民卫生出版社,2002.

29. 季成叶. 儿童少年卫生学[M]. 第5版. 北京:人民卫生出版社,2003.
30. 叶广俊. 现代儿童少年卫生学[M]. 北京:人民卫生出版社,1999.
31. 叶广俊,刘宝林. 儿童少年卫生学发展与展望[J]. 预防医学文献信息,2002,8(3):380-384.
32. 张国栋. 我国儿童少年卫生学的过去与未来[J]. 中国学校卫生,1994,5(1):1-2.
33. 刘宝林. 我国《儿童少年卫生学》本科教材建设的回顾[J]. 中国学校卫生,2006,27(10):832-833.
34. 刘宝林. 我国儿童少年卫生学学科建设的回顾与展望[J]. 中国学校卫生,2006,26(12):1013-1015.
35. 唐锡麟. "扬州会议"前后的中国学校卫生[J]. 中国学校卫生,1999,20(5):323-324.
36. 庞椒兰,徐应军. 儿童少年卫生学研究进展[J]. 中国煤炭工业医学杂志,2004,7(4):293-294.
37. 徐厚恩. 卫生毒理学基础[M]. 北京医科大学 & 中国协和医科大学联合出版社,1991.
38. 刘毓谷. 卫生毒理学基础[M]. 第2版. 北京:人民卫生出版社,1998.
39. 张桥. 卫生毒理学基础[M]. 第3版. 北京:人民卫生出版社,2000.
40. 王心如. 毒理学基础[M]. 第4版. 北京:人民卫生出版社,2004.
41. 李寿祺. 毒理学原理与方法[M]. 第2版. 成都:四川大学出版社,2002.
42. 王心如. 毒理学实验方法与技术[M]. 北京:人民卫生出版社,2003.
43. 李龙,陈家堃. 现代毒理学实验技术原理与方法[M]. 北京:化学工业出版社,2006.
44. Josephy PD. Molecular Toxicology. New York: Oxford University Press, 1997: 281-308.
45. 姚群峰,徐顺清,周宜开. DNA 芯片技术及其在突变检测中的应用. 癌变. 畸变. 突变,1999,11(5):246-248.
46. 马立人,蒋中华. 生物芯片[M]. 北京:化学工业出版社,2000.
47. 李勇,陈祥贵. 应用基因芯片技术探讨小鼠胚胎心脏发育过程中的差异表达基因[J]. 疾病控制杂志,2003,7(4):291-296.
48. Curtis DK. Casarett & Doull's Toxicology: the Basic Science of Poisons. McGraw-Hill,2001,1:104.
49. 徐应明. 浅谈传染病的预防与控制[J]. 中华临床医学研究杂志,2007,13(10):1420-1421.
50. 吴浩,袁伯俊. 毒理学新技术与发展趋势[J]. 中国新药杂志,2000,9(6):367-370.
51. 付立杰. 毒理学在中国现代化建设中面临的机遇与挑战[J]. 中国药理学与毒理学杂志,2000,14(5):321-335.
52. 刘秉慈. 毒理学研究中常用的分子生物学技术及其原理[J]. 中华预防医学杂志,2005,39(4):290-292.
53. 庄志雄. 细胞与分子生物学新技术在我国毒理学研究中的应用[J]. 卫生毒理学杂志,1999,13(4):239-246.

54. Cole WM, Megan ML, Thomas J. McDonald, et al. Evolutionary Toxicology: Population-Level Effects of Chronic Contaminant Exposure on the Marsh Frogs (Rana ridibunda) of Azerbaijan. Environ Health Perspect, 2006, 114(4): 547-552.
55. Monika Kurath, Sabine Maasen. Toxicology as a nanoscience? -Disciplinary identities reconsidered. Part Fibre Toxicol, 2006, 3: 6.
56. 方积乾. 卫生统计学[M]. 第 6 版. 北京:人民卫生出版社,2008.
57. 徐勇勇. 医学统计学[M]. 第 2 版. 北京:高等教育出版社,2001.
58. 孙振球. 医学统计学[M]. 第 2 版. 北京:人民卫生出版社,2004.
59. 袁卫,庞皓,曾五一. 统计学[M]. 北京:高等教育出版社,2000.
60. 方积乾. 医学统计学与电脑实验[M]. 第 3 版. 上海:上海科学技术出版社,2006.
61. 曾五一,孙蕾. 关于进一步促进我国统计学发展的几点思考[J]. 统计研究,2007,24(8): 5-8.
62. Ron Brookmeyer. Biosecurity and the role of statisticians. J. R. Statist. Soc, 2005, 168, Part 2: 263-266.
63. 谭红专. 现代流行病学[M]. 北京:人民卫生出版社,2001.
64. 李立明. 流行病学[M]. 第 5 版. 北京:人民卫生出版社,2004.
65. 聂绍发. 临床流行病学[M]. 武汉:湖北科技出版社,2003.
66. 曾光. 现代流行病学方法与应用[M]. 北京:人民卫生出版社,1996.
67. 王建华. 流行病学[M]. 第 5 版. 北京:人民卫生出版社,2001.
68. 栾荣生. 流行病学研究[M]. 成都:四川大学出版社,2005.
69. 赵仲堂. 流行病研究方法与应用[M]. 北京:科学出版社,2000.
70. Rothman KJ, Greenland S. Modern Epidemiology. Second edition. Philadelphia: Lippincott-Raven, 1998.
71. Woodward Mark. Epidemiology: study design and data analysis. Boca Raton: Chapman and Hall/CRC, 1999.
72. Lilienfeld AM & Lilienfeld DE: Foundations of Epidemiology. 3rd ed. New York: Oxford University Press, 1996.
73. 广东省糖尿病流行病学调查协作组. 广东省肥胖流行病学现况调查分析[J]. 广东医学,2003,24(8):877-880.
74. 陈清. 论流行病学与医学创新[J]. 医学与哲学,1999,20(4):3.
75. 孙贵范. 预防医学[M]. 北京:人民卫生出版社,2005.
76. 叶葶葶. 预防医学[M]. 北京:人民卫生出版社,2000.
77. 李德. 预防医学[M]. 北京:人民卫生出版社,2000.
78. 崔留欣. 预防医学[M]. 北京:人民军医出版社,2005.
79. 梁万年. 卫生事业管理学[M]. 北京:人民卫生出版社,2003.
80. 王书城. 中国卫生事业发展[M]. 北京:中国古籍出版社,2006.
81. 顾湲. 全科医学概论. 北京:人民卫生出版社,2001.

82. 崔树起. 社区卫生服务管理[M]. 第2版. 北京:人民卫生出版社,2006.
83. 国务院. 国务院关于发展城市社区卫生服务的指导意见.
84. 卫生部等十部委. 关于发展城市卫生服务的若干意见.
85. 卫生部、国家计委. 卫生事业第九个五年计划及2010年规划纲要.
86. 卫生部等七部委. 中国农村初级卫生保健发展纲要(2001-2010年).
87. 安力彬,郑昊. 中国健康教育与健康促进发展现状与对策[J]. 现代预防医学,2008,35(21):4203-4204.
88. 王雅青,陈锦秀,冯翠娥. 健康教育发展的回顾与总结. 国外医学护理学分册,2005,24(10):598-600.
89. 张拓红. 社区医学[M]. 北京:北京医科大学出版社,2002.
90. 王雅青,陈锦绣. 健康教育发展的回顾与总结[J]. 国外医学护理学分册,2005,24(10):598-600.
91. 王俊儒. 健康教育与健康促进工作的挑战与对策[J]. 中国初级卫生保健,2006,20(1):65-66.
92. 张竞超. 健康教育与健康促进[M]. 北京:北京大学出版社,2006.
93. 王健,马军,王翔,等. 健康教育学[M]. 北京:高等教育出版社,2006.
94. 田本淳. 健康教育与健康促进实用方法[M]. 北京:北京大学出版社,2005.
95. 黄敬亨. 健康教育学[M]. 第4版. 上海:复旦大学出版社,2006.
96. 陈君石,黄建始. 健康管理师[M]. 北京:中国协和医科大学出版社,2007.
97. 武冈子,等. 中华文化知识宝库[M]. 武汉:湖北人民出版社,1996.
98. 迟维东. 逻辑方法与创新思维[M]. 北京:中央编译出版社,2005.
99. 丹尼尔·平克著. 全新思维[M]. 林娜译. 北京:北京师范大学出版社,2006.
100. 刘江. 逻辑学推理和论证[M]. 广州:华南理工大学出版社,2006.
101. 王素飞. 浅谈课堂教学中的心理效应[J]. 江西电力职业技术学院学报,2005,18(3):66-67.
102. 翟慕华. 妙用心理效应,优化课堂教学[J]. 教育艺术,2006,2:70-71.
103. 曾光. 现场流行病学[J]. 中华流行病学杂志,2003,24(4):322-324.
104. 朱利,俞守义,陈清. 以提高素质为基础 挖掘自身创新潜能[J]. 西北医学教育,2005,13(1):50-51.
105. 向萍. 克服障碍 营造创新自我环境[J]. 学位与研究生教育,2006,(1):18-21.
106. 王冠熙. 人的解放:创新教育的要义[J]. 创新教育,2002,(4):79-80.
107. 王芳. 对创新教育的几点思考[J]. 教育探索,2006,(1):11-12.
108. 李颖. 英语课堂教学实施人文教育策略[J]. 天津教育,2005,6:49-50.
109. 臧盛兵,黄爱民. 论当代医学生人文关怀的意识教育[J]. 福建医科大学学报(社会科学版),2006,7(1):53-55.
110. 石新军. 科学教育与人文教育内在关联性研究[J]. 十堰职业技术学院学报,2006,19(1):10-12.

111. 李晓伟.浅析生物学科中人文教育[J]. 安徽电子信息职业技术学院学报,2005,4(5):95.

112. 刘雪琴.霍桑效应对护理管理者的启示[J]. 中华护理杂志,1998,33(12):705-707.

113. 卫敏.也谈教师的职责定位[J]. 当代师生研究,2001,5:56.

114. 梁剑寒,侯中喜.网络时代大学教育的几点思考[J]. 高等教育研究学报,2000,23(4):58-59.

115. 王冠熙.人的解放:创新教育的要义[J]. 创新教育,2002,(4):79-80.

116. 姜启周.将辩证唯物主义思想运用于医学教育实践中[J]. 杭州医学高等专科学校学报,2004,25(6):267-268.

117. 龙华,郑英.卫生法的作用与地位[J]. 公共卫生与预防医学,2004,15(6):76-77.

118. 翟晓梅.公共卫生的特征及其伦理学问题[J]. 医学与哲学(人文社会医学版),2007,28(11):21-23.

119. 何亚平,路薇.关于医学人才评价的调查和思考[J]. 中国卫生资源,2005,8(5):220-221.

120. 赵琦,赵根明,韦建国,等.突发公共卫生事件应急体系建设内涵[J]. 中国公共卫生管理,2008,24(5):477-479.

121. 韩瑾,实验室检验与预防重大突发公共卫生事件调查分析[J]. 卫生职业教育,2009,27(3):122-123.